Ashgate Handbook of
Anti-infective Agents

Ashgate Handbook of
Anti-infective Agents

Edited by

G W A Milne

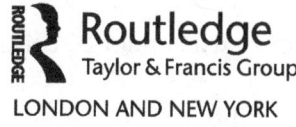
Routledge
Taylor & Francis Group

LONDON AND NEW YORK

First published 2000 by Ashgate Publishing

Reissued 2018 by Routledge
2 Park Square, Milton Park, Abingdon, Oxon, OX14 4RN
711 Third Avenue, New York, NY 10017, USA

Routledge is an imprint of the Taylor & Francis Group, an informa business

Copyright © Taylor & Francis 2000

All rights reserved. No part of this book may be reprinted or reproduced or utilised in any form or by any electronic, mechanical, or other means, now known or hereafter invented, including photocopying and recording, or in any information storage or retrieval system, without permission in writing from the publishers.

Notice:
Product or corporate names may be trademarks or registered trademarks, and are used only for identification and explanation without intent to infringe.

Publisher's Note
The publisher has gone to great lengths to ensure the quality of this reprint but points out that some imperfections in the original copies may be apparent.

Disclaimer
The publisher has made every effort to trace copyright holders and welcomes correspondence from those they have been unable to contact.

A Library of Congress record exists under LC control number: 00030599

ISBN 13: 978-1-138-73675-7 (hbk)
ISBN 13: 978-1-138-73673-3 (pbk)
ISBN 13: 978-1-315-18570-5 (ebk)

CONTENTS

Preface	vii
Acknowledgements	ix
How to Use This Book	xi
Glossary of Units	xv
Abbreviations and Symbols	xvii
PART I MAIN ENTRIES	**1**
Anthelmintics	3
Antiamebics	19
Antibiotics	29
2,4-Diaminopyrimidine	29
Aminoglycoside	31
Amphenicol	44
Ansamycin	46
beta-Lactam	47
Leprostatic	107
Lincosamide	109
Macrolide	111
Nitrofuran	119
Other	124
Polypeptide	134

Quinolone	143
Sulfonamide	152
Sulfone	168
Tetracycline	171
Tuberculostatic	179
Antibacterial Adjuncts	190
Antifungals	192
Antimalarials	221
Antipneumocystic Agents	231
Antiprotozoals	232
Antirickettsials	246
Antiseptics	249
Antisyphilitics	276
Antivirals	279
PART II INDEXES	**299**
CAS Registry Number Index	301
EINECS Number Index	319
Name and Synonym Index	329
PART III MANUFACTURERS AND SUPPLIERS DIRECTORY	**437**

PREFACE

The discovery, in the 1930s and 1940s, of antibiotics revolutionized the practice of medicine. Beginning with the streptomycins and the penicillins, hundreds of antibiotics have been developed and have come into routine use for the management of infectious diseases, opportunistic infections and infections resulting from trauma. This cornucopia of anti-infective agents has created a number of problems, not the least of which is the organization of information concerning them. This book, a compilation of all the anti-infective agents in current use, is an attempt to assemble, in one place, the relevant information for all these drugs.

The *Ashgate Handbook of Anti-infective Agents* contains chemical information and structures on drugs which are used to treat infection. Sixteen hundred anti-infective drugs are included, almost all of which are currently listed in the U.S. Pharmacopeia. All the anti-infective agents contained in *Drugs: Synonyms and Properties* (also published by Ashgate Publishing Limited) are listed in this book.

Antibiotics, in 16 classes, constitute the bulk of the *Handbook*, but also included are antivirals, anthelmintics, antiamebics, antifungals, antimalarials, antipneumocystic agents, antiprotozoals, antirickettsials, antiseptics, antisyphilitics and antibacterial adjuncts such as compounds which inhibit the normal metabolism of penicillins.

Most of the records describe pure chemicals and carry the appropriate Chemical Abstracts Service (CAS) Registry Number and the associated EINECS (European Inventory of Existing Commercial Chemical Substances) number. A chemical is thus tagged with the major American and European identification numbers. In addition, all chemicals in this edition which also appear in the Twelfth Edition of the *Merck Index* have the *Merck Index* number provided. Details of the structure of a record are provided on pages xii and xiii.

Proprietary Considerations

Every attempt has been made to ensure the accuracy of the information provided in the *Ashgate Handbook of Anti-infective Agents*. However, the publishers cannot be held responsible for the accuracy of the information, and users are reminded that:

- The reporting of a name in this book cannot imply definitive legality in establishing proprietary usage. Questions concerning legal ownership of a particular name can be resolved by due legal process.

- A manufacturer in some countries may manufacture its product under names different from those cited here. Similarly, manufacture or marketing of a product may be licensed to a separate company in another country either under the same or a different name.

We trust that readers will find that this book contains a wealth of information which is difficult to obtain from any other source. It is the intention of the publishers to produce regularly updated editions and subsets of this compilation at suitable intervals in both printed and digital form. Companies wishing to submit new or updated material for inclusion in future editions should contact George W A Milne (address on page ix).

ACKNOWLEDGEMENTS

The Editor would like to acknowledge the research work performed by Dr Ellen Zeman, the skilled programming performed by Dr Ju-Yun Li which allowed for accurate formatting and typesetting of this book, and the production work which was performed by Ellen Zeman.

George W A Milne
Ashgate Publishing Company
131 Main Street
Burlington VT 05401 USA
Telephone: 001-802-865-7641
Fax: 001-802-865-7847
E-mail: gmilne@ashgatechem.com

HOW TO USE THIS BOOK

The *Ashgate Handbook of Anti-infective Agents* is divided into three parts. A brief description of each part is given below.

PART I

The main entries in this part are divided into 12 main categories:

- Anthelmintics
- Antiamebics
- Antibiotics
- Antibacterial Adjuncts
- Antifungals
- Antimalarials
- Antipneumocystic agents
- Antiprotozoals
- Antirickettsials
- Antiseptics
- Antisyphilitics
- Antivirals.

The antibiotics are, in turn, subclassified according to chemical structural features, making a total of 27 sections. Each section lists chemical names in alphabetical order along with synonyms and other important data. Each record is identical in

xii HOW TO USE THIS BOOK

structure enabling the reader to select specific information efficiently. A unique record number has been assigned to every record. The three indexes in Part II allow quick cross-referencing according to the record number in Part I by CAS Registry Number, EINECS number, or synonym.

Record Structure

A typical record in this book is shown below. The first line contains, in bold face, the record number for the record (135) and the name of the material (Tetracycline). The

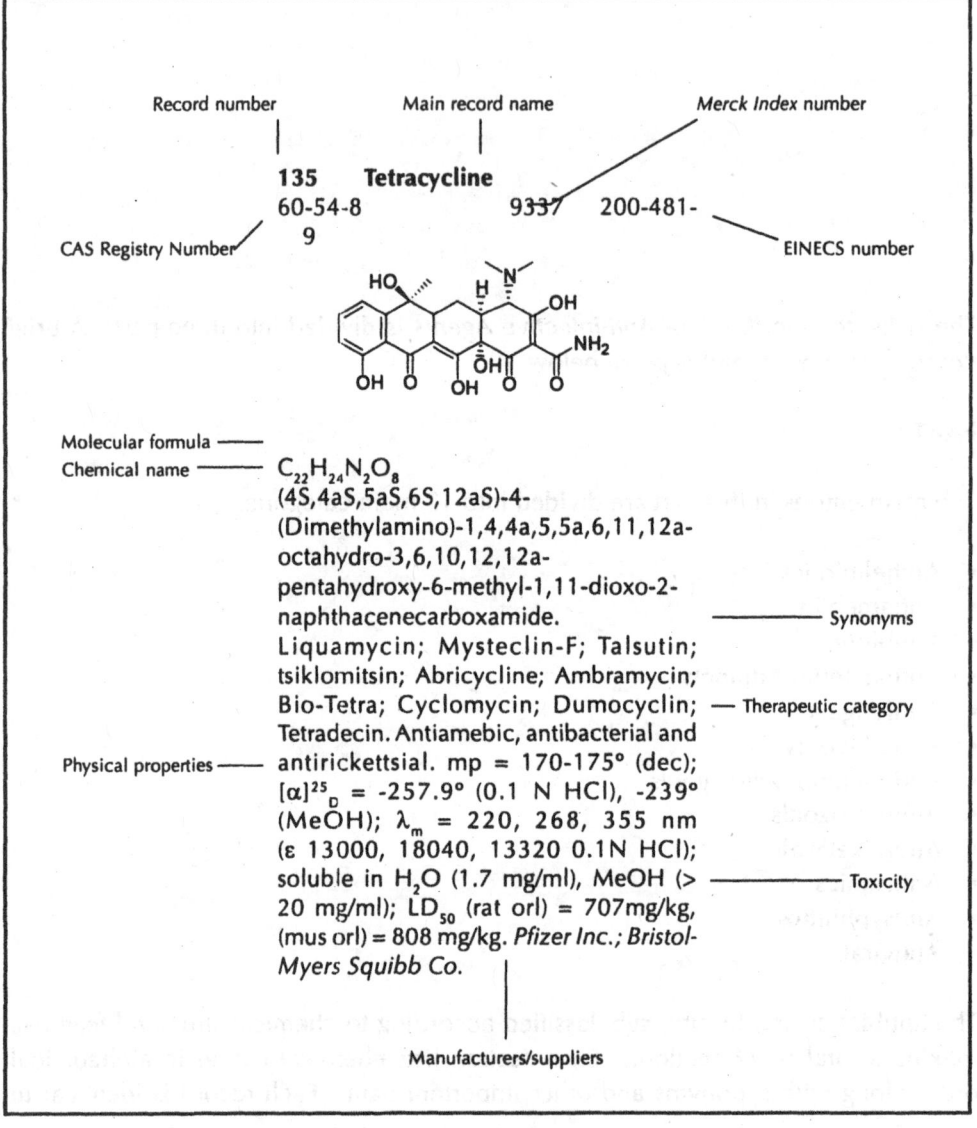

second line gives the Chemical Abstracts Service (CAS) Registry Number for the compound (60-54-8), the corresponding *Merck Index* number (9337) and the European Inventory of Existing Commercial Chemical Substances (EINECS) number (200-481-9). These numbers always appear in the same position (left, center or right) enabling the reader to determine which source they belong to. Whenever CAS Registry Numbers are used in the text, they are always enclosed in brackets, for example [60-54-8]. The molecular formula and structure of the compound are provided and the chemical name of the compound begins on the next line. This is followed by as many as 100 synonyms, including proprietary names and other trivial names.

A description of the material and its known uses then follows and, when available, its physical properties are presented. These include melting point, boiling point, density or specific gravity, uv absorption, solubility and acute toxicity, usually limited to oral dosage in rodents. Finally, the companies who supply, or have supplied, the product are given.

PART II

This part contains three indexes. The purpose of each is described below:

- CAS Registry Number Index
  This index enables the reader to locate the record number and thereby find the main entry for an anti-infective agent based on its CAS Registry Number.

- EINECS Number Index
  This index enables the reader to locate the record number and thereby find the main entry for an anti-infective agent based on its EINECS number.

- Name and Synonym Index
  This is the master index containing all chemical and proprietary names found in Part I. It is the most convenient place for the reader to start if a name or synonym for a drug is known. This index enables the reader to locate the record number in Part I which relates to the main entry for that chemical.

PART III

This part contains a directory of chemical and pharmaceutical manufacturers and suppliers. Arranged alphabetically by company name, this directory provides information which will help the reader to contact the organization directly.

GLOSSARY OF UNITS

Name	Description
Mass	Unless otherwise specified, mass is expressed in a multiple of grams (g), such as micrograms (μg; 10^{-6} g), milligrams (mg; 10^{-3} g), grams (g; 10^{0} g), kilograms (kg; 10^{+3} g), etc.
Volume	Volume is expressed in liters (l) or milliliters (ml) unless otherwise specified.
Temperature	When no units are cited, the temperature given is in degrees Celsius (°C).
Melting point	Melting points are cited in degrees Celsius (°C) unless otherwise specified.
Boiling point	When measured at atmospheric pressure, boiling points are cited with no pressure, e.g. bp = 167°. At other pressures, the pressure is also cited, i.e. $bp_{0.01}$ = 167°.
Density	The measurement temperature is given as a superscript; thus a density of 1.123 measured at 25° will appear as d^{25} = 1.123. If the measurement was explicitly referenced to the density of water at 4°, the citation will carry both a superscript and a

GLOSSARY OF UNITS

	subscript, as in d_4^{25} = 1.123. Specific gravities are denoted by the abbreviation 'sg'.
Optical rotation	Denoted by the letter n, refractive indexes are usually determined at a temperature which is cited as a superscript, as in n^{25} = 1.5432. The wavelength of the light used in the measurement is cited as a subscript, as in n_{546}^{25} = 1.5432. Most commonly, the sodium D line (wavelength 549 nm) is used and in such cases, the subscript is a D, as in n_D^{25} = 1.5432.
Refractive index	As with refractive indexes, optical rotations (α) are cited with the measurement temperature superscripted, and the measurement wavelength (often the sodium D line) subscripted, as in $[\alpha]_D^{25}$ = 105°. When mutarotation can occur, the rotation given is an equilibrium value, measured after some time interval, which is cited, as in $[\alpha]_D^{25}$ = 105°(14 hr).
UV absorption	The ultraviolet absorption maxima given by the material are cited in nanometers (nm = 10^{-9} m) and the absorptivity (E, A, ε or log ε, all of which are unitless) may also be given.
Acute toxicity	Wherever possible the units of toxicity are LD_{50}, i.e. the dose which is lethal to 50% of the test animals. In most cases, acute toxicity is measured with the rat, orally administered, and the result is reported as LD_{50} (rat orl) = 50 mg/kg. Other species (for example, mus = mouse; rbt = rabbit; pgn = pigeon; gpg = guinea pig; m = male; f = female) are occasionally cited as are other administration routes (sc = subcutaneous; ihl = inhalation; ip = intraperitoneal; iv = intravenous). Chronic toxicity data are not given.

ABBREVIATIONS AND SYMBOLS

abs config	absolute configuration
abs	absolute
Ac –	acetyl (CH_3CO –)
ACE	angiotensin-converting enzyme
ACTH	adrenocorticotrophic hormone
AIDS	acquired immunodeficiency syndrome
alc	alcohol, alcoholic
amp.(s)	ampule(s)
AMP	adenosine 5'-monophosphate
aq	aqueous
atm	atmosphere, atmospheric
bp	boiling point
BPH	benign prostatic hypertrophy
Bu –	butyl (C_2H_5 –)
Bz –	benzoyl (C_6H_5CO –)
c	concentration (g/100 ml), in rotations
C	Celsius (temperature scale)
cAMP	cyclic AMP
CH_3CN	acetonitrile
C_5H_5N	pyridine
C_6H_6	benzene
C_7H_8	toluene
cc	cubic centimeters (millitres)

CCK	cholecystokinin
CCl$_4$	carbon tetrachloride
CCK	cholecystokinin
CH$_2$Cl$_2$	methylene chloride
CHCl$_3$	chloroform
cm	centimeter
CNS	central nervous system
CoA	coenzyme A
COMT	catechol-O-methyltransferase
d	dextro(rotatory)
d	density
dec	decompose, decomposition
dl-	racemic
DL-	racemic
DMA	dimethylacetamide
DMF	dimethylformamide
DMSO	dimethylsulfoxide
DNA	deoxyribonucleic acid
DOPA	dihydroxyphenylalanine
(E)-	(entgegen) opposite
e.g.	for example
ED	effective dose
EDTA	ethylenediamine tetraacetic acid
EINECS	European Inventory of Existing Commercial Chemical Substances
endo-	stereochemical descriptor
Et-	ethyl (C$_2$H$_5$ –)
Et$_2$O	diethyl ether
EtOAc	ethyl acetate
EtOH	ethanol
exo-	stereochemical descriptor
F	Fahrenheit (temperature scale)
g	gram(s)
g/l	grams/liter
gal	gallon(s)
GI	gastrointestinal
gpg	guinea pig
H$_2$O	water
H$_2$SO$_4$	sulfuric acid
HCl	hydrochloric acid
HIV	human immunodeficiency virus
HMG-CoA	3-hydroxy-3-methylglutaryl coenzyme A

hmtr	hamster
hr	hour
HT	hydroxytryptamine (serotonin)
ihl	inhalation
inj.	injection
im	intramuscular
ip	intraperitoneal
iPr –	isopropyl $((CH_3)_2CH-)$
IR	infrared
iv	intravenous
kcal	kilocalories
l	liter, levo(rotatory)
λ (lambda)	wavelength
LC	lethal concentration
LC_{50}	median lethal concentration
LD	lethal dose
LD_{50}	median lethal dose
log	common logarithm
MAO	monoamine oxidase
max	maximum, maxima
Me –	methyl (CH_3-)
Me_2CO	acetone
MeOH	methanol
mg	milligram
min	minimum, minima, minute
MLD	minimum lethal dose
MAO	monoamine oxidase
mp	melting point
µg	microgram
mµ	millimicron (nanometer)
mus	mouse
N	normal, normality
nm	nanometer (10^{-9} m)
NMR	nuclear magnetic resonance
NSAID	non-steroidal anti-inflammatory drug
NSC	National Service Center (of the National Cancer Institute)
NTP	normal temperature, pressure
o-	ortho
OD	optical density
orl	oral
p-	para
pgn	pigeon

pH	acid-base scale (log of reciprocal hydrogen ion concentration)
pK	log of the reciprocal of the dissociation constant
pOH	acid-base scale (log of reciprocal hydroxyl ion concentration)
ppb	parts-per-billion
ppm	parts-per-million
Pr-	propyl (C_3H_7 -)
(R)	rectus (stereochemical descriptor)
rbt	rabbit
RNA	ribonucleic acid
(S)	sinister (stereochemical descriptor)
S-	symmetical
sc	subcutaneous
sec	second
sec-	secondary
SG, sg	specific gravity
spp.	species (plural)
STP	standard temperature, pressure
tabl.	tablet
temp	temperature
tert-	tertiary
THF	tetrahydrofuran
U.K.	United Kingdom
USAN	United States Adopted Names
USP	United States Pharmacopeia
UV	ultraviolet
v/v	volume in volume
VIS	visible
viz.	namely
w/w	weight in weight
w/v	weight in volume
wt	weight
(Z)-	(zusammen) on the same side
>	greater than
>	less that
~	approximately
A	Angstrom units (10^{-8} cm)

PART I

MAIN ENTRIES

Anthelmintics

1 Alantolactone
546-43-0   208   208-899-3

$C_{15}H_{20}O_2$
[3aR-(3aα,5β,8aβ,9aα)]-
3a,5,6,7,8,8a,9,9a-Octahydro-5,8a-dimethyl-3-methylenenaphtho[2,3-b]-furan-2(3H)-one.
helenin; alant camphor; elecampane camphor; inula camphor; Eupatal. Anthelmintic. Targ nematodes. mp = 78-79°; bp = 275°; $[\alpha]_D = 175°$ (CHCl$_3$); λ_m = 212 nm (ε 9500 EtOH); freely soluble in EtOH, CHCl$_3$, C$_6$H$_6$, Et$_2$O, oils; insoluble in H$_2$O.

2 Albendazole Oxide
54029-12-8

$C_{12}H_{15}N_3O_3S$
Methyl 5-(propylsulfinyl)-2-benzimidazolecarbamate.
Anthelmintic. *SmithKline Beecham Animal Health; SmithKline Beecham Pharmaceuticals.*

3 Amidantel
49745-00-8

$C_{13}H_{19}N_3O_2$
4'-[[1-(Dimethylamino)ethylidene]-amino]-2-methoxyacetanilide.
Anthelmintic. Used against hookworms and ascarids in dogs.

4 Amocarzine
36590-19-9   608

$C_{18}H_{21}N_5O_2S$
4-Methyl-4'-(p-nitroanilino)thio-1-piperazinecarboxanilide.
CGP-6140. Derivative of amoscanate. Anthelmintic. Targets nematodes. mp = 191-196°; soluble in CH$_3$CN. *Ciba-Geigy Corp.*

5 Amoscanate
26328-53-0   613

$C_{13}H_9N_3O_2S$
4-Isothiocyanato-N-(4-nitrophenyl)-benzeneamine.
nithiocyamine; C-9333-Go; CGP-4540. Anthelmintic. Targets schistosoma. mp = 196-198°.

6 Amphotalide
1673-06-9   626   216-809-9

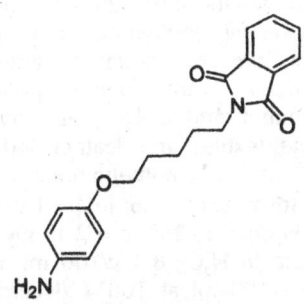

$C_{19}H_{20}N_2O_3$
2-[5-(4-Aminophenoxy)pentyl]-1H-isoindole-1,3(2H)-dione.

Anthelmintics

RP-6171; Schistomide. Anthelmintic. Targets schistosoma. mp = 113-114°. May & Baker Ltd.

7   Anthiolimine
305-97-5   720   206-173-0

$C_{12}H_9Li_6O_{12}S_3Sb$
Mercaptobutanedioic acid antimony(3+) lithium salt (3:1:6). lithium antimony thiomalate; Anthiomaline. Trematodes. Very soluble in H_2O, slightly soluble in organic solvents. Rhône-Poulenc.

8   Antimony Potassium Tartrate
28300-74-5   741

$C_8H_4K_2O_{12}Sb_2 \cdot 3H_2O$
Dipotassium bis[μ-[2,3-dihydroxy-butanedioato(4-)-01,02:03,04]]di-antimonate(2-) trihydrate steroisomer. tartar emetic; tartrated antimony; tartarized antimony; potassium antimonyl tartrate. Used as a mordant in the textiles and leather industries and as an anthelmintic. Targets schistosoma. d = 2.6; $[\alpha]_D^{20}$ = 140.69° (c = 2 H_2O), 139.25° (c = 2 in glycerol); soluble in H_2O (8.3 g/100 ml at 25°, 33.3 g/100 ml at 100°), glycerol (6.7 g/100 ml); insoluble in EtOH; LD_{50} (mus sc) = 55 mg/kg, (mus iv) = 65 mg/kg. Stauffer Chemical Co.

9   Antimony Sodium Tartrate
34521-09-0   743   252-070-9
$C_4H_4NaO_7Sb$
Antimony sodium oxide L-(+)-tartrate. sodium antimonyl tartrate; Emeto-Na; Stibunal. Anthelmintic. Targets schistosoma. Soluble in H_2O (66.6 g/100 ml); LD_{50} (mus iv) = 25 mg/kg.

10   Antimony Sodium Thioglycollate
539-54-8   744
$C_4H_4NaO_4S_2Sb$
[(5-Oxo-1,3,2-oxathiostibolan-2-yl)thio]acetic acid sodium salt. antimony sodium thioacetate. Anthelmintic. Targets schistosoma. Freely soluble in H_2O, unstable in alkali.

11   Antimony Thioglycollamide
6533-78-4   746
$C_6H_{12}N_3O_3S_3Sb$
Thioantimonic acid tris(2-amino-2-oxoethyl) ester. mercaptoacetamide antimony derivative; antimony thioglycollic acid triamide. Anthelmintic. Targets schistosoma. mp = 140°; soluble in H_2O (0.5 g/100 ml), insoluble in Et_2O.

12   Arecoline
63-75-2   815   200-565-5

$C_8H_{13}NO_2$
1,2,5,6-Tetrahydro-1-methyl-3-pyridinecarboxylic acid methyl ester. N-methyltetrahydronicotinate; arecaline; arecholine; methylarecaidin. Cholinergic alkaloid from the seeds of the betel nut palm. Anthelmintic. Targets Cestodes. bp = 209°, bp_7 = 92-93°, bp_{12} = 105°; d^{20} = 1.0495; miscible with H_2O, EtOH, Et_2O; soluble in $CHCl_3$; LD_{50} (mus sc) = 100 mg/kg, (dog sc) = 5 mg/kg. Nopco.

Anthelmintics

13   Arecoline Hydrobromide
300-08-3   815   206-087-3

$C_8H_{14}BrNO_2$
1,2,5,6-Tetrahydro-1-methyl-3-pyridinecarboxylic acid methyl ester hydrobromide.
Derivative of the cholinergic alkaloid from the seeds of the betel nut palm. Anthelmintic. Targets Cestodes. mp = 169-171°; soluble in H_2O (100 g/100 ml), EtOH (10 g/100 ml at 25°, 50 g/100 ml at 76°); slightly soluble in $CHCl_3$, Et_2O. *Nopco.*

14   Arecoline p-Stibonobenzoic Acid
17162-36-6   815

$C_{15}H_{20}NO_7Sb$
1,2,5,6-Tetrahydro-1-methyl-3-pyridinecarboxylic acid methyl ester compound with stibonobenzoic acid. arecoline p-stibonobenzoic acid; Anthelin. Derivative of the cholinergic alkaloid from the seeds of the betel nut palm. Anthelmintic. Targets Cestodes. *Nopco.*

15   Ascaridole
512-85-6   864   208-147-4

$C_{10}H_{16}O_2$
1-Methyl-4-(1-methylethyl)-2,3-dioxabicyclo[2.2.2]oct-5-ene.
1,4-peroxido-p-menthene-2; Ascarisin. Anthelmintic. Targets nematodes. d_4^{20} = 1.0103, d_{20}^{20} = 1.0113; mp = 3.3°; $bp_{0.2}$ = 39-40°; $[\alpha]_D^{20}$ = ±0.0°; soluble in C_6H_{14}, C_5H_{12}, EtOH, C_7H_8, C_6H_6, castor oil.

16   Aspidin
584-28-1   881

$C_{25}H_{32}O_8$
2-[[2,6-Dihydroxy-4-methoxy-3-methyl-5-(1-oxobutyl)phenyl]methyl]-3,5-dihydroxy-4,4-dimethyl-6-(1-oxobutyl)-2,5-cyclohexadien-1-one.
polystichin. Active principle of fern root. Anthelmintic. Targets Cestodes. mp = 124-125°; λ_m = 230, 290 nm (ε 25500, 21300, cyclohexane); soluble in Et_2O, C_6H_6, $CHCl_3$; sparingly soluble in MeOH, EtOH, Me_2CO.

17   Aspidinol
519-40-4   882
$C_{12}H_{16}O_4$
1-(2,6-Dihydroxy-4-methoxy-3-methylphenyl)-1-butanone.
Found in extracts of male fern. Anthelmintic. Targets Cestodes. mp = 156-161°; soluble in EtOH, Et_2O, $CHCl_3$; sparingly soluble in H_2O, C_6H_6.

18   Becanthone
15351-04-9   1044

$C_{22}H_{28}N_2O_2S$
1-[[2-[Ethyl(2-hydroxy-2-methylpropyl)amino]ethyl]amino]-4-methyl-9H-thioxanthen-9-one.
becantone. Anthelmintic. Targets schistosoma. *Sterling Winthrop, Inc.*

19 Becanthone Hydrochloride
5591-22-0   1044

$C_{22}H_{29}ClN_2O_2S$
1-[[2-[Ethyl(2-hydroxy-2-methylpropyl)amino]ethyl]amino]-4-methyl-9H-thioxanthen-9-one hydrochloride.
Win-13820; Loranil. Anthelmintic. Targets schistosoma. mp = 157.6-160.4°. *Sterling Winthrop, Inc.*

20 Bephenium
7181-73-9   1187   230-546-7

$C_{17}H_{22}NO^+$
Benzylmethyl(2-phenoxyethyl)amine. Anthelmintic. Targets nematodes. [chloride]: mp = 135-136°; [bromide]: mp = 144.5-146°; [iodide]: mp = 146-147°; [Pamoate (biphenium embonate; Frantin)]: mp = 144-146°. *Glaxo Wellcome Inc.*

21 Bephenium Hydroxynaphthoate
3818-50-6   1187   223-306-8

$C_{28}H_{29}NO_4$
Benzyldimethyl(2-phenoxyethyl)ammonium 3-hydroxy-2-naphthoate.
Alcopar; Alcopara; Befeniol; Lecibis; Nemex. Anthelmintic. Targets nematodes. mp = 170-171°. *Glaxo Wellcome Inc.*

22 Bithionoloxide
844-26-8

$C_{12}H_6Cl_4O_3S$
6,6'-Sulfinylbis(2,4-dichlorophenol). Used in veterinary medicine as an anthelmintic targeting trematodes.

23 Bitoscanate
4044-65-9   1345   223-741-3

$C_8H_4N_2S_2$
1,4-Diisothiocyanatobenzene. Jonit. Anthelmintic. Targets nematodes. mp = 132°. *Hoechst.*

24 Carbon Tetrachloride
56-23-5   1864   200-262-8

CCl_4
Tetrachloromethane. tetrachloromethane; perchloromethane; Necatorina; Benzinoform. Anthelmintic. Targets nematodes. d_{25}^{25} = 1.589; mp = -23°; bp = 76.7°; soluble in H_2O (50 mg/100 ml); miscible with EtOH, $CHCl_3$, C_6H_6, Et_2O, CS_2, petroleum ether, oils; LC_{50} (mus ihl) = 9528 ppm; LD_{55} (rat orl) = 2920 mg/kg, (mus orl) = 12100-14400 mg/kg, (dog orl) = 2300 mg/kg, (mus ip) = 4100 mg/kg, (mus sc) =30400 mg/kg.

Anthelmintics

25 Carvacrol
499-75-2   1923   207-889-6

$C_{10}H_{14}O$
2-Methyl-5-(1-methylethyl)phenol.
2-hydroxy-p-cymene; isopropyl o-cresol; isothymol. Used as a general disinfectant. Anthelmintic. Targets nematodes. d_4^{20} = 0.976, d_{25}^{25} = 0.9751; bp = 237-238°, bp_{18} = 118-122°, bp_3 = 93°; mp ≅ 0°; λ_m = 277.5 nm (log ε = 3.262 EtOH); insoluble in H_2O; soluble in EtOH, Et_2O; LD_{50} (rbt orl) = 100 mg/kg.

26 Cyclobendazole
31431-43-3   2781   250-637-5

$C_{13}H_{13}N_3O_3$
Methyl 5-(cyclopropylcarbonyl)-2-benzimidazolecarbamate.
R-17147; CC-2481; Haptocil. Anthelmintic. Targets nematodes. mp = 250.5°. *Janssen Pharmaceutical, Ltd.*

27 Diammonium Embelate
3595

$C_{17}H_{34}N_2O_4$
2,5-Dihydroxy-3-undecyl-2,5-cyclohexadiene-1,4-dione diammonium salt.
Ammonium embelate; embelin diammonium salt. Anthelmintic (cestodes). Mucous membrane irritant. Derivative of embelin, from the fruit of *embelia ribes* Burm., *Myrsinacea*. Soluble in H_2O, dilute alcohol. See Embelin.

28 Dichlorophen
97-23-4   3120   202-567-1

$C_{13}H_{10}Cl_2O_2$
2,2'-Methylenebis(4-chlorophenol).
dichlorophene; G-4. Anthelmintic. Targets Cestodes.

29 Diethylcarbamazine
90-89-1   3165   202-023-3

$C_{10}H_{21}N_3O$
N,N-Diethyl-4-methyl-1-piperazinecarboxamide.
carbamazine; 84L; RP-3799; Carbilazine; Caricide; Cypip; Ethodryl; Notézine; Spatonin; [phosphate]: Ditrazin. Anthelmintic. Targets nematodes. mp = 47-49°; bp_3 = 108.5-111°; [hydrochloride]: mp = 156.5-157°.

30 Diethylcarbamazine Citrate
1642-54-2   3165   216-696-6

$C_{16}H_{29}N_3O_8$
N,N-Diethyl-4-methyl-1-piperazinecarboxamide citrate.
Banocide; Dec; Dirocide; Filaribits; Filazine; Franocide; Hetrazan; Loxuran; Longicid. Anthelmintic. Targets nematodes. mp = 141-143°; soluble in H_2O (> 75 g/100 ml);

Anthelmintics

soluble in EtOH; insoluble in C_6H_6, Me_2CO, Et_2O, $CHCl_3$; LD_{50} (rat orl) = 1.38 g/kg.

31 Difetarsone
3639-19-8

$C_{14}H_{18}As_2N_2O_6$
N,N-Ethylenediarsanilic acid.
Bemarsal Anthelmintic, used for the treatment of Trichuris trichiura (whipworm) infestation.

32 Diphenane
101-71-3   3365

$C_{14}H_{13}NO_2$
α-Phenyl-p-cresolcarbamate.
Anthelmintic. Targets nematodes. mp = 147-150°; insoluble in H_2O; soluble EtOH, MeOH, $CHCl_3$, Et_2O, C_6H_6.

33 Dithiazanine Iodide
514-73-8   3434   208-186-7

$C_{23}H_{23}IN_2S_2$
3-Ethyl-2-[5-(3-ethyl-2-benzothiazolinylidene)-1,3-pentadienyl]benzothiazolium iodide.
Developed as a photographic sensitizer. Anthelmintic. Targets nematodes. mp = 248° (dec); insoluble in H_2O.

34 Doramectin
117704-25-3   3483

$C_{50}H_{74}O_{14}$
(2aE,4E,8E)-(5'S,6S,6'R,7S,11R,13S,15S,17aR,20R,20aR,20bS)-6'-Cyclohexyl-5',6,6',7,10,11,14,15,17a,20,20a,20b-dodecahydro-20,20b-dihydroxy-5',6,8,19-tetramethyl-17-oxospiro[11,15-methano-2H,13H,17H-furo[4,3,2-pq]-[2,6]-benzodioxacyclooctadecin-13,2'-[2H]pyran]-7-yl 2,6-dideoxy-4-O-(2,6-dideoxy3-O-methyl-α-L-arabinohexopyranosyl)-3-O-α-L-arabinohexapyranoside.
25-cyclohexyl-5-O-demethyl-25-de(1-methylpropyl)avermectin A_{1a}. Endectocide, used to treat Sheep scabies. mp= 116-119°. *Pfizer International.*

35 Dymanthine
124-28-7   3525   204-694-8

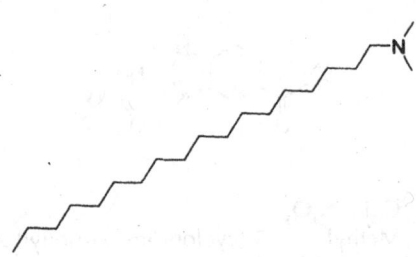

$C_{20}H_{43}N$
N,N-Dimethyloctadecylamine.
N,N-dimethylstearylamine; N,N-dimethyloctadecylamine; Armeen DM 18D; N,N-dimethyl-1-octadecan-amine; 18. Anthelmintic. Targets nematodes. mp = 23°. *Pfizer Inc.*

36 Dymanthine Hydrochloride
1613-17-8   3525   216-559-0

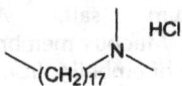

$C_{20}H_{44}ClN$
N,N-Dimethyloctadecylamine hydrochloride.

GS-1339; NSC-5547; Dimantine; N-n-octadecyl-N,N-dimethyl amine; Thelmesan. Anthelmintic. Targets nematodes. *Pfizer Inc.*

37 Embelin
550-24-3   3595   208-979-8

$C_{17}H_{26}O_4$
2,5-Dihydroxy-3-undecyl-2,5-cyclohexadiene-1,4-dione.
embelic acid. Anthelmintic. Targets Cestodes. From the fruit of *embelia ribes* Burm., *Myrsinacea*.

38 Eprinomectin
133305-89-2   3667

B_{1a}, R = C_2H_5
B_{1b}, R = CH_3

Mixture of eprinomectin B_{1a} (90%) and eprinomectin B_{1b} (10%).
Anthelmintic targeting nematodes.

39 Fenfluthrin
75867-00-4

$C_{15}H_{11}Cl_2F_5O_2$
2,3,4,5,6-Pentafluorobenzyl (1R,3S)-3-(2,2-dichlorovinyl)-2,2-dimethylcyclopropanecarboxylate. Synthetic pyrethroid used as an insecticide and anthelmintic.

40 Fexinidazole
59729-37-2

$C_{12}H_{13}N_3O_3S$
1-Methyl-2-[[p-(methylthio)phenoxy]methyl]-5-nitroimidazole. Anthelmintic.

41 Gentian Violet
548-62-9   4401   208-953-6

$C_{25}H_{30}ClN_3$
[4-[Bis[4-(dimethylamino)phenyl]methylene]-2,5-cyclohexadien-1-ylidene]dimethylammonium chloride.
C.I. Basic Violet 3; hexamethylpararosaniline chloride; aniline violet; crystal violet; methylrosaniline chloride; C.I. 42555; Adergon; Axuris; Badil; Gentiaverm; Meroxylan; Meroxyl; Pyoktanin; Vianin; Viocid. Anthelmintic. Targets nematodes. Insoluble in Et_2O; soluble in H_2O, $CHCl_3$, EtOH (10 g/100 ml), glycerin (6.7 g/100 ml); LD_{50} (mus orl) = 1200 mg/kg, (rat orl) = 1000 mg/kg.

42 4-Hexylresorcinol
136-77-6   4750   205-257-4

$C_{12}H_{18}O_2$
4-Hexyl-1,3-benzene diol.
ST-37; Ascaryl; Caprokol; Crystoids; Gelovermin; Sucrets; Worm-Agen. Used as a topical antiseptic and Anthelmintic. Targets nematodes. Pale yellow liquid that becomes solid at room temperature; mp = 67.5-69°; bp = 333-335°, bp_{6-7} = 1768-180°, bp_{13-14} = 198-200°; soluble in H_2O (50 mg/100 ml), Et_2O, $CHGCl_3$, Me_2CO, EtOH; LD_{50} (rat orl) = 550 mg/kg. *Merck & Co., Inc.*

43 Hycanthone
3105-97-3   4795   221-463-7

$C_{20}H_{24}N_2O_2S$
1-[[2-(Diethylamino)ethyl]amino]-4-(hydroxymethyl)-9H-thioxanthen-9-one.
Etrenol [as mesylate]. Metabolite of lucanthone. Anthelmintic. Targets schistosoma. mp = 100.6-102.8°; λ_m = 233, 258, 329, 438 nm (ε 19400, 37000, 9700, 6600 EtOH); sensitive to acid; [hydrochloride]: mp = 173-176° (dec). *Sterling Health U.S.A.*

44 Ivermectin
70288-86-7   5264   274-536-0

B_{1a} R = CH_2CH_3
B_{1b} R = CH_3

$C_{48}H_{74}O_{14}$
(2aE,4E,8E)-(5'S,6S,6'R,7S,11R,13R,15S,17aR,20R,20aR,20bS)-6'-(S)-sec-Butyl-3',4',5',6,6',7,10,11,14,15,17a,20,20a,20b)-tetradecahydro-20,20b-dihydroxy-5',6,8,19-tetramethyl-17-oxospiro[11,15-methano-2H,13H,17H]furo-[4,3,2-pq][2,6]benzodioxa-cyclooctadecin-13,2'-[2H]pyran]-7-yl 2,6-dide-oxy-4-O-(2,6-dideoxy-3-O-methyl-α-L-arabino-hexopyranosyl)-3-O-methyl-α-L-arabino-hexopyranoside. 22,23-dihydro C-076B; MK-933; Cardomec; Cardotek 30; Eqvalan; Heartgard 30; Ivomec; Mectizan; Zimecterin. Mixture of avermectins, primarily avermectin 22,23-dihydro-avermectin B_{1a}. Anthelmintic. Targets onchocerca (filarial worms). $[\alpha]_D$ = 71.5° ± 3°; λ_m = 238, 245 nm (ε 27100, 30100 MeOH); slightly soluble in H_2O (0.4 mg/100 ml); insoluble in hydrocarbons; very soluble in MEK, prolylene glycol, polyethylene glycol.

45 Kainic Acid
487-79-6   5289

$C_{10}H_{15}NO_4$
[2S-(2α,3β,4β)]-2-Carboxy-4-(1-methylethenyl)-3-pyrrolidene-acetic acid.
digenic acid; α-kainic acid; L-xylo-

kainic acid; Digenin; Helminal. Anthelmintic. Targets nematodes. mp = 251° (dec); $[\alpha]_D^{24}$ = -14.8° (c = 1.01); soluble in H$_2$O, insoluble in Et$_2$O.

46   α-Kosin
5333

$C_{25}H_{32}O_8$
5,5'-Methylenebis[4,6-dihydroxy-2-methoxy-3-methylisobutyrophenone].
From flowers of Hagenia abyssinica J. J. Gmel. Co-occurs with β-kosin. Anthelmintic. Targets Cestodes. mp= 160-160.5°; λ_m = 227, 290 nm (ε 30800, 24400); soluble in EtOH, C$_6$H$_6$, CHCl$_3$, Et$_2$P, AcOH; [tetraacetate]: mp = 124°.

47   β-Kosin
5333

$C_{25}H_{32}O_8$
5,5'-Methylenebis[2,4,6-trihydroxy-3-methylisobutyrophenone] 4'-methyl ether.
From flowers of Hagenia abyssinica J. J. Gmel. Co-occurs with α-kosin. Anthelmintic. Targets Cestodes. mp = 120°; λ_m = 228, 292 nm (ε 30300, 21260).

48   Levamisole
14769-73-4   5486   238-836-5

$C_{11}H_{12}N_2S$
(-)-2,3,5,6-Tetrahydro-6-phenylimidazol[2,1-b]thiazole.

Levovermax; Totalon. Anthelmintic. Targets nematodes. mp = 60-61.5°; $[\alpha]_D^{25}$ = -85.1 (c = 10 CHCl$_3$); [dl form (teramisole, tetramizole)]: mp = 87-89°. Janssen Pharmaceutical, Ltd.

49   Levamisole Hydrochloride
16595-80-5   5486   240-654-6

$C_{11}H_{13}Cl2N_2S$
(-)-2,3,5,6-Tetrahydro-6-phenylimidazol[2,1-b]thiazole hydrochloride.
Ergamisol; R-12564; Ascaridil; Decaris; Ergamisol; Levacide; Levadin; Levasole; Meglum; Nemicide; Nilverm; Ripercol; Solaskil; Spartakon; Tramisol. Anthelmintic. Targets nematodes. mp = 227-229°; $[\alpha]_D^{20}$ = -124° ± 2° (c = 0.9 H$_2$O); soluble in H$_2$O; [dl form (Bayer 9051; McN-JR-8299; R-8299)]: mp = 264-265°; soluble in H$_2$O (21 g/100 ml), MeOH, propylene glycol; sparingly soluble in EtOH, CHCl$_3$, C$_6$H$_{14}$, Me$_2$CO; LD$_{50}$ (mus iv) = 22 mg/kg, (mus sc) = 84 mg/kg, (mus orl) = 210 mg/kg, (rat iv) = 24 mg/kg, (rat sc) = 130 mg/kg, (rat orl) = 480 mg/kg. Janssen Pharmaceutical, Ltd.

50   Lucanthone Hydrochloride
548-57-2   5620   208-951-5

$C_{20}H_{25}ClN_2OS$
1-[[2-(Diethylamino)ethyl]amino]-4-methyl-9H-thioxanthen-9-one hydrochloride.
MS-752; RP-3735; Miracil D; Nilodin; Miracol; Tixantone. Anthelmintic. Targets schistosoma. mp = 195-196°;

soluble in H_2O, slightly soluble in EtOH; [lucanthone]: mp = 64-65°, soluble in most organic solvents.

51   Mebendazole
31431-39-7   5807   250-635-4

$C_{16}H_{13}N_3O_3$
Methyl 5-benzoyl-2-benzimidazolecarbamate.
Vermox; R-17635; Bantenol; Equivurm Plus; Lomper; Mebenvet; Noverme; Ovitelmin; Pantelmin; Telmin; Vermicidin; Vermirax. Anthelmintic. Targets nematodes. mp = 288.5°; insoluble in H_2O, EtOH, Et_2O, $CHCl_3$; soluble in formic acid; LD_{50} (sheep orl) > 80 mg/kg, (mus, rat, chk) > 40 mg/kg. *Janssen Pharmaceutical, Ltd.*

52   Naphthalene
91-20-3   6457   202-049-5

$C_{10}H_8$
Naphthalene.
naphthalin; naphthene; tar camphor. Anthelmintic. Targets Cestodes. mp = 80.2°; bp = 217.9°; d_4^{20} = 1.162; d_4^{100} = 0.9628; insoluble in H_2O; soluble in EtOH or MeOH (7.7 g/100 ml), C_6H_6 or C_7H_8 (28.6 g/100 ml), $CHCl_3$ or CCl_4 (50 g/100 ml), CS_2 (83.3 g/100 ml).

53   2-Naphthol
135-19-3   6471   205-182-7

$C_{10}H_8O$
2-Naphthalenol.
beta-naphthol; β-naphthol; β-hydroxynaphthalene; isonaphthol; C.I. Azoic Coupling Component 1; C.I. Developer 5; C.I. 37500. Formerly used as an anthelmintic. Targets nematodes. mp = 121-123°; bp = 285-286°; d = 1.22; $λ_m$ = 226, 265, 275, 286, 320, 331 (ε 91194, 3911, 4559, 3301, 1861, 2163 EtOH); soluble in H_2O (0.1 g/100 ml at 35°, 1.25 g/100 ml at 100°), EtOH125 g/100 ml), $CHCl_3$ (5.9 g/100 ml), Et_2O (76.9 g/100 ml), glycerol, olive oil.

54   4-Hexylresorcinol
136-77-6   4750   205-257-4

$C_{12}H_{18}O_2$
4-Hexyl-1,3-benzene diol.
ST-37; Ascaryl; Caprokol; Crystoids; Gelovermin; Sucrets; Worm-Agen. Used as a topical antiseptic. Anthelmintic. Targets nematodes. mp = 67.5-69°; bp = 333-335°, bp_{6-7} = 1768-180°, bp_{13-14} = 198-200°; soluble in H_2O (50 mg/100 ml), Et_2O, $CHGCl_3$, Me_2CO, EtOH; LD_{50} (rat orl) = 550 mg/kg. *Merck & Co., Inc.*

55   Niclosamide
50-65-7   6602   200-056-8

$C_{13}H_8Cl_2N_2O_4$
2',5-Dichloro-4'-nitrosalicyanilide.
Niclocide; Yomesan; BAY-2353; Cestocide; Niclocide; Ruby; Trédémine. Bayer; Farbenfabriken Bayer A.G. Anthelmintic. Targets Cestodes. mp = 225-230°; insoluble in H_2O; sparingly soluble in EtOH, $CHCl_3$, Et_2O.

Anthelmintics

56 Niclosamide Ethanolamine Salt
1420-04-8   6602   215-811-7

$C_{15}H_{15}Cl_2N_3O_5$
2',5-Dichloro-4'-nitrosalicyanilide ethanolamine salt.
clonitrilide; Bayluscid. Bayer; Farbenfabriken Bayer A.G. Anthelmintic. Targets Cestodes. mp = 204°.

57 Niridazole
61-57-4   6656   200-512-6

$C_6H_6N_4O_3S$
1-(5-Nitro-2-thiazolyl)-2-imidazolidinone.
nitrothiamidazol; Ba-32644; Ciba 32644-Ba; Ambilhar. Anthelmintic. Targets schistosoma. mp = 260-262°. Ciba plc.

58 Nitroclofene
39224-48-1

$C_{13}H_8Cl_2N_2O_6$
4,6'-Dichloro-4',6-dinitro-2,2'-methylenediphenol.
Anthelmintic.

59 Oltipraz
64224-21-1   264-736-6

$C_8H_6N_2S_3$
4-Methyl-5-(pyrazinyl)-3H-1,2-dithiole-3-thione.
RP-35972. An antischistosomal drug with chemoprotective properties. Anticarcinogen.

60 Oxamniquine
21738-42-1   7051   244-556-4

$C_{14}H_{21}N_3O_3$
1,2,3,4-Tetrahydro-2-[[(1-methylethyl)-amino]methyl]-7-nitro-6-quinoline-methanol.
UK-4271; Mansil; Vansil. Anthelmintic. Targets schistosoma. mp = 147-149°; soluble in Me$_2$CO, CHCl$_3$, MeOH, H$_2$O (0.03 g/100 ml); λ_m = 205.5, 249.5, 389.5 ($A^{1\%}_{1\ cm}$ 486, 695, 62.5 MeOH); LD$_{50}$ (mus im) > 2000 mg/kg, (mus orl) = 1300 mg/kg, (rbt im) > 1000 mg/kg, (rbt orl) = 800 mg/kg. Pfizer Inc.

61 Oxantel
36531-26-7   7055

$C_{13}H_{16}N_2O$
(E)-m-[2-(1,4,5,6-Tetrahydro-1-methyl-2-pyrimidinyl)vinyl]phenol.
CP-14445. Anthelmintic. Targets nematodes. [hydrochloride]: mp = 207-208°; λ_m = 231, 274 nm (ε 12700, 20100, H$_2$O). Pfizer Inc.

Anthelmintics

62   Oxantel Pamoate
68813-55-8   7055   272-332-6

$C_{36}H_{32}N_2O_7$
(E)-m-[2-(1,4,5,6-Tetrahydro-1-methyl-2-pyrimidinyl)vinyl]phenol 4,4'-methylenebis[3-hydroxy-2-naphthoate] (1:1) (salt).
Telopar; CP-14445-16; oxantel ebonate. Anthelmintic. Targets nematodes. *Pfizer Inc.*

63   Papain
9001-73-4   7148   232-627-2
Caroid; Papayotin; vegetable pepsin; Arbuz; Nematolyt; Summetrin; Tromasin; Velardon; Vermizym; component of: Panafil. Proteolytic enzyme. Anthelmintic. Targets nematodes. λ_m = 278 nm ($A_{1\ cm}^{1\%}$ 25.0); insoluble in most organic solvents. *Sterling Winthrop, Inc.; Rystan Co., Inc.*

64   Pelletierine
4396-01-4   7200   224-523-0

$C_8H_{15}NO$
1-(2-Piperidinyl)-2-propanone. 2-acetonylpiperidine; punicine; isopelletierine; (±)-pelletierine. Anthelmintic. Targets Cestodes. bp = 195°; bp_{11} = 102-107°; d_4^{20} = 0.988; soluble in H_2O (5 g/100 ml), EtOH, Et_2O, $CHCl_3$.

65   Pelletierine Hydrochloride
5984-61-2   7200

$C_8H_{16}ClNO$
1-(2-Piperidinyl)-2-propanone hydrochloride.
Anthelmintic. Targets Cestodes. mp = 145°; soluble in H_2O, EtOH.

66   Piperazine
110-85-0   7617   203-808-3

$C_4H_{10}N_2$
Piperazine.
hexahydropyrazine; piperazidine; diethylenediamine. Anthelmintic. Targets nematodes. mp = 106°; bp = 146°; freely soluble in H_2O, glycerol, glycols, EtOH (50 g/100 ml); insoluble in Et_2O. *Union Carbide Corp.*

67   Piperazine Adipate
142-88-1   7617   205-569-0

$C_{10}H_{20}N_2O_4$
Piperazine compound with hexanedioic acid (1:1).
Entacyl; Oxyzin; Vermicompren; Nometan; Oxypaat; Pipadox; Oxurasin. Anthelmintic. Targets nematodes. mp = 256-257°; soluble in H_2O (5.53 g/100 ml at 20°, 6.61 g/100 ml at 30°, 10.14 g/100 ml at 56.3°), MeOH (0.02

g/100 ml at 25°); insoluble in EtOH, iPrOH, dioxane; LD_{50} (mus orl) = 115400 g/kg, (rat orl) = 7900 mg/kg. *BDH Laboratory Supplies.*

68   Piperazine Citrate
144-29-6   7617   205-622-8

$C_{24}H_{46}N_6O_{14}$
Tripiperazine dicitrate.
Helmezine; Oxucide; Patazine; Pinozan; Pipizan Citrate; Pipracid (syrup); Rhomex; Ta-Verm; Worm Away. Anthelmintic. Targets nematodes. mp = 182-187° (dec); insoluble in EtOH, Et_2O, $CHCl_3$. *Sterling Winthrop, Inc.*

69   Praziquantel
55268-74-1   7896   259-559-6

$C_{19}H_{24}N_2O_2$
2-(Cyclohexylcarbonyl)-1,2,3,6,7,11b-hexahydro-4H-pyrazino[2,1-a]-isoquinolin-4-one.
EMBAY 8440; Biltricide; Cesol; Droncit. Anthelmintic. Targets schistosoma. mp = 136-138°; soluble in H_2O (0.04 g/100 ml), EtOH (9.7 g/100 ml), $CHCl_3$ (56.7 g/100 ml); LD_{50} (mus orl) = 2000-3000 mg/kg, (mus sc) > 3000 mg/kg, (rat orl) = 2000-3000 mg/kg, (rat sc) > 3000 mg/kg. *E. Merck.*

70   Pyrantel
15686-83-6   8139   239-774-1

$C_{11}H_{14}N_2S$
(E)-1,4,5,6-Tetrahydro-1-methyl-2-[2-(2-thienyl)vinyl]pyrimidine.
Anthelmintic. Targets nematodes. mp = 178-179°. *Pfizer Inc.*

71   Pyrantel Pamoate
22204-24-6   8139   244-837-1

$C_{34}H_{30}N_2O_6S$
(E)-1,4,5,6-Tetrahydro-1-methyl-2-[2-(2-thienyl)vinyl]pyrimidine compound with 4,4'-methylenebis[3-hydroxy-2-naphthoate].
Antiminth; Combantrin; Cobantril; Early Bird; Helmex; Helmintox; Piranver; CP-10423-16; component of: Drontal, Drontal Plus, HeartGard Plus. Anthelmintic. Targets nematodes. Insoluble in H_2O. *Roerig Div., Pfizer Pharmaceuticals; Bayer Corp.; Merck & Co., Inc.*

72   Pyrantel Tartrate
33401-94-4   8139   251-501-8
$C_{15}H_{20}N_2O_6S$
(E)-1,4,5,6-Tetrahydro-1-methyl-2-[2-(2-thienyl)vinyl]pyrimidine tartrate (1:1).
Banminth; Strongid; CP-10423-18. Anthelmintic. Targets nematodes. mp = 148-150°; λ_m = 312 nm (log ε 4.27 H_2O). *Pfizer Inc.*

Anthelmintics

73 Pyrvinium Pamoate
3546-41-6   8206   222-596-3

$C_{75}H_{70}N_6O_6$
6-(Dimethylamino)-2-[2-(2,5-dimethyl-1-phenylpyrrol-3-yl)vinyl]-1-methylquinolinium 4,4'-methylene-bis[3-hydroxy-2-naphthoate] (2:1).
Povan; pyrvinium embonate; viprynium embonate; Molevac; Neo-Oxypaat; Pamovin; Poquil; Povanil; Pyrcon; Tru; Vanquin; Vermitibier. Anthelmintic. Targets nematodes. mp = 210-215°; λ_m = 236, 356, 503 nm; insoluble in H_2O, Et_2O; slightly soluble in EtOH, $CHCl_3$, methoxyethanol. *Parke-Davis.*

74 Quinacrine
83-89-6   8225   201-508-7

$C_{23}H_{30}ClN_3O$
6-Chloro-9-[[4-(diethylamino)-1-methylbutyl]amino]-2-methoxy-acridine.
mepacrine. Anthelmintic and antimalarial. An acridine derivative. Targets cestodes. *Sterling Winthrop, Inc.*

75 Quinacrine Dihydrochloride Dihydrate
6151-30-0   8225
$C_{23}H_{32}Cl_3N_3O.2H_2O$
6-Chloro-9-[[4-(diethylamino)-1-methylbutyl]amino]-2-methoxyacridine dihydrochloride dihydrate.
Atabrine hydrochloride; RP-866; SN-390. Anthelmintic and antimalarial. Targets cestodes. Used as an antiprotozoal and teniacide in veterinary medicine. mp = 248-250° (dec); soluble in H_2O (2.9 g/100 ml); more soluble in hot H_2O; slightly soluble in EtOH, MeOH; insoluble in Et_2O, C_6H_6, Me_2CO; pH (1% aqueous solution) ~ 4.5; exhibits fluorescence under uv light. *Sterling Winthrop, Inc.*

76 Quinacrine Methanesulfonate Monohydrate
6598-46-5   8225
$C_{25}H_{38}ClN_3O_7S_2.H_2O$
6-Chloro-9-[[4-(diethylamino)-1-methylbutyl]amino]-2-methoxyacridine monomethanesulfonate monohydrate.
Anthelmintic and antimalarial. Targets cestodes. Soluble in H_2O (33 g/100 ml at 15°), EtOH (2.8 g/100 ml); pH (2.0% w/v solution in H_2O) = 3.0 – 5.0. *Sterling Winthrop, Inc.*

77 Quintiofos
1776-83-6   217-208-4

$C_{17}H_{16}NO_2PS$
O-Ethyl O-(8-quinolyl)-phenylphosphonothioate.
Bayer 9037. Ixodicide. *Bayer AG.*

Anthelmintics

78 α-Santonin
481-06-1   8509   207-560-7

$C_{15}H_{18}O_3$
[3S-(3α,3aα,5aβ,9bβ)]-3a,5,5a,9b-Tetrahydro-3,5a,9-trimethyl-naphtho[1,2-b]furan-2,8(3H,4H)dione. l-Santonin. Anthelmintic. Targets nematodes. [(-)-form]: mp = 170-173°; $[\alpha]_D^{25}$ = -170° to -175° (c = 2 EtOH); d = 1.187; soluble in H_2O (0.02 g/100 ml at 25°, 0.4 g/100 ml at 100°), 50% EtOH (0.36 g/100 ml at 25°, 10 g/100 ml at 76°), 90% EtOH (2.3 g/100 ml at 25°, 33.3 g/100 ml at 76°), Et_2O (0.8 g/100 ml at 25°, 1.4 g/100 ml at 34.6°), $CHCl_3$ (23.2 g/100 ml at 25°); [±-form]: mp = 181°; λ_m = 241 nm (log ε 4.10 EtOH); [(+)-form]: mp = 172°; $[\alpha]_D^{20}$ = 165.9° (C = 1.92 EtOH).

79 Sodium Antimonylgluconate
12550-17-3   742   235-699-3
$C_6H_8NaO_7Sb$
Trivalent antimony complex with sodium gluconate.
Triostam. Anthelmintic. Targets schisto-soma. Soluble in H_2O, insoluble in organic solvents. *Burroughs Wellcome.*

80 Stibocaptate
27279-76-1   8966

$C_{12}H_6Na_6O_{12}S_6Sb_2$
2,2'-[(1,2-Dicarboxy-1,2-ethanediyl)-bis(thio)]bis-1,3,2-dithiastibolane-4,5-dicarboxylic acid hexasodium salt.
TWSb; Ro-4-1544/6; SB-58; Astiban. Anthelmintic. Targets schistosoma. Soluble in H_2O, LD_{50} (mus sc) = 500 mg Sb/kg. *Hoffmann-LaRoche Inc.*

81 Stibophen
15489-16-4   8967

·7 H_2O

$C_{12}H_4Na_5O_{16}S_4Sb$·$7H_2O$
(T-4)-Bis[4,5-dihydroxy-1,3-benzenedisulfonato(4-)-O^4,O^5-]-antimonate(5-) pentasodium heptahydrate.
Sdt-91; Fuadin; Fouadin; Fantorin; Neoantimosan; Repodral. Anthelmintic. Targets schistosoma. Soluble in cold H_2O; insoluble in EtOH, Et_2O, $CHCl_3$; Me_2CO, petroleum ether; LD_{50} (rbt iv) ≅ 90 mg/kg. *Heyden Chemical; I.G. Farben; Sterling Winthrop, Inc.*

82 Stilbazium Iodide
3784-99-4   8971   223-247-8

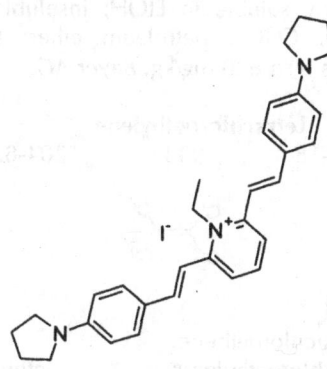

$C_{31}H_{36}IN_3$
1-Ethyl-2,6-bis[2-[4-(1-pyrrolidinyl)phenyl]ethenyl]pyridinium iodide.
BW-61-32; Monopar. Anthelmintic. Targets nematodes. mp = 282-283°; insoluble in hot MeOH; LD_{50} (mus ip) = 7 mg/kg, (mus orl) = 1360 mg/kg. *Burroughs Wellcome.*

Anthelmintics

83 Suramin Sodium
129-46-4   9181   204-949-3

$C_{51}H_{34}N_6Na_6O_{23}S_6$
8,8'-[Carbonylbis[imino-3,1-phenylenecarbonylimino(4-methyl-3,1-phenylene)carbonylimino]]bis-1,3,5-naphthalenetrisulfonic acid hexasodium salt.
Bayer 205; Fourneau 309; Antrypol; Germanin; Moranyl; Naganol; Naphuride. Anthelmintic and antiprotozoal (trypanosoma). Targets nematodes. Freely soluble in H_2O; poorly soluble in EtOH; insoluble in Et_2O, $CHCl_3$, petroleum ether; LD_{50} (mus iv) ≅ 620 mg/kg. *Bayer AG.*

84 Tetrachloroethylene
127-18-4   9332   204-825-9

C_2Cl_4
Tetrachloroethene. perchloroethylene; ethylene tetrachloride; Nema; Tetracap; Tetropil; Perclene; Ankilostin; Didakene. Anthelmintic. Targets nematodes and trematodes. d_4^{15} = 1.6311; d_4^{20} = 1.6230; bp = 121°; mp ≅ -22°; almost insoluble in H_2O, miscible with most organic solvents; LD_{50} (mus orl) = 8850 mg/kg, LC_{50} (mus ihl) = 5925 ppm.

85 Thiabendazole
148-79-8   9426   205-725-8

$C_{10}H_7N_3S$
2-(4-Thiazolyl)-1H-benzimidazole.
2-(4-benzimidazole)thiazole. MK-360; Omnizole; Thiaben; Thibenzole; Bovizole; Eprofil; Equizole; Mintezol; Top Form Wormer; Mertect; Lombristop; Minzolum; Nemapan; Polival; TBZ; Tecto. Anthelmintic. Targets nematodes. Also used as a fungicide (veterinary). mp = 304-305°; λ_m = 298 nm (ε 23330 MeOH); slightly soluble in H_2O (3.84 g/100 ml at pH 2.2), soluble in DMF, DMSO; slightly soluble in alcohols, esters, chlorocarbons; LD_{50} (mus orl) = 3600 mg/kg, (rat orl) = 3100 mg/kg, (rbt orl) > 3800 mg/kg. *Merck & Co., Inc.*

86 Thiabendazole Hypophosphite
28558-32-9   9426
$C_{10}H_8ClN_3S$
2-(4-Thiazolyl)-1H-benzimidazole hydrochloride.
Anthelmintic. Targets nematodes. Amber liquid; d^{25} = 1.103. *Merck & Co., Inc.*

87 Thymol
89-83-8   9540   201-944-8

$C_{10}H_{14}O$
5-Methyl-2-(1-methylethyl)phenol.
3-p-cymenol; thyme camphor; m-thymol. Anthelmintic. Targets nematodes. bp ≅ 233°; mp = 51.5°; d_4^{25} = 0.9699; soluble in H_2O (0.1 g/100

Antiamebics

ml), EtOH (100 g/100 ml), CHCl$_3$ (143 g/100 ml); Et$_2$O (66.7 g/100 ml), olive oil (142.8 g/100ml at 25°); LD$_{50}$ (rat orl) = 980 mg/kg.

88   Thymol N-Isoamylcarbamate
578-20-1   9550

$C_{16}H_{25}NO_2$
Isoamylcarbamic acid thymyl ester. Egressin. Anthelmintic. Targets nematodes. mp = 57°; insoluble in H$_2$O. *E. Merck*.

89   Triclofenol Piperazine
5714-82-9   9787

$C_{16}H_{16}Cl_6N_2O_2$
2,4,5-Trichlorophenol compound with piperazine (2:1).
Cl-416; Ranestol. Anthelmintic. Targets nematodes. mp = 109-110°. *Parke-Davis*.

90   Urea Stibamine
1340-35-8   10010
MF Unknown
Carbostibamide. Antiprotozoal (Leishmania). Anthelmintic. Targets nematodes and schistosoma. Soluble in H$_2$O, partly soluble in EtOH, Et$_2$O. *Bristol-Myers Squibb Co.*

Antiamebics

91   Arsthinol
119-96-0   852   204-361-7

$C_{11}H_{14}AsNO_3S_2$
3-Hydroxypropylene ester of 3-acetamido-4-hydroxydithio-benzenearsonous acid.
Mercaptoarsenol; Balarsen. Antiamebic. mp = 163-166°; slightly soluble in H$_2$O, Et$_2$O; soluble in EtOH (2.9 g/ml).

92   Berythromycin
527-75-3
$C_{37}H_{67}NO_{12}$
12-Deoxyerythromycin.
Abbott-24091. Antiamebic macrolide antibacterial. *Abbott Labs*.

93   Bialamicol
493-75-4   1242

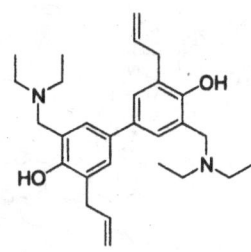

$C_{28}H_{40}N_2O_2$
5,5'-Diallyl-α,α'-bis(diethylamino)-m,m'-bitolyl-4,4'-diol.
Camoform; Biallylamicol; SN-6771; PAA-701. Antiamebic. *Parke-Davis*.

94   Bialamicol Dihydrochloride
3624-96-2   1242
$C_{28}H_{42}Cl_2N_2O_2$
5,5'-Diallyl-α,α'-bis(diethylamino)-m,m'-bitolyl-4,4'-diol dihydrochloride.

Antiamebics

Camoform hydrochloride; CAM-807; Cl-301; PAA-701; NSC-6386. Antiamebic. mp = 209-210°; soluble in H₂O. *Parke-Davis.*

95 Carbarsone
121-59-5   1830   204-484-6

$C_7H_9AsN_2O_4$
N-Carbamoylarsanilic acid.
p-arsonophenylurea; p-ureidobenzenearsonic acid; N-carbamylarsanilic acid; p-carbamidobenzenearsonic acid; Amabevan; Ameban; Amibiarson; Arsambide; Carb-O-Sep; Histocarb; Fenarsone; Leucarsone; Aminarsone; Amebarsone. Antiamebic. Antihistomonad in turkeys. mp = 174°; slightly soluble in H₂O, EtOH; insoluble in Et₂O, CHCl₃; LD₅₀ (rat orl) = 510 mg/kg. *Sankyo.*

96 Cephaeline
483-17-0   2020   207-591-6

$C_{28}H_{38}N_2O_4$
7',10,11-Trimethoxyemetan-6'-ol.
dihydropsychotrine; desmethylemetine. Antiamebic and emetic. An alkaloid of ipecac. mp= 115-116°; $[\alpha]_D^{20}$ = -43.4° (c = 2 CHCl₃); insoluble in H₂O; soluble in MeOH, EtOH, Me₂CO, CHCl₃; less soluble in Et₂O, petroleum ether; [dihydrochloride heptahydrate]: mp = 270°; soluble in H2O; moderately soluble in Me₂CO, CHCl₃; nearly insoluble in C₆H₆; [Dihydrobromide heptahydrate]: mp = 293°; soluble in H2O; moderately soluble in alcohol; Me₂CO; nearly insoluble in C₆H₆.

97 Chlorbetamide
97-27-8   2126

$C_{11}H_{11}Cl_4NO_2$
2,2-Dichloro-N-2,4-dichlorobenzyl-N-2-hydroxyethylacetamide.
Mantomide; Win-5047; Pontalin. Antiamebic. mp = 112.4-113.4°; slightly soluble in H₂O, more soluble in EtOH (< 5 g/100 ml). *Sterling Winthrop, Inc.*

98 Chloroquine
54-05-7   2215   200-191-2

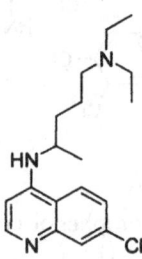

$C_{18}H_{26}ClN_3$
7-Chloro-4-[[4-(diethylamino)-1-methylbutyl]amino]quinoline.
Aralen; SN-7618; RP-3377; Artrichin; Bemaphate; Capquin; Nivaquine B; Resoquine; Reumachlor; Sanoquin; [sulfate]: nivaquine. Antiamebic, antimalarial. mp = 87°. *Sterling Winthrop, Inc.*

99 Chloroquine Dihydrochloride
3545-67-3   2215   222-592-1

$C_{18}H_{28}Cl_3N_3$
7-Chloro-4-[[4-(diethylamino)-1-methylbutyl]amino]quinoline dihydrochloride.
Aralen hydrochloride. Antiamebic, antimalarial. *Sterling Winthrop, Inc.*

100 Chloroquine Diphosphate
50-63-5   2215   200-055-2

$C_{18}H_{32}ClN_3P_2O_8$
7-Chloro-4-[[4-(diethylamino)-1-methylbutyl]amino]quinoline diphosphate.
Aralen phosphate; Arechin; Avloclor; Imagon; Malaquin; Resochin; Tresochin. Antiamebic, antimalarial and antirheumatic. Also has activity as a lupus erythematosus suppressant. mp = 193-195°, 215-218°; soluble in H_2O, insoluble in organic solvents. *Sterling Winthrop, Inc.*

101 Chlorphenoxamide
3576-64-5   2233   222-694-6

$C_{17}H_{16}Cl_2N_2O_5$
2,2-Dichloro-N-(2-hydroxyethyl)-n-[[4-(4-nitrophenoxy)phenyl]methyl]-acetamide.
clefamide; chlorophenoxamide; Mebinol. Antiamebic. mp = 136-137°; insoluble in H_2O; soluble in EtOH, Me_2CO, dioxane; LD_{50} (mus orl) > 5000 mg/kg, (mus ip) = 2000 mg/kg. *Farmitalia Carlo Erba SpA.*

102 Chlortetracycline
57-62-5   2245   200-341-7

$C_{22}H_{23}ClN_2O_8$
7-Chloro-4-(dimethylamino)-1,4,4a,5,5a,6,11,12a-octahydro-3,6,10,12,12a-pentahydroxy-6-methyl-1,11-dioxo-2-naphthacene-carboxamide.
7-chlorotetracycline; Acronize; Aureocina; Aureomycin; Biomitsin; Centraureo; Chrusomykine; Orospray. Antiamebic and antiprotozoal. mp = 168-169°; $[\alpha]_D^{23}$ = -275.0° (MeOH); λ_m = 230, 262.5, 367.5 nm (0.1N HCl), 255, 285, 345 nm (0.1N NaOH); soluble in H_2O (0.5-0.6 mg/ml), cellosolves, dioxane, carbitol; poorly soluble in other organic solvents. *Lederle Labs.; Fermenta Animal Health Co.*

Antiamebics

103 Chlortetracycline Hydrochloride
64-72-2   2245   200-591-7

$C_{22}H_{24}Cl_2N_2O_8$
7-Chloro-4-(dimethylamino)-1,4,4a,5,5a,6,11,12a-octahydro-3,6,10,12,12a-pentahydroxy-6-methyl-1,11-dioxo-2-naphthacenecarboxamide monohydrochloride. Aureomycin; Fermycin Soluble; Aureociclina; Isphamycin. Antiamebic and antiprotozoal. mp > 210° (dec); $[\alpha]_D^{23}$ = -240°; soluble in H_2O (8.6 mg/ml), MeOH (17.4 mg/ml), EtOH (1.7 mg/ml); insoluble in Me_2CO, Et_2O; $CHCl_3$, dioxane; LD_{50} (rat orl) = 10300 mg/kg. *Lederle Labs.; Fermenta Animal Health Co.*

104 Clamoxyquin
2545-39-3

$C_{17}H_{24}ClN_3O$
5-Chloro-7-[[[3-(diethylamino)propyl]amino]methyl]-8-quinolinol. Antiamebic. *Parke-Davis.*

105 Clamoxyquin Hydrochloride
4724-59-8
$C_{17}H_{26}Cl_3N_3O$
5-Chloro-7-[[[3-(diethylamino)propyl]amino]methyl]-8-quinolinol dihydrochloride. Clamoxyl; CI-433; CN-17900-2B; PAA-3854; NSC-20246. Antiamebic. *Parke-Davis.*

106 Clioquinol
130-26-7   5052   204-984-4

$C_9H_{15}ClINO$
5-Chloro-7-iodo-8-quinolinol. Domeform-HC; Quin-O-Crème; Rheaform Boluses; Vioform; Cort-Quin; Formtone-HC; Lidaform-HC; Nystaform; Nystaform-HC; Racet; Vioform-Hydrocortisone; Amebil; Alchloquin; Amoenol; Bactol; Barquinol; Budoform'; Chinoform; Clioquinol; Cliquinol; Eczecidin; Enteroquinol; Entero-Septol; Entero-Vioform; Enterozol; Entrokin; Hi-Eneterol; Iodoenterol; Nioform; Quinambicide; Rometin; Vioform; Vioformio. Antiamebic. Also used as a topical anti-infective. mp = 178-179° (dec); λ_m = 266 nm ($A_1^{1\%}$ cm 990 H_2O/HCl), 269 nm ($A_1^{1\%}$ cm 1120 (MeOH/KOH), 255 nm ($A_1^{1\%}$ cm 1570 EtOH); soluble in EtOH (7.8 mg/ml), EtOAC (58.8 mg/ml), AcOH (5.9 mg/ml); insoluble in H_2O, EtOH, Et_2O; LD_{50} (cat orl) = 400 mg/kg. *Bayer AG; Marion Merrell Dow Inc.; Ciba-Geigy Corp.; Dermik Labs., Inc.; Lemmon Co.*

107 Dehydroemetine
4914-30-1   2924   225-542-7

$C_{29}H_{38}N_2O_4$
3-Ethyl-9,10-dimethoxy-1,6,7,11b-tetrahydro-2-[(1,2,3,4-tetrahydro-6,7-dimethoxy-1-isoquinolyl)methyl]-4H-benzo[a]quinolizine.

Ro-1-9334/19; 2,3-dehydroemetine; 2-dehydroemetine; Damatin [as (±)-form dihydrochloride]; Mebadin [as (±)-form dihydrochloride]. Antiamebic. The (-) form is therapeutically active. Analog of emetine. mp = 94-96°; $[\alpha]_D$ = -183°; [(±)-form dihydrochloride]: mp = 235°. Hoffmann-LaRoche Inc.

108 Dibromopropamidine
496-00-4   3073

$C_{17}H_{18}Br_2N_4O_2$
4,4'-(Trimethylenedioxy) bis(3-bromobenzamidine).
2',2''-dibromo-4',4''-diamidino-1,3-diphenoxypropane; dibrompropamidine. Antiseptic and antiamebic. Also used as a preservative in cosmetics. May & Baker Ltd.

109 Dibromopropamidine Isethionate
614-87-9   3073   210-399-5
$C_{21}H_{30}Br_2N_4O_{10}S_2$
4,4'-(Trimethylenedioxy) bis(3-bromobenzamidine) di(2-hydroxyethanesulfonate) (ester). dibrompropamidine isethionate; Brulidine; Brolene Ointment. Antiseptic and antiamebic. Also used as a preservative in cosmetics. mp = 226°; soluble in H_2O (0.5 g/ml), EtOH (1.6 g/100 ml), glycerol; insoluble in Et_2O, $CHCl_3$, petroleum ether; aqueous solutions are very acidic; incompatible with chlorides, sulfates, many organic anions (forms sparingly soluble salts). May & Baker Ltd.

110 Difetarsone
515-76-4   3394   208-209-0

$C_{14}H_{16}As_2N_2Na_2O_6$
N,N-Ethylenediarsanilic acid disodium salt.
RP-4763; diphetarsone; Amebarsin; Bemarsal; Rodameb. Antiamebic. Soluble in H_2O; less soluble in EtOH; insoluble in Me_2CO, $CHCl_3$.

111 Diloxanide
579-38-4   3246   209-439-4

$C_9H_9Cl_2NO_2$
2,2-Dichloro-4'-hydroxy-N-methylacetanilide.
Entamide; Ame-Boots; [2-furoic acid ester] furamide; Histomibal; Miforon. Antiamebic. mp= 175°.

112 Emetine
483-18-1   3600   207-592-1

$C_{29}H_{40}N_2O_4$
6',7',10,11-Tetramethoxyemetan.

cephaeline methyl ether. Antiamebic. mp = 74°; $[\alpha]_D^{20}$ = -50° (c = 2 $CHCl_3$); soluble in MeOH, EtOH, $CHCl_3$, Me_2CO, EtOAc, $CHCXl_3$; less soluble in H_2O, petroleum ether; LD_{50} (rat ip) = 12.1 mg/kg.

113 Emetine Dihydrochloride
316-42-7   3600   206-259-8

$C_{29}H_{42}Cl_2N_2O_4$
6',7',10,11-Tetramethoxyemetan dihydrochloride.
Hemometina. Antiamebic. mp = 235-255°; $[\alpha]_D$ = 11° (c = 1) to 21° (c = 8); soluble in H_2O (143 mg/ml), EtOH; LD_{50} (mus sc) = 32 mg/kg, (mus orl) = 30 mg/kg (calc. as free base).

114 Etofamide
25287-60-9

$C_{19}H_{20}Cl_2N_2O_5$
2,2-Dichloro-N-(2-ethoxyethyl)-n-[(p-nitrophenoxy)benzyl]acetamide. Antiamebic.

115 Fumagillin
23110-15-8   4308   245-433-8

$C_{26}H_{34}O_7$
[3R-[3α,4α(2R*,3R*),5β,6β(all E)]]-2,4,6,8-Decatetraenedioic acid mono[5-methoxy-4-[2-methyl-3-(3-methyl-2-butenyl)oxiranyl]-1-oxapsiro[2.5]oct-6-yl] ester.
Amebacilin; Fugillin; Fumadil B; Fumidil. Antiamebic and antiprotozoal. mp = 194-195°; $[\alpha]_D^{25}$ = -26.6° (c = 1 in 95% EtOH); λ_m = 335, 351 nm (A 156.0, 1465.); insoluble in H_2O, soluble in most organic solvents; LD_{50} (mus sc) = 800 mg/kg.

116 Glaucarubin
1448-23-3   4444

$C_{25}H_{36}O_{10}$
[1β,2α,11β,12α,15β(S)]-11,20-Epoxy-1,2,11,12-tetrahydroxy-15-(2-hydroxy-2-methyl-1-oxobutoxy)picras-3-en-16-one.
Glaumeba; α-Kirondrin. Antiamebic. mp = 250-255° (dec)$[\alpha]_D^{25}$ = 45° (c = 1.7 C_5H_5N), 69° (c = 0.6 MeOH); soluble in NaOH solutions, insoluble in NaHCO3 solutions, slightly soluble in H_2O (< 1.8 mg/ml). *Marion Merrell Dow Inc.*

117 Glycobiarsol
116-49-4   4503   204-143-1

$C_8H_9AsBiNO_6$
(Hydrogen N-glycololoylarsanilato)-oxobismuth.
Dysentulin; Milibis; Viasept; Wintodon. Antiamebic. Slightly soluble in H_2O, EtOH; insoluble in Et_2O, $CHCl_3$, C_6H_6.

118 8-Hydroxy-7-iodo-5-quinolinesulfonic Acid
547-91-1   4872   208-938-4

$C_9H_6INO_4S$
7-Iodo-8-hydroxyquinoline-5-sulfonic acid.
Ferron; Loretin. Antiamebic and antiseptic. mp = 260-270°; soluble in H_2O (2 g/l at 25°, 5.9 g/l at 100°), slightly soluble in EtOH, insoluble in other organic solvents.

119 Iodoquinol
83-73-8   5063   201-497-9

$C_9H_5I_2NO$
5,7-Diiodo-8-quinolinol.
SS-578; Diodoquin; Disoquin; Floraquin; Dyodin; Dinoleine; Searlewuin; Diodoxylin; Rafamebin; Ioquin; Direxiode; Stanquinate; Yodoxin; Zoaquin; Enterosept; Embequin. Antiamebic. mp = 200-215° (dec); insoluble in H_2O; sparingly soluble in EtOH, Et_2O, Me_2CO; soluble in hot C_5H_5N, dioxane. Searle, G.D., & Co.

120 Liroldine
105102-20-3

$C_{20}H_{20}F_2N_4$
2,2'-[(3,3'-Difluoro-4,4'-biphenylylene)dinitrolo]dipyridoline.
HL-707. Antiamebic. LD_{50} (mus ip) = 940 mg/kg.

121 Panidazole
13752-33-5   237-334-3

$C_{11}H_{12}N_4O_2$
4-[2-(2-Methyl-5-nitroimidazole-1-yl)-ethyl]pyridine.
Ameobicide.

122 Paromomycin
7542-37-2   7173   231-423-0

$C_{23}H_{45}N_5O_{14}$
O-2,6-diamino-2,6-dideoxy-α-L-idopyranosyl-(1→3)-O-β-D-ribofuranosyl-(1→5)-O-[2-amino-2-deoxy-α-D-glucopyranosyl-(1→4)-2-deoxystreptamine.
Antiamebic. $[α]_D^{25}$ = 65° ±3°; soluble in H_2O; less soluble in EtOH, MeOH; LD_{50} (rat orl) = 1625 mg/kg, (rat sc) > 650 mg/kg, (rat iv) = 156 mg/kg, (mus orl) > 2275 mg/kg, (mus sc) = 423 mg/kg, (mus iiv) = 90 mg/kg. Parke-Davis.

123 Paromomycin Sulfate
1263-89-4   7173   215-031-7
$C_{23}H_{45}N_5O_{14} \cdot xH_2SO_4$
O-2,6-Diamino-2,6-dideoxy-α-L-idopyranosyl-(1→3)-O-β-D-ribofuranosyl-(1→5)-O-[2-amino-2-deoxy-α-D-glucopyranosyl-(1→4)-2-deoxystreptamine sulfate (salt).
Humatin; 1600 Antibiotic; Fl-5853; Aminoxidin; Aminosidine; Farmiglucin; Farminosidin; Gabbromicina; Gabbromycin; Gabbroral; Humagel; Pargonyl; Paramicina; Paricina; Sinosid. Antiamebic. $[α]_D^{20}$ = 50.5° (c = 1.5 H_2O, pH 6); LD_{50} (mus orl) > 15000 mg/kg, (mus sc) = 700 mg/kg, (mus iv) = 110 mg/kg. Parke-Davis.

124 Phanquone
84-12-8   7337   201-516-0

$C_{12}H_6N_2O_2$
4,7-Phenanthroline-5,6-quinone.
Phanquinone; Phanchinone; phanquone; Ciba 11925; Entobex. Antiamebic. mp = 295° (dec); $λ_m$ = 261 nm (ε 10000).

125 Polybenzarsol
54531-52-1   7723
Polymer of formaldehyde with 4-hydroxybenzenearsonic acid.
Benzocal; Benzodol. Antiamebic. Soluble in H_2O, alcoholic NaOH; LD_{50} (mmus ip) = 235 mg/kg. Marion Merrell Dow Inc.

126 Propamidine
104-32-5   7981   203-195-2

$C_{17}H_{20}N_4O_2$
4,4'-(Trimethylenedioxy)-dibenzamidine.
4,4'-diamidino-α,ω-diphenoxypropane. Antiamebic and antiprotozoal. May & Baker Ltd.

127 Propamidine Isethionate
140-63-6   7981   205-423-6
$C_{21}H_{32}N_4O_{10}S_2$
4,4'-(Trimethylenedioxy)-dibenzamidine isethionate.
M&B-782; Brolene Drops. Antiamebic and antiprotozoal. mp = 235°; soluble in H_2O (20 g/100 ml), EtOH (3 g/100

ml), glycerol; insoluble in Et$_2$O, CHCl$_3$, petroleum ether. *May & Baker Ltd.*

128   Quinfamide
62265-68-3   8241   263-478-1

C$_{16}$H$_{11}$Cl$_2$NO$_4$
2-Furoic acid ester with 1-(dichloroacetyl)-1,2,3,4-tetrahydro-6-quinolinol.
Amenide; Amenox; Win-40014. Antiamebic. mp = 150.5-151°; soluble in Me$_2$CO, EtOH. *Sterling Winthrop, Inc.*

129   Satranidazole
56302-13-7

C$_8$H$_{11}$N$_5$O$_5$S
1-(1-Methyl-5-nitroimidazol-2-yl)-3-(methylsulfonyl)-2-imidazolidinone.
A nitroimidazole with high selective toxicity for anaerobic prokaryotes and eukaryotes. Antiamebic; antimicrobial; radiosensitizer.

130   Secnidazole
3366-95-8   8562   222-134-0

C$_7$H$_{11}$N$_3$O$_3$
2,α-Dimethyl-5-nitroimidazole-1-ethanol.

PM-185184; RP-14539; Flagentyl. Antiamebic. mp = 76°.

131   Sulfarside
1134-98-1   9110

C$_6$H$_9$AsN$_2$O$_5$S
[2-Amino-4-(aminosulfonyl)phenyl]-arsinous acid.
RP-4482; Bemarside. Antiamebic. The sodium salt is used as an antiamebic. *Rhône-Poulenc Rorer Pharmaceuticals Inc.*

132   Symetine
15599-45-8

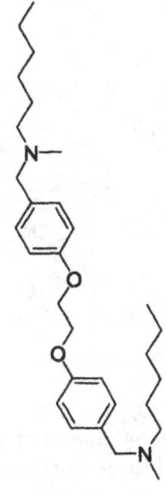

C$_{30}$H$_{48}$N$_2$O$_2$
4,4'-(Ethylenedioxy)bis[N-hexyl-N-methylbenzylamine].
Antiamebic. *Eli Lilly & Co.*

133 Symetine Hydrochloride
5585-62-6

• 2 HCl

$C_{30}H_{50}Cl_2N_2O_2$
4,4'-(Ethylenedioxy)bis[N-hexyl-N-methylbenzylamine] dihydrochloride. Antiamebic. *Eli Lilly & Co.*

134 Teclozan
5560-78-1   9262   226-934-0

$C_{20}H_{28}Cl_4N_2O_4$
N,N'-(p-Phenylenedimethylene)-bis[2,2-dichloro-N-(2-ethoxyethyl)-acetamide.
Falmonox; Win-13146; Win-AM-13146; NSC-107433; teclosan; teclosine; teclozine. Antiamebic. mp= 137.6=143.9°; LD_{50} (mus orl) > 8000 mg/kg. *Sterling Winthrop, Inc.*

135 Tetracycline
60-54-8   9337   200-481-9

$C_{22}H_{24}N_2O_8$
(4S,4aS,5aS,6S,12aS)-4-(Dimethylamino)-1,4,4a,5,5a,6,11,12a-octahydro-3,6,10,12,12a-pentahydroxy-6-methyl-1,11-dioxo-2-naphthacenecarboxamide.
Liquamycin; Mysteclin-F; Talsutin; tsiklomitsin; Abricycline; Ambramycin; Bio-Tetra; Cyclomycin; Dumocyclin; Tetradecin. Antiamebic, antibacterial and antirickettsial. mp = 170-175° (dec); $[\alpha]_D^{25}$ = -257.9° (0.1 N HCl), -239° (MeOH); λ_m = 220, 268, 355 nm (ϵ 13000, 18040, 13320 0.1N HCl); soluble in H_2O (1.7 mg/ml), MeOH (> 20 mg/ml); LD_{50} (rat orl) = 707mg/kg, (mus orl) = 808 mg/kg. *Pfizer Inc.; Bristol-Myers Squibb Co.*

136 Tetracycline Hydrochloride
64-75-5   9337   200-593-8

$C_{22}H_{26}Cl_2N_2O_8$
(4S,4aS,5aS,6S,12aS)-4-(Dimethylamino)-1,4,4a,5,5a,6,11,12a-octahydro-3,6,10,12,12a-pentahydroxy-6-methyl-1,11-dioxo-2-naphthacenecarboxamide monohydrochloride.
Achro; Achromycin; Ala-Tet; Cyclopar; Panmycin; Robitet; Steclin; Sumycin; TetraSURE; Ambracyn; Ambramicina; Bristaciclina; Cefracycline; Criseociclina; Cyclopar; Diocyclin; Helvecyclin; Hostacyclin; Imex; Mediletten; Mephacyclin; Panmycin; Partrex; Polycycline; Purociclina; Quadra-

cyclin; Remicyclin; Riocyclin; Rocycline; Sanclomycine; Sumycin Supramycin; Sustamycin; Tefilin; Tetrabakat; Tetrabid; Tetrablet; Tetrabon; Tetrachel; Tetracompren; Tetracyn; Tetrakap; Tetralution; Tetramavan; Tetramycin; Tetrosol; Topicycline; Totomycin; Triphacyclin; Unicin; Vetquamycin-324. Antiamebic, antibacterial, antirickettsial. mp = 214°; $[\alpha]_D^{25} = -257.9°$ (c = 0.5 0.1N HCl); soluble in H_2O, MeOH, EtOH; insoluble in Et_2O; LD_{50} (rat orl) = 6443 mg/kg. *Lederle Labs.; Parke-Davis; Pharmacia & Upjohn, Inc.; Robins, A.H. Co.; Bristol-Myers Squibb; Apothecon; Fermenta Animal Health Co.*

137   Thiocarbamizine
91-71-4   9458

$C_{21}H_{17}AsN_2O_5S_2$
2,2'-[[[4-[(Aminocarbonyl)amino]-phenyl]arsinidene]bis(thio)]-bis[benzoic acid].
thiocarbamisin. Antiamebic. Sparingly soluble in H_2O, EtOH; insoluble in acids; soluble in alkali. *Eli Lilly & Co.*

138   Thiocarbarsone
120-02-5   9459

$C_{11}H_{13}AsN_2O_5S_2$
2,2'-[[[4-[(Aminocarbonyl)amino]-phenyl]arsinidene]bis(thio)]-bis[acetic acid].
Antiamebic. Sparingly soluble in H_2O,

EtOH; insoluble in acids; soluble in alkali. *Eli Lilly & Co.*

139   Tinidazole
19387-91-8   9588   243-014-4

$C_8H_{13}N_3O_4S$
1-[2-(Ethylsulfonyl)ethyl]-2-methyl-5-nitroimidazole.
Fasigyn; Simplotan; Fasigin; CP-12574; Pletil; Sorquetan; Tricolam; Trimonase. Antiamebic and antiprotozoal. mp = 127-128°; LD_{50} (mus orl) > 3600 mg/kg, (mus ip) > 2000 mg/kg. *Pfizer.*

2,4-Diaminopyrimidine Antibiotics

140   Aditoprim
56066-63-8

$C_{15}H_{21}N_5O_2$
2,4-Diamino-5-[4-(dimethylamino)-3,5-dimethoxybenzyl]pyrimidine.
Antibacterial.

141   Baquiloprim
102280-35-3

$C_{17}H_{20}N_6$
5-[(2,4-Diamino-5-pyrimidinyl)-methyl]-8-(dimethylamino)-7-methylquinoline.
Diaminopyrimidine antibacterial.

142   Brodimoprim
56518-41-3   1401   260-238-8

$C_{14}H_{16}BrNO_2$
2,4-Diamino-5-(4-bromo-3,5-dimethoxybenzyl)pyrimidine.
Ro-105970; Hyprim; Unitrim. Dihydrofolate reductase inhibitor. A 2,4-diaminopyrimidine antibiotic. mp = 225-228°. *Hoffmann-LaRoche Inc.*

143   Ciadox
65884-46-0

$C_{12}H_9N_5O_3$
Cyanoacetic acid (2-quinoxalinylmethylene) hydrazide N^1,N^4-dioxide.
Antibacterial.

144   Diaveridine
5355-16-8   226-333-3

$C_{13}H_{16}N_4O_2$
5-[(3,4-Dimethoxyphenyl)methyl]-2,4-pyrimidinediamine.
BW-49-210; NSC-408735. A 2,4-diaminopyrimidine antibiotic. *Glaxo Wellcome Inc.*

145   Epiroprim
73090-70-7

$C_{19}H_{23}N_5O_2$
2,4-Diamino-5-(3,5-diethoxy-4-pyrrol-1-ylbenzyl)pyrimidine.
Antibacterial.

146   Metioprim
68902-57-8

$C_{14}H_{18}N_4O_2S$
5-[[3,5-Dimethoxy-4-(methylthio)phenyl]methyl]-2,4-pyrimidinediamine.
A 2,4-diaminopyrimidine antibiotic. *Heumann Pharma GmbH.*

147   Ormetoprim
6981-18-6   230-246-6

$C_{14}H_{18}N_4O_2$
5-[(4,5-Dimethoxy-2-methylphenyl)methyl]-2,4-pyrimidinediamine.
Ro-5-9754; NSC-95072. A 2,4-diaminopyrimidine antibiotic. *Hoffmann-LaRoche Inc.*

148 Tetroxoprim
53808-87-0   9386   258-789-4

$C_{16}H_{22}N_4O_4$
5-[[3,5-Dimethoxy-4-(2-methoxyethoxy)phenyl]methyl]-2,4-pyrimidinediamine.
HE-781. A 2,4-diaminopyrimidine antibiotic. mp = 153-156°, 160.1°; soluble in H_2O (0.265 g/100 ml at 28°), $CHCl_3$ (6.90 g/100 ml), n-octanol (0.161 g/100 ml); LD_{50} (rat orl) = 1357 mg/kg. *Heumann Pharma GmbH.*

149 Tetroxoprim Mixture with Sulfadiazine
73173-12-3   9386

co-tetroxazine; Biroxin; Sterinor; Tibirox; Troximin. A 2,4-diaminopyrimidine antibiotic. *Heumann Pharma GmbH.*

150 Trimethoprim
738-70-5   9840   212-006-2

$C_{14}H_{18}N_4O_3$
5-[(3,4,5-Trimethoxyphenyl)methyl]-2,4-pyrimidinediamine.

Instalac; Monotrim; Proloprim; Syraprim; Tiempe; Trimanyl; Trimogal; Trimopan; Trimpex; Uretrim; Wellcoprim. A 2,4-diaminopyrimidine antibiotic. mp = 199-203°; soluble in dimethylacetamide (13.86 g/100 ml), benzyl alcohol (7.29 g/100 ml), propylene glycol (2.57 g/100 ml), $CHCl_3$ (1.82 g/100 ml), MeOH (1.21 g/100 ml), H_2O (0.04 g/100 ml), Et_2O (0.003 g/100 ml), C_6H_6 (0.002 g/100 ml); LD_{50} (mus orl) = 7000 mg/kg. *Glaxo Wellcome Inc.; Hoffmann-LaRoche Inc.*

Aminoglycoside Antibiotics

151 Amikacin
37517-28-5   425   253-538-5

$C_{22}H_{43}N_5O_{13}$
(S)-O-3-Amino-3-deoxy-α-D-glucopyranosyl-(1→6)-O-[6-amino-6-deoxy-α-D-glucopyranosyl-(1→4)]-N^1-(4-amino-2-hydroxy-1-oxobutyl)-2-deoxy-D-streptamine.
Lukadin. Aminoglycoside antibiotic. Antibacterial. Amikacin is used in combination with other drugs to treat *mycobacterium avium* complex (MAC). Recent Public Health Service recommendations suggest either clarithromycin or azithromycin as the first line treatment for MAC, along with amikacin. [sesquihydrate]: mp = 203-204°; $[α]_D^{23}$ = 99° (c = 1 H_2O); LD_{50} (mus iv pH 6.6) = 7.4 mg/kg, (mus iv pH 7.4) = 560 mg/kg. *Bristol-Myers Squibb Pharmaceutical Res. and Dev.*

152   Amikacin Sulfate
39831-55-5   425   254-648-6

$C_{22}H_{43}N_5O_{13} \cdot 2H_2SO_4$
(S)-O-3-Amino-3-deoxy-α-D-glucopyranosyl-(1→6)-O-[6-amino-6-deoxy-α-D-glucopyranosyl-(1→4)]-N'-(4-amino-2-hydroxy-1-oxobutyl)-2-deoxy-D-streptamine sulfate.
Amikin; Amiklin; BB-K8; Biklin; Fabianol; Kaminax; Mikavir; Novamin; Pierami; Amiglyde-V; Amikavet. Aminoglycoside antibiotic. Antibacterial. Amikacin is used in combination with other drugs to treat *mycobacterium avium* complex (MAC). Recent Public Health Service recommendations suggest either clarithromycin or azithromycin as the first line treatment for MAC, along with amikacin. Amorphous solid; dec = 220-230°; $[\alpha]_D^{22}$ = +74.75° (H_2O). Bristol-Myers Squibb Pharmaceutical Res. and Dev.

153   Apramycin
37321-09-8   792   253-460-1

$C_{21}H_{41}N_5O_{11}$
O-4-Amino-4-deoxy-α-D-glucopyranosyl-(1→8)-O-(8R)-2-amino-2,3,7-trideoxy-7-(methylamino)-D-glycero-α-allo-octodialdo-1,5:8,4-dipyranosyl-(1→4)-2-deoxy-D-streptamine.
nebramycin factor 2; EL-857; EL-857/820; 47657; Ambylan; Apralan. Aminoglycoside antibiotic. [monohydrate]: mp = 245-247°; pKa (H_2O): 8.5, 7.8, 6.2, 5.4; very soluble in H_2O, slightly soluble in lower alcohols. *Eli Lilly & Co.*

154   Arbekacin
51025-85-5   809

$C_{22}H_{44}N_6O_{10}$
(S)-O-3-Amino-3-deoxy-α-D-glucopyranosyl-(1→6)-O-[2,6-diamino-2,3,4,6-tetradeoxy-α-D-erythro-hexopyranosyl-(1→4)]-N'-(4-amino-2-hydroxy-1-oxobutyl)-2-deoxy-D-streptamine.
AHB-DKB; HABA-DKB; HBK; 1665-RB; Habekacin. Aminoglycoside antibiotic. [dicarbonate ($C_{24}H_{48}N_6O_{16}$)]: mp = 178° (dec); $[\alpha]_D^{24}$ = 86.8° (c = 0.77 H_2O); LD_{50} (mus iv) > 150 mg/kg. Microbiochem. Res. Found.

155   Astromicin
55779-06-1   4276

$C_{17}H_{35}N_5O_6$
4-Amino-1-[(aminoacetyl)-methylamino]-1,4-dideoxy-3-O-(2,6-diamino-2,3,4,6,7-pentadeoxy-β-L-lyxo-heptopyranosyl)-6-O-methyl-L-chiro-inositol.

Abbott 44747; Fortimicin A. Aminoglycoside antibiotic complex produced by *Micromonospora olivoasterospora*. Mixture of Fortimicin A and Fortimicin B. mp > 200° (dec); $[\alpha]_D^{25}$ = 87.5° (c = 0.1 H$_2$O); soluble in H$_2$O, MeOH, EtOH; insoluble in organic solvents; [sulfate salt]: LD$_{50}$ (mus iv) = 380 mg/kg, (mus sc) = 400 mg/kg. *Abbott Labs.; Kyowa Hakko Kogyo Co., Ltd.*

156 Astromicin Sulfate
72275-67-3

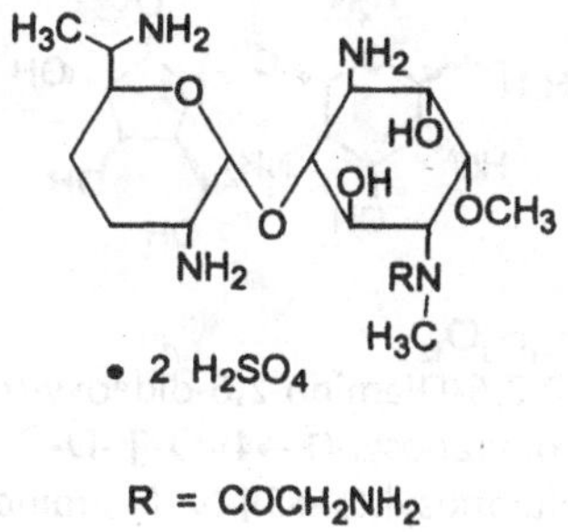

R = COCH$_2$NH$_2$

4-Amino-1-[(aminoacetyl)-methylamino]-1,4-dideoxy-3-O-(2,6-diamino-2,3,4,6,7-pentadeoxy-β-L-lyxo-heptopyranosyl)-6-O-methyl-L-chiro-inositol sulfate.
Aminoglycoside antibiotic.

157 Bambermycins
11015-37-5   979   234-246-7

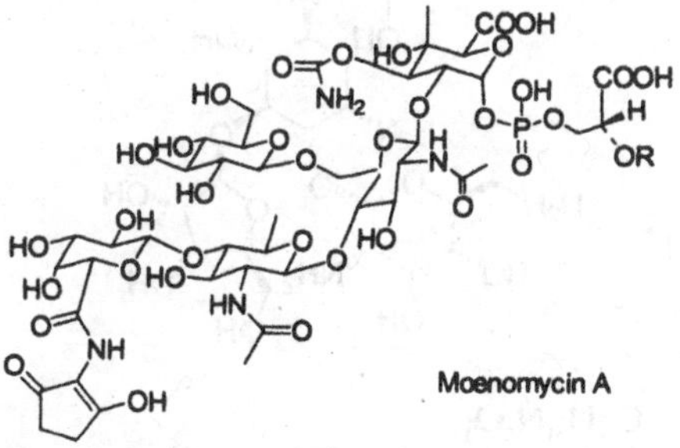

Moenomycin A

R =

Bambermycins. Moenomycin; flavophospholipol;

Flavomycin. Aminoglycoside antibiotic. Antibiotic complex containing moenomycins A, B$_1$, B$_2$ and C. Dec ≅200°; λ_m 258 nm (E$_{1cm}^{1\%}$ 60 H$_2$O pH 7); soluble in H$_2$O, MeOH, DMF; less soluble in EtOH, PrOH; slightly soluble in Et$_2$O, EtOAc; insoluble in C$_6$H$_6$, CHCl$_3$; LD$_{50}$ (mus orl, sc, ip) > 2000mg/kg, (mus iv) = 1400 mg/kg. *Hoechst.*

158 Bekanamycin
4696-76-8   5293

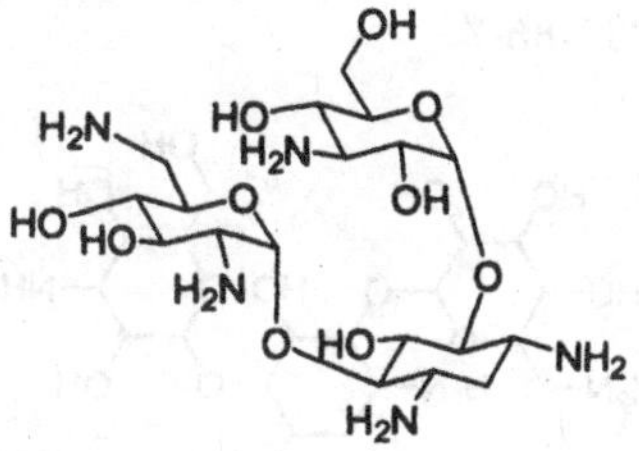

$C_{18}H_{37}N_5O_{10}$
Kanamycin B. aminodeoxykanamycin; NK-1006. Aminoglycoside antibiotic. mp = 178-182° (dec); $[\alpha]_D^{18}$ = +130° (c = 0.5 H$_2$O); $[\alpha]_D^{21}$ = +114° (c = 0.98 in H$_2$O); soluble in H$_2$O, formamide; slightly soluble in CHCl$_3$, iPrOH; insoluble in common alcohols, nonpolar solvents; LD$_{50}$ (mus iv) = 136 mg/kg. *Bristol-Myers Squibb Pharmaceutical Res. and Dev; Merck & Co., Inc.*

159 Betamicin
36889-15-3

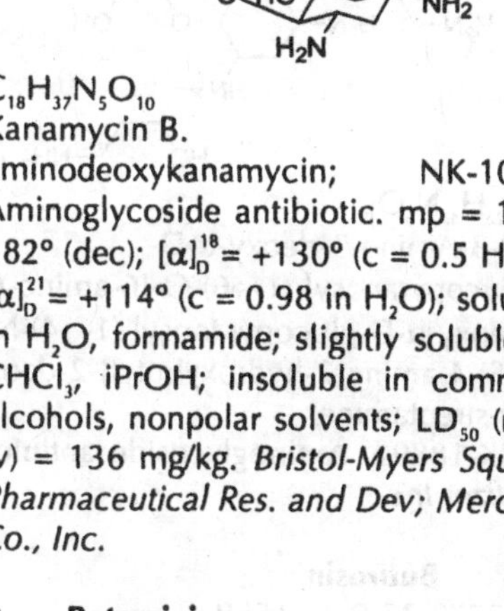

$C_{19}H_{38}N_4O_{10}$
O-6-Amino-6-deoxy-α-D-glucopyranosyl-(1→4)-O-[3-deoxy-4-C-methyl-3-(methylamino)-β-L-arabinopyranosyl-(1→6)-2-deoxy-D-streptamine.

Aminoglycoside antibiotic. *Schering Corp.*

160 Betamicin Sulfate
43169-50-2
$C_{19}H_{38}N_4O_{10} \cdot xH_2SO_4$
O-6-Amino-6-deoxy-α-D-glucopyranosyl-(1→4)-O-[3-deoxy-4-C-methyl-3-(methylamino)-β-L-arabinopyranosyl-(1→6)-2-deoxy-D-streptamine sulfate. Sch-14342. Aminoglycoside antibiotic. *Schering Corp.*

161 Butikacin
59733-86-7

$C_{22}H_{45}N_5O_{12}$
O-3-Amino-3-deoxy-α-D-glucopyranosyl-(1→6)-O-[6-amino-6-deoxy-α-D-glucopyranosyl-(1→4)]-N¹-[(S)-4-amino-2-hydroxybutyl]-2-deoxy-D-streptamine.
UK-18892. Aminoglycoside antibiotic. *Pfizer Inc.*

162 Butirosin
12772-35-9   1559

Butirosin A: R = OH   R' = H
Butirosin B: R = H   R' = OH

$C_{21}H_{41}N_5O_{12}$
O-2,6-Diamino-2,6-dideoxy-α-D-glucopyranosyl-(1→4)-O-[β-D-xylofuranosyl-(1→5)]-N¹-(4-amino-2-hydroxy-1-oxobutyl)-2-deoxy-D-streptamine.

Ambutyrosin. Aminoglycoside antibiotic. Antibiotic complex obtained from *Bacillus circulans* and containing two major components, Butirosin A (80-85%) and Butirosin B (15-20%). *Parke-Davis.*

163 Butirosin A
34291-02-6   1559

$C_{21}H_{41}N_5O_{12}$
(S)-O-2,6-Diamino-2,6-dideoxy-α-D-glucopyranosyl-(1→4)-O-[β-D-xylofuranosyl-(1→5)]-N¹-(4-amino-2-hydroxy-1-oxobutyl)-2-deoxy-D-streptamine.
Aminoglycoside antibiotic. Melts over a range from 149°; $[\alpha]_D^{25} = 26°$ (c = 1.46 H_2O). *Parke-Davis.*

164 Butirosin B
34291-03-7   1559

$C_{21}H_{41}N_5O_{12}$
1-N-[(S)-4-Amino-2-(hydroxybutyryl)]ribostamycin.
Aminoglycoside antibiotic. Melts over a range from 146°; $[\alpha]_D^{25} = 33°$ (c = 1.50 H_2O). *Parke-Davis.*

Aminoglycoside Antibiotics

165 Butirosin Sulfate Dihydrate
51022-98-1   1559
$C_{21}H_{45}N_5O_{20} \cdot 2H_2O$
O-2,6-Diamino-2,6-dideoxy-α-D-glucopyranosyl-(1→4)-O-[β-D-xylofuranosyl-(1→5)]-N^1-(4-amino-2-hydroxy-1-oxobutyl)-2-deoxy-D-streptamine sulfate dihydrate.
Cl-642. Aminoglycoside antibiotic. White solid; no sharp mp, dec ≅225°; $[\alpha]_D^{25}$ = +29° (c = 2 in H_2O); pKa' (H_2O) = 5.5, 7.2, 8.5, 9.4; very soluble in H_2O, moderately soluble in MeOH, slightly soluble in EtOH; LD$_{50}$ (mus iv) = 450-500 mg/kg. *Parke-Davis.*

166 Dibekacin
34493-98-6   3052   252-064-6

$C_{18}H_{37}N_5O_8$
O-3-Amino-3-deoxy-α-D-glucopyranosyl-(1→6)-O-[2,6-diamino-2,3,4,6-tetradeoxy-α-D-erythro-hexopyranosyl-(1→4)]-2-deoxy-D-streptamine.
DKB; 3',4'-dideoxykanamycin B; debecacin. Aminoglycoside antibiotic. Semisynthetic analog of kanamycin. Effective against kanamycin-resistant bacteria. $[\alpha]_D^{20}$ = +132° (c= 0.65); LD$_{50}$ (mus iv) = 61.0-68.0 mg/kg, (mus ip) = 373.0-380.0 mg/kg. *Allen & Hanbury; Microbiochem. Res. Found.*

167 Dibekacin Sulfate
58580-55-5   3052   261-341-0

$C_{18}H_{37}N_5O_{12}S$
O-3-Amino-3-deoxy-α-D-glucopyranosyl-(1→6)-O-[2,6-diamino-2,3,4,6-tetradeoxy-α-D-erythro-hexopyranosyl-(1→4)]-2-deoxy-D-streptamine sulfate.
Débékacyl; Icacine; Kappabi; Orbicin; Panamicin; Panimycin; Tokocin. Aminoglycoside antibiotic. Soluble in H_2O, insoluble in organic solvents. *Allen & Hanbury; Microbiochem. Res. Found.*

168 Dihydrostreptomycin
128-46-1   3222   204-888-2

$C_{21}H_{41}N_7O_{12}$
O-2-Deoxy-2-(methylamino)-α-L-glucopyranosyl-(1→2)-O-5-deoxy-3-C-(hydroxymethyl)-α-L-lyxofuranosyl-(1→4)-N,N'-bis(aminoiminomethyl)-D-streptamine.

DHSM; DST; Abiocine; Vibriomycin. Aminoglycoside antibiotic. mp > 300°. *American Cyanamid; Bristol-Myers Squibb Pharmaceutical Res. and Dev; Heyden Chemical; Merck & Co., Inc.; Olin Research Ctr.; Pfizer Inc.; Takeda; Schenley.*

169   Dihydrostreptomycin Pantothenate
3563-84-6   3222   222-637-5
$C_{30}H_{58}N_8O_{17}$
O-2-Deoxy-2-(methylamino)-α-L-glucopyranosyl-(1→2)-O-5-deoxy-3-C-(hydroxymethyl)-α-L-lyxofuranosyl-(1→4)-N,N'-bis(aminoiminomethyl)-D-streptamine pantothenate.
Didrothenat; Pantostrep. Aminoglycoside antibiotic. *American Cyanamid; Bristol-Myers Squibb Pharmaceutical Res. and Dev; Heyden Chemical; Merck & Co., Inc.; Olin Research Ctr.; Pfizer Inc.; Takeda; Schenley.*

170   Dihydrostreptomycin Sesquisulfate
5490-27-7   3222   226-823-7

$C_{41}H_{88}N_{14}O_{36}$
O-2-Deoxy-2-(methylamino)-α-L-glucopyranosyl-(1→2)-O-5-deoxy-3-C-(hydroxymethyl)-α-L-lyxofuranosyl-(1→4)-N,N'-bis(aminoiminomethyl)-D-streptamine sesquisulfate.

Didromycine; Double-mycin; Sol-Mycin; Streptomagna. Aminoglycoside antibiotic. Dec 255-265°; $[α]_D^{25}$ = -88.5° (c = 1); very soluble in H_2O (> 2g/100 ml); less soluble in MeOH (0.035 g/100 ml), EtOH (0.010 g/100 ml). *American Cyanamid; Bristol-Myers Squibb Pharmaceutical Res. and Dev; Heyden Chemical; Merck & Co., Inc.; Olin Research Ctr.; Pfizer Inc.; Takeda; Schenley.*

171   Dihydrostreptomycin Trihydrochloride
6533-54-6   3222

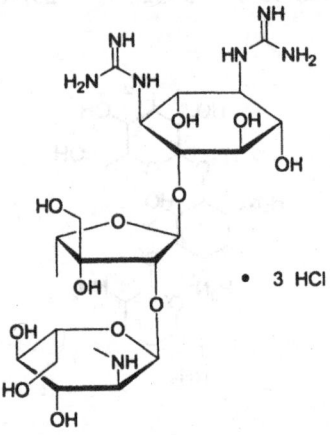

$C_{21}H_{44}Cl_3N_7O_{12}$
O-2-Deoxy-2-(methylamino)-α-L-glucopyranosyl-(1→2)-O-5-deoxy-3-C-(hydroxymethyl)-α-L-lyxofuranosyl-(1→4)-N,N'-bis(aminoiminomethyl)-D-streptamine trihydrochloride.
Aminoglycoside antibiotic. Prepared from streptomycin. Dec 190-195°; $[α]_D^{25}$ = -95° (1% solution); soluble in MeOH (> 100 g/100 ml). *American Cyanamid; Bristol-Myers Squibb Pharmaceutical Res. and Dev; Heyden Chemical; Merck & Co., Inc.; Olin Research Ctr.; Pfizer Inc.; Takeda; Schenley.*

Aminoglycoside Antibiotics

172   Fortimicin A
55779-06-1   4276

$C_{17}H_{35}N_5O_6$
4-Amino-1-[(aminoacetyl)methylamino]-1,4-dideoxy-3-O-(2,6-diamino-2,3,4,6,7-pentadeoxy-β-L-lyxo-heptopyranosyl)-6-O-methyl-L-chiro-inositol.
Astromicin; Abbott 44747. Aminoglycoside antibiotic. mp > 200° (dec); $[α]_D^{25} = 87.5°$ (c = 0.1 H_2O); soluble in H_2O, MeOH, EtOH; insoluble in organic solvents; [sulfate salt]: LD_{50} (mus iv) = 380 mg/kg, (mus sc) = 400 mg/kg. *Abbott Labs.; Kyowa Hakko Kogyo Co., Ltd.*

173   Fortimicin B
54783-95-8   4276

$C_{15}H_{32}N_4O_5$
4-Amino-1,4-dideoxy-3-O-(2,6-diamino-2,3,4,6,7-pentadeoxy-β-L-lyxo-heptopyranosyl)-6-O-methyl-1-(methylamino)-L-chiro-inositol.
Aminoglycoside antibiotic. mp = 101-03°; $[α]_D^{25} = 22.2°$ (c = 0.1 H_2O); soluble in H_2O, MeOH, EtOH; insoluble in organic solvents. *Abbott Labs.; Kyowa Hakko Kogyo Co., Ltd.*

174   Gentamicin
1403-66-3   4398   215-765-8

Gentamicin C_1 $R_1 = CH_3$ $R_2 = CH_3$
Gentamicin C_2 $R_1 = CH_3$ $R_2 = H$
Gentamicin C_{1a} $R_1 = H$ $R_2 = H$

gentamycin. Aminoglycoside antibiotic. Antibiotic complex produced by *Micromonospora purpurea*. Contains Gentamicn C_1, C_2 and C_{1a} and also Gentamicin A. *Schering Corp.*

175   Gentamicin A
13291-74-2   4398

$C_{18}H_{36}N_4O_{10}$
O-2-Amino-2-deoxy-α-D-glucopyranosyl-(1→4)-O-[3-deoxy-3-(methylamino)-α-D-xylopyranosyl-(1→6)-2-deoxy-D-streptamine.
Aminoglycoside antibiotic. *Schering Corp.*

176   Gentamicin C Complex Sulfate
1405-41-0   4398   215-778-9
Alcomicin; Bristagen; Cidomycin; Duragentam; Garamycin; Garasol; Genoptic; Gentacin; Gentak; Gentalline; Gentalyn; Gentibioptal; Genticin; Gentocin; Gentogram; Gent-Ophtal; Gentrasul; Lugacin;

Nichogencin; Ophtagram; Pangram; Refobacin; Septopal; Sulmycin; U-gencin. Aminoglycoside antibiotic. mp = 218-237°; $[\alpha]_D^{25}$ = 102°; soluble in ethylene glycol, formamide; LD_{50} (mus ip) = 430 mg/kg, (mus sc) = 485 mg/kg, (mus orl) > 9050 mg/kg. *Schering Corp.*

177   Gentamicin C_1
25876-10-2   4398

$C_{21}H_{43}N_5O_7$
Aminoglycoside antibiotic. mp = 94-100°; $[\alpha]_D^{25}$ = 158°. *Schering Corp.*

178   Gentamicin C_{1a}
26098-04-4   4398

$C_{20}H_{41}N_5O_7$
Aminoglycoside antibiotic. mp = 107-124°; $[\alpha]_D^{25}$ = 160°. *Schering Corp.*

179   Gentamicin C_2
25876-11-3   4398

$C_{19}H_{39}N_5O_7$
O-3-Deoxy-4-C-methyl-3-(methylamino)-β-L-arabinopyranosyl-(1→6)-O-[2,6-diamino-2,3,4,6-tetradeoxy-α-D-erythro-hexopyranosyl-(1→4)-2-deoxy-D-streptamine.
Aminoglycoside antibiotic. *Schering Corp.*

180   Heliomycin
11029-70-2
$C_{23}H_{18}O_6$
resistomycin; Kanamycin A sulfate. Antibacterial.

181   Isepamicin
58152-03-7   5121   261-143-4

$C_{22}H_{43}N_5O_{12}$
(S)-O-6-Amino-6-deoxy-α-D-glucopyranosyl-(1→4)-O-[3-deoxy-4-C-methyl-3-(mehtylamino)-β-L-arabinopyranosyl-(1→6)]-N¹-(3-amino-2-hydroxy-1-oxo-propyl)-2-deoxy-D-streptamine.
HAPA-B; Sch-21420. Aminoglycoside antibiotic. *Schering Corp.*

182   Isepamicin Sulfate
67814-76-0   5121

$C_{22}H_{45}N_5O_{16}S$
(S)-O-6-Amino-6-deoxy-α-D-glucopyranosyl-(1→4)-O-[3-deoxy-4-C-methyl-3-(mehtylamino)-β-L-arabinopyranosyl-(1→6)]-N¹-(3-amino-

2-hydroxy-1-oxo-propyl)-2-deoxy-D-streptamine sulfate.
Exacin; Isepacin. Aminoglycoside antibiotic. $[\alpha]_D^{26} = 110.9°$ (c = 1 H_2O); LD_{50} (mmus iv) = 234 mg/kg, (mmus sc) = 3312 mg/kg, (mmus orl) > 5000 mg/kg, (fmus iv) = 236 mg/kg, (fmus sc) = 3320 mg/kg, (fmus orl) > 5000 mg/kg, (mrat iv) = 489 mg/kg, (mrat sc) = 3451, (mrat orl) > 5000 mg/kg, (frat iv) = 476 mg/kg, (frat sc) = 3392 mg/kg, (frat orl) > 5000 mg/kg. Schering Corp.

183 Kanamycin
8063-07-8   5293   232-512-7

Antibiotic complex produced by *Streptomyces kanamyceticus* and consisting of three main components, kanamycin A, B and C. Apothecon; Bristol-Myers Squibb Pharmaceutical Res. and Dev; Merck & Co., Inc.; SmithKline Beecham Pharmaceuticals.

184 Kanamycin A
59-01-8   5293   200-411-7

$C_{18}H_{36}N_4O_{11}$
O-3-Amino-3-deoxy-α-D-glucopyranosyl-(1→6)-O-[6-amino-6-deoxy-α-D-glucopyranosyl-(1→4)]-2-deoxy-D-streptamine.
Antibiotic complex produced by *Streptomyces kanamyceticus* and consisting of three main components, kanamycin A, B and C. $[\alpha]_D^{24} = +146°$ (0.1 N H_2SO_4); LD_{50} (mus iv) = 583 mg/kg. Apothecon; Bristol-Myers Squibb Pharmaceutical Res. and Dev; Merck & Co., Inc.; SmithKline Beecham Pharmaceuticals.

185 Kanamycin A Sulfate
25389-94-0   5293   246-933-9
$C_{18}H_{38}N_4O_{15}S$
O-3-Amino-3-deoxy-α-D-glucopyranosyl-(1→6)-O-[6-amino-6-deoxy-α-D-glucopyranosyl-(1→4)]-2-deoxy-D-streptamine sulfate.
Cantrex; Cristalomicina; Enterokanacin; Kamycin; Kasmynex; Kanabristol; Kanacedin; Kanamytrex; Kanasig; Kanatrol; Kanicin; Kannasyn; Kantrex; Kantrox; Klebcil; Otokalixin; Resistomycin; Ophtalmokalixan; Kantrexil; Kano; Kanescin; Kanaqua; component of: Amforol. Amino-glycoside antibiotic. Dec > 250°; freely soluble in H_2O; insoluble in most organic solvents; LD_{50} (mus orl) = 20700 mg/kg, (mus ip) = 1450 mg/kg. Apothecon; Bristol-Myers Squibb Pharmaceutical Res. and Dev; Merck & Co., Inc.; SmithKline Beecham Pharmaceuticals.

186 Kanamycin B
4696-76-8   5293   225-170-5

$C_{18}H_{37}N_5O_{10}$
bekanamycin; aminodeoxykanamycin; NK-1006. Aminoglycoside antibiotic. mp = 178-182° (dec); $[\alpha]_D^{18} = +130°$ (c = 0.5 H_2O); $[\alpha]_D^{21} = +114°$ (c = 0.98 in H_2O); soluble in H_2O, formamide;

slightly soluble in $CHCl_3$, iPrOH; insoluble in common alcohols, nonpolar solvents; LD_{50} (mus iv) = 136 mg/kg. *Apothecon; Bristol-Myers Squibb Pharmaceutical Res. and Dev; Merck & Co., Inc.; SmithKline Beecham Pharmaceuticals.*

187 Micronomicin
52093-21-7   6269

$C_{20}H_{41}N_5O_7$
O-2-Amino-2,3,4,6-tetradeoxy-6-(methylamino)-α-D-erythro-hexopyranosyl-(1→4)-O-[3-deoxy-4-C-methyl-3-(methylamino)-β-L-arabinopyranosyl-(1→6)]-2-deoxy-D-streptamine.
gentamicin C_{2b}; antibiotic KW-1062; KW-1062;   XK-62-2;   [sulfate $(C_{40}H_{92}N_{10}O_{34}S)$]: 6'-N-methylbentamicin C_{1a} hemipentasulfate; Sagamicin; Santemycin. Aminoglycoside antibiotic. mp = 260° (dec); $[\alpha]_D^{20}$ = 116° (c = 1 H_2O); soluble in H_2O, MeOH; insoluble in $CHCl_3$, EtOAc, C_6H_6, petroleum ether; LD_{50} (mus iv) = 93 mg/kg. *Schering Corp.*

188 Neomycin
1404-04-2   6542   215-766-3
Mycifradin; Fradiomycin; Neomin; Neolate; Neomas; Pimavecort; Vonamycin Powder V. Aminoglycoside antibiotic. Antibiotic produced by *Streptomyces fradiae*. Consists of Neomycins A, B and C. Insoluble in organic solvents; slightly soluble in H_2O (< 25 g/100 ml). *Pharmacia & Upjohn, Inc.; Merck & Co., Inc.*

189 Neomycin A
3947-65-7   6517
$C_{12}H_{26}N_4O_6$
2-Deoxy-4-O-(2,6-diamino-2,6-dideoxy-α-D-glucopyranosyl)-D-streptamine.
Neamine. Aminoglycoside antibiotic. Dec 225-226°; $[\alpha]_D^{25}$ = 112.8° (c = 1); [tetrahydrochloride $(C_{12}H_{30}Cl_4N_4O_6)$]: dec 250-260°; $[\alpha]_D^{25}$ = 83° (c = 1); [N-acetyl derivative $(C_{20}H_{38}N_4O_{10})$]: mp = 334-336°; $[\alpha]_D^{25}$ = 87° (c = 1). *Pharmacia & Upjohn, Inc.; Merck & Co., Inc.*

190 Neomycin B
119-04-0   6542   204-292-2

$C_{23}H_{46}N_6O_{13}$
Neomycin B.
antibiotique EF 185; Enterfram; Framygen; Framycetin; Soframycin; Actilin. Aminoglycoside antibiotic. *Pharmacia & Upjohn, Inc.; Merck & Co., Inc.*

191 Neomycin B Hydrochloride
25389-99-5   6542
$C_{23}H_{47}ClN_6O_{13}$
Neomycin B hydrochloride.
Aminoglycoside antibiotic. $[\alpha]_D^{25}$ = 57° (H_2O); soluble in H_2O (1.5 g/100 ml), MeOH (0.57 g/100 ml), EtOH (0.065 g/100 ml), iPrOH (0.005 g/100 ml), cyclohexane (0.006 g/100 ml), C_6H_6 (0.003 g/100 ml); insoluble in Me_2CO, Et_2O. *Pharmacia & Upjohn, Inc.; Merck & Co., Inc.*

192 Neomycin B Sulfate
1405-10-3   6542
$C_{23}H_{48}N_6O_{17}S$
Neomycin B sulfate.
Biosol; Bykomycin; Endomixin;

Fraquinol; Myacine; Neosulf; Neomix; Neobrettin; Nivemycin; Tuttomycin. Aminoglycoside antibiotic. $[\alpha]_D^{20} = 54°$ (c = 2 H$_2$O); soluble in H$_2$O (0.63 g/100 ml), MeOH (0.0225 g/100 ml), EtOH (0.95 g/100 ml), iPrOH (0.008 g/100 ml), isoamyl alcohol (0.0247 g/100 ml), cyclohexane (0.008 g/100 ml), C$_6$H$_6$ (0.005 g/100 ml); insoluble in Et$_2$O, Me$_2$CO, CHCl$_3$. *Pharmacia & Upjohn, Inc.; Merck & Co., Inc.*

193   Neomycin C
66-86-4   6542
C$_{23}$H$_{46}$N$_6$O$_{13}$
Neomycin C.
Aminoglycoside antibiotic. On hydrolysis, gives neomycin A and neobiosamine. *Pharmacia & Upjohn, Inc.; Merck & Co., Inc.*

194   Neomycin Undecylenate
1406-04-8   6543   215-793-0
Neomycin undecylenate.
Neodecyllin.   Aminoglycoside antibiotic. *Penick.*

195   Netilmicin
56391-56-1   6563   260-146-8

C$_{21}$H$_{41}$N$_5$O$_7$
O-3-Deoxy-4-C-methyl-3-(methylamino)-β-L-arabinopyranosyl-(1→6)-O-[2,6-diamino-2,3,4,6-tetradeoxy-α-D-glycero-hex-4-enopyranosyl-(1→4)]-2-deoxy-N^1-ethyl-D-streptamine.
1-N-ethylsisomicin;   Sch-20569. Aminoglycoside antibiotic. *Schering Corp.*

196   Netilmicin Sulfate
56391-57-2   6563   260-147-3

(C$_{21}$H$_{41}$N$_5$O$_7$)$_2$.5H$_2$SO$_4$
O-3-Deoxy-4-C-methyl-3-(methylamino)-β-L-arabinopyranosyl-(1→6)-O-[2,6-diamino-2,3,4,6-tetradeoxy-α-D-glycero-hex-4-enopyranosyl-(1→4)]-2-deoxy-n'-ethyl-D-streptamine sulfate.
Certomycin;   Netillin;   Netilyn; Netromicine; Netromycin; Nettacin; Vectacin; Zetamicin. Aminoglycoside antibiotic. $[\alpha]_D^{26} = 164°$ (c = 3 H$_2$O); LD$_{50}$ (mus iv) = 40 mg/kg, (mus ip) = 125 mg/kg, (mus sc) = 175 mg/kg. *Schering Corp.*

197   Paromomycin
7542-37-2   7173   231-423-0

C$_{23}$H$_{45}$N$_5$O$_{14}$
O-2-Amino-2-deoxy-α-D-glucopyranosyl-(1→4)-O-[O-2,6-diamino-2,6-dideoxy-β-L-idopyranosyl-(1→3)-β-D-ribofuranosyl-(1→5)]-2-deoxy-D-streptamine.
paromomycin   I;   amminosidin; catenulin;   crestomycin;   estomycin; hydroxymycin;   monomycin   A;

neomycin Epaucimycin; R-400. Aminoglycoside antibiotic. Also anti-amebic. $[\alpha]_D^{25} = 65° ± 3°$; soluble in H_2O, moderately soluble in MeOH, sparingly soluble in EtOH; LD_{50} (rat orl) > 1625 mg/kg, (rat sc) > 650 mg/kg, (rat iv) = 156 mg/kg, (mus orl) > 2275 mg/kg, (mus sc) = 423 mg/kg, (mus iv) = 90 mg/kg. *Parke-Davis; Pfizer Inc.*

198 Paromomycin Sulfate
1263-89-4   7173   215-031-7
$C_{21}H_{47}N_5O_{18}S$
O-2-Amino-2-deoxy-α-D-glucopyranosyl-(1→4)-O-[O-2,6-diamino-2,6-dideoxy-β-L-idopyranosyl-(1→3)-β-D-ribofuranosyl-(1→5)]-2-deoxy-D-streptamine sulfate.
1600 Antibiotic; Fl-5853; Aminoxidin; Aminosidine; Farmiglucin; Fareminosidin; Gabromicina; Gabbromycin; Gabbroral; Humagel; Humatin; Pargonyl; Paramicina; Paricina; Sinosid. Aminoglycoside antibiotic. Also anti-amebic. $[\alpha]_D^{25} = 50.5°$ (c = 1.5 H_2O pH 6); LD_{50} (mus orl) = 15000 mg/kg, (mus sc) =700 mg/kg, (mus iv) = 110 mg/kg. *Parke-Davis; Pfizer Inc.*

199 Ribostamycin
25546-65-0   8373   247-091-5

$C_{17}H_{34}N_4O_{10}$
O-2,6-Diamino-2,6-dideoxy-α-D-glucopyranosyl-(1→4)-O-[β-D-ribofuranosyl-(1→5)]-2-deoxy-D-streptamine.
SF-733 antibiotic. Aminoglycoside antibiotic. mp = 192-195°, 178-180° (dec); $[\alpha]_D^{23} = 42°$; soluble in H_2O; slightly soluble in MeOH; insoluble in Me_2CO, n-BuOH, EtOAc, C_6H_6, C_6H_{14}, Et_2O. *Meiji.*

200 Ribostamycin Sulfate
53797-35-6   8373   258-783-1
$C_{17}H_{36}N_4O_{14}S$
O-2,6-Diamino-2,6-dideoxy-α-D-glucopyranosyl-(1→4)-O-[β-D-ribofuranosyl-(1→5)]-2-deoxy-D-streptamine sulfate.
Ibistacin; Mandamycine; Ribostamin; Ribomycine; Vistamycin. Aminoglycoside antibiotic. $[\alpha]_D^{20} = 39°$ (c = 1); LD_{50} (mus iv) = 225 mg/kg. *Meiji.*

201 Sisomicin
32385-11-8   8695   251-018-2

$C_{19}H_{37}N_5O_7$
O-3-Deoxy-4-C-methyl-3-(methylamino)-β-L-arabinopyranosyl-(1→6)-O-[2,6-diamino-2,3,100-4,6-tetradeoxy-α-D-glycero-hex-4-enopyranosyl-(1→4)]-2-deoxy-D-streptamine.
Extramycin®; rickamicin; antibiotic 6640; Sch-13475. Aminoglycoside antibiotic. A gentamicin-like aminoglycoside antibiotic produced by *Micromonospora inyoesis*. [monohydrate]: mp = 198-201°; $[\alpha]_D^{26} = 189°$ (c = 0.3); [penta-N-acetate ($C_{29}H_{47}N_5O_{12}$)]: mp = 188-198° (dec); $[\alpha]_{DS}^{26} = 200°$ (c = 0.3). *Schering Corp.*

202 Sisomicin Sulfate
53179-09-2   8695   258-414-4
$C_{19}H_{39}N_5O_{11}S$
O-3-Deoxy-4-C-methyl-3-(methylamino)-β-L-arabinopyranosyl-(1→6)-O-[2,6-diamino-2,3,4,6-tetradeoxy-α-D-glycero-hex-4-enopyranosyl-(1→4)]-2-deoxy-D-streptamine sulfate.
Baymicin; Extramycin; Mensiso;

Siseptin; Sisobiotic; Sisolline; Sisomin. Aminoglycoside antibiotic. LD_{50} (mus iv) = 34 mg/kg, (mus ip) = 221 mg/kg, (mus sc) = 288 mg/kg. *Schering Corp.*

203 Streptomycin
57-92-1   8983   200-355-3

$C_{21}H_{39}N_7O_{12}$
O-2-Deoxy-2-(methylamino)-α-L-glucopyranosyl-(1→2)-O-5-deoxy-3-C-formyl-α-L-lyxofuranosyl-(1→4)-N,N'-bis(aminoiminomethyl)-D-streptamine. streptomycin A. Aminoglycoside antibiotic. [trihydrochloride ($C_{21}H_{42}Cl_3N_7O_{12}$)]: $[\alpha]_D^{26}$ = -84°; soluble in H_2O (> 2g/100 ml); MeOH (> 2 g/100 ml), EtOH (0.09 g/100 ml), iPrOH (0.012 g/100 ml), isoamyl alcohol (0.012 g/100 ml), petroleum ether (0.002 g/100 ml), CCl_4 (0.004 g/100 ml), Et_2O (0.001 g/100 ml).

204 Streptomycin B
128-45-0   8984   204-887-7
$C_{27}H_{49}N_7O_{17}$
α-L-Mannopyranosyl-(1→4)-O-2-deoxy-2-(methylamino)-α-L-glucopyranosyl-(1→2)-O-5-deoxy-3-C-formyl-α-L-lyxofuranosyl-(1→4)-N,N'-bis(aminoiminomethyl)-D-streptamine. mannosidostreptomycin; mannosylstreptomycin.
Aminoglycoside antibiotic. [trihydrochloride monohydrate ($C_{27}H_{54}Cl_3N_7O_{20}$)]: mp = 190-200° (dec); $[\alpha]_D^{25}$ = -47° (c = 11.35 H_2O). *Squibb, E.R. & Sons.*

205 Streptomycin Sesquisulfate
3810-74-0   8983   223-286-0
$C_{42}H_{84}N_{14}O_{36}S_3$
O-2-Deoxy-2-(methylamino)-α-L-glucopyranosyl-(1→2)-O-5-deoxy-3-C-formyl-α-L-lyxofuranosyl-(1→4)-N,N'-bis(aminoiminomethyl)-D-streptamine sulfate.
streptomycin sulfate; AgriStrep; Streptobrettin; Vetstrep. Aminoglycoside antibiotic. Soluble in H_2O (> 2 g/100 ml), MeOH (0.085 g/100 ml), EtOH (0.030 g/100 ml), iPrOH (0.001 g/100 ml), petroleum ether (0.0015 g/100 ml), CCl_4 (0.0035 g/100 ml), Et_2O (0.0035 g/100 ml).

206 Streptonicozid
5667-71-0   8985   227-128-1

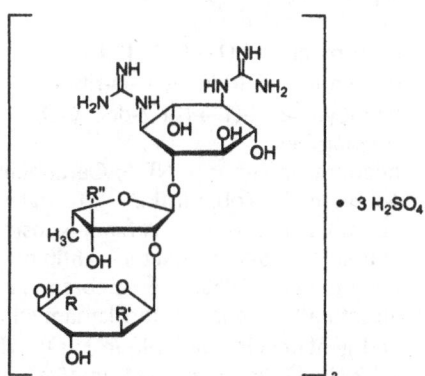

R = CH_2OH
R' = $NHCH_3$
R" = HC·NHNHC(=O)- (pyridyl)

$C_{54}H_{94}N_{20}O_{36}S_3$
4-Pyridinecarboxylic acid hydrazide hydrazone with O-2-deoxy-2-(methylamino)-α-L-glucopyranosyl-(1→2)-O-5-deoxy-3-C-formyl-α-L-lyxofuranosyl-(1→4)-N,N'-bis-(aminoiminomethyl)-D-streptamine sulfate (2:3) (salt).
streptomyclidine isonicotinyl hydrazine sulfate; Strazide

stretoniazide; Streptohydrazid. Semi-synthetic aminoglycoside antibiotic with tuberculostatic properties. Prepared from streptomycin salts and isonicitinic acid hydrazide. Dec 230°; freely soluble in H_2O (> 2 g/100 ml), EtOH (0.0115 g/100 ml), CCl_4 (0.0025 g/100 ml), Et_2O (0.031 g/100 ml).

207 Tobramycin
32986-56-4   9628   251-322-5

$C_{18}H_{37}N_5O_9$
O-3-Amino-3-deoxy-α-D-glucopyranosyl-(1→6)-O-[2,6-diamino-2,3,6-trideoxy-α-D-ribo-hexopyranosyl-(1→4)-]-2-deoxy-D-streptamine.
nebramycin factor 6; NF 6; Gernebcin; Tobracin; Tobradistin; Tobralex; Tobramaxin; Tobrex. Aminoglycoside antibiotic. Single factor antibiotic; component (10%) of nebramycin. Structurally similar to the kanamycins and gentamycins. Soluble in H_2O; $[\alpha]_D$ = 128°; LD_{50} (mus sc) = 441 mg/kg, (rat sc) = 969 mg/kg. *Alcon Labs.; Eli Lilly & Co.*

208 Tobramycin Sulfate
79645-27-5   9628
$C_{36}H_{84}N_{10}O_{38}S_5$
O-3-Amino-3-deoxy-α-D-glucopyranosyl-(1→6)-O-[2,6-diamino-2,3,6-trideoxy-α-D-ribo-hexopyranosyl-(1→4)-]-2-deoxy-D-streptamine slufate.
Nebcin; Obracin; Tobra. Aminoglycoside antibiotic. *Apothecon; Bristol-Myers Squibb Pharmaceutical Res. and Dev; Eli Lilly & Co.; Elkins-Sinn.*

Amphenicol Antibiotics

209 Azidamfenicol
13838-08-9   941   237-552-9

$C_{11}H_{13}N_5O_5$
2-Azido-N-[2-hydroxy-1-(hydroxymethyl)-2-(4-nitrophenyl)-ethyl]acetamide.
azidoamphenicol; Leukomycin N. Amphenicol antibiotic. mp = 107°; $[\alpha]_D^{20}$ = -20° (c = 1.6 EtOAc); soluble in H_2O (< 2 g/100 ml). *Bayer Corp., Pharmaceutical Div.*

210 Chloramphenicol
56-75-7   2120   200-287-4

$C_{11}H_{12}Cl_2N_2O_5$
D-Threo-N-dichloroacetyl-1-p-nitrophenyl-2-amino-1,3-propanediol.
Ak-Chlor; Amphicol; Anacetin; Aquamycetin; Chemicetina; Chloramex; Chlorasol; Chloricol; Chlorocid; Chloromycetin; Chloroptic; Cloramfen; Clorocyn; Enicol; Farmitcetina; Fenicol; Globenicol; Intramycetin; Kemicetine; Leukomycin; Micoclorina; Mychel; Mycinol; Novomycetin; Ophthoclor; Pantovernil; Paraxin; Quemicetina; Romphenil; Sintomicetina; Sno Phenicol; Synthomycetin; Tevcocin; Tyfomycine; Veticol; Viceton. Antibacterial and antirickettsial. mp = 150.5-151.5°; $[\alpha]_D^{27}$ = 18.6° (c = 4.86 EtOH), $[\alpha]_D^{25}$ = -25.5° (EtOAc); λ_m 278 nm ($E_D^{1\%}$ 298); soluble in H_2O (0.25 g/100 ml at 25°), propylene glycol (15.1 g/100 ml at 25°); very soluble in

MeOH, EtOH, BuOH, EtOAc; Me$_2$CO; fairly soluble in Et$_2$O; insoluble in C$_6$H$_6$, petroleum ether. *Allergan, Inc.; Fermenta Animal Health Co.; Fujisawa USA, Inc.; Parke-Davis; Schering-Plough Animal Health; Chinoin.*

211 Chloramphenicol Monosuccinate Arginine Salt
34327-18-9   2120
C$_{21}$H$_{30}$Cl$_2$N$_6$O$_{10}$
D-Threo-N-dichloroacetyl-1-p-nitrophenyl-2-amino-1,3-propanediol monosuccinate arginine salt.
chloramphenicol arginine succinate; Paraxin Succinate A. Antibacterial and antirickettsial. mp = 135-145° (dec).

212 Chloramphenicol Monosuccinate Sodium Salt
982-57-0   2120   213-568-1
C$_{15}$H$_{15}$Cl$_2$N$_2$NaO$_8$
D-Threo-(-)-2,2-dichloro-N[β-hydroxy-α-(hydroxymethyl)-p-nitrophenyl]-acetamide α-(sodium succinate).
Protophenicol. Antibacterial and antirickettsial. Freely soluble in H$_2$O (50 g/100 ml).

213 Chloramphenicol Palmitate
530-43-8   2120   208-477-9
C$_{27}$H$_{42}$Cl$_2$N$_2$O$_6$
D-Threo-(-)-2,2-dichloro-N[β-hydroxy-α-(hydroxymethyl)-p-nitrophenyl]-acetamide α-palmitate.
Chlorambon; Chloropal; Clorolifarina. Antibacterial and antirickettsial. mp = 90°; [α]$_D^{26}$ = 24.6° (c = 5 EtOH); λ$_m$ 271 nm (E$_{1\,cm}^{1\%}$ 179 EtOH); slightly soluble in H$_2$O (0.105 g/100 ml at 28°), petroleum ether (0.0225 g/100 ml); freely soluble in MeOH, EtOH, CHCl$_3$, Et$_2$O, C$_6$H$_6$. *Parke-Davis.*

214 Chloramphenicol Pantothenate Calcium Complex (4:1)
31342-36-6   2120
C$_{62}$H$_{80}$CaCl$_8$N$_{10}$O$_{30}$
Pantothenic acid calcium salt (2:1) compound with D-threo-(-)-2,2-dichloro-N[β-hydroxy-α-(hydroxymethyl)-p-nitrophenyl]-
acetamide (1:4).
Pantofenicol. Antibacterial and antirickettsial. *Pluriquimica.*

215 Florfenicol
73231-34-2   4145

C$_{12}$H$_{14}$Cl$_2$FNO$_4$S
2,2-Dichloro-N-[1-fluoromethyl)-2-hydroxy-2-[4-(methylsulfonyl)phenyl]-ethyl]acetamide.
Nuflor; Sch-25298; Aquafen. Antibacterial and antirickettsial. mp = 153-154°; soluble in H$_2$O. *Schering Corp.*

216 Thiamphenicol
15318-45-3   9436   239-355-3

C$_{12}$H$_{15}$Cl$_2$NO$_5$S
2,2-Dichloro-N-[2-hydroxy-1-(hydroxymethyl)-2-[4-(methylsulfonyl)-phenyl]ethyl]acetamide.
Thiocymetin; Win-5063-2. Antibacterial and antirickettsial. The D-isomer is an antibiotic; the DL-form is used to control fowl cholera. mp = 164.3-166.3°; [α]$_D^{25}$ = 12.9° (EtOH); λ$_m$ 224, 266, 274 nm (ε 13700 800 700 EtOH); soluble in H$_2$O, EtOH. *Sterling Winthrop, Inc.*

217 DL-Thiamphenicol
847-25-6   9436

$C_{12}H_{15}Cl_2NO_5S$
(DL)-2,2-Dichloro-N-[2-hydroxy-1-(hydroxymethyl)-2-[4-(methylsulfonyl)-phenyl]ethyl]acetamide.
Thiocymetin; Win-5063-2; raceophenidol; racephenicol; Dexawin. Antibacterial and antirickettsial. The D-isomer is an antibiotic; the DL-form is used to control fowl cholera. *Sterling Winthrop, Inc.*

Ansamycin Antibiotics

218 Ciclotropium Bromide
85166-20-7

$C_{24}H_{36}BrNO_2$
(8r)-3α-Hydroxy-8-isopropyl-1αH,5αH-tropanium bromide α-phenylcyclopentaneacetate.
Antibacterial (ansamycin). Has vagolytic and antianginal properties.

219 Rifamide
2750-76-7   8381   220-390-8

$C_{43}H_{58}N_2O_{13}$
N,N-Diethyl-2-[(1,2-dihydro-5,6,7,19,21-pentahydroxy-23-methoxy-2,4,12,16,18,20,22-heptamethyl-1,11-dioxo-2,7-(epoxypentadeca-[1,11,13]trienimino)naphtho[2,1-b]-furan-9-yl)oxy]acetamide 21-acetate.
Rifamycin M-14; NSC-133099. Antibacterial (ansamycin). mp = 40-170° (dec); $[\alpha]_D^{20}$ = -48.7° (c = 0.4 MeOH); λ_m 222, 302, 421 nm (ε 42820, 20770, 16200 pH 7.38); LD_{50} (mus orl) = 2450 mg/kg, (mus sc) = 640 mg/kg, (mus ip) = 320 mg/kg, (mus iv) = 315 mg/kg, (rat orl) > 4000 mg/kg, (rat sc) = 2500 mg/kg, (rat ip) = 5354 mg/kg, (rat iv) = 380 mg/kg. *Marion Merrell Dow Inc.*

220 Rifampin
13292-46-1   8382   236-312-0

$C_{43}H_{58}N_4O_{12}$
5,6,9,17,19,21-Hexahydroxy-23-methoxy-2,4,12,16,18,20,22-heptamethyl-8-[N-(4-methyl-1-piperazinyl)-formimidoyl]-2,7-(epoxypentadeca-[1,11,13]trienimino)naphtho[2,1-b]-furan-1,11(2H)dione 21-acetate.

Rifadin; Rimactane; L-5103 Lepetit; Ba 41166/E; NSC-113926; component of: Rifater. Antibacterial (ansamycin). Dec 183-188°; λ_m 237, 255, 334, 475 nm (ϵ 33200, 32100, 27000, 15400 pH 7.38); freely soluble in CH_3Cl, DMSO; soluble in EtOAc, MeOH, THF; slightly soluble in H_2O, Me_2CO, CCl_4; LD_{50} (mus orl) = 885 mg/kg, (mus iv) = 260 mg/kg, (mus ip) = 640 mg/kg, (rat orl) = 1720 mg/kg, (rat iv) = 330 mg/kg, (rat ip) = 550 mg/kg. *Ciba-Geigy Corp.; Marion Merrell Dow Inc.; Merrell Pharmaceuticals Inc.*

221 Rifampin SV
6998-60-3   8384
$C_{37}H_{47}NO_{12}$
5,6,9,17,19,21-Hexahydroxy-23-methoxy-2,4,12,16,18,20,22-heptamethyl-2,7-(epoxypentadeca-[1,11,13]trienimino)naphtho[2,1-b]-furan-1,11(2H)dione 21-acetate.
rifomycin SV; rifamicine SV. Antibacterial (ansamycin). mp 300° (dec > 140°); $[\alpha]_D^{20}$ = -4° (MeOH); λ_m = 223, 314, 445 nm ($E_{1\,cm}^{1\%}$ 586, 322, 204 phosphate buffer pH 7.3); slightly soluble in H_2O, petroleum ether; soluble in MeOH, EtOH, Me_2CO, EtOAc; LD_{50} (mus iv) = 550 mg/gk, (mus ip) = 625 mg/kg, (mus orl) = 2120 mg/kg.

222 Rifapentine
61379-65-5   8385   262-743-9

$C_{47}H_{64}N_4O_{12}$
3-[N-(4-Cyclopentyl-1-piperazinyl)formimidoyl]rifamycin. MDL-473. Antibacterial (ansamycin).

mp = 179-180°; λ_m 475 334 nm (ϵ 15200, 26700); LD_{50} (mus orl) > 2000, = 3300 mg/kg, (mus ip) = 710, 750 mg/kg. *Marion Merrell Dow Inc.*

223 Rifaximin
80621-81-4   8386

$C_{43}H_{51}N_3O_{11}$
(2S,16Z,18E,20S,21S,22R,23R,24R,25S,26S,27S,28E)-5,6,21,23,25-Pentahydroxy-27-methoxy-2,4,11,16,20,22,24,26-oxtamethyl-2,7-(epoxypentadeca-[1,11,13]trienimino)benzofuro[4,5-e]-pyrido[1,2-a]-benzimidazole-1,15(2H)-dione 25-acetate.
Antibacterial (ansamycin). mp = 200-205° (dec); λ_m 232, 260, 320, 370, 450 nm ($E_{1\,cm}^{1\%}$ 489, 339, 295, 216, 119, 159); soluble in alcohols, EtOAc, $CHCl_3$, C_7H_8; LD_{50} (rat orl) > 2000 mg/kg. *Alpha Wassermann S.p.A.*

beta-Lactam Antibiotics

224 Amantocillin
10004-67-8

$C_{19}H_{27}N_3O_4S$
6-(3-Amino-1-adamantane-carboxamido)-3,3-dimethyl-7-oxo-4-thia-1-azabicyclo[3.2.0]heptane-2-carboxylic acid.
Antibacterial.

225 Amdinocillin
32887-01-7   251-277-1

$C_{15}H_{23}N_3O_3S$
[2S-(2α,5α,6β)]-6-[[(Hexahydro-1H-azepin-1-yl)methylene]amino]-3,3-dimethyl-7-oxa-4-thia-1-azabicyclo-[3.2.0]heptane-2-carboxylic acid. Coactin. Antibacterial. Hoffmann-LaRoche Inc.

226 Amdinocillin Pivoxil
32886-97-8   409   251-276-6
$C_{21}H_{33}N_3O_5S$
[2S-(2α,5α,6β)]-6-[[(Hexahydro-1H-azepin-1-yl)methylene]amino]-3,3-dimethyl-7-oxa-4-thia-1-azabicyclo[3.2.0]heptane-2-carboxylic acid (2,2-dimethyl-1-oxopropoxy)methyl ester.
pivamdinocillin; pivmecillinam; FL-1039; Selexid (susp.); component of: Augmentin. Antibacterial. mp = 118.5-119.5°; $[\alpha]_D^{20}$ = +231° (c=1 in 96% EtOH); LD_{50} (mus iv) = 475-480 mg/kg, (mus sc) = 1736-1930 mg/kg, (mus orl) = 3020 mg/kg, (rat iv) = 465 mg/kg, (rat sc) = 1935-2100 mg/kg, (rat orl) = 9500-10000 mg/kg. Hoffmann-LaRoche Inc.

227 Amoxicillin [anhydrous]
26787-78-0   617   248-003-8

$C_{16}H_{19}N_3O_5S$
[2S-[2α,5α,6β(S*)]]-6-[[Amino(4-hydroxyphenyl)acetyl]amino]-3,3-dimethyl-7-oxo-4-thia-1-azabicyclo-[3.2.0]heptane-2-carboxylic acid.
amoxycillin; AMPC; Amocilline; Amolin; Amopenixin; Amoram; Amoxipen; Anemolin; Aspenil; Betamox; Bristamox; Cabermox; Delacillin; Efpenix; Grinsil; Helvamox; Optium; Ospamox; Pasetocin; Penamox; Penimox; Piramox; Sawacillin; Simoxil; Sumox; Widecillin; Wymox; Amoxicillin Chewable Tablets; Amoxil; Larotid; Polymox; Trimox; Utimox. Antibacterial. Apothecon; Hoffmann-LaRoche Inc.; Lemmon Co.; Parke-Davis; SmithKline Beecham Pharmaceuticals; Wyeth-Ayerst Labs.

228 Amoxicillin Trihydrate
61336-70-7   617

$C_{16}H_{19}N_3O_5S \cdot 3H_2O$
[2S-[2α,5α,6β(S*)]]-6-[[Amino(4-hydroxyphenyl)acetyl]amino]-3,3-dimethyl-7-oxo-4-thia-1-azabicyclo[3.2.0]heptane-2-carboxylic acid trihydrate.
BRL-2333; Agram; Alfamox; Almodan; Amodex; Amoxi; Amoxidal; Amoxidin; Amoxil; Amoxillat; Amoxi-Wolff; Amoxypen; Ardine; AX 250; Clamoxyl; Cuxacillin; Dura AX; Flemoxin; Hiconcil; Ibiamox; Larocin (obsolete); Larotid; Moxal; Moxaline; Neamoxyl; Polymox; Raylina; Robamox; Sigamopen; Silamox; Trimox; Uro-Clamoxyl; Utimox; Zamocillin. Antibacterial. $[\alpha]_D^{20}$ = +246° (c = 0.1); λ_m 230, 274 nm (ε 10850, 1400 EtOH); λ_m 229, 272 nm (ε 9500, 1080 0.1N HCl); λ_m = 248, 291 nm (ε 2200, 3000 KOH); soluble in H_2O (0.4 g/100 ml), MeOH (0.75 g/100 ml), EtOH (0.34 g/100 ml); insoluble in C_6H_6, EtOAc, CH_3CN, C_6H_{14}.

229 Ampicillin
69-53-4   628   200-709-7

$C_{16}H_{19}N_3O_4S$
[2S-[2α,5α,6β(S*)]]-6-
[(Aminophenylacetyl)amino]-3,3-
dimethyl-7-oxo-4-thia-1-aza-
bicyclo[3.2.0]heptane-2-carboxylic
acid.
AY-6108; BRL-1341; P-50; Albipen; Amfipen; Amipenix; Ampipenin; Ampitab; Bonapicillin; Britacil; Doktacillin; Domicillin; Dumopen; Grampenil; Nuvapen; Omnipen; Pénicline; Tokiocillin. Antibacterial. *Apothecon; Bristol-Myers Squibb Pharmaceutical Res. and Dev; Parke-Davis; Wyeth-Ayerst Labs.*

230 Ampicillin Sodium
69-52-3   628   200-708-1

$C_{16}H_{18}NaN_3O_4S$
[2S-[2α,5α,6β(S*)]]-6-
[(Aminophenylacetyl)amino]-3,3-
dimethyl-7-oxo-4-thia-1-
azabicyclo[3.2.0]heptane-2-carboxylic
acid sodium salt.
Alpen-N; Amcill-S; Ampicin; Cilleral; Omnipen-N; Pen A/N; Penbritin-S; Pentrex; Polycillin-N; Principen/N; Synpenin; Viccillin. Antibacterial. *Apothecon; Roerig Div., Pfizer Pharmaceuticals; SmithKline Beecham Pharmaceuticals; Wyeth-Ayerst Labs.*

231 Ampicillin Trihydrate
7177-48-2   628

$C_{16}H_{19}N_3O_4S \cdot 3H_2O$
[2S-[2α,5α,6β(S*)]]-6-
[(Aminophenylacetyl)amino]-3,3-
dimethyl-7-oxo-4-thia-1-
azabicyclo[3.2.0]heptane-2-carboxylic
acid trihydrate.
Alpen; Amblosin; Amcill; Ampilag; Ampilar; Ampi-Tablinen; Amplital; Austrapen; Binotal; Cetampin; Cymbi; Pen A; Penbristol; Penbritin; Penbrock; Pensyn; Pentrexyl; Polycillin; Princillin; Principen; Rosampline; Totacillin; Totalciclina; Totapen; Ukapen; Ultrabion; Vidopen. Antibacterial. *Apothecon; Bristol-Myers Squibb Pharmaceutical Res. and Dev; Parke-Davis; Wyeth-Ayerst Labs.*

232 Apalcillin
63469-19-2   766

$C_{25}H_{23}N_5O_6S$
[2S-[2α,5α,6β(S*)]]-6-[[[[(4-Hydroxy-1,5-naphthyridin-3-yl)carbonyl]-amino]phenylacetyl]amino]-3,3-dimethyl-7-oxo-4-thia-1-azabicyclo[3.2.0]heptane-2-carboxylic acid.
Antibacterial. *Sumitomo.*

233   Apalcillin Sodium
58795-03-2   766   261-446-1

$C_{25}H_{22}N_5NaO_6S$
[2S-[2α,5α,6β(S*)]]-6-[[[[(4-Hydroxy-1,5-naphthyridin-3-yl)carbonyl]amino]phenylacetyl]amino]-3,3-dimethyl-7-oxo-4-thia-1-azabicyclo[3.2.0]heptane-2-carboxylic acid sodium salt.
PC-904; Lumota; Palcin. Antibacterial. Soluble in H_2O. *Sumitomo.*

234   Aspoxicillin
63358-49-6   887

$C_{21}H_{27}N_5O_7S$
[2S-(2α,5α,6β)]-N-Methyl-D-asparaginyl-N-(2-carboxy-3,3-dimethyl-7-oxo-4-thia-1-azabicyclo[3.2.0]hept-6-yl)-D-2-(4-hydroxyphenyl)glycinamide.
ASPC; TA-058; Doyle. Antibacterial. mp = 195-198° (dec). *Tanabe Seiyaku.*

235   Azidocillin
17243-38-8   942   241-278-5

$C_{16}H_{17}N_5O_4S$
[2S-[2α,5α,6β(S*)]]-6-[(Azidophenylacetyl)amino]-3,3-dimethyl-7-oxo-4-thia-1-azabicyclo[3.2.0]heptane-2-carboxylic acid.
SPC-97D; BRL-2351. Antibacterial. *SmithKline Beecham Pharmaceuticals.*

236   Azidocillin Potassium Salt
22647-32-1   942
$C_{16}H_{16}KN_5O_4S$
[2S-[2α,5α,6β(S*)]]-6-[(Azidophenylacetyl)amino]-3,3-dimethyl-7-oxo-4-thia-1-azabicyclo[3.2.0]heptane-2-carboxylic acid potassium salt.
Nalpen. Antibacterial. mp = 194° (dec). *SmithKline Beecham Pharmaceuticals.*

237   Azidocillin Sodium Salt
35334-12-4   942

$C_{16}H_{16}N_5NaO_4S$
[2S-[2α,5α,6β(S*)]]-6-[(Azidophenylacetyl)amino]-3,3-dimethyl-7-oxo-4-thia-1-azabicyclo[3.2.0]heptane-2-carboxylic acid sodium salt.
Globacillin; Longatren. Antibacterial. *SmithKline Beecham Pharmaceuticals.*

238 Azlocillin
37091-66-0   947   253-348-2

$C_{20}H_{23}N_5O_6S$
[2S-[2α,5α,6β(S*)]]-3,3-Dimethyl-7-oxo-6-[[[[(2-oxo-1-imidazolidinyl)-carbonyl]amino]phenyl]acetyl]amino]-4-thia-1-aza-bicyclo[3.2.0]heptane-2-carboxylic acid.
Bay e 6905. Antibacterial. *Bayer Corp., Pharmaceutical Div.*

239 Azlocillin Sodium
37091-65-9   947   253-347-7

$C_{20}H_{22}N_5NaO_6S$
[2S-[2α,5α,6β(S*)]]-3,3-Dimethyl-7-oxo-6-[[[[(2-oxo-1-imidazolidinyl)-carbonyl]amino]phenyl]avetyl]amino]-4-thia-1-azabicyclo[3.2.0]heptane-2-carboxylic acid sodium salt.
Azlin; Securopen. Antibacterial. Soluble in H_2O, MeOH, DMF. *Bayer Corp., Pharmaceutical Div.*

240 Aztreonam
78110-38-0   955   278-839-9

$C_{13}H_{17}N_5O_8S_2$
[2S-[2α,3β(Z)]]-2-[[[1-(2-Amino-4-thiazolyl)-2-[(2-methyl-4-oxo-1-sulfo-3-azetidinyl)amino]-2-oxoethylidene]amino]oxy]-2-methylpropanoic acid.
azthreonam; SQ-26776; Azactam; Azonam; Aztreon; Nebactam; Primbactam. Antibacterial. A totally synthetic monocyclic monolactam antibiotic with a high resistance to β-lactamases. Dec 227°; very slightly soluble in EtOH; slightly soluble in MeOH; soluble in DMF, DMSO; practically insoluble in C_7H_8, $CHCl_3$, EtOAc. *Squibb, E.R. & Sons.*

241 Bacampicillin
50972-17-3   961

$C_{21}H_{27}N_3O_7S$
[2S-[2α,5α,6β(S*)]]-6-[(Aminophenylacetyl)amino]-3,3-dimethyl-7-oxo-4-thia-1-azabicyclo-[3.2.0]heptane-2-carboxylic acid 1-[(ethoxycarbonyl)oxy]ethyl ester.
Antibacterial. *Roerig Div., Pfizer Pharmaceuticals.*

242 Bacampicillin Hydrochloride
37661-08-8   961   253-580-4
$C_{21}H_{28}ClN_3O_7S$
[2S-[2α,5α,6β(S*)]]-6-[(Aminophenylacetyl)amino]-3,3-dimethyl-7-oxo-4-thia-1-azabicyclo[3.2.0]heptane-2-carboxylic acid 1-[(ethoxycarbonyl)oxy]ethyl ester hydrochloride.
Ambacamp; Ambaxin; Bacacil; Bacampicine; Penglobe; Spectrobid. Antibacterial. mp = 171-176° (dec); $[α]_D^{20}$ = 161°; soluble in H_2O; LD_{50} (mus orl) = 8529 mg/kg, (mus ip) = 176 mg/kg, (mus sc) = 9475 mg/kg, (mus iv) = 184 mg/kg. *Roerig Div., Pfizer Pharmaceuticals.*

243 Bacmecillinam
50846-45-2

$C_{20}H_{31}N_3O_6S$
(2S,5R,6R)-[[(Hexahydro-1H-azepin-1-yl)methylene]amino]-3,3-dimethyl-7-oxo-4-thia-1-azabicyclo-[3.2.0]heptane-2-carboxylic acid ester with ethyl 1-hydroxyethyl carbonate. Penicillin antibacterial.

244 Benzylpenicillin Sodium
69-57-8   1178   200-710-2

$C_{16}H_{17}N_2NaO_4S$
[2S-(2α,5α,6β)]-3,3-Dimethyl-7-oxo-6-[(phenylacetyl)amino]-4-thia-1-azabicyclo[3.2.0]heptane-2-carboxylic acid monosodium salt.
Crystapen; sodium penicillin G; penicillin G sodium; sodium penicillin II; sodium benzylpenicillinate; benzylpenicillinic acid sodium salt; penicillin; American penicillin; Monocillin; Nalpen G; Novocillin; Penilaryn; Pen-A-Brasive; Veticillin. Antibacterial. d = 1.41; $[\alpha]_D^{24.8}$ = +301° (c = 2.0); λ_m 252, 258.6, 264.4 nm (E_M about 300, 240, 180, H_2O); very soluble in H_2O, glycerol, primary alcohols; practically insoluble in Et_2O, Me_2CO, $CHCl_3$, ethyl and amyl acetate, fixed oils, liquid petrolatum. *Merck & Co., Inc.*

245 Benzylpenicillinic Acid
61-33-6   1177   200-506-3

$C_{16}H_{18}N_2O_4S$
[2S-(2α,5α,6β)]-3,3-Dimethyl-7-oxo-6-[(phenylacetyl)amino]-4-thia-1-azabicyclo-[3.2.0]heptane-2-carboxylic acid.
free benzylpenicillin; free penicillin G; free penicillin II; Pfizerpen; Benzylpenicillin. Antibacterial. $[\alpha]_D^{20}$ = +269° (MeOH solution 50 ml, prepared from 350 mg benzylpenicillin sodium); sparingly soluble in H_2O; soluble in MeOH, EtOH, Et_2O, EtOAc, C_6H_6, $CHCl_3$, Me_2CO, insoluble in petroleum ether. *Pfizer Inc.*

246 Biapenern
120410-24-4   1243

$C_{15}H_{18}N_4O_4S$
[4R-[4α,5β,6β(R*)]]-6-[[2-Carboxy-6-(1-hydroxyethyl)-4-methyl-7-oxo-1-azabicyclo[3.2.0]hept-2-en-3-yl]thio]-6,7-dihydro-5H-pyrazolo-[1,2a][1,2,4]triazol-4-ium hydroxide inner salt.
Biapenem; LJC-10627; L-627; CL-186-815. Antibacterial. A 1-β-methyl-carbapenem antibiotic. Pale yellow powder; occurs as a hemihydrate. $[\alpha]_D^{20}$ = -32.9° (c = 0.5). *Lederle Labs.*

247 Carbenicillin
4697-36-3   1838   225-171-0

$C_{17}H_{18}N_2O_6S$
[2S-(2α,5α,6β)]-6-
[(Carboxyphenylacetyl)amino]-3,3-
dimethyl-7-oxo-4-thia-1-azabicyclo-
[3.2.0]heptane-2-carboxylic acid.
Antibacterial. *Pfizer Inc.; SmithKline Beecham Pharmaceuticals.*

248 Carbenicillin Disodium
4800-94-6   1838   225-360-8

$C_{17}H_{16}N_2Na_2O_6S$
[2S-(2α,5α,6β)]-6-
[(Carboxyphenylacetyl)amino]-3,3-
dimethyl-7-oxo-4-thia-1-aza-
bicyclo[3.2.0]heptane-2-carboxylic
acid disodium salt.
BRL-2064; CP-15639-2; Anabactyl; Carbapen; Carbecin; Geocillin; Geopen; Hyoper; Microcillin; Pyocianil; Pyopen. Antibacterial. *Pfizer Inc.; SmithKline Beecham Pharmaceuticals.*

249 Carbenicillin Indanyl Sodium
26605-69-6   1838   247-845-3

$C_{26}H_{25}N_2NaO_6S$
[2S-(2α,5α,6β)]-6-[[3-[(2,3-Dihydro-1H-inden-5-yl)oxy]-1,3-dioxo-2-phenylproply]amino]-3,3-dimethyl-7-oxa-4-thia-1-azabicyclo[3.2.0]heptane-2-carboxylic acid sodium salt.
Carindacillin Sodium; CP-15464-2; Carindapen; Geocillin; G.U.-Pen. Antibacterial. *Pfizer Inc.*

250 Carbenicillin Phenyl
27025-49-6   1838   248-171-2

$C_{23}H_{22}N_2O_6S$
[2S-(2α,5α,6β)]-6-[(Carboxyphenyl-acetyl)amino]-3,3-dimethyl-7-oxo-4-thia-1-azabicyclo[3.2.0]heptane-2-carboxylic acid phenyl.
Carfecillin. Antibacterial. *SmithKline Beecham Pharmaceuticals.*

251 Carbenicillin Phenyl Sodium
21649-57-0   1838   244-496-9

$C_{23}H_{21}N_2NaO_6S$
[2S-(2α,5α,6β)]-6-[(Carboxyphenyl-acetyl)amino]-3,3-di-methyl-7-oxo-4-thia-1-azabicyclo-[3.2.0]heptane-2-carboxylic acid phenyl sodium.
carfecillin sodium; BRL-3475;

Gripenin-O; Urocarf; Uticillin; carbenicillin phenyl sodium. Antibacterial. $[\alpha]_D^{20} = 216.2°$ (H$_2$O). *SmithKline Beecham Pharmaceuticals.*

252 Carindacillin
35531-88-5   1888

$C_{26}H_{26}N_2O_6S$
[2S-(2α,5α,6β)]-6-[[3-[(2,3-Dihydro-1H-inden-5-yl)oxy]-1,3-dioxo-2-phenylpropyl]amino]-3,3-dimethyl-7-oxa-4-thia-1-azabicyclo[3.2.0]heptane-2-carboxylic acid.
N-(2-carboxy-3,3-dimethyl-7-oxo-4-thia-1-azabicyclo[3.2.0]hept-6-yl)-2-phenylmalonamic acid 1-(5-indanyl) ester; α-(5-indanyloxycarbonyl)-benzylpenicillin; carbenicillin indanyl ester; CP-15464. Antibacterial. *Pfizer Inc.*

253 Carumonam
87638-04-8   1922

$C_{12}H_{14}N_6O_{10}S_2$
[2S-[2α,3α(Z)]]-[[[2-[[2-[[(Aminocarbonyl)oxy]methyl]-4-oxo-1-sulfo-3-azetidinyl]amino]-1-(2-amino-4-thiazolyl)-2-oxoethylidene]amino]oxy]acetic acid.
Antibacterial. $[\alpha]_D^{26} = -45°$ (c = 1 in DMSO). *Hoffmann-LaRoche Inc.*

254 Carumonam Sodium
86832-68-0   1922

$C_{12}H_{12}N_6Na_2O_{10}S_2$
[2S-[2α,3α(Z)]]-[[[2-[[2-[[(Aminocarbonyl)oxy]methyl]-4-oxo-1-sulfo-3-azetidinyl]amino]-1-(2-amino-4-thiazolyl)-2-oxoethylidene]amino]oxy]acetic acid disodium salt.
AMA-1080; Ro-17-2301; Amasulin; Mobactam. Antibacterial. *Hoffmann-LaRoche Inc.*

255 Cefaclor
70356-03-5   1962

$C_{15}H_{14}ClN_3O_4S \cdot H_2O$
[6R-[6α,7β(R*)]]-7-[(Aminophenylacetyl)amino]-3-chloro-8-oxo-5-thia-1-azabicyclo[4.2.0]oct-2-ene-2-carboxylic acid monohydrate.
compd 99638; Alfacet; Alfatil; Ceclor; Distaclor; Panacef; Panoral. Antibacterial. Semisynthetic cephalosporin antibiotic related to cephalexin. λ_m = 265 nm (ε = 6800); soluble in H$_2$O, insoluble in organic solvents. *Eli Lilly & Co.*

beta-Lactam Antibiotics

256   Cefaclor [anhydrous]
53994-73-3   1962   258-909-5

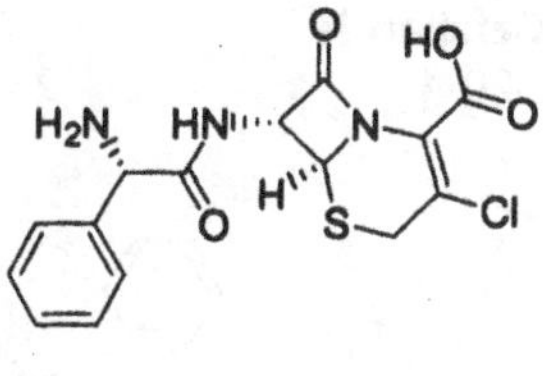

$C_{15}H_{14}ClN_3O_4S$
[6R-[6α,7β(R*)]]-7-
[(Aminophenylacetyl)amino]-3-chloro-
8-oxo-5-thia-1-azabicyclo[4.2.0]oct-2-
ene-2-carboxylic acid.
Antibacterial. *Eli Lilly & Co.*

257   Cefadroxil
66592-87-8   1963   256-555-6

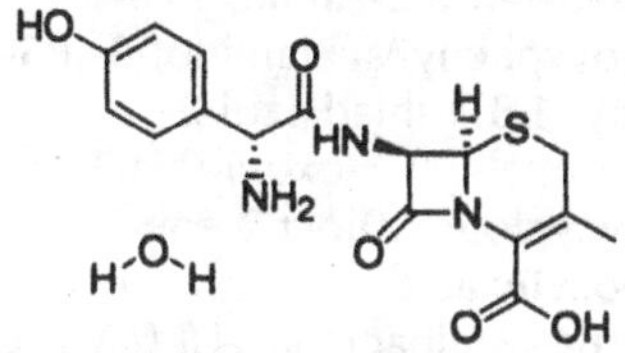

$C_{16}H_{17}N_3O_5S \cdot H_2O$
[6R-[6α,7β(R*)]]-7-[[Amino-(4-
hydroxyphenyl)acetyl]amino]-3-
methyl-8-oxo-5-thia-1-
azabicyclo-[4.2.0]oct-2-ene
2-carboxylic acid monohydrate.
BL-S578; MJF-11567-3; Baxan;
Bidocef; Cefa-Drops; Cefamox;
Ceforal; Cephos; Duracef; Duricef;
Kefroxil; Oracéfal; Sedral; Ultracef.
Antibacterial. mp = 197° (dec). *Bristol-Myers Squibb Pharmaceutical Res. and Dev.*

258   Cefadroxil Hemihydrate
119922-85-9
$C_{16}H_{17}N_3O_5S \cdot 1/2H_2O$
[6R-[6α,7β(R*)]]-7-[[Amino-(4-
hydroxyphenyl)acetyl]amino]-3-
methyl-8-oxo-5-thia-1-
azabicyclo[4.2.0]oct-2-ene
2-carboxylic acid hemihydrate.
Antibacterial. *Bristol-Myers Squibb Pharmaceutical Res. and Dev.*

259   Cefalonium
5575-21-3   226-948-7

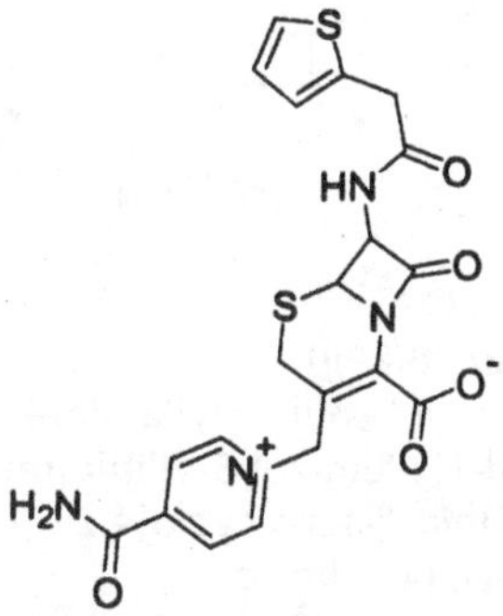

$C_{20}H_{18}N_4O_5S_2$
3-(4-Carbamoylpyridylmethyl)-8-oxo-
7-(phenylacetamido)-5-thia-1-
azabicyclo[4.2.0]oct-2-ene-2-
carboxylic acid.
Cepravin D.C. Cephalosporin
antibiotic; used to treat mastitis in cows.

260   Cefaloram
859-07-4   212-725-1

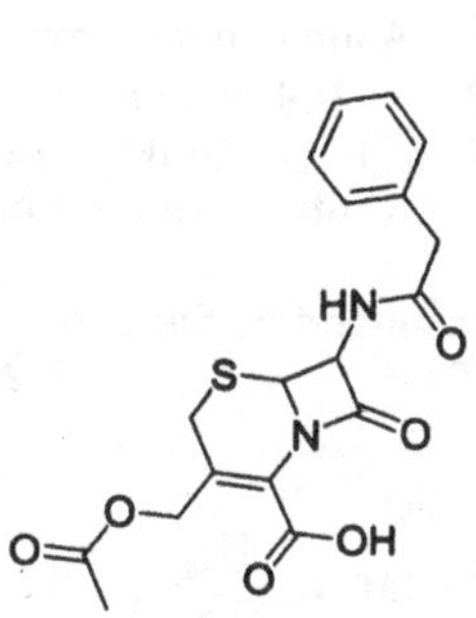

$C_{18}H_{18}N_2O_6S$
(Acetoxymethyl)-8-oxo-7-
(phenylacetamido)-5-thia-1-
azabicyclo[4.2.0]oct-2-ene-2-
carboxylic acid.
Antibacterial.

261 Cefamandole
34444-01-4   1964   252-030-0

$C_{18}H_{18}N_6O_5S_2$
[6R-[6α,7β(R*)]]-7-[(Hydroxyphenylacetyl)amino]-3-[[(1-methyl-1H-tetrazol-5-yl)thio]methyl]-8-oxo-5-thia-1-azabicyclo[4.2.0]oct-2-ene 2-carboxylic acid.
CMT; compd 83405. Antibacterial. *Eli Lilly & Co.*

262 Cefamandole Nafate
42540-40-9   1964   255-877-4
$C_{19}H_{17}N_6NaO_6S_2$
[6R-[6α,7β(R*)]]-7-[(Hydroxyphenylacetyl)amino]-3-[[(1-methyl-1H-tetrazol-5-yl)thio]methyl]-8-oxo-5-thia-1-azabicyclo[4.2.0]oct-2-ene 2-carboxylic acid salt with sodium sulfate.
Bergacef; Cedol; Cefam; Cefiran; Cemado; Cemandil; Fado; Kefadol; Kefandol; Lampomandol; Mandokef; Mandol; Mandolsan; Neocefal; Pavecef. Antibacterial. mp = 190° (dec); λ_m = 269 nm (ε 10800 H_2O); soluble in H_2O, EtOH; insoluble in organic solvents. *Eli Lilly & Co.*

263 Cefamandole Sodium
30034-03-8   250-009-0

$C_{18}H_{17}N_6NaO_5S_2$
[6R-[6α,7β(R*)]]-7-[(Hydroxyphenylacetyl)amino]-3-[[(1-methyl-1H-tetrazol-5-yl)thio]methyl]-8-oxo-5-thia-1-azabicyclo[4.2.0]oct-2-ene 2-carboxylic acid sodium salt.
Antibacterial. *Eli Lilly & Co.*

264 Cefaparole
51627-20-4   257-325-8

$C_{19}H_{19}N_5O_5S_3$
(6R,7R)-7-[(R)-2-Amino-2-(p-hydroxyphenyl)acetamido]-3-[[(5-methyl-1,3,4-thiadiazol-2-yl)thio]methyl]-8-oxo-5-thia-1-azabicyclo[4.2.0]oct-2-ene-2-carboxylic acid.
110264. Antibacterial. *Eli Lilly & Co.*

265 Cefatrizine
51627-14-6   1965   257-324-2

$C_{18}H_{18}N_6O_5S_2$
[6R-[6α,7β(R*)]]-7-[[Amino(4-hydroxyphenyl)acetyl]amino]-8-oxo-3-[(1H-1,2,3-triazol-4-ylthio)methyl]-5-thia-1-azabicyclo[4.2.0]oct-2-ene-2-carboxylic acid.
BL-S640; SKF-60771; S-640P; Cefaperos. Antibacterial. LD_{50} (mmus ip) = 6880 mg/kg, (fmus ip) = 6410 mg/kg, (mrat ip) = 4325 mg/kg, (frat ip) = 4325 mg/kg. *Bristol-Myers Squibb Pharmaceutical Res. and Dev.*

266   Cefazaflur
58665-96-6

$C_{13}H_{13}F_3N_6O_4S_3$
(6R,7R)-3-[[(1-Methyl-1H-tetrazol-5-yl)thio]methyl]-8-oxo-7-[2-[(trifluoromethyl)thio]acetamido]-5-thia-1-azabicyclo[4.2.0]oct-2-ene-2-carboxylic acid.
Antibacterial. *SmithKline Beecham Pharmaceuticals.*

267   Cefazaflur Sodium
52123-49-6
$C_{13}H_{12}F_3N_6NaO_4S_3$
Sodium (6R,7R)-3-[[(1-methyl-1H-tetrazol-5-yl)thio]-methyl]-8-oxo-7-[2-[(trifluoromethyl)thio]acetamido]-5-thia-1-azabicyclo[4.2.0]oct-2-ene-2-carboxylate.
SK&F-59962. Antibacterial. *SmithKline Beecham Pharmaceuticals.*

268   Cefazedone
56187-47-4   1966

$C_{18}H_{15}Cl_2N_5O_5S_3$
(6R,7R)-7-[[(3,5-Dichloro-4-oxo-1(4H)-pyridinyl)acetyl]amino]-3-[[(5-methyl-1,3,4-thiadiazol-2-yl)thio]methyl]-8-5-thia-1-azabicyclo[4.2.0]oct-2-ene-2-carboxylic acid.
EMD-30087. Antibacterial. *E. Merck.*

269   Cefazedone Sodium
63521-15-3   1966   264-293-9

$C_{18}H_{14}Cl_2N_5NaO_5S_3$
(6R-trans)-7-[[(3,5-Dichloro-4-oxo-1(4H)-pyridinyl)acetyl]amino]-3-[[(5-methyl-1,3,4-thiadiazol-2-yl)thio]methyl]-8-5-thia-1-azabicyclo[4.2.0]oct-2-ene-2-carboxylic acid sodium salt.
Refosporin. Antibacterial. LD_{50} (mus iv) = 6800 mg/kg, (rat iv) = 4225 mg/kg, (rbt iv) = 3200 mg/kg, (dog iv) = 3000 mg/kg. *Bayer Corp., Pharmaceutical Div.*

270   Cefazolin
25953-19-9   1967   247-362-8

$C_{14}H_{14}N_8O_4S_3$
(6R-trans)-3-[[(5-Methyl-1,3,4-thiadiazol-2-yl)thio]methyl]-8-oxo-7-[(1H-tetrazol-1-ylacetyl)amino]-5-thia-1-azabicyclo[4.2.0]oct-2-ene 2-carboxylic acid.
CEZ. Antibacterial. mp = 198-200° (dec); λ_m 272 nm (ε 13150 pH 6.4); easily soluble in DMF, C_5H_5N; soluble in Me_2CO, aqueous dioxane, aqueous EtOH, slightly soluble in MeOH; practically insoluble in $CHCl_3$, C_6H_6, Et_2O. *Fujisawa USA, Inc.; C.M. Industries.*

271   Cefazolin Sodium
27164-46-1   1967   248-278-4

$C_{14}H_{13}N_8NaO_4S_3$
(6R-trans)-3-[[(5-Methyl-1,3,4-thiadiazol-2-yl)thio]methyl]-8-oxo-7-[(1H-tetrazol-1-ylacetyl)amino]-5-thia-1-azabicyclo[4.2.0]oct-2-ene-2-carboxylic acid sodium salt.
sodium CEZ; SKF-41558; Acef; Ancef; Atirin; Biazolina; Bor-Cefazol; Cefacidal; Cefamedin; Cefamezin; Cefazil; Cefazina; Elzogram; Firmacef; Gramaxin; Kefzol; Lampocef; Liviclina; Totacef; Zolicef. Antibacterial. Crystallizes in three forms, readily soluble in H_2O, less soluble in organic solvents; LD_{50} (rat ip) = 7.4 mg/kg. *Fujisawa USA, Inc.*

272   Cefbuperazone
76610-84-9   1968

$C_{22}H_{29}N_9O_9S_2$
[6R-[6α,7α,7(2R*)]]-7-[[2-[[(4-Ethyl-2,3-dioxo-1-piperazinyl)carbonyl]amino]-3-hydroxy-1-oxobutyl]amino]-7-methoxy-3-[[(1-methyl-1H-tetrazol-5-yl)thio]methyl]-8-oxo-5-thia-1-azabicyclo[4.2.0]oct-2-ene-2-carboxylic acid.
Antibacterial. mp = 118-120°. *Toyama.*

273   Cefcanel
41952-52-7

$C_{19}H_{18}N_4O_5S_3$
(6R,7R)-7-[(R)-Mandelamido]-3-[[(5-methyl-1,3,4-thiadiazol-2-yl)thio]methyl]-8-oxo-5-thia-1-azabicyclo[4.2.0]oct-2-ene-2-carboxylic acid.
Cephalosporin antibiotic.

274   Cefcanel Daloxate
97275-40-6

$C_{27}H_{27}N_5O_9S_3$
(6R,7R)-7-[(R)-Mandelamido]-3-[[(5-methyl-1,3,4-thiadiazol-2-yl)thio]methyl]-8-oxo-5-thia-1-azabicyclo[4.2.0]oct-2-ene-2-carboxylic acid cyclic 2,3-carbonate ester with L-alanine.
Cephalosporin antibiotic.

276 Cefcapene
135889-00-8   1969

$C_{17}H_{19}N_5O_6S_2$
[6R-[6α,7β(Z)]]-3-
[[(Aminocarbonyl)oxy]methyl]-7-[[2-
(2-amino-4-thiazolyl)-1-oxo-2-
pentenyl]amino]-8-oxo-5-thia-1-
azabicyclo[4.2.0]oct-2-ene-2-
carboxylic acid.
Cefcapene pivoxil free acid; S-1006.
Antibacterial. *Shionogi & Co., Ltd.*

277 Cefcapene Pivoxil
105889-45-0
$C_{23}H_{29}N_5O_8S_2$
[6R-[6α,7β(Z)]]-3-
[[(Aminocarbonyl)oxy]methyl]-7-[[2-
(2-amino-4-thiazolyl)-1-oxo-2-
pentenyl]amino]-8-oxo-5-thia-1-
azabicyclo[4.2.0]oct-2-ene-2-
carboxylic acid (2,2-dimethyl-1-
oxopropoxy)methyl ester.
S-1108; Flumax. Antibacterial.
Shionogi & Co., Ltd.

278 Cefclidin
105239-91-6   1970

$C_{21}H_{26}N_8O_6S_2$
[6R-[6α,7β(Z)]]-4-(Aminocarbonyl)-1-
[[7-[[(5-amino-1,2,4-thiadiazol-3-yl)-
(methoxyimino)acetyl]-amino]-2-
carboxy-8-oxo-5-thia-1-aza-
bicyclo[4.2.0]oct-2-ene-3-yl]methyl-1-
azoniabicyclo[2.2.2]octane inner salt.

E-1040. Antibacterial. LD_{50} (mmus iv) >
10000 mg/kg, (mmus orl) > 10000
mg/kg, (mmus sc) > 10000 mg/kg,
(mmus im) > 5000 mg/kg (fmus iv) >
10000 mg/kg, (fmus orl) > 10000
mg/kg, (fmus sc) > 10000 mg/kg, (fmus
im) > 5000 mg/kg, (mrat iv) = 2236
mg/kg, (mrat orl) > 10000 mg/kg, (mrat
sc) > 10000 mg/kg, (mrat im) > 5000
mg/kg, (frat iv) = 2147 mg/kg, (frat orl)
> 10000 mg/kg, (frat sc) > 10000
mg/kg, (frat im) > 5000 mg/kg. *Eisai.*

279 Cefdaloxime
80195-36-4

$C_{14}H_{15}N_5O_6S_2$
(+)-(6R,7R)-7-[2-(2-Amino-4-
thiazolyl)glyoxylamido]-3-
(methoxymethyl)-8-oxo-5-thia-1-
azabicyclo[4.2.0]oct-2-ene-2-
carboxylic acid 7^2-(Z)-oxime.
Antibacterial.

280 Cefdinir
91832-40-5   1971

$C_{14}H_{13}N_5O_5S_2$
[6R-[6α,7β(Z)]]-7-[[(2-Amino-4-
thiazolyl)(hydroxyimino)acetyl]amino]-
3-ethenyl-8-oxo-5-thia-1-
azabicyclo[4.2.0]oct-2-ene-2-
carboxylic acid.
FK-482; BMY-28488. Antibacterial. mp
= 170° (dec); λ_m 223, 286 (ε 17400,
19700 pH 7 phosphate buffer).
Fujisawa USA, Inc.

281 Cefditoren
104145-95-1   1972

$C_{19}H_{18}N_6O_5S_3$
[6R-[3(Z),6α,7β(Z)]]-7-[[(2-Amino-4-thiazolyl)(methoxyimino)acetyl]amino]-3-[2-(4-methyl-5-thiazolyl)ethenyl]-8-oxo-5-thia-1-azabicyclo[4.2.0]oct-2-ene-2-carboxylic acid.
ME-1206. Antibacterial. *Meiji.*

282 Cefditoren Pivoxil
117467-28-4   1972
$C_{25}H_{28}N_6O_7S_3$
[6R-[3(Z),6α,7β(Z)]]-7-[[(2-Amino-4-thiazolyl)(methoxyimino)acetyl]amino]-3-[2-(4-methyl-5-thiazolyl)ethenyl]-8-oxo-5-thia-1-azabicyclo[4.2.0]oct-2-ene-2-carboxylic acid pivaloyloxymethyl ester.
ME-1207; Meiact. Antibacterial. mp = 127-129°; $[\alpha]_D^{20}$ = -48.5° (c = 0.5 in MeOH). *Meiji.*

283 Cefepime
88040-23-7   1973

$C_{19}H_{24}ClN_6O_5S_2$
[6R-[6α,7β(Z)]]-1-[[7-[[2-Amino-4-thiazolyl)(methoxyimino)acetyl]amino]-2-carboxy-8-oxo-5-thia-1-azabicyclo[4.2.0]oct-2-en-3-yl]methyl]-1-methylpyrrolidinium inner salt.

BMY-28142. Antibacterial. mp = 150° (dec); λ_m 235, 257 nm (ε16700, 16100 pH 7 phosphate buffer). *Bristol-Myers Squibb Pharmaceutical Res. and Dev.*

284 Cefepime Hydrochloride
123171-59-5   1973
$C_{19}H_{25}ClN_6O_5S_2 \cdot HCl \cdot H_2O$
[6R-[6α,7β(Z)]]-1-[[7-[[2-Amino-4-thiazolyl)(methoxyimino)acetyl]amino]-2-carboxy-8-oxo-5-thia-1-azabicyclo[4.2.0]oct-2-en-3-yl]methyl]-1-methylpyrrolidinium monohydrochloride monohydrate.
Axepim. Antibacterial. *Bristol-Myers Squibb Pharmaceutical Res. and Dev.*

285 Cefetamet
65052-63-3   1974

$C_{14}H_{15}N_5O_5S_2$
[6R-[6α,7β(Z)]]-7-[[(2-Amino-4-thiazolyl)(methoxyimino)acetyl]amino]-8-oxo-5-thia-1-azabicyclo[4.2.0]oct-2-ene-2-carboxylic acid. deacetoxycefotaxime. Antibacterial. *Roussel-UCLAF.*

286 Cefetecol
127182-67-6

$C_{20}H_{17}N_5O_9S_2$
(6R,7R)-7-[2-(2-Amino-4-thiazolyl)-glyoxylamido]-8-oxo-5-thia-1-

azabicyclo[4.2.0]-oct-2-ene-2-
carboxylic acid.
GR-69153X. Antibacterial. *Glaxo Labs.*

287 Cefetrizole
65307-12-2

$C_{16}H_{15}N_5O_4S_3$
(6R,7R)-8-Oxo-7-[2-(2-thienyl)-
acetamido]-3-[(s-triazolo-3-yl-
thio)methyl]-5-thia-1-
azabicyclo[4.2.0]oct-2-ene-2-
carboxylic acid.
Cephalosporin antibiotic.

288 Cefivitril
66474-36-0

$C_{15}H_{15}N_7O_4S_3$
(6R,7R)-7-[2-[[(Z)-2-Cyanovinyl]-
thio]acetamido]-3-[[(1-methyl-1H-
tetrazol-5-yl)thio]methyl]-8-oxo-5-thia-
1-azabicyclo[4.2.0]oct-2-ene-2-
carboxylic acid.
Cephalosporin antibiotic.

289 Cefixime
79350-37-1   1975

$C_{16}H_{15}N_5O_7S_2$
[6R-[6α,7β(Z)]]-7-[[(2-Amino-4-
thiazolyl)[(carboxymethoxy)imino]-
acetyl]amino]-3-ethyenyl-8-oxo-5-thia-
1-azabicyclo[4.2.0]oct-2-ene-2-
carboxylic acid.
FK-027;   FR-17027;   CL-284635;
Cefixoral; Cefspan; Cephoral; Oroken;
Suprax;   Unixime.   Antibacterial.
Fujisawa USA, Inc.; Lederle Labs.

290 Cefluprenam
116853-25-9
$C_{20}H_{25}FN_8O_6S_2$
(-)-[(E)-3-[[(6R,7R)-7-[2-(5-Amino-1,2,4-
thiadiazol-3-yl)glyoxylamido]-2-
carboxy-8-oxo-5-thia-1-aza-
bicyclo[4.2.0]oct-2-en-3-yl]allyl]-
(carbamoylmethyl)ethylmethyl-
ammonium hydroxide inner salt
7^2-(Z)-[O-(fluoromethyl)oxime].
Cephalosporin antibiotic.

291 Cefmenoxime
65085-01-0   1976

$C_{16}H_{17}N_9O_5S_3$
[6R-[6α,7β(Z)]]-7-[[(2-amino-4-
thiazolyl)(methoxyimino)acetyl]amino]
-3-[[(1-methyl-1H-tetrazol-5-yl)thio]-
methyl]-8-oxo-5-thia-1-aza-bicyclo-
[4.2.0]oct-2-ene-2-carboxylic acid.

SCE-1365. Antibacterial. *Abbott Labs.; Roussel-UCLAF; Takeda.*

292   Cefmenoxime Hydrochloride
75738-58-8   1976   278-299-4

$C_{32}H_{35}ClN_{18}O_{10}S_6$
[6R-[6α,7β(Z)]]-7-[[(2-Amino-4-thiazolyl)(methoxyimino)acetyl]amino]-3-[[(1-methyl-1H-tetrazol-5-yl)thio]methyl]-8-oxo-5-thia-1-azabicyclo[4.2.0]-oct-2-ene-2-carboxylic acid hydrochloride (syn isomer). (6R,7R)-7-[2-(2-amino-4-thiazolyl)glyoxylamido]-3-[[(1-methyl-1H-tetrazol-5-yl)thio]-methyl]-8-oxo-5-thia-1-azabicyclo[4.2.0]oct-2-ene-2-carboxylic acid 7^2-(Z)-(O-methyloxime hydrochloride; Cefmax; SCE 1365; Abbott 50192; Bestcall; Cefmax; Cemix; Tacef. Antibacterial. *Abbott Labs.; Roussel-UCLAF; Takeda.*

293   Cefmetazole
56796-20-4   1977   260-384-2

$C_{15}H_{17}N_7O_5S_3$
(6R-cis)-7-[[[(Cyanomethyl)thio]acetyl]-amino]-7-methoxy-3-[[(1-methyl-1H-tetrazol-5-yl)thio]methyl]-8-oxo-5-thia-1-azabicyclo[4.2.0]oct-2-ene-2-carboxylic acid.

CS-1170; SKF-83088. Antibacterial. Very soluble in H_2O, MeOH; soluble in Me_2CO; LD_{50} (rat iv) > 5000 mg/kg. *Squibb, E.R. & Sons.*

294   Cefmetazole Sodium
56796-39-5   1977

$C_{15}H_{16}N_7NaO_5S_3$
(6R-cis)-7-[[[(Cyanomethyl)thio]acetyl]-amino]-7-methoxy-3-[[(1-methyl-1H-tetrazol-5-yl)thio]methyl]-8-oxo-5-thia-1-azabicyclo[4.2.0]oct-2-ene-2-carboxylic acid sodium salt.
Cefmetazon; Metafar; Metazol; Zefazone. Antibacterial. Very soluble in H_2O, MeOH; soluble in Me_2CO; LD_{50} (rat iv) > 5000 mg/kg. *Sankyo.*

295   Cefminox
84305-41-9   1978

$C_{16}H_{21}N_7O_7S_3$
[6R-[6α,7α,7(S*)]]-7-[[[(2-Amino-2-carboxyethyl)thio]acetyl]amino]-7-methoxy-3-[[(1-methyl-1H-tetrazol-5-yl)thio]methyl]-8-oxo-5-thia-1-azabicyclo[4.2.0]oct-2-ene-2-carboxylic acid.
Antibacterial. *Meiji.*

296 Cefminox
75481-73-1

$C_{16}H_{21}N_7O_7S_3$
(6R,7S)-7-[2-[[(S)-2-Amino-2-carboxyethyl]thio]acetamido]-7-methoxy-3-[[(1-methyl-1H-tetrazol-5-yl)thio]methyl]-8-oxo-5-thia-1-azabicyclo[4.2.0]oct-2-ene-2-carboxylic acid.
Cephalosporin antibiotic.

297 Cefminox Sodium Salt
75498-96-3   1978

$C_{16}H_{20}N_7NaO_7S_3 \cdot 7H_2O$
[6R-[6α,7α,7(S*)]]-7-[[[(2-Amino-2-carboxyethyl)thio]acetyl]amino]-7-methoxy-3-[[(1-methyl-1H-tetrazol-5-yl)thio]methyl]-8-oxo-5-thia-1-azabicyclo[4.2.0]oct-2-ene-2-carboxylic acid sodium salt heptahydrate.
MT-141; Meicelin. Antibacterial. mp = 90-91°; LD_{50} (mmus iv) = 6100 mg/kg, (fmus iv) = 5200 mg/kg, (mrat iv) = 6600 mg/kg, (mrat ip) = 8600 mg/kg, (mrat orl) > 15000 mg/kg, (frat iv) = 5700 mg/kg, (frat ip) = 8550 mg/kg, (frat orl) > 15000 mg/kg. *Meiji.*

298 Cefodizime
69739-16-8   1979
$C_{20}H_{20}N_6O_7S_4$
[6R-(6α,7β)]-7-[[(2-Amino-4-thiazolyl)methoxyimino)acetyl]amino]-3-[[[5-(carboxymethyl)-4-methyl-2-thiazolyl]thio]methyl]-8-oxo-5-thia-1-azabicyclo[4.2.0]oct-2-ene-2-carboxylic acid.
Antibacterial. Derivative of sefotaxime. A third generation cephalosporin antibiotic with immunomodulating activity. $[\alpha]_D^{25} = -55.9°$; λ_m 228,260, 288 nm (log ε 4.25, 4,25, 4,20, H_2O); pK_1 = 2.85, pK_2 = 3.37, pK_3 = 4.18. *Hoechst.*

299 Cefodizime Disodium Salt
86329-79-5   1979

$C_{20}H_{18}N_6Na_2O_7S_4$
[6R-(6α,7β)]-7-[[(2-Amino-4-thiazolyl)methoxyimino)acetyl]amino]-3-[[[5-(carboxymethyl)-4-methyl-2-thiazolyl]thio]methyl]-8-oxo-5-thia-1-azabicyclo[4.2.0]oct-2-ene-2-carboxylic acid disodium salt.
HR-221; THR-221; Kenicef; Timecef. Antibacterial. Soluble in H_2O (≅27.0 g/100 ml); LD_{50} (mus iv) = 4000-8000 mg/kg, (rbt iv) = 4000-8000 mg/kg, (rat iv) = 4000-8000 mg/kg, (rat sc) = 15000-17500 mg/kg, (rat ip) = 8000-22000 mg/kg. *Hoechst.*

300 Cefonicid
61270-58-4   1980

$C_{18}H_{18}N_6O_8S_3$
[6R-[6α,7β(R*)]]-7-
[(Hydroxyphenylacetyl)amino]-8-oxo-
3-[[1-(sulfomethyl)-1H-tetrazol-5-yl]-
thio]methyl]-5-thia-1-aza-
bicyclo[4.2.0]oct-2-ene-2-
carboxylic acid.
Antibacterial. *SmithKline Beecham Pharmaceuticals.*

301 Cefonicid Sodium
71420-79-6   1980

$C_{18}H_{16}N_6Na_2O_8S_3$
[6R-[6α,7β(R*)]]-7-
[(Hydroxyphenylacetyl)amino]-8-oxo-
3-[[1-(sulfomethyl)-1H-tetrazol-5-yl]-
thio]methyl]-5-thia-1-
azabicyclo[4.2.0]oct-2-ene-2-
carboxylic acid sodium salt.
SKF-75073; Cefodie; Mopnocid; Monocidur; Praticef. Antibacterial. *SmithKline Beecham Pharmaceuticals.*

302 Cefoperazone
62893-19-0   1981   263-749-4

$C_{25}H_{27}N_9O_8S_2$
[6R-[6α,7β(R*)]]-7-[[[[(4-Ethyl-2,3-
dioxo-1-piperazinyl)carbonyl]-
amino](4-hydroxyphenyl)-
acetyl]amino]-3-[[(1-methyl-1H-
tetrazol-5-yl)thio]methyl]-8-oxo-5-thia-
1-azabicyclo[4.2.0]oct-2-ene-2-
carboxylic acid.
Antibacterial. mp = 169-171° (hydrated). *Roerig Div., Pfizer Pharmaceuticals; Toyama.*

303 Cefoperazone Sodium
62893-20-3   1981   263-751-5

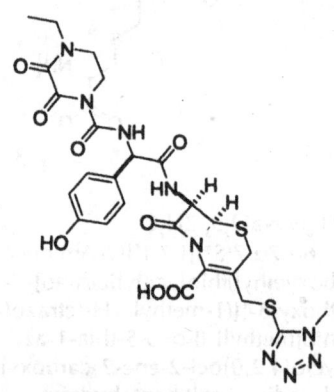

$C_{25}H_{26}N_9NaO_8S_2$
[6R-[6α,7β(R*)]]-7-[[[[(4-Ethyl-2,3-
dioxo-1-piperazinyl)carbonyl]-
amino](4-hydroxyphenyl)-
acetyl]amino]-3-[[(1-methyl-1H-
tetrazol-5-yl)thio]methyl]-8-oxo-5-thia-
1-azabicyclo[4.2.0]oct-2-ene-2-
carboxylic acid sodium salt.

CP-52640-2; T-1551; Bioperazone; Cefazone; Cefobid; Cefobine; Cefobis; Cefogram; Cefoneg; Cefosint; Dardum; Farecef; Kefazon; Novobiocyl; Pathozone; Peracef; Perocef; Tomabef. Antibacterial. *Roerig Div., Pfizer Pharmaceuticals; Toyama.*

304   Ceforanide
60925-61-3   1982

$C_{20}H_{21}N_7O_6S_2$
(6R-trans)-7-[[[2-(Aminomethyl)-phenyl]acetyl]amino]-3-[[[1-(carboxymethyl)-1H-tetrazol-5-yl]-thio]methyl]-8-oxo-5-thia-1-azabicyclo[4.2.0]oct-2-ene-2-carboxylic acid.
BL-S786; Precef [as sodium salt]. Antibacterial. Semi-synthetic cephalosporin antibiotic. mp > 150° (dec). *Bristol-Myers Squibb Pharmaceutical Res. and Dev.*

305   Cefoselis
122841-10-5
$C_{19}H_{22}N_8O_6S_2$
(-)-5-Amino-2-[[(6R,7R)-7-[2-(2-amino-4-thiazolyl)glyoxylamido]-2-carboxy-8-oxo-5-thia-1-azabicyclo[4.2.0]oct-2-en-3-yl]methyl]-1-(2-hydroxyethyl)-pyrazolium hydroxide inner salt 7^2-(Z)-(O-methyloxime).
Cephalosporin antibiotic.

306   Cefotaxime
63527-52-6   1983   264-299-1

$C_{16}H_{17}N_5O_7S_2$
[6R-[6α,7β(Z)]]-3-[(Acetyloxy)methyl]-7-[[(2-amino-4-thiazolyl)-(methoxyimino)acetyl]amino]-8-oxo-5-thia-1-azabicyclo[4.2.0]oct-2-ene-2-carboxylic acid.
Antibacterial.   *Roussel-UCLAF; Hoechst-Roussel Pharmaceuticals Inc.*

307   Cefotaxime Sodium
64485-93-4   1983   264-915-9

$C_{16}H_{16}N_5NaO_7S_2$
[6R-[6α,7β(Z)]]-3-[(Acetyloxy)methyl]-7-[[(2-amino-4-thiazolyl)-(methoxyimino)acetyl]amino]-8-oxo-5-thia-1-azabicyclo[4.2.0]oct-2-ene-2-carboxylic acid sodium salt.
HR-756; RU-24756; Cefotax; Chemcef; Claforan; Pretor; Tolycar. Antibacterial. $[α]_D^{20}$ = +55 ± 2° (c = 0.8 in H_2O). *Roussel-UCLAF;   Hoechst-Roussel Pharmaceuticals Inc.*

308 Cefotetan
69712-56-7   1984   274-093-3

$C_{17}H_{17}N_7O_8S_4$
[6R-(6α,7α)]-7-[[[4-(2-Amino-1-carboxy-2-oxoethylidene)-1,3-dithietan-2-yl]carbonyl]amino]-7-methoxy-3-[[(1-methyl-1H-tetazol-5-yl)thio]methyl]-8-oxo-5-thia-1-azabicyclo[4.2.0]oct-2-ene-2-carboxylic acid. Cefotan; ICI-156834. Antibacterial. Soluble in H_2O; LD_{50} (mmus iv) = 6350 mg/kg, (mmus ip) = 8120 mg/kg, (mmus sc,orl) > 10000 mg/kg, (mrat iv) = 8480, (mrat ip) = 8370 mg/kg, (mrat sc,orl) > 10000 mg/kg. *Zeneca Pharmaceuticals.*

309 Cefotetan Disodium
74356-00-6   1984   277-834-9

$C_{17}H_{15}N_7Na_2O_8S_4$
[6R-(6α,7α)]-7-[[[4-(2-Amino-1-carboxy-2-oxoethylidene)-1,3-dithietan-2-yl]carbonyl]amino]-7-methoxy-3-[[(1-methyl-1H-tetazol-5-yl)thio]methyl]-8-oxo-5-thia-1-azabicyclo[4.2.0]oct-2-ene-2-carboxylic acid disodium salt.

YM-09330; Apatef; Cefotan; Ceftenon; Cepan Darvilen. Antibacterial. LD_{50} (mmus iv) = 6350 mg/kg, (mmus ip) = 8120 mg/kg, (mmus sc,orl) > 10000 mg/kg, (mrat iv) = 8480, (mrat ip) = 8370 mg/kg, (mrat sc,orl) > 10000 mg/kg. *Zeneca Pharmaceuticals.*

310 Cefotiam
61622-34-2   1985

$C_{18}H_{23}N_9O_4S_3$
(6R-trans)-7-[[(2-Amino-4-thiazolyl)acetyl]amino]-3-[[[1-[2-(dimethylamino)ethyl]-1H-tetrazol-5-yl]-thio]methyl]-8-oxo-5-thia-1-azabicyclo[4.2.0]oct-2-ene-2-carboxylic acid. SCE-963. Antibacterial. *Abbott Labs.; Takeda.*

311 Cefotiam Dihydrochloride
66309-69-1   1985   266-312-6

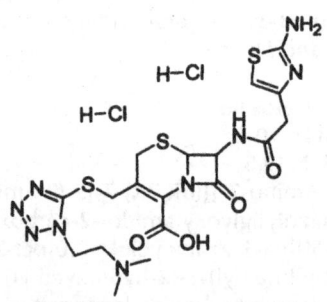

$C_{18}H_{25}Cl_2N_9O_4S_3$
(6R-trans)-7-[[(2-Amino-4-thiazolyl)acetyl]amino]-3-[[[1-[2-(dimethylamino)ethyl]-1H-tetrazol-5-yl]-thio]methyl]-8-oxo-5-thia-1-azabicyclo[4.2.0]oct-2-ene-2-carboxylic acid dihydrochloride.

Abbott 48999; CGP-14221/E; Halospor; Pansporin; Pansporine; Spizef; Sporidyn. Antibacterial. Soluble in MeOH; slightly soluble in EtOH. *Abbott Labs.; Takeda.*

312 Cefoxazole
36920-48-6

$C_{21}H_{18}ClN_3O_7S$
(6R,7R)-7-[3-(o-Chlorophenyl)-5-methyl-4-isoxazolecarboxamido]-3-(hydroxymethyl)-8-oxo-5-thia-1-azabicyclo[4.2.0]oct-2-ene-2-carboxylic acid acetate (ester). Cephalosporin antibiotic.

313 Cefoxitin
35607-66-0 1986 252-641-2

$C_{16}H_{17}N_3O_7S_2$
(6R-cis)-3-[[(Aminocarbonyl)oxy]methyl]-7-methoxy-8-oxo-7-[(2-thienylacetyl)amino]-5-thia-1-azabicyclo[4.2.0]oct-2-ene-2-carboxylic acid.
Mefoxin. Antibacterial. mp = 149-150°; poorly soluble in H_2O, soluble in organic solvents; LD_{50} (rat orl) = 8980 mg/kg. *Merck & Co., Inc.*

314 Cefoxitin Sodium
33564-30-6 1986 251-574-6

$C_{16}H_{16}N_3NaO_7S_2$
(6R-cis)-3-[[(Aminocarbonyl)oxy]methyl]-7-methoxy-8-oxo-7-[(2-thienylacetyl)amino]-5-thia-1-azabicyclo[4.2.0]oct-2-ene-2-carboxylic acid sodium salt.
Cefoxitin sodium salt; MK-306; Betacef; Farmoxin; Mefoxin; Mefoxitin; Merxin; Cenomycin. Antibacterial. $[\alpha]_{589nm}^{25}$ = +210° (c = 1 in MeOH); very soluble in H_2O; soluble in MeOH; sparingly soluble in EtOH, Me_2CO; insoluble in aromatic and aliphatic hydrocarbons; LD_{50} (mus iv) = 5.10 mg/kg, (rat iv) = 8.98 mg/kg, (dog iv) > 10 mg/kg. *Merck & Co., Inc.*

315 Cefozopran
113359-04-9 1987

$C_{19}H_{17}N_9O_5S_2$
[6R-[6α,7β(Z)]]-1-[[7-[[-[[(5-Amino-1,2,4-thiadiazol-3-yl)-(methoxyimino)acetyl]amino]-2-carboxy-8-oxo-5-thia-1-azabicyclo[4.2.0]oct-2-ene-3-yl]-methyl]imidazo[1,2-b]pyridazinium inner salt.
Antibacterial. *Takeda.*

316   Cefpimizole
84880-03-5   1988

$C_{28}H_{26}N_6O_{10}S_2$
[6R-[6α,7β(R*)]]-1-[[2-Carboxy-7-
[[[[(5-carboxy-1H-imidazol-4-yl)-
carbonyl]amino]phenylacetyl]amino]-
8-oxo-5-thia-1-azabicyclo[4.2.0]oct-2-
en-3-yl]methyl]-4-(2-sulfoethyl)-
pyridinium hydroxide inner salt.
U-63196; AC-1370. Antibacterial.
Ajinomoto Co. Inc.

317   Cefpimizole Sodium
85287-61-2   1988

$C_{28}H_{25}N_6NaO_{10}S_2$
[6R-[6α,7β(R*)]]-1-[[2-Carboxy-7-
[[[[(5-carboxy-1H-imidazol-4-yl)-
carbonyl]amino]phenylacetyl]amino]-
8-oxo-5-thia-1-azabicyclo[4.2.0]oct-2-
en-3-yl]methyl]-4-(2-sulfoethyl)-
pyridinium hydroxide inner salt
monosodium salt.

U-63196E; Ajicef; Renilan. Antibacterial. Third generation cephalosporin antibiotic. $[\alpha]_D^{20} = -28.2°$ (c = 0.5 in H_2O); λ_m 257 nm (ε 22400 H_2O); soluble in H_2O; LD_{50} (mmus iv) = 2700 mg/kg, (mmus sc) = 8200 mg/kg, (mmus orl) > 15000 mg/kg, (fmus iv) = 2900 mg/kg, (fmus sc) = 6800 mg/kg, (fmus orl) > 15000 mg/kg, (mrat iv) = 4200 mg/kg, (mrat sc) = 12200 mg/kg, (mrat orl) > 15000 mg /kg, (frat ip) = 3500 mg/kg, (frat sc) = 11500 mg/kg, (frat orl) > 15000 mg/kg. Ajinomoto Co. Inc.

318   Cefpiramide
70797-11-4   1989

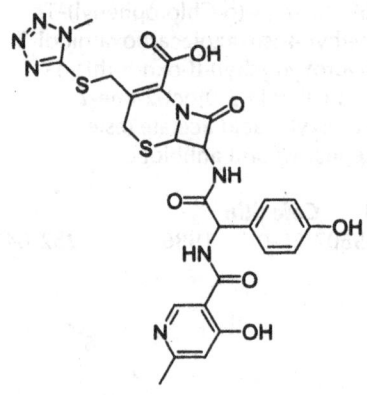

$C_{25}H_{24}N_8O_7S_2$
[6R-[6α,7β(R*)]]-7-[[[[(4-Hydroxy-6-
methyl-3-pyridinyl)carbonyl]amino]-
(4-hydroxyphenyl)acetyl]amino]-3-
[[(1-methyl-1H-tetrazol-5-
yl)thio]methyl]-8-oxo-5-thia-1-
azabicyclo[4.2.0]oct-2-ene-2-
carboxylic acid.
Antibacterial. A Broad spectrum antibiotic; semi-synthetic cephalosporin. mp = 213-215°. Sumitomo.

319 Cefpiramide Sodium
74849-93-7   1989

$C_{25}H_{23}N_8NaO_7S_2$
[6R-[6α,7β(R*)]]-7-[[[[(4-Hydroxy-6-methyl-3-pyridinyl)carbonyl]amino](4-hydroxyphenyl)acetyl]amino]-3-[[(1-methyl-1H-tetrazol-5-yl)thio]methyl]-8-oxo-5-thia-1-azabicyclo[4.2.0]oct-2-ene-2-carboxylic acid sodium salt. SM-1652; Wy-44635; Cefpiran; Suncefal; Sepatren. Antibacterial. *Sumitomo.*

320 Cefpirome
84957-29-9   1990

$C_{22}H_{22}N_6O_5S_2$
[6R-[6α,7β(Z)]]-1-[[7-[[[(2-Amino-4-thiazolyl)methoxyimino)acetyl]amino]-2-carboxy-8-oxo-5-thia-1-azabicyclo[4.2.0]oct-2-ene-3-yl]methyl]-6,7-dihydro-5H-cyclopenta[b]pyridinium inner salt. HR-810. Antibacterial. LD_{50} (mus iv) = 1900-2400 mg/kg, (mus ip) = 2300-4200 mg/kg, (rat iv) = 1900-2150 mg/kg, (rat ip) = 5800-6550 mg/kg. *Hoechst.*

321 Cefpirome Sulfate
98753-19-6   1990

$C_{22}H_{22}N_6O_5S_2 \cdot H_2SO_4$
[6R-[6α,7β(Z)]]-7-[[(2-Amino-4-thiazolyl)(methoxyimino)acetyl]amino]-2-carboxy-8-oxo-5-thia-1-azabicyclo[4.2.0]oct-2-ene-3-yl]methyl]-6,7-dihydro-5H-cyclopenta[b]pyridinium inner salt sulfate. Broact; Cefrom; Keitin. Antibacterial. Dec 198-202°; $[\alpha]_D^{25}$ = -4.7° (c = 5 in H_2O); λ_m = 265 nm (ε 21100); soluble in aqueous buffer, pH 6.5 (>50g/100 ml). *Hoechst.*

322 Cefpodoxime
80210-62-4

$C_{15}H_{17}N_5O_6S_2$
[6R-[6α,7β(Z)]]-7-[[(2-Amino-4-thiazolyl)methoxyimino)acetyl]amino]-3-(methoxy-methyl)-8-oxo-5-thia-1-azabicyclo[4.2.0]oct-2-ene-2-carboxylic acid. Antibacterial. *Sankyo.*

323 Cefpodoxime Proxetil
87239-81-4   1991

$C_{21}H_{27}N_5O_9S$
[6R-[6α,7β(Z)]]-7-[[(2-Amino-4-thiazolyl)methoxyimino)acetyl]amino]-3-(methoxy-methyl)-8-oxo-5-thia-1-azabicyclo[4.2.0]oct-2-ene-2-carboxylic acid 1-[[(1-methylethoxy)carbonyl]oxy]ethyl ester.
CS-807; U-76252; Banan; Cefodox; Orelox; Otreon; Vantin. Antibacterial. LD_{50} (mmus sc) > 10000 mg/kg, (mmus ip) = 3502 mg/kg, (mmus orl) > 8000 mg/kg, (fmus sc) >10000 mg/kg, (fmus ip) = 2535 mg/kg, (fmus orl) > 8000 mg.kg, ((mrat sc) > 2000 mg/kg, (mrat ip) >4000 mg/kg, (mrat orl) > 4000 mg/kg, (frat sc) >2000 mg/kg, (frat ip) > 4000 mg/kg, (frat orl) > 4000 mg/kg. *Sankyo.*

324 Cefprozil [anhydrous]
92665-29-7   1992

$C_{18}H_{19}N_3O_5S$
[6R-[6α,7β(R*)]]-7-[[Amino(4-hydroxyphenyl)acetyl]amino]-8-oxo-3-(1-propenyl)-5-thia-1-azabicyclo[4.2.0]-oct-2-ene-2-carboxylic acid.
Antibacterial. *Bristol Labs.*

325 Cefprozil Monohydrate
121123-17-9   1992
$C_{18}H_{19}N_3O_5S \cdot H_2O$
[6R-[6α,7β(R*)]]-7-[[Amino(4-hydroxyphenyl)acetyl]amino]-8-oxo-3-(1-propenyl)-5-thia-1-azabicyclo[4.2.0]-oct-2-ene-2-carboxylic acid monohydrate.

BMY-28100-03-800; Cefzil; Procef; BMY-28100 [Z form]; BMY-28167 [E form]; BBS-1067. Antibacterial. [Z Form]: mp = 218-220° (dec); λ_m 228, 279 nm (ε 12300, 9800 pH 7 phosphate buffer); [E Form]: mp = 230° (dec); λ_m 228, 292 nm (ε 13000, 16900 pH 7 phosphate buffer). *Bristol Labs.*

326 Cefquinome
84957-30-2

$C_{23}H_{24}N_6O_5S_2$
[6R-[6α,7β(Z)]]-7-[2-(2-Amino-4-thiazolyl)glyoxylamido]-2-carboxy-8-oxo-5-thia-1-azabicyclo[4.2.0]oct-2-en-3-yl]methyl]5,6,7,8-tetrahydroquinolinium hydroxide inner salt 7^2-(Z)-(O-methyloxime).
Antibacterial. *Hoechst-Roussel Pharmaceuticals Inc.*

327 Cefrotil
52231-20-6

$C_{20}H_{22}N_4O_4S$
(6R,7R)-3-Methyl-8-oxo-[2-[p-(1,4,5,6-tetrahydro-2-pyrimidinyl)phenyl]-acetamido]-5-thia-1-azabicyclo-[4.2.0]oct-2-ene-2-carboxylic acid. Cephalosporin antibiotic.

328 Cefroxadine
51762-05-1   1993   257-391-8

$C_{16}H_{19}N_3O_5S$
[6R-[6α,7β(R*)]]-7-[(Amino-1,4-cyclohexadien-1-ylacetyl)amino]-3-methoxy-8-oxo-5-thia-1-azabicyclo[4.2.0]oct-2-ene-2-carboxylic acid.
CGP-9000; Oraspor. Antibacterial. mp = 170° (dec); $[\alpha]_D^{20}$ = +87° (c = 1.093 in 0.1N HCl); λ_m 267 nm (ε 6100 0.1N HCl); LD_{50} (mus orl) > 6000 mg/kg, (mus ip) = 7090 mg/kg. *Ciba-Geigy Corp.*

329 Cefsulodin
62587-73-9   1994

$C_{22}H_{20}N_4O_8S_2$
[6R-[6α,7β(R*)]]-4-(Aminocarbonyl)-1-[[2-carboxy-8-oxo-7-[(phenylsulfoacetyl)amino]-5-thia-1-azabicyclo[4.2.0]oct-2-en-3-yl]methyl]pyridinium hydroxide inner salt monosodium salt.
Antibacterial. *Ciba-Geigy Corp.; Takeda.*

330 Cefsulodin Sodium
52152-93-9   1994   257-692-4

$C_{22}H_{19}N_4NaO_8S_2$
[6R-[6α,7β(R*)]]-4-(Aminocarbonyl)-1-[[2-carboxy-8-oxo-7-[(phenylsulfoacetyl)amino]-5-thia-1-azabicyclo-[4.2.0]oct-2-en-3-yl]-methyl]-pyridinium inner salt sodium salt.
Cefsulodin sodium; 7-(α-sulphophenyl-acetamido)-3-(4'-carbamoyl-pyridinium)methyl-3-cephem-4-carboxylic acid sodium salt; sulcephalosporin; Abbot 46811; CGP-7174/E; SCE-129; Cefomonil; Monaspor; Pseudomonil; Pseudocef; Pyocefal; Takesulin; Tilmapor; Ulfar. Antibacterial. mp = 175° (dec); LD_{50} (mus orl) > 15000 mg/kg, (mus ip) > 4000 mg/kg. *Ciba-Geigy Corp.; Takeda.*

331 Cefsumide
54818-11-0

$C_{17}H_{20}N_4O_6S_2$
(6R,7R)-7-[(2r)-2-Amino-2-(m-methanesulfonamidophenyl)-acetamido]-3-methyl-8-oxo-5-thia-1-azabicyclo-[4.2.0]oct-2-ene-2-carboxylic acid. Cephalosporin antibiotic.

332　Ceftazidime Pentahydrate
78439-06-2　　1995　　　　276-715-9

• 5 H₂O

$C_{22}H_{22}N_6O_7S_2 \cdot 5H_2O$
[6R-[6α,7β(Z)]]-4-(Aminocarbonyl)-1-
[[7-[[(2-amino-4-thiazolyl)[(1-carboxy-
1-methylethoxy)imino]acetyl]amino]-
2-carboxy-8-oxo-5-thia-1-azabicyclo-
[4.2.0]oct-2-en-3-yl]-methyl]-
pyridinium inner salt pentahydrate.
Ceftim; Fortam; Fortaz; Fortum; Glazidim; Kefadim; Kefamin; Kefazim; Modacin; Panzid; Spectrum; Starcef; Tazicef; Tazidime. Antibacterial. λ_m = 257 nm ($E_{1\,cm}^{1\%}$ 348). *Glaxo Wellcome Inc.; Eli Lilly & Co.; SmithKline Beecham Pharmaceuticals.*

333　Cefteram
82547-58-8　　1996

$C_{16}H_{17}N_9O_5S_2$
[6R-[6α,7β(Z)]]-7-[[(2-Amino-4-
thiazolyl)(methyoxyimino)acetyl]-
amino]-3-[(5-methyl-2H-tetrazol-2-yl)-
methyl]-8-oxo-5-thia-1-azabicyclo-
[4.2.0]oct-2-en-2-carboxylic acid.
cefetrame; Ro-19-5247; T-2525.
Antibacterial. mp > 200°. *Toyama.*

334　Ceftezole
26973-24-0　　1997

$C_{13}H_{12}N_8O_4S_3$
(6R-trans)-8-Oxo-7-[(1H-tetrazol-1-
ylacetyl)amino]-5-thia-1-
azabicyclo[4.2.0]oct-2-ene-2-
carboxylic acid.
CTZ; CG-B3Q. Antibacterial. mp = 155° (dec); λ_m 273 nm ($E_{1\,cm}^{1\%}$ 274 pH 6.4). *Fujisawa USA, Inc.*

335　Ceftibuten
97519-39-6　　1998

$C_{15}H_{14}N_4O_6S_2$
[6R-[6α,7β(Z)]]-7-[[2-(2-Amino-4-
thiazolyl)-4-carboxy-1-oxo-2-
butenyl]amino]-8-oxo-5-thia-1-
azabicyclo[4.2.0]oct-2-ene-2-
carboxylic acid.
7432-S; Sch-39720. Antibacterial. *Shionogi & Co., Ltd.*

336 Ceftiofur
80370-57-6 1999

$C_{19}H_{17}N_5O_7S_3$
[6R-[6α,7β(Z)]]-7-[[(2-Amino-4-thia-zolyl)(methoxyimino)acetyl]amino]-3-[[(2-furanylcarbonyl)thio]methyl]-8-oxo-5-thia-1-azabicyclo[4.2.0]oct-2-ene-2-carboxylic acid.
Antibacterial. *Sanofi, Inc.*

337 Ceftiofur Hydrochloride
103980-44-5 1999
$C_{19}H_{17}N_5O_7S_3 \cdot HCl$
[6R-[6α,7β(Z)]]-7-[[(2-Amino-4-thia-zolyl)(methoxyimino)acetyl]amino]-3-[[(2-furanylcarbonyl)-thio]methyl]-8-oxo-5-thia-1-azabicyclo[4.2.0]oct-2-ene-2-carboxylic acid monohydrocholoride.
U-67279A. Antibacterial. *Sanofi, Inc.*

338 Ceftiofur Sodium
104010-37-9 1999
$C_{19}H_{16}N_5NaO_7S_3$
[6R-[6α,7β(Z)]]-7-[[(2-Amino-4-thia-zolyl)(methoxyimino)acetyl]amino]-3-[[(2-furanylcarbonyl)-thio]methyl]-8-oxo-5-thia-1-azabicyclo[4.2.0]oct-2-ene-2-carboxylic acid monosodium salt.
CM-31916; U-64279E; Excenel; Naxcel. Antibacterial. *Sanofi, Inc.*

339 Ceftiolene
77360-52-2
$C_{20}H_{18}N_8O_8S_3$
(6R,7R)-7-[2-(2-Amino-4-thiazolyl)-glyoxylamido]-3-[(E)-2-[[4-(formyl-methyl)-1,4,5,6-tetrahydro-5,6-dioxo-as-triazin-3-yl]thio]vinyl]-8-oxo-5-thia-1-azabicyclo[4.2.0]oct-2-ene-2-carboxylic acid
7^2-(Z)-(O-methyloxime).
Cephalosporin antibiotic.

340 Ceftioxide
71048-88-9

$C_{16}H_{17}N_5O_8S_2$
(5S,6R,7R)-7-[2-(2-Amino-4-thiazolyl)glyoxylamido]-3-(hydroxymethyl)-8-oxo-5-thia-1-azabicyclo[4.2.0]oct-2-ene-2-carboxylic acid
7^2-(Z)-(O-methyloxime).
Cephalosporin antibiotic.

341 Ceftizoxime
68401-81-0 2000

$C_{13}H_{13}N_5O_5S_2$
[6R-[6α,7β(Z)]]-7-[[(2-Amino-4-thia-zolyl)(methoxyimino)acetyl]amino]-8-oxo-5-thia-1-azabicyclo[4.2.0]oct-2-ene-2-carboxylic acid.
Antibacterial. *Fujisawa USA, Inc.*

342 Ceftizoxime Sodium
68401-82-1   2000

$C_{13}H_{12}N_5NaO_5S_2$
[6R-[6α,7β(Z)]]-7-[[(2-Amino-4-thiazolyl)(methoxyimino)acetyl]amino]-8-oxo-5-thia-1-azabicyclo[4.2.0]oct-2-ene-2-carboxylic acid sodium salt.
FK-749; FR-13479; SKF-88373; Cefizox; Ceftix; Ceftizon; Epocelin; Eposerin. Antibacterial. LD_{50} (rat, mice iv) = ≅ 6000 mg/kg. *Fujisawa USA, Inc.*

343 Ceftriaxone
73384-59-5   2001   277-405-6

$C_{18}H_{18}N_8O_7S_3$
[6R-[6α,7β(Z)]]-7-[[(2-Amino-4-thiazolyl)(methoxyimino)acetyl]amino]-8-oxo-3-[[(1,2,5,6-tetrahydro-2-methyl-5,6-dioxo-1,2,4-triazin-3-yl)thio]methyl]-5-thia-1-azabicyclo[4.2.0]-oct-2-en-2-carboxylic acid.
ceftriaxone. Antibacterial. *Hoffmann-LaRoche Inc.*

344 Ceftriaxone Sodium
104376-79-6   2001
$C_{18}H_{16}N_8Na_2O_7S_3 \cdot 3.5H_2O$
[6R-[6α,7β(Z)]]-7-[[(2-Amino-4-thiazolyl)(methoxyimino)acetyl]amino]-8-oxo-3-[[(1,2,5,6-tetrahydro-2-methyl-5,6-dioxo-1,2,4-triazin-3-yl)thio]methyl]-5-thia-1-azabicyclo[4.2.0]-oct-2-ene-2-carboxylic acid disodium salt hemiheptahydrate.
Ro-13-9904/001; Rocefin; Rocephin(e). Antibacterial. mp >155° (dec); $[α]_D^{25}$ = -165° (c = 1 in H_2O); $λ_m$ (H_2O) = 242, 272 nm (ε 32300, 29530); soluble in H_2O (40 g/100 ml); LD_{50} (mmus iv) = 3000 mg/kg, (mmus orl) > 10000 mg/kg, (fmus iv) = 2800 mg/kg, (fmus orl) > 10000 mg/kg, (mrat iv) = 2175 mg/kg, (mrat orl) > 10000 mg/kg, (frat iv) = 2175 mg/kg, (frat orl) > 10000 mg/kg. *Hoffmann-LaRoche Inc.*

345 Cefuracetime
39685-31-9

$C_{17}H_{17}N_3O_8S$
(6R,7R)-7-[2-(2-Furyl)glyoxylamido]-3-(hydroxymethyl)-8-oxo-5-thia-1-azabicyclo[4.2.0]oct-2-ene-2-carboxylic acid 7^2-(Z)-(O-methyloxime).
Cephalosporin antibiotic.

346 Cefuroxime
55268-75-2   2002   259-560-1

$C_{16}H_{16}N_4O_8S$
[6R-[6α,7β(Z)]]-3-[[(Aminocarbonyl)oxy]methyl]-7-[[2-furanyl(methoxyimino)acetyl]amino]-8-oxo-5-thia-1-azabicyclo[4.2.0]oct-2-ene-2-carboxylic acid.
Antibacterial. $[α]_D^{20}$ = +63.7° (c = 1.0 in

0.2 M phosphate buffer, pH 7); λ_m 274 nm (ε 17600 pH 6). *Glaxo Wellcome Inc.*

347   Cefuroxime Axetil
64544-07-6

$C_{20}H_{22}N_4O_{10}S$
[6R-[6α,7β(Z)]]-3-
[[(Aminocarbonyl)oxy]methyl]]-7-[[2-furanyl(methoxyimino)acetyl]amino]-8-oxo-5-thia-1-azabicyclo[4.2.0]oct-2-ene-2-carboxylic acid 1-acetoxyethyl ester.
CCI-15641; Ceftin; Cefurax; Cefazine; Elobact; Oraxim; Zinat; Zinnat. Antibacterial. *Glaxo Wellcome Inc.*

348   Cefuroxime Pivoxetil
100680-33-9

$C_{23}H_{28}N_4O_{11}S$
[6R-[6α,7β(Z)]]-3-
[[(Aminocarbonyl)oxy]methyl]]-7-[[2-furanyl(methoxyimino)acetyl]amino]-8-oxo-5-thia-1-azabicyclo[4.2.0]oct-2-ene-2-carboxylic acid (2,2-dimethyl-1-oxopropoxy)methyl ester.
Antibacterial. *Glaxo Wellcome Inc.*

349   Cefuroxime Sodium
56238-63-2   2002   260-073-1

$C_{16}H_{15}N_4NaO_8S$
[6R-[6α,7β(Z)]]-3-
[[(Aminocarbonyl)oxy]methyl]]-7-[[2-furanyl(methoxyimino)acetyl]amino]-8-oxo-5-thia-1-azabicyclo[4.2.0]oct-2-ene-2-carboxylic acid sodium salt.
Anaptivan; Biociclin; Biofurex; Bioxima; Cefamar; Cefoprim; Cefumax; Cefurex; Cefurin; Curocef; Curoxim; Duxima; Gibicef; Ipacef; Kefurox; Kesint; Lampsporin; Medoxim; Novocef; Spectrazole; Ultroxim; Zinacef. Antibacterial. $[\alpha]_D^{20}$ = +60° (c = 0.91 in H_2O); λ_m 274 nm (ε 17400 H_2O); freely soluble in H_2O; soluble in MeOH; very slightly soluble in EtOAc, Et_2O, C_6H_6, $CHCl_3$, octanol. *Glaxo Wellcome Inc.*

350   Cefuzonam
82219-78-1   2003

$C_{16}H_{15}N_7O_5S_4$
[6R-[6α,7β(Z)]]-7-[[(2-Amino-4-thiazolyl)(methoxyimino)acetyl]-amino]-8-oxo-3-[(1,2,3-thiadiazol-5-ylthio)-methyl]-5-thia-1-aza-bicyclo[4.2.0]oct-2-ene-2-carboxylic acid.

CL-118523. Antibacterial. LD_{50} (fmus iv) = 4117 mg/kg, (fmus ip) = 6424 mg/kg, (fmus orl) > 10000 mg/kg, (mmus iv) > 4800 mg/kg, (mmus ip) = 6783 mg/kg, (mmus orl) > 10000 mg/kg, (frat iv) = 4281 mg/kg, (frat ip) > 8000 mg/kg, (frat orl) > 10000 mg/kg, (mrat iv) = 4222 mg/kg, (mrat ip) > 8000 mg/kg, (mrat orl) > 10000 mg/kg. *American Cyanamid; Takeda.*

351   Cephacetrile
10206-21-0   233-508-8

$C_{13}H_{13}N_3O_6S$
(6R-trans)-3-[(Acetyloxy)-methyl]-7-[(cyanoacetyl)amino]-8-oxo-5-thia-1-azabicyclo[4.2.0]oct-2-ene-2-carboxylic acid.
Cefacetrile. Antibacterial. *Ciba plc.*

352   Cephacetrile Sodium
23239-41-0   2019   245-513-2

$C_{13}H_{12}N_3NaO_6S$
(6R-trans)-3-[(Acetyloxy)-methyl]-7-[(cyanoacetyl)amino]-8-oxo-5-thia-1-azabicyclo[4.2.0]oct-2-ene-2-carboxylic acid monosodium salt.
Ciba 36278-Ba; Celospor; Vetimast. Antibacterial. LD_{50} (mus iv) = 4500 ± 540 mg/kg, (mus sc) = 9100 ± 1500 mg/kg. *Ciba plc.*

353   Cephalexin [anhydrous]
15686-71-2   2021

$C_{16}H_{17}N_3O_4S \cdot H_2O$
[6R-[6α,7β(R*)]]-7-[(Aminophenyl-acetyl)amino]-3-methyl-8-oxo-5-thia-1-azabicyclo[4.2.0]oct-2-ene-2-carboxylic acid.
Cefadros; Cefaloto; Cefanex; Cefaseptin; Ceporexine; Cex; Derantel; Efalexin; Farexin; Fergon 500; Garasin; Ibilex; Iwalexin; larixin; Lexibiotico; Llonexina; Madlexin; Mamalexin; Mecilex; Ohlexin; Oracocin; Rinesal; Sencephalin; Sintolexyn; Syncl; Taicelexin; Tokiolexin; Xahl. Antibacterial. Semi-synthetic cephalosporin antibiotic. λ_m = 260 nm (ε 7750). *Eli Lilly & Co.*

354   Cephalexin Hydrochloride
105879-42-3   2021
$C_{16}H_{18}ClN_3O_4S$
[6R-[6α,7β(R*)]]-7-[(Aminophenyl-acetyl)amino]-3-methyl-8-oxo-5-thia-1-azabicyclo[4.2.0]oct-2-ene-2-carboxylic acid hydrochloride.
LY-061188; Keftab; Cefa-Iskia; Cefibacter; Ceporex; Ceporexin; Keforal; Keflet; Keflex; Oracef; Ortisporina; Sartosona; Servispor; 7-(D-2-amino-2-phenylacetamido)-3-methyl-δ^3-cephem-4-carboxylic acid monohydrate; Cefa-Iskia; Cefibacter; Ceporex; Ceporexin; Keforal; Keflet; Keflex; Oracef; Ortisporina; Sartosona; Servispor. Antibacterial. Semi-synthetic cephalosporin anti-biotic. LD_{50} (mus orl) = 1600-4500 mg/kg, (mus ip) = 400-1300 mg/kg, (rat orl) > 5000 mg/kg, (rat ip) > 3700 mg/kg. *Eli Lilly & Co.*

355 Cephalexin Monohydrate
23325-78-2   2021   239-773-6

$C_{16}H_{17}N_3O_4S \cdot H_2O$

[6R-[6α,7β(R*)]]-7-[(Aminophenylacetyl)amino]-3-methyl-8-oxo-5-thia-1-azabicyclo[4.2.0]oct-2-ene-2-carboxylic acid monohydrate. 7-(D-α-aminophenylacetamido)-desacetoxycephalo-sporanic acid; 7-(D-2-amino-2-phenylacetamido)-3-methyl-Δ³-cephem-4-carboxylic acid; Ausocef; Cefadros; Cefaloto; Cefibacter; Ceporexine; Cex; Derantel; Efalexin; Farexin; Fergon 500; Garasin; Ibilex; Iwalexin; Larixin; Lexibiotico; Llonexina; Madlexin; Mamalexin; Mecilex; Neolexina; Ohlexin; Oracocin; Rinesal; Sencephalin; Syncl; Taicelexin; Tokiolexin; Xahl. Antibacterial. λ_m = 260 nm (ε = 7750); pKa = 5.2, 7.3; [monohydrate]: LD_{50} (rat orl) > 5000 mg/kg. Eli Lilly & Co.

356 Cephaloglycin
22202-75-1   2023

$C_{18}H_{19}N_3O_6S \cdot 2H_2O$

[6R-[6α,7β(R*)]]-3-[(Acetyloxy)methyl]-7-[(aminophenylacetyl)amino]-8-oxo-5-thia-1-azabicyclo[4.2.0]oct-2-ene-carboxylic acid dihydrate.
Kafocin. Antibacterial. mp = 223-250° (dec); λ_m (2% DMF): 258 nm ($E_{1cm}^{1\%}$ 166). Eli Lilly & Co.; Glaxo Wellcome Inc.; Merck & Co., Inc.

357 Cephaloglycin [anhydrous]
3577-01-3   2023   222-696-7

$C_{18}H_{19}N_3O_6S$

[6R-[6α,7β(R*)]]-3-[(Acetyloxy)methyl]-7-[(aminophenylacetyl)amino]-8-oxo-5-thia-1-azabicyclo[4.2.0]oct-2-ene-carboxylic acid.
Kefglycin. Antibacterial. Eli Lilly & Co.; Glaxo Wellcome Inc.; Merck & Co., Inc.

358 Cephaloridine
50-59-9   2025   200-052-6

$C_{19}H_{17}N_3O_4S_2$

(6R-trans)-1-[[2-Carboxy-8-oxo-7[(2-thienylacetyl)amino]-5-thia-1-azabicyclo[4.2.0]oct-2-en-3-yl]methyl]pyridinium inner salt. 1-[(7'-β-[2-(2-thienyl)acetamido]-8'-oxo-1'-aza-5'-thiabicyclo[4.2.0]oct-2'-en-3'-yl)methyl]pyridinium-2'-carboxylate; N-[7-[(2-thienyl)acetamido]ceph-3-em-3-ylmethyl]pyridinium-4-carboxylate; Cefaloridin; Ceflorin; Cepaloridin; Cer; Faredina; Ceporan; Ceporin; Cilifor; Intrasporin; Keflodin; Lloncefal; Sefacin; Cepalorin; Deflorin; Kefspor; Loridine; Aliporina; Ampligram; Floridin. Antibacterial. $[\alpha]_D^{20}$ = 47.7° (H_2O, c = 1.25); LD_{50} (rat orl) = 2500-4000 mg/kg; λ_m = 239, 252 nm (ε 15160, 13950). Eli Lilly & Co.; Glaxo Wellcome Inc.

359 Cephalosporin C
61-24-5   2026   200-501-6

$C_{16}H_{21}N_3O_8S$
[6R-[6α,7β(R*)]]-3-[(Acetyloxy)methyl]-7-[(5-amino-5-carboxy-1-oxopentyl)amino]-8-oxo-5-thia-1-azabicyclo[4.2.0]oct-2-ene-2-carboxylic acid.
Cephalosporin C; Averon-1; Cefalotin; Cemastin; Cephation; Ceporacin; Cepovenin; Chephalotin; Coaxin; Keflin; Lospoven; Microtin; Synclotin; Toricelocin. Antibacterial. *Merck & Co., Inc.; Parke-Davis; National Research Dev. Corp.*

360 Cephalothin
153-61-7   2028   205-815-7

$C_{16}H_{16}N_2O_6S_2$
(6R-trans)-3-[(Acetyloxy)methyl]-8-oxo-7-[(2-thienylacetyl)amino]-5-thia-1-azabicyclo[4.2.0]oct-2-carboxylic acid.
7-(2-Thienylacetamido)cephalosporanic acid; 7-(thiophene-2-acetamido)-cephalosporanic acid. Antibacterial. mp = 160-160.5°; $[α]_D^{20}$ = 50° (CH_3CN, c = 1.03).

361 Cephalothin Sodium
58-71-9   2028   200-394-6

$C_{16}H_{15}N_2NaO_6S_2$
(6R-trans)-3-[(Acetyloxy)methyl]-8-oxo-7-[(2-thienylacetyl)amino]-5-thia-1-azabicyclo[4.2.0]oct-2-carboxylic acid sodium salt.
Averon-1; Cefalotin; Cemastin; Cephation; Ceporacin; Cepovenin; Chephalotin; Coaxin; Keflin; Lospoven; Microtin; Synclotin; Toricelocin. Antibacterial. mp = 204-205°; $[α]_D^{20}$ = +135° (c = 1.0 in H_2O); $λ_m$ = 236, 260 nm (ε 12950, 9350); LD_{50} (mg/kg) (mus orl) > 20000 mg/kg, (mus ip) = 5670 mg/kg, (rat orl) > 10000 mg/kg, (rat ip) = 7716 mg/kg. *Eli Lilly & Co.; Glaxo Wellcome Inc.*

362 Cephapirin
21593-23-7

$C_{17}H_{17}N_3O_6S_2$
(6R-trans)-3-[(Acetyloxy)methyl]-8-oxo-7-[[(4-pyridinylthio)acetyl]amino]-5-thia-1-azabicyclo[4.2.0]oct-2-ene 2-carboxylic acid.
Antibacterial. *Apothecon; Bristol-Myers Squibb Pharmaceutical Res. and Dev.*

363 Cephapirin Benzathine
97468-37-6

$C_{50}H_{54}N_8O_{12}S_4$
(6R-trans)-3-[(Acetyloxy)methyl]-8-oxo-7-[[(4-pyridinyl-thio)acetyl]amino]-5-thia-1-azabicyclo[4.2.0]oct-2-ene 2-carboxylic acid compound with N,N-bis(phenylmethyl))-1,2-ethanediamine (2:1).
Antibacterial. *Apothecon; Bristol-Myers Squibb Pharmaceutical Res. and Dev.*

364 Cephapirin Sodium
24356-60-3   2030   246-194-2

$C_{17}H_{16}N_3NaO_6S_2$
(6R-trans)-3-[(Acetyloxy)methyl]-8-oxo-7-[[(4-pyridinylthio)acetyl]amino]-5-thia-1-azabicyclo[4.2.0]oct-2-ene 2-carboxylic acid monosodium salt. 3-(hydroxymethyl)-8-oxo-7-[2-(4-pyridylthio)acetamido]-5-thia-1-azabicyclo[4.2.0]oct-2-ene 2-carboxylic acid acetate monosodium salt; 7-[α-(4-pyridylthio)acetamido]cephalosporanic acid sodium salt; sodium 7-(pyrid-4-ylthioacetamido)cephalosporanate; Cephapirin sodium; BL-P-1322; Ambrocef; Brisfirina; Bristocef; Cefadyl; Cef-Lak; Cefatrexyl; Piricef; ToDay. Antibacterial. Soluble in H_2O.

Apothecon; Bristol-Myers Squibb Pharmaceutical Res. and Dev.

365 Cephradine
38821-53-3   2032   254-137-8

$C_{16}H_{19}N_3O_4S$
[6R-[6α,7β(R*)]]-7-[(Amino-1,4-cyclohexadien-1-ylacetyl)amino]-3-methyl-8-oxo-5-thia-1-azabicyclo[4.2.0]oct-2-ene-2-carboxylic acid.
cefradine; Anspor; Velosef; SQ-11436; Cefradex; Cefrag; Cefro; Celex; Cesporan; Dimacef; Ecosporina; Easkacef; Lenzacef; Lisacef; Megacef; Samedrin; Sefril; Velocef. Antibacterial. mp = 140-142° (dec). *Apothecon; SmithKline Beecham Pharmaceuticals.*

366 Cephradine Dihydrate
31828-50-9   2032
$C_{16}H_{19}N_3O_4S \cdot 2H_2O$
[6R-[6α,7β(R*)]]-7-[(Amino-1,4-cyclohexadien-1-ylacetyl)amino]-3-methyl-8-oxo-5-thia-1-azabicyclo[4.2.0]oct-2-ene-2-carboxylic acid dihydrate.
cephadrine dihydrate; SQ-22022. Antibacterial. mp = 183-185°. *Apothecon; SmithKline Beecham Pharmaceuticals.*

367 Cephradine Monohydrate
75975-70-1
$C_{16}H_{19}N_3O_4S \cdot H_2O$
[6R-[6α,7β(R*)]]-7-[(Amino-1,4-cyclohexadien-1-ylacetyl)amino]-3-methyl-8-oxo-5-thia-1-azabicyclo[4.2.0]oct-2-ene-2-carboxylic acid monohydrate.
Forticef. Antibacterial. *Apothecon; SmithKline Beecham Pharmaceuticals.*

beta-Lactam Antibiotics

368   Clavulanic Acid
58001-44-8   261-069-2

$C_8H_9NO_5$
3-(2-Hydroxyethylidene)-7-oxo-4-oxa-1-azabicyclo[3.2.0]heptane-2-carboxylic acid.
MM-14151. Antibacterial. *SmithKline Beecham Pharmaceuticals.*

369   Clavulanic Acid Potassium Salt with Ticarcillin Disodium
116876-37-0
$C_{23}H_{22}KN_3Na_2O_{11}S_2$
Potassium 3-(2-hydroxyethylidene)-7-oxo-4-oxa-1-azabicyclo[3.2.0]heptane-2-carboxylate combined with ticarcillin sodium.
Betabactil; Timentin. Antibacterial. *SmithKline Beecham Pharmaceuticals.*

370   Clemizole Penicillin
6011-39-8

$C_{35}H_{38}ClN_5O_4S$
Benzylpenicillin combined with 1-(p-chlorobenzyl)-2-(1-pyrrolidinylmethyl)-benzimidazole.
Antibacterial.

371   Clometicillin
1926-49-4   2445

$C_{17}H_{18}Cl_2N_2O_5S$
[2S-(2α,5α,6β)]-6-[[(3,4-Dichlorophenyl)methoxyacetyl]amino]-3,3-dimethyl-7-oxo-4-thia-1-azabicyclo-[3.2.0]heptane-2-carboxylic acid.
clometacillin; clomethacillin; no. 356; penicillin 3566. Antibacterial. *Recherche et Ind. Therap.*

372   Clometicillin Sodium Salt
2445
$C_{17}H_{17}Cl_2N_2NaO_5S$
[2S-(2α,5α,6β)]-6-[[(3,4-Dichlorophenyl)methoxyacetyl]amino]-3,3-dimethyl-7-oxo-4-thia-1-azabicyclo-[3.2.0]heptane-2-carboxylic acid sodium salt.
Rixapen. Antibacterial. $[α]_D$ = 210-220°. *Recherche et Ind. Therap.*

373   Cloxacillin
642-78-4   2480   211-390-9

$C_{19}H_{18}ClN_3O_5S$
[2S-(2α,5α,6β)]-6-[[[3-(2-Chlorophenyl)-5-methyl-4-isoxazolyl]-carbonyl]amino]-3,3-dimethyl-7-oxo-4-thia-1-azabicyclo-[3.2.0]heptane-2-carboxylic acid.
Antibacterial. *Apothecon; SmithKline Beecham Pharmaceuticals.*

beta-Lactam Antibiotics

374 Cloxacillin Benzathine
23736-58-5   2480   245-855-2

$C_{54}H_{56}Cl_2N_8O_{10}S_2$
[2S-(2α,5α,6β)]-6-[[[3-(2-Chlorophenyl)-5-methyl-4-isoxazolyl]carbonyl]amino]-3,3-dimethyl-7-oxo-4-thia-1-azabicyclo[3.2.0]heptane-2-carboxylic acid benzathine salt.
Boviclox; Dry-Clox; Noroclox DC; Opticlox; Orbenin Dry Cow; Triclox. Antibacterial. *Apothecon; SmithKline Beecham Pharmaceuticals.*

375 Cloxacillin Sodium Monohydrate
7081-44-9   2480

$C_{19}H_{17}ClN_3NaO_5S \cdot H_2O$
[2S-(2α,5α,6β)]-6-[[[3-(2-Chlorophenyl)-5-methyl-4-isoxazolyl]carbonyl]amino]-3,3-dimethyl-7-oxo-4-thia-1-azabicyclo[3.2.0]heptane-2-carboxylic acid sodium salt monohydrate.
sodium cloxacillin; BRL-1621; Bactopen; Cloxapen; Cloxypen; Ekvacillin; Gelstaph; Orbenin; Methoxillin-S; Prostaphlin-A; Staphobristol-250; Staphybiotic; Tegopen; Tepogen. Antibacterial. mp = 170° (dec); $[\alpha]_D^{20} = 163°$; soluble in H_2O, polar organic solvents; LD_{50} (rat ip) = 1630 ± 112 mg/kg, (mus ip) = 1280 ± 50 mg/kg. *Apothecon; SmithKline Beecham Pharmaceuticals.*

376 Cyclacillin
3485-14-1   2769   222-470-8

$C_{15}H_{23}N_3O_4S$
[2S-(2α,5α,6β)]-6-[[(1-Aminocyclohexyl)carbonyl]amino]-3,3-dimethyl-7-oxo-4-thia-1-azabicyclo[3.2.0]heptane-2-carboxylic acid.
Wy-4508; Calthor; Citosarin; Cyclapen; Syngacillin; ciclacillin; Ultracillin; Vastcillin; Vatracin; Vipicil; Wyvital. Antibacterial. mp = 156-158° (dec), 182-183°; $[\alpha]_D^{25} = 268°$ (H_2O); soluble in H_2O (2.9 g/100 ml at 38°). *Wyeth-Ayerst Labs.*

377 Dicloxacillin
3116-76-5   3134   221-488-3

$C_{19}H_{17}Cl_2N_3O_5S$
[2S-[2α,5α,6β(S*)]]-6-[[[3-(2,6-Dichlorophenyl)-5-methyl-4-isoxazolyl]carbonyl]amino]-3,3-dimethyl-7-oxo-4-thia-1-azabicyclo[3.2.0]heptane-2-carboxylic acid.
R-13423; BRL-1702; Maclicine. Antibacterial. *SmithKline Beecham Pharmaceuticals.*

378 Dicloxacillin Sodium
343-55-5   3134   206-444-3

$C_{19}H_{16}Cl_2N_3NaO_5S$
[2S-[2α,5α,6β]]-6- [[[3-(2,6-Dichlorophenyl)-5-methyl-4-isoxazolyl]carbonyl]amino]-3,3-dimethyl-7-oxo-4-thia-1-azabicyclo[3.2.0]heptane-2-carboxylic acid sodium salt.
sodium dicloxacillin; P-1011; Brispen; Constaphyl; Dichlor-Stapenor; Diclocil; Dycill; Dynapen; Noxaben; Pathocil; Pen-Sint; Stampen; Syntarpen; Veracillin. Antibacterial. Dec 222-225°; $[\alpha]_D^{20}$ = 127.2° (H_2O); soluble in H_2O, MeOH; less soluble in butanol; slightly soluble in Me_2CO and the usual organic solvents; LD_{50} (mus iv) = 900 mg/kg, (rat ip) = 630 mg/kg, (rat orl) > 5000 mg/kg. SmithKline Beecham Pharmaceuticals.

379 Dicloxacillin Sodium Monohydrate
13412-64-1   3134

$C_{19}H_{16}Cl_2N_3NaO_5S \cdot H_2O$
[2S-(2α,5α,6β)]-6-[[[3-(2,6-Dichlorophenyl)-5-methyl-4-isoxazolyl]carbonyl]amino]-3,3-dimethtyl-7-oxo-4-thia-1-aza-bicyclo[3.2.0]heptane-2-carboxylic acid sodium salt monohydrate.
sodium dicloxacillin monohydrate; P-1011; Brispen; Constphyl; Dichlor-Stapenor; Diclocil; Dycill; Dynapen; Noxaben; Pathocil; Pen-Sint; Stampen; Syntarpen; Veracillin. Antibacterial. Dec 222-225°; $[\alpha]_D^{20}$ = 127.2° (H_2O); soluble in H_2O, less soluble in BuOH, slightly soluble in Me_2CO and the usual organic solvents; LD_{50} (mus iv) = 900 mg/kg, (rat ip) = 630 mg/kg, (rat orl) > 5000 mg/kg. SmithKline Beecham Pharmaceuticals.

380 Epicillin
26774-90-3   3651   248-001-7

$C_{16}H_{21}N_3O_4S$
[2S-[2α,5α,6β(S*)]]-6-[(Amino-1,4-cyclohexadien-1-ylacetyl)amino]-3,3-dimethyl-7-oxo-4-thia-1-azabicyclo[3.2.0]heptane-2-carboxylic acid.
SQ-11302; Dexacilina; Dexacillin; Omnisan; Spectacillin. Antibacterial. Dec 202°. Bristol-Myers Squibb Pharmaceutical Res. and Dev.

381 Fenbenicillin
1926-48-3   4001

$C_{22}H_{22}N_2O_5S$
[2S-(2α,5α,6β)]-3,3-Dimethyl-7-oxo-6-[(phenoxyphenylacetyl)amino]-4-thia-1-azabicyclo[3.2.0]heptane-2-carboxylic acid.
Phenbenicillin. Antibacterial. SmithKline Beecham Pharmaceuticals.

382 Fenbenicillin Potassium Salt
1177-30-6   4001

$C_{22}H_{21}KN_2O_5S$
[2S-(2α,5α,6β)]-3,3-Dimethyl-7-oxo-6-[(phenoxyphenylacetyl)amino]-4-thia-1-azabicyclo[3.2.0]heptane-2-carboxylic acid potassium salt.
Penspek. Antibacterial. mp = 88=95°, dec 120-125°; readily soluble in H_2O; LD_{50} (mus iv) = 225 mg/kg, (mus ip) = 520 mg/kg, (mus orl) = 3000 mg/kg. SmithKline Beecham Pharmaceuticals.

383 Fibracillin
51154-48-4   257-021-5

$C_{26}H_{28}ClN_3O_6S$
D-6-[2-[2-(p-Chlorophenoxy)-2-methylpropionamido]-2-phenylacetamido]-3,3-dimethyl-7-oxo-4-thia-1-azabicyclo[3.2.0]heptane-2-carboxylic acid.
Antibacterial.

384 Flomoxef
99665-00-6   4141

$C_{15}H_{18}F_2N_6O_7S_2$
(6R-cis)-7-[[[(Difluoromethyl)thio]-acetyl]amino]-3-[[[1-(2-hydroxyethyl)-1H-tetrazol-5-yl]thio]methyl]-7-methoxy-8-oxo-5-oxa-1-azabicyclo[4.2.0]oct-2-ene-2-carboxylic acid.
Antibacterial.   mp = 82.5-87.5°.
Shionogi & Co., Ltd.

385 Floxacillin
5250-39-5   4147   226-051-0

$C_{19}H_{17}ClFN_3O_5S$
[2S-[2α,5α,6β(S*)]]-6-[[[3-(2-Chloro-6-fluorophenyl)-5-methyl-4-isoxazolyl]-carbonyl]amino]-3,3-dimethyl-7-oxo-4-thia-1-azabicyclo[3.2.0]heptane-2-carboxylic acid.
Flucloxacillin; BRL-2039; Penplus; Staphlipen; Abboflox; Flupen; Floxapen; BRL-2039. Antibacterial. *SmithKline Beecham Pharmaceuticals.*

386 Floxacillin Sodium
34214-51-2
$C_{19}H_{16}ClFN_3NaO_5S \cdot H_2O$
[2S-[2α,5α,6β(S*)]]-6-[[[3-(2-Chloro-6-fluorophenyl)-5-methyl-4-isoxazolyl]-carbonyl]amino]-3,3-dimethyl-7-oxo-4-thia-1-azabicyclo[3.2.0]heptane-2-carboxylic acid sodium salt.
Culpen; Floxapen; Ladropen; Stafoxil; Staphcil; Staphylex. Antibacterial. *SmithKline Beecham Pharmaceuticals.*

387 Fomidacillin
98048-07-8

$C_{24}H_{28}N_6O_{10}S$
(2S,5R,6R)-6-[(R)-2-(3,4-Dihydroxyphenyl)-2-(4-ethyl-2,3-dioxo-1-piperazinecarboxamido)-acetamido]-6-

formamido-3,3-dimethyl-7-oxo-4-thia-1-azabicyclo[3.2.0]-heptane-2-carboxylic acid.
Antibacterial.

388 Fumoxicillin
78186-33-1   278-865-0

$C_{21}H_{21}N_3O_6S$
(2S,5R,6R)-6-[(R)-2-(Furfurylideneamino)-2-(p-hydroxyphenyl)acetamido]-3,3-dimethyl-7-oxo-4-thia-1-azabicyclo[3.2.0]heptane-2-carboxylic acid.
FU-02. Antibacterial. *Farmatis S.R.L.*

389 Fuzlocillin
66327-51-3

$C_{25}H_{26}N_6O_8S$
(2S,5R,6R)-6-[(2R)-2-[3-[(E)-Furfurylideneamino]-2-oxo-1-imidazolidinecarboxamido]-2-(p-hydroxyphenyl)acetamido]-3,3-dimethyl-7-oxo-4-thia-1-azabicyclo[3.2.0]heptane-2-carboxylic acid.
Antibacterial.

390 Gloximonam
90850-05-8

$C_{18}H_{25}N_5O_8S$
[[(2S,3S)-3-[(2-Amino-4-thiazolyl)-glyoxylamido]-2-methyl-4-oxo-1-azetidinyl]oxy]acetic acid ester with tert-butyl glycolate 3²-(Z)-(O-methyloxime).
SQ-82531. Antibacterial. *Bristol-Myers Squibb Pharmaceutical Res. and Dev.*

391 Hetacillin
3511-16-8   4706   222-512-5

$C_{19}H_{23}N_3O_4S$
[2S-[2α,5α,6β(S*)]]-6-(2,2-Dimethyl-5-oxo-4-phenyl-1-imidazolidinyl)-3,3-dimethyl-7-oxo-4-thia-1-azabicyclo-[3.2.0]heptane-2-carboxylic acid.
6-(2,2-dimethyl-5-oxo-4-phenyl-1-imidazolidinyl)penicillanic acid; phenazacillin; BRL-804; Penplenum; Versapen; Versatrex. Antibacterial. Semi-synthetic antibiotic related to penicillin. Dec 182.8-183.9°, 189.2-191.0°; $[\alpha]_D^{25}$ = +366° (C_5H_5N). *Bristol-Myers Squibb Pharmaceutical Res. and Dev.*

392 Hetacillin Potassium
5321-32-4   4706   226-182-3

$C_{19}H_{22}KN_3O_4S$
[2S-[2α,5α,6β(S*)]]-6-(2,2-Dimethyl-5-oxo-4-phenyl-1-imidazolidinyl)-3,3-dimethyl-7-oxo-4-thia-1-azabicyclo[3.2.0]heptane-2-carboxylic acid potassium salt.
Uropen; Versapen K; HetacinK; Natacillin. Antibacterial. *Bristol-Myers Squibb Pharmaceutical Res. and Dev.*

393 Imipenem [anhydrous]
64221-86-9   4954   264-734-5

$C_{12}H_{17}N_3O_4S$
[5R-[5α,6α(R*)]]-6-(1-Hydroxyethyl)-3-[[2-[(iminomethyl)amino]ethyl]thio]-7-oxo-1-azabicyclo[3.2.0]hept-2-ene-2-carboxylic acid.
Antibacterial. Broad spectrum semi-synthetic antibiotic. *Merck & Co., Inc.*

394 Imipenem Monohydrate
74431-23-5   4954

$C_{12}H_{17}N_3O_4S \cdot H_2O$
[5R-[5α,6α(R*)]]-6-(1-Hydroxyethyl)-3-[[2-[(iminomethyl)amino]ethyl]thio]-7-oxo-1-azabicyclo[3.2.0]hept-2-ene-2-carboxylic acid monohydrate.

imipemide; MK-787; MK-0787; component of [in combination with cilastatin sodium]: Primaxin; Imipem; Tenacid; Tienam; Tracix; Zienam. Antibacterial. Broad spectrum semi-synthetic antibiotic. Derivative of thienamycin. $[\alpha]_D^{25}$ = +86.8° (c = 0.05 in 0.1M phosphate, pH 7); λ_m 299 nm (ε 9670, 98% H_2O, NH_2OH ext); soluble in H_2O (1 g/100 ml), MeOH (0.5 g/100 ml), EtOH (0.02 g/100 ml), Me_2CO (< 0.01 g/100 ml), DMF (< 0.01 g/100 ml), DMSO (0.03 g/100 ml). *Merck & Co., Inc.*

395 Lenampicillin
86273-18-9   5460

$C_{21}H_{23}N_3O_7S$
[2S-[2α,5α,6β(S*)]]-6-[(Amino-phenylacetyl)amino]-3,3-dimethyl-7-oxo-4-thia-1-azabicyclo-[3.2.0]-heptane-2-carboxylic acid (5-methyl-2-oxo-1,3-dioxol-4-yl)-methyl ester.
ampicillin (5-methyl-2-oxo-1,3-dioxolen-4-yl)methyl ester; Antibacterial. Prodrug of ampicillin. Orally active. *Kanebo.*

396 Lenampicillin Hydrochloride
80734-02-6
$C_{21}H_{24}ClN_3O_7S$
[2S-[2α,5α,6β(S*)]]-6-[(Amino-phenylacetyl)amino]-3,3-dimethyl-7-oxo-4-thia-1-azabicyclo-[3.2.0]-heptane-2-carboxylic acid (5-methyl-2-oxo-1,3-dioxol-4-yl)-methyl ester hydrochloride (salt).
KB-1585; KBT-1585; Takacillin; Varacillin. Antibacterial. mp = 145°; LD_{50} (mrat orl) ≅ 10000 mg/kg, (mmus orl) = 8294 mg/kg, (mrat sc) = 4362 mg/kg, (mmus sc) = 3576 mg/kg, (mrat

iv) = 976 mg/kg, (mmus iv) = 711 mg/kg, (dog orl) > 300 mg/kg. *Kanebo.*

397 Lenapenem
149951-16-6

$C_{18}H_{29}N_3O_5S$
(1R,5S,6S)-2-[(3S,5S)-5-[(R)-1-Hydroxy-3-(N-methylamino)propyl]pyrrolidin-3-ylthio]-6-[(R)-1-hydroxyethyl]-1-methyl-1-carbapen-2-em-3-carboxylic acid.
BO-2727. Penicillin antibacterial.

398 Levopropylcillin
3736-12-7

$C_{18}H_{22}N_2O_5S$
(2S,5R,6R)-3,3-Dimethyl-7-oxo-6-[(2S)-phenoxybutyramido]-4-thia-1-azabicyclo[3.2.0]heptane-2-carboxylic acid.
Antibacterial. *Eli Lilly & Co.*

399 Levopropylcillin Potassium
7245-75-2

$C_{18}H_{21}KN_2O_5S$
(2S,5R,6R)-3,3-Dimethyl-7-oxo-6-[(2S)-phenoxybutyramido]-4-thia-1-azabicyclo[3.2.0]heptane-2-carboxylic acid potassium salt.
BRL-284; P-248; 38389. Antibacterial. *Eli Lilly & Co.*

400 Loracarbef [anhydrous]
76470-66-1

$C_{16}H_{16}ClN_3O_4$
[6R-[6α,7β(R*)]]-7-[(Aminophenyl)acetyl)amino]-3-chloro-8-oxo-1-azabicyclo[4.2.0]oct-2-ene-2-carboxylic acid.
Antibacterial. *Eli Lilly & Co.; Kyowa Hakko Kogyo Co., Ltd.*

401 Loracarbef Monohydrate
121961-22-6   5606

$C_{16}H_{16}ClN_3O_4 \cdot H_2O$
[6R-[6α,7β(R*)]]-7-[(Aminophenyl)-acetyl)amino]-3-chloro-8-oxo-1-azabicyclo[4.2.0]oct-2-ene-2-carboxylic acid monohydrate.
carbacefaclor; KT-3777; LY-163892 monohydrate; Lorabid. Antibacterial.

mp = 232-238°; $[\alpha]_D^{20}$ = +27.5° (c = 1 in CHCl$_3$). *Eli Lilly & Co.; Kyowa Hakko Kogyo Co., Ltd.*

402 Meropenem
96036-03-2   5960

$C_{17}H_{25}N_3O_5S$
[4R-[3(3S*,5S*),4α,5β,6β(R*)]]-3-[[5-[(Dimethylamino)carbonyl]-3-pyrrolidinyl]thio]-6-(1-hydroxyethyl)-4-methyl-7-oxo-1-azabicyclo[3.2.0]-hept-2-ene-2-carboxylic acid.
Antibacterial. *Zeneca Pharmaceuticals.*

403 Meropenem Trihydrate
119478-56-7   5960
$C_{17}H_{25}N_3O_5S \cdot 3H_2O$
[4R-[3(3S*,5S*),4α,5β,6β(R*)]]-3-[[5-[(Dimethylamino)carbonyl]-3-pyrrolidinyl]thio]-6-(1-hydroxyethyl)-4-methyl-7-oxo-1-azabicyclo[3.2.0]hept-2-ene-2-carboxylic acid trihydrate.
ICI-194660; SM-7338; Merrem; Meronem. Antibacterial. *Zeneca Pharmaceuticals.*

404 Metampicillin
6489-97-0   5986   229-365-6

$C_{17}H_{19}N_3O_4S$
[2S-(2α,5α,6β)]-3,3-Dimethyl-6-[[(methyleneamino)phenylacetyl]amino]-7-oxo-4-thia-1-azabicyclo[3.2.0]-heptane-2-carboxylic acid.
methampicillin; Bonopen; Fedacilina; Micinovo; Pravacilin; Ruticina;
Suvipen; Viderpen. Antibacterial. E.R.A.S.M.E.

405 Methicillin
61-32-5   6047   200-505-8

$C_{17}H_{20}N_2O_6S$
(2S,5R,6R)-6-(2,6-Dimethoxybenzamido)-3,3-dimethyl-7-oxo-4-thia-1-azabicyclo[3.2.0]-heptane-2-carboxylic acid.
Antibacterial. *Apothecon; SmithKline Beecham Pharmaceuticals.*

406 Methicillin Sodium
132-92-3   6047   205-083-9
$C_{17}H_{19}N_2NaO_6S$
[2S-(2α,5α,6β)]-6-[(2,6-Dimethoxybenzoyl)amino]-3,3-dimethyl-7-oxo-4-thia-1-azabicyclo[3.2.0]heptane-2-carboxylic acid monosodium salt.
dimethoxyphenecillin sodium; BRL-1241; X-1497; Azapen; Belfacillin; Celpillina; Celbenin; Cinopenil; Dimocillin; Flabelline; Penistaph; Staphcillin; SQ-16123. Antibacterial. mp = 196-197°; $[\alpha]_D^{20}$ = 230° (c = 5); λ_m = 281 nm ($E_{1cm}^{1\%}$ 55); soluble in H$_2$O (>300 mg/ml), EtOH, Me$_2$CO; insoluble in Et$_2$O, hydrocarbons; [dl form]: mp = 230-232°; freely soluble in H$_2$O; [l form]: mp = 238-239°; $[\alpha]_D^{24}$ = 218° (c = 0.01 H$_2$O). *Apothecon; SmithKline Beecham Pharmaceuticals.*

407 Methicillin Sodium Monohydrate
7246-14-2   6047
$C_{17}H_{19}N_2NaO_6S \cdot H_2O$
(2S,5R,6R)-6-(2,6-Dimethoxybenzamido)-3,3-dimethyl-7-oxo-4-thia-1-azabicyclo[3.2.0]-heptane-2-carboxylic acid sodium salt monohydrate.
Celbenin; Staphcilin; BRL-1241; SQ-16123; X-1497; Azapen; Belfacillin; Celpillina; Cinopenil; Dimocillin; Flabelline; Penistaph; Staphcillin.

Antibacterial. mp = 196-197° (dec); $[\alpha]_D^{20}$ =230° (c = 5), 225° (c = 1); λ_m = 281 nm ($E_{1\,cm}^{1\%}$ 55); soluble in H_2O (> 30 g/100 ml at 20°), EtOH (4 g/100 ml), Et_2O (0.003 g/100 ml), Me_2CO (0.035 g/100 ml), $CHCl_3$ (0.006 g/100 ml), isooctane (< 0.003 g/100 ml). *Apothecon; SmithKline Beecham.*

408 Mezlocillin
51481-65-3   6259   257-233-8

$C_{21}H_{25}N_5O_8S_2$
[2S-[2α,5α,6β(S*)]]-3,3-Dimethyl-6-[[[[[3-(methylsulfonyl)-2-oxo-1-imidazolidinyl]carbonyl]amino]phenyl acetyl]amino]-7-oxo-4-thia-1-azabicyclo[3.2.0]heptane-2-carboxylic acid.
Bay f 1353. Antibacterial. *Bayer Corp., Pharmaceutical Div.*

409 Mezlocillin Sodium
59798-30-0   6259

$C_{21}H_{24}N_5NaO_8S_2 \cdot H_2O$
[2S-[2α,5α,6β(S*)]]-3,3-Dimethyl-6-[[[[[3-(methylsulfonyl)-2-oxo-1-imidazolidinyl]carbonyl]amino]phenyl acetyl]amino]-7-oxo-4-thia-1-azabicyclo[3.2.0]heptane-2-carboxylic acid sodium salt monohydrate.

Baycipen; Baypen; Mezlin. Antibacterial. Soluble in H_2O, MeOH, DMF; insoluble in Me_2CO, EtOH. *Bayer Corp., Pharmaceutical Div.*

410 Moxalactam
64952-97-2   6369   265-287-9

$C_{20}H_{20}N_6O_9S$
7-[[Carboxy(4-hydroxyphenyl)acetyl]-amino]-7-methoxy-3-[[(1-methyl-1H-tetrazol-5-yl)thio]methyl]-8-oxo-5-oxa-1-azabicyclo[4.2.0]oct-2-ene-2-carboxylic acid.
latamoxef; lamoxactam. Antibacterial. mp = 117-122°; $[\alpha]_D^{25}$ = -15° (c = 0.216 MeOH); λ_m = 276 nm (ε 10200). *Eli Lilly & Co.; Shionogi & Co., Ltd.*

411 Moxalactam Disodium
64953-12-4   6369   265-288-4

$C_{20}H_{18}N_6Na_2O_9S$
7-[[Carboxy(4-hydroxyphenyl)acetyl]-amino]-7-methoxy-3-[[(1-methyl-1H-tetrazol-5-yl)thio]methyl]-8-oxo-5-oxa-1-azabicyclo[4.2.0]oct-2-ene-2-carboxylic acid disodium salt.
LY-12735; S-6059; Festamoxin; Moxalactam; Moxam; Shiomarin. Antibacterial. $[\alpha]_D^{22}$ = -45° (H_2O); λ_m = 270 nm (ε 12000). *Eli Lilly & Co.; Shionogi & Co., Ltd.*

412 Nafcillin
147-52-4 6438 205-690-9

$C_{21}H_{22}N_2O_5S$
[2S-(2α,5α,6β)]-6-[[(2-Ethoxy)-1-naphthalenynyl)carbonyl]amino]-3,3-dimethyl-7-oxo-4-thia-1-azabicyclo-[3.2.0]heptane-2-carboxylic acid.
Antibacterial. *Apothecon; SmithKline Beecham Pharmaceuticals; Wyeth-Ayerst Labs.*

413 Nafcillin Sodium
985-16-0 6438 213-574-4

$C_{21}H_{21}N_2NaO_5S$
[2S-(2α,5α,6β)]-6-[[(2-Ethoxy)-1-naphthalenyl)carbonyl]amino]-3,3-dimethyl-7-oxo-4-thia-1-azabicyclo-[3.2.0]heptane-2-carboxylic acid monosodium salt.
Nafcillin sodium; Nafcil; Naftopen; Unipen. Antibacterial. *Apothecon; SmithKline Beecham Pharmaceuticals; Wyeth-Ayerst Labs.*

414 Nafcillin Sodium Monohydrate
7177-50-6

$C_{21}H_{21}N_2NaO_5S \cdot H_2O$
[2S-(2α,5α6β)]-6-[[(2-Ethoxy)-1-naphthalenyl)carbonyl]amino]-3,3-dimethyl-7-oxo-4-thia-1-azabicyclo-[3.2.0]heptane-2-carboxylic acid monosodium salt.
Nafcil; Naftopen; Unipen. Antibacterial. *Apothecon; SmithKline Beecham Pharmaceuticals; Wyeth-Ayerst Labs.*

415 Oxacillin
66-79-5 7036 200-635-5

$C_{19}H_{19}N_3O_5S$
[2S-(2α,5α,6β)]-3,3-Dimethyl-6-[[(5-methyl-3-phenyl-4-isoxazolyl)-carbonyl]amino]-7-oxo-4-thia-1-azabicyclo[3.2.0]heptane-2-carboxylic acid.
oxazocilline. Antibacterial. *Apothecon; SmithKline Beecham Pharmaceuticals.*

416 Oxacillin Sodium
1173-88-2 7036 214-636-3

$C_{19}H_{18}N_3NaO_5S$
[2S-(2α,5α,6β)]-3.3-Dimethyl-6-[[(5-methyl-3-phenyl-4-isoxazolyl)-carbonyl]amino]-7-oxo-4-thia-1-azabicyclo[3.2.0]heptane-2-carboxylic acid sodium salt.
penicillin P-12; sodium oxacillin; BRL-1400; Bactocill; Bristopen; Cryptocillin; Micropenin; Oxabel; Penstapho; Penstaphocid; Prostaphlin; Resistopen; Stapenor; Bactocil sodium.

Antibacterial. mp = 188° (dec) $[\alpha]_D^{20}$ = +201° (c = 1 in H$_2$O); LD$_{50}$ (rat orl) > 8000 mg/kg. *Apothecon; SmithKline Beecham Pharmaceuticals.*

417 Oxacillin Sodium Monohydrate
7240-38-2   7036

$C_{19}H_{18}N_3NaO_5S \cdot H_2O$
[2S-(2α,5α,6β)]-3,3-Dimethyl-6-[[(5-methyl-3-phenyl-4-isoxazolyl)-carbonyl]amino]-7-oxo-4-thia-1-azabicyclo[3.2.0]heptane-2-carboxylic acid sodium salt monohydrate.
oxazocilline; Stapenor; Stapenor Retard; penicillin P-12; sodium oxacillin; BRL-1400; Bactocill; Bristopen; Cryptocillin; Micropenin; Oxabel; Penstapho; Penstaphocid; Prostaphlin; Resistopen. Antibacterial. mp = 188° (dec); $[\alpha]_D^{20}$ = 201° (c = 1 H$_2$O); LD$_{50}$ (rat orl) > 8000 mg/kg. *Apothecon; SmithKline Beecham Pharmaceuticals.*

418 Oxetacillin
53861-02-2

$C_{16}H_{23}N_3O_5S$
(2S,5R,6R)-6-[(R)-[4-(p-Hydroxy-phenyl)-2,2-dimethyl-5-oxo-1-imidazolidinyl]]-3,3-dimethyl-7-oxo-4-thia-1-azabicyclo[3.2.0]heptane-2-carboxylic acid.
Antibacterial.

419 Oximonam
90898-90-1

$C_{12}H_{15}N_5O_6S$
[[(2S,3S)-3-[(2-Amino-4-thiazolyl)-glyoxylamido]-2-methyl-4-oxo-1-azetidinyl]oxy] acetate 3^2-(Z)-(O-methyloxime).
Antibacterial. *Bristol-Myers Squibb Pharmaceutical Res. and Dev.*

420 Oximonam Sodium
90849-08-4

$C_{12}H_{14}N_5NaO_6S$
[[(2S,3S)-3-[(2-Amino-4-thiazolyl)-glyoxylamido]-2-methyl-4-oxo-1-azetidinyl]oxy] acetate 3^2-(Z)-(O-methyloxime) sodium salt.
SQ-82629. Antibacterial. *Bristol-Myers Squibb Pharmaceutical Res. and Dev.*

421 Panipenem
87726-17-8   7141

$C_{15}H_{21}N_3O_4S$
[5R-[3(S*),5α,6α(R*)]]-6-(1-Hydroxy-ethyl)-3-[[1-(1-iminoethyl)-3-pyrrol-idinyl]thio]-7-oxo-1-azabicyclo-[3.2.0]hept-2-ene-2-carboxylic acid.

CS-533; RS-533. Antibacterial. mp = 198-200° (dec); λ_m 298 nm (ϵ 10400 H_2O); LD_{50} (mmus iv) = 1700-2200 mg/kg, (fmus iv) = 1300-1700 mg/kg. Sankyo.

422 Penamecillin
983-85-7   7208   213-571-8

$C_{19}H_{22}N_2O_6S$
[2S-(2α,5α,6β)]-3,3-Dimethyl-7-oxo-6-[(phenylacetyl)amino]-4-thia-1-azabicyclo[3.2.0]heptane-2-carboxylic acid (acetyloxy) methyl ester.
Wy-20788; Havapen; penicillin G hydromethyl ester acetate; Wy-20788; acetoxymethyl benzylpenicillinate; benzylpenicillin acetoxymethyl ester. Antibacterial. mp = 106-108°; $[\alpha]_D^{20}$ = 154°. Wyeth-Ayerst Labs.

423 Penethamate Hydriodide
808-71-9   7212   212-367-6

$C_{22}H_{32}IN_3O_4S$
[2S-(2α,5α,6β)]-3,3-Dimethyl-7-oxo-6-[(phenylacetyl)amino]-4-thia-1-azabicyclo[3.2.0]heptane-2-carboxylic acid 2-(diethylamino)ethyl ester monohydriodide.

ephicillin hydriodide; penethecillin; Alivin; Broncopen; Estopen; Neopenil; Pulmaxil N; Bronchocillin; Pulmo 500; Leocillin. Antibacterial. mp = 178-179°; slightly soluble in H_2O (0.96 g/100 ml at 20°). Antibiotice S.A.

424 Penicillin G Aluminum
1406-06-0
$C_{48}H_{51}AlN_6O_{12}S_3$
[2S-(2α,5α,6β)]-3,3-Dimethyl-7-oxo-6-[(phenylacetyl)amino]-4-thia-1-azabicyclo[3.2.0]heptane-2-carboxylic acid aluminum salt.
aluminum salt of penicillin G. Antibacterial.

425 Penicillin G Benethamine
751-84-8   7220   212-029-8

$C_{31}H_{35}N_3O_4S$
[2S-(2α,5α,6β)]-3,3-Dimethyl-7-oxo-6-[(phenylacetyl)amino]-4-thia-1-azabicyclo[3.2.0]heptane-2-carboxylic acid compound with N-(phenylmethyl)benzeneethanamine (1:1).
benzylpenicillinic acid N-benzyl-β-phenylethylamine salt; benethamine penicillin G; Benapen; Betapen; Benetolin. Semi-synthetic antibiotic prepared from penicillin G and N-benzylphen-ethylamine. mp = 146-147° (dec); slightly soluble in H_2O. Glaxo Wellcome Inc.

426 Penicillin G Benzathine
1538-09-6   7221   216-260-5

• 4 H$_2$O

C$_{48}$H$_{56}$N$_6$O$_8$S$_2$
[2S-(2α,5α,6β)]-3,3-Dimethyl-7-oxo-6-
[(phenylacetyl)amino]-4-thia-1-
azabicyclo[3.2.0]heptane-2-carboxylic
acid compound with N,N'-
dibenzylethylenediamine (1:1).
Penicillin G Benzathine; Benethamine penicillin; Benepen; Betapen; Benetolin; Potassium penicillin G; Potassium benzylpenicillinate; Benzylpenicillinic acid potassium salt; Notaral; benzathine penicillin G; diamine penicillin; Beacillin; Megacillin suspension; Bicillin; Cillenta; Permapen; Duropenin; Dibencillin; DBED Penicillin; Penidural; Tardocillin; Dibencil; Lentopenil; Vicin Neolin; Pen-Di-Ben; Penidure; Moldamin; Extencilline; Longacilina; Longicil; Penadur; Penditan; Cepacilina. Antibacterial. mp = 123-124°; slightly soluble in H$_2$O; [α]$_D^{25}$ = +206° (c = 0.105 in formamide). Wyeth-Ayerst Labs.

427 Penicillin G Benzathine Tetrahydrate
41372-02-5
C$_{48}$H$_{56}$N$_6$O$_8$S$_2$·4H$_2$O
[2S-(2α,5α,6β)]-3,3-Dimethyl-7-oxo-6-
[(phenylacetyl)amino]-4-thia-1-aza-
bicyclo[3.2.0]heptane-2-carboxylic
acid compound with N,N'-dibenzyl-
ethylenediamine (1:1) tetrahydrate.
Bicillin; Bicillin L-A; Permapen; component of: Bicillin C-R, Flo-Cillin. Antibacterial. *Roerig Div., Pfizer Pharmaceuticals; Bristol-Myers Squibb Pharmaceutical Res. and Dev; Wyeth-Ayerst Labs.*

428 Penicillin G Benzhydralamine
1538-11-0   7222   216-261-0
C$_{48}$H$_{56}$N$_6$O$_8$S$_2$
[2S-(2α,5α,6β)]-3,3-Dimethyl-7-oxo-6-
[(phenylacetyl)amino]-4-thia-1-
azabicyclo[3.2.0]heptane-2-carboxylic
acid compound with N,N'-
bis(phenylmethyl)-1,2-ethanediamine.
Beacillin; Megacillin Suspension; Bicillin; Cillenta; Permapen; Duropenin; Dibencillin; DBED Penicillin; Penidural; Tardocillin; Dibencil; Lentopenil; Vicin Neolin; Pen-Di-Ben; Penidure; Moldamin; Extencilline; Longacilina; Longicil; Penadur; Penditan; Cepacilina. Antibacterial. mp = 123-124°; [α]$_D^{25}$ = 206° (c = 0.105 formamide); soluble in H$_2$O (0.015 g/100 ml, 0.0315 g/100 ml), C$_6$H$_6$ (0.038 g/100 ml), EtOH (0.52 g/100 ml, 1.54 g/100 ml), Me$_2$CO (0.15 g/100 ml), formamide (2.8 g/100 ml), MeOH (1.69 g/100 ml). *Wyeth-Ayerst Labs.*

429 Penicillin G Calcium
1406-07-1   7223   215-795-1
C$_{32}$H$_{34}$CaN$_4$O$_8$S$_2$
[2S-(2α,5α,6β)]-3,3-Dimethyl-7-oxo-6-
[(phenylacetyl)amino]-4-thia-1-
azabicyclo[3.2.0]heptane-2-carboxylic
acid calcium salt.
calcium salt of penicillin G; calcium benzylpenicillinate; calcium penicillin G. Antibacterial. Freely soluble in H$_2$O, EtOH, glycerol, EtOAc, CHCl$_3$, Me$_2$CO.

430 Penicillin G Chloroprocaine
575-52-0
C$_{29}$H$_{37}$ClN$_4$O$_6$S
[2S-(2α,5α,6β)]-3,3-Dimethyl-7-oxo-6-
[(phenylacetyl)amino]-4-thia-1-aza-
bicyclo[3.2.0]heptane-2-carboxylic
acid compound with 2-(diethylamino)-
ethyl 4-amino-2-chlorobenzoate (1:1).
Antibacterial.

431 Penicillin G Hydrabamine
3344-16-9   7224   222-092-3
$C_{74}H_{100}N_6O_8S_2$
Benzylpencillinic acid N,N'-bis-(dehydroabietyl)ethylenediamine double salt.
hydrabamine penicillin G; Compocillin. Antibacterial. Dec 171-174°; $[\alpha]_D^{25}$ = +115.3° (c = 10 in $CHCl_3$); solubilities (g/100 ml at 28°): H_2O 0.00075, MeOH 0.73, EtOH 0.52, iPrOH 0.17, isoamyl alcohol 0.31, cyclohexane 1.15, C_6H_6 6.00, C_7H_8 3.9, petroleum ether 0.0, isooctane 0.55. Abbott Labs.

432 Penicillin G Potassium
113-98-4   7225   204-038-0

$C_{16}H_{17}KN_2O_4S$
[2S-(2α,5α,6β)]-3,3-Dimethyl-7-oxo-6-[(phenylacetyl)amino]-4-thia-1-azabicyclo[3.2.0]heptane-2-carboxylic acid monopotassium salt.
potassium penicillin G; potassium benzylpenicillinate; Notaral; Crytapen; Hipercilina; Pentid; Tabilin; Eskacillin; Forpen; Hylenta; Cosmopen; Falapen; Hyasorb; Cristapen; M-Cillin; Monopen; Megacillin Tablets. Antibacterial. mp = 214-217° (dec); $[\alpha]_D^{22}$ = 285-310° (c = 0.7); freely soluble in H_2O.

433 Penicillin G Procaine
54-35-3   7226   200-205-7
$C_{29}H_{38}N_4O_6S$
[2S-(2α,5α,6β)]-3,3-Dimethyl-7-oxo-6-[(phenylacetyl)amino]-4-thia-1-azabicyclo[3.2.0]heptane-2-carboxylic acid compound with 2-(diethylamino)ethyl 4-aminobenzoate (1:1).
benzylpenicillin procaine; Abbocillin-DC; Afsillin; Ampinpenicillin; Aquacillin; Aquasuspen; Avloprocil; Cilicaine; Crysticillin; Despacilina; Depocillin; Distaquaine; Dorsallin A.R.; Duracillin; Flo-cillin Aqueous; Hydracillin; Ilcocillin P; Kabipenin; Megapen; Mylipen; Ledercillin; Lenticillin; Mammacillin; Neoproc; Pentaquacaine G; Pen-50; Premocillin; Procanodia; Pro-Pen; Wycillin. Antibacterial. *Abbott Labs.; Apothecon; Roerig Div., Pfizer Pharmaceuticals; Eli Lilly & Co.; Marion Merrell Dow Inc.; Schering Corp.; Schering-Plough Animal Health; SmithKline Beecham Pharmaceuticals; Solvay Animal Health, Inc.*

434 Penicillin G Procaine Monohydrate
6130-64-9   7226

$C_{29}H_{38}N_4O_6S \cdot H_2O$
[2S-(2α,5α,6β)]-3,3-Dimethyl-7-oxo-6-[(phenylacetyl)amino]-4-thia-1-azabicyclo[3.2.0]heptane-2-carboxylic acid compound with 2-(diethylamino)ethyl 4-aminobenzoate (1:1) monohydrate.
penicillin G compound with 2-(diethylamino)ethyl p-aminobenzoate (1:1) monohydrate; benzylpenicillin procaine; procaine benzylpenicillinate; procaine penicillin G; Abbocillin-DC; Afsillin; Ampinpenicillin; Aquacillin; Aquasuspen; Avloprocil; Cilicaine; Crysticillin; Despacilina; Depocillin; Distquaine; Dorsallin A.R.; Duracillin; Flo-Cillin Aqueous; Hydracillin; Ilcocillin P; Kabipenin; Ledercillin; Lenticilln; Megapen; Mylipen; Neoproc; Penaquacaine G; Pen-Fifty; Premocillin; Procanodia; Pro-Pen; Wycillin. Antibacterial. mp = 106-110°

(dec); d = 1.255; soluble in H_2O (0.7 g/100 ml), more soluble in organic solvents; LD_{50} (mus sc) = 2300 mg/kg. Abbott Labs.; Apothecon; Roerig Div., Pfizer Pharmaceuticals; Eli Lilly & Co.; Marion Merrell Dow Inc.; Schering Corp.; Schering-Plough Animal Health; SmithKline Beecham Pharmaceuticals; Solvay Animal Health, Inc.

435   Penicillin N
525-94-0   7227

$C_{14}H_{21}N_3O_6S$
[2S-[2α,5α,6β(S*)]]-6-[(5-Amino-5-carboxy-1-oxopentyl)amino]-3,3-dimethyl-7-oxo-4-thia-1-azabicyclo-[3.2.0]heptane-2-carboxylic acid. adicillin; cephalosporin N; adicillin; Synnematin B. Antibacterial. Soluble in H_2O; dextrorotary. Eli Lilly & Co.

436   Penicillin O
87-09-2   7228

$C_{13}H_{18}N_2O_4S_2$
[2S-(2α,5α,6β)]-3,3-Dimethyl-7-oxo-6-[[(2-propenylthio)acetyl]amino]-4-thia-1-azabicyclo[3.2.0]heptane-2-carboxylic acid.

allylmercaptomethylpenicillinic acid; allomercaptomethylpenicillin; penicillin AT. Antibacterial. Produced by Penicillium chrysogenum. Pharmacia & Upjohn, Inc.; Eli Lilly & Co.

437   Penicillin O Potassium
897-61-0   7228

$C_{13}H_{17}KN_2O_4S_2$
[2S-(2α,5α,6β)]-3,3-Dimethyl-7-oxo-6-[[(2-propenylthio)acetyl]amino]-4-thia-1-azabicyclo[3.2.0]heptane-2-carboxylic acid potassium salt.
potassium penicillin O; penicillin O potassium. Antibacterial. Pharmacia & Upjohn, Inc.; Eli Lilly & Co.

438   Penicillin O Sodium
7177-54-0   7228   230-539-9

$C_{13}H_{17}N_2NaO_4S_2$
[2S-(2α,5α,6β)]-3,3-Dimethyl-7-oxo-6-[[(2-propenylthio)acetyl]amino]-4-thia-1-azabicyclo[3.2.0]heptane-2-carboxylic acid sodium salt.
Cer-O-Cillin Sodium. Antibacterial. Pharmacia & Upjohn, Inc.; Eli Lilly & Co.

439   Penicillin V
87-08-1   7230   201-722-0

$C_{16}H_{18}N_2O_5S$
[2S-(2α,5α,6β)]-3,3-Dimethyl-7-oxo-6-[(phenoxyacetyl)amino]-4-thia-1-azabicyclo[3.2.0]heptane-2-carboxylic acid.
Acipen-V; Distaquaine V; Fenospen; Meropenin; Oracilline; Oratren; V-Cillin. Antibacterial. Dec at 120-128°; λ_m = 268, 274 nm (ε 1330, 1100); soluble in H₂O at pH 1.8 (25 mg/100 ml); soluble in polar organic solvents; practically insoluble in vegetable oils, liquid petrolatum. *Eli Lilly & Co.; Wyeth-Ayerst Labs.*

440   Penicillin V Benzathine
5928-84-7   7231   227-667-2

$C_{48}H_{56}N_6O_{10}S_2$
[2S-(2α,5α,6β)]-3,3-Dimethyl-7-oxo-6-[(phenylacetyl)amino]-4-thia-1-azabicyclo-[3.2.0]heptane-2-carboxylic acid compound with N,N'-bis(phenylmethyl)-1,2-ethanediamine (2:1).
penicillin V DBED; benathine penicillin V; benzathine benzylpenicillin; Bicillin L-A; Falcopen-V; Ospen (syrup); Pen-Vee. Antibacterial. mp = 105-109°; poorly soluble in H₂O (0.0321 g/ 100 ml), more soluble in EtOH. *Wyeth-Ayerst Labs.*

441   Penicillin V Benzathine Tetrahydrate
63690-57-3   7231
$C_{48}H_{56}N_6O_{10}S_2 \cdot 4H_2O$
[2S-(2α,5α,6β)]-3,3-Dimethyl-7-oxo-6-[(phenoxyacetyl)amino]-4-thia-1-azabicyclo[3.2.0]heptane-2-carboxylic acid compound with N,N'-bis-(phenylmethyl)-1,2-ethanediamine (2:1) tetrahydrate.
penicillin V DBED; benzathine benzylpenicillin; Bicillin L-A; Falcopen-V; Ospen; Pen-Vee. Antibacterial. *Wyeth-Ayerst Labs.*

442   Penicillin V Hydrabamine
6591-72-6   7232

$C_{74}H_{100}N_6O_{10}S_2$
N,N'-Bis(dehydroabietyl)ethylenediamine bis(phenoxymethylpenicillin). hydrabamine penicillin V; Abbocillin V; Compocillin-V. Antibacterial. Solubilities (mg/ml): H₂O 0.05, MeOH 11.05, EtOH 5.8, isopropanol 1.75, isoamyl alcohol 6.85, cyclohexane 0.12, C₆H₆ 1.4, C₇H₈ 1.07, petroleum ether 0.06, isooctane 0.065, CCl₄ 3.30, EtOAc 4.0, isoamyl acetate 4.0, isoamyl acetate 4.9, Me₂OH 10.2, methyl ethyl ketone 13.7, ether 0.095, ethylene chloride >20, dioxane 7.5. *Abbott Labs.*

443   Penicillin V Potassium
132-98-9   7230   205-086-5

$C_{16}H_{17}KN_2O_5S$
[2S-(2α,5α,6β)]-3,3-Dimethyl-7-oxo-6-[(phenoxyacetyl)amino]-4-thia-1-azabicyclo[3.2.0]heptane-2-carboxylic acid monopotassium salt.
D-α-phenoxymethylpencillinate K salt; phenoxymethylpenicillin Potassium; V-cillin-k; Compocillin-VK; Penvikal; Apsin VK; Arcacil; Beromycin 400; Cliacil; Distakaps V-k; Dowpen V-k; Fenoxypen; Oracil-VK; PVK; Suspen; Betapen V; phenoxymethylpenicillin potassium; V-Cillin-K; Compocillin-VK; Penvikal; Apsin VK; Arcacil; Beromycin 400; Cliacil; Distakaps V-K; Dowpen V-K; Fenoxypen; Oracil-VK; PVK; Suspen; Uticillin VK; Beromycin; Antibiocin; Arcasin; Betapen-VK; Calciopen K; Distaquaine V-K; DQV-K; Isocillin; Distaquaine V-K; Icipen; Ispenoral; Ledercillin VK; Megacillin Oral; Orapen; Ospeneff; Pedipen; Penagen; Pencompren; penicillin potassium phenoxymethyl; Pen-Vee-K; Pen-V-K; Qidpen VK; Robicillin VK; ocillin-VK; Roscopenin; Fenocin; Fenocin Forte; Penapar VK; Robicillin Vk; SK-Penicillin VK; Stabillin VK syrup 125; Stabillin VK syrup 62.5; SumapenVK; V-CIL-K; Veetids; Vepen; Pfizerpen VK; Uticillin VK; Beromycin; Antibiocin; Arcasin; Beromycin (Penicillin); Betapen-VK; Calciopen K; Distaquaine V-K; DqV-K; Isocillin; Icipen; Ispenoral; Ledercillin VK; Megacillin Oral; Orapen; Ospeneff; Pedipen; Penagen; Pencompren; Penicillin Potassium Phenoxymethyl; Pen-vee-k; Pen-V-K; Qidpen VK; Robicillin VK; Rocillin-VK; Roscopenin; Sk-penicillin VK; Stabillin VK Syrup 125; Stabillin VK Syrup 62.5; Sumapen VK; V-CIL-K; veetids; Vepen; Pfizerpen VK. Antibacterial. mp = 120-128° (dec); λ_m = 268, 274 nm (ε 1330 1100); soluble in H_2O (0.025 g/100 ml), polar organic solvents. Apothecon; Robins, A.H. Co.; Eli Lilly & Co.; Lederle Labs.; Parke-Davis; SmithKline Beecham Pharmaceuticals; Wyeth-Ayerst Labs.

444   Penimepicycline
4599-60-4   7235   225-002-0
$C_{45}H_{56}N_6O_{14}S$
[2S-(2α,5α,6β)]-3,3-Dimethyl-7-oxo-6-[(phenylacetyl)amino]-4-thia-1-azabicyclo[3.2.0]heptane-2-carboxylic acid compound with [4S-(4α,4aα,5aα,6β,12aα)]-4-(dimethylamino)-1,4,4a,5,5a,6,11,12a-octahydro-3,6,10,12,12a-pentahydroxy-N-[[4-(2-hydroxyethyl)-1-piperazinyl]methyl]-6-methyl-1,11-dioxo-2-naphthacenecarboxamide (1:1).
penimepiciclina; Criseocil; Geotricyn; Mepenicycline; Olimpen; Penetracyne; Peniltetra; Prestociclina. Antibacterial. Dec above 143°; soluble in H_2O at 20° = 142 g/100 ml; $[\alpha]_D^{20}$ = -50.5° (c = 2 in MeOH). E.R.A.S.M.E.

445   Phenethicillin Potassium
147-55-7   7369   205-691-4

$C_{17}H_{19}KN_2O_5S$
[2S-(2α,5α,6β)]-3,3-Dimethyl-7-oxo-6-[(1-oxo-2-phenoxypropyl)amino]-4-thia-1-azabicyclo[3.2.0]heptane-2-carbocylic acid monopotassium salt.
penicillin-152; penicillin MV; penicillin-152 potassium; potassium phenethicillin; Alfacilin; Alpen (obsolete);

beta-Lactam Antibiotics

Brocsil; Broxil; Chemipen; Darcil; Dramcillin-S; Maxipen; Optipen; Oralopen; Peniplus; Penorale; Penova; Pensig; Syncillin; Synthecilline; Synthepen. Antibacterial. [dl-form]: Dec 230-232°; freely soluble in H_2O. Bristol-Myers Squibb Pharmaceutical Res. and Dev.

446 Piperacillin
61477-96-1   7616   262-811-8

$C_{23}H_{27}N_5O_7S$
[2S-[2α,5α,6β(S*)]]-6-[[[[(4-Ethyl-2,3-dioxo-1-piperazinyl)carbonyl]amino]phenylacetyl]amino]-3,3-dimethyl-7-oxo-4-thia-1-azabicyclo-[3.2.0]heptane-2-carboxylic acid. Antibacterial. Lederle Labs.

447 Piperacillin Monohydrate
66258-76-2   7616

$C_{23}H_{27}N_5O_7S \cdot H_2O$
[2S-[2α,5α,6β(S*)]]-6-[[[[(4-Ethyl-2,3-dioxo-1-piperazinyl)carbonyl]amino]phenylacetyl]amino]-3,3-dimethyl-7-oxo-4-thia-1-azabicyclo[3.2.0]heptane-2-carboxylic acid monohydrate. Antibacterial. Lederle Labs.

448 Piperacillin Sodium
59703-84-3   7616   261-868-6

$C_{23}H_{26}N_5NaO_7S$
[2S-[2α,5α,6β(S*)]]-6-[[[[(4-Ethyl-2,3-dioxo-1-piperazinyl)carbonyl]amino]phenylacetyl]amino]-3,3-dimethyl-7-oxo-4-thia-1-aza-bicyclo[3.2.0]heptane-2-carboxylic acid sodium salt. Pipracil; Zosyn; T-1220; CL-227193. Antibacterial. mp = 183-185° (dec); LD_{50} (mus iv) = 5000 mg/kg, (rat iv) = 2700 mg/kg, (dog iv) > 6000 mg/kg, (mky iv) > 4000 mg/kg. Lederle Labs.

449 Pirazmonam
108319-07-9

$C_{22}H_{24}N_{10}O_{12}S_2$
2-[[[(2-Amino-4-thiazolyl)[[1-[[3-(1,4-dihydro-5-hydroxy-4-oxopicolinamido)-2-oxo-1-imidazolidinyl]sulfonyl]carbamoyl]-2-oxo-3-azetidinyl]carbamoyl]methylene]amino]oxy]-2-methylpropionic acid. Antibacterial. Bristol-Myers Squibb Pharmaceutical Res. and Dev.

450   Pirazmonam Sodium
104393-00-2

$C_{22}H_{22}N_{10}Na_2O_{12}S_2$
2-[[[(2-Amino-4-thiazolyl)[[1-[[3-(1,4-dihydro-5-hydroxy-4-oxopicolinamido)-2-oxo-1-imidazolidinyl]sulfonyl]carbamoyl]-2-oxo-3-azetidinyl]carbamoyl]methylene]amino]oxy]-2-methylpropionic acid disodium salt.
SQ-83360. Antibacterial. *Bristol-Myers Squibb Pharmaceutical Res. and Dev.*

451   Pirbenicillin
55975-92-3

$C_{24}H_{26}N_6O_5S$
(2S,5R,6R)-6-[(R)-2-[Isonicotinimidoylamino)acetamido]-2-phenylacetamido]-3,3-dimethyl-7-oxo-4-thia-1-azabicyclo[3.2.0]heptane-2-carboxylic acid.
Antibacterial. *Pfizer Inc.*

452   Pirbenicillin Sodium
55162-26-0

$C_{24}H_{25}N_6NaO_5S$
(2S,5R,6R)-6-[(R)-2-[Isonicotinimidoylamino)acetamido]-2-phenylacetamido]-3,3-dimethyl-7-oxo-4-thia-1-azabicyclo[3.2.0]heptane-2-carboxylic acid sodium salt.
CP-33994-2. Antibacterial. *Pfizer Inc.*

453   Piridicillin
69414-41-1

$C_{32}H_{35}N_5O_{11}S_2$
(2S,5R,6R)-6-[(R)-2-[6-[p-[Bis(2-hydroxyethyl)sulfamoyl]phenyl]-1,2-dihydro-2-oxonicotinamido]-2-(p-hydroxyphenyl)acetamido]-3,3-dimethyl-7-oxo-4-thia-1-azabicyclo-[3.2.0]heptane-2-carboxylic acid.
Antibacterial. *Parke-Davis.*

454 Piridicillin Sodium
69402-03-5

$C_{32}H_{34}N_5NaO_{11}S_2$
(2S,5R,6R)-6-[(R)-2-[6-[p-[Bis(2-hydroxyethyl)sulfamoyl]phenyl]-1,2-dihydro-2-oxonicotinamido]-2-(p-hydroxyphenyl)acetamido]-3,3-dimethyl-7-oxo-4-thia-1-azabicyclo[3.2.0]-heptane-2-carboxylic acid sodium salt. Antibacterial. *Parke-Davis*.

455 Piroxicillin
82509-56-6

$C_{27}H_{28}N_8O_9S_2$
(2S,5R,6R)-6-[(R)-2-(p-Hydroxyphenyl)-2-[3-[4-hydroxy-2-(p-sulfamoylanilino)-5-pyrimidinyl]ureido]-acetamido]-3,3-dimethyl-7-oxo-4-thia-1-azabicyclo[3.2.0]heptane-2-carboxylic acid. Antibacterial.

456 Pivampicillin
33817-20-8   7669   251-688-6

$C_{22}H_{29}N_3O_6S$
[2S-[2α,5α,6β(S*)]]-6-[(Aminophenylacetyl)amino]-3,3-dimethyl-7-oxa-4-thia-1-azabicyclo[3.2.1]heptane-2-carboxylic acid (2,2-dimethyl-1-oxopropoxy)-methyl ester.
ampicillin pivaloyloxymethyl ester; pivaloyloxymethyl ampicillinate; MK-191. Antibacterial. *Leo AB*.

457 Pivampicillin Hydrochloride
26309-95-5   7669   247-604-2
$C_{22}H_{29}N_3O_6S \cdot HCl$
[2S-[2α,5α,6β(S*)]]-6-[(Aminophenylacetyl)amino]-3,3-dimethyl-7-oxa-4-thia-1-azabicyclo[3.2.1]heptane-2-carboxylic acid (2,2-dimethyl-1-oxopropoxy)-methyl ester hydrochloride.
Pivampicillin hydrochloride; Alphacilina; Alphacillin; Berocillin; Centurina; Diancina; Inacilin; Maxifen; Pivatil; Pondocil; Pondocillin; Pondocillina; Sanguicillin. Antibacterial. mp = 155-156° (dec); $[\alpha]_D^{20}$ = 196° (c = 1 H_2O); λ_m = 268, 262, 256 nm ($E_{1cm}^{1\%}$ 3.9, 5.7, 6.3 H_2O); soluble in H_2O, less soluble in organic solvents; LD_{50} (mus orl) = 3340 mg/kg, (mus sc) = 3600 mg/kg, (rat orl) = 5000 mg/kg, (rat sc) = 4500 mg/kg. *Leo AB*.

458 Pivampicillin Pamoate
39030-72-3
$C_{22}H_{29}N_3O_6S \cdot HCl$
[2S-[2α,5α,6β(S*)]]-6-[(Aminophenylacetyl)amino]-3,3-dimethyl-7-oxa-4-thia-1-azabicyclo[3.2.1]heptane-2-carboxylic acid (2,2-dimethyl-1-oxopropoxy)-methyl ester hydrochloride.
Alphacilina; Alphacillin; Berocillin; Centurina; Diancina; Inacilin; Maxifen;

Pivatil; Pondocil; Pondocillin; Pondocillina; Sanguicillin. Antibacterial. *Leo AB.*

459 Pivampicillin Probenate
42190-91-0
$C_{35}H_{48}N_4O_{10}S_2$
[2S-[2α,5α,6β(S*)]]-6-[(Aminophenylacetyl)amino]-3,3-dimethyl-7-oxa-4-thia-1-azabicyclo[3.2.1]heptane-2-carboxylic acid (2,2-dimethyl-1-oxopropoxy)-methyl ester mono[4-[(dipropylamino)sulfonyl]benzoate (1:1). Antibacterial. *Leo AB.*

460 Prazocillin
15949-72-1

$C_{19}H_{18}Cl_2N_4O_4S$
6-[1-(2,6-Dichlorophenyl)-4-methylpyrazole-5-carboxamido]-3,3-dimethyl-7-oxo-4-thia-1-azabicyclo-[3.2.0]heptane-2-carboxylic acid. Antibacterial.

461 Propicillin
551-27-9   8002   208-995-5

$C_{18}H_{22}N_2O_5S$
[2S-(2α,5α,6β)]-3,3-Dimethyl-7-oxo-6-[(1-oxo-2-phenoxybutyl)amino]-4-thia-1-azabicyclo[3.2.0]heptane-2-carboxylic acid.
levopropylcillin. Antibacterial. *SmithKline Beecham Pharmaceuticals.*

462 Propicillin Potassium
1245-44-9   8002   214-993-5
$C_{18}H_{21}KN_2O_5S$
[2S-(2α,5α,6β)]-3,3-Dimethyl-7-oxo-6-[(1-oxo-2-phenoxybutyl)amino]-4-thia-1-azabicyclo[3.2.0]heptane-2-carboxylic acid potassium salt.
BRL-284; PA-248; Baycillin; Brocillin; Cetacillin; Oricillin; Trecillin; Ultrapen. Antibacterial. mp = 195-197° (dec); soluble in H_2O (8.3 g/100 ml), more soluble in EtOH. *Bayer Corp., Pharmaceutical Div.; SmithKline Beecham Pharmaceuticals.*

463 Quinacillin
1596-63-0   8224   216-481-7

$C_{18}H_{14}N_4Na_2O_6S$
[2S-(2α,5α,6β)]-6-[[(3-Carboxy-2-quinoxalinyl)carbonyl]amino]-3,3-dimethyl-7-oxo-4-thia-1-azabicyclo-[3.2.0]heptane-2-carboxylic acid. Antibacterial.

464 Ritipenem
84845-57-8   8400

$C_{10}H_{12}N_2O_6S$
[5R-[5α,6α(R*)]]-3-[[(Amino-carbonyl)oxy]methyl]-6-(1-hydroxyethyl)-7-oxo-4-thia-1-azabicyclo[3.2.0]hept-2-ene-2-carboxylic acid.
Antibacterial. *Farmitalia Carlo Erba SpA.*

465 Rotamicillin
55530-41-1

$C_{28}H_{31}N_5O_5S$
(2S,5R,6R)-3,3-Dimethyl-7-oxo-6-[(R)-2-phenyl-2-[2-[p-(1,4,5,6-tetrahydro-2-pyrimidinyl)phenyl]acetamido]acetamido]-4-thia-1-azabicyclo[3.2.0]heptane-2-carboxylic acid.
Antibacterial.

466 Sanfetrinem
156769-21-0

$C_{14}H_{19}NO_5$
(1S,5S,8aS,8bR)-1,2,5,6,7,8,8a,8b-Octahydro-1-[(R)-1-hydroxyethyl]-5-methoxy-2-oxoazeto[2,1-a]isoindole-4-carboxylic acid.
Antibacterial. *Glaxo Wellcome Inc.*

467 Sanfetrinem Sodium
141611-76-9

$C_{14}H_{18}NNaO_5$
(1S,5S,8aS,8bR)-1,2,5,6,7,8,8a,8b-Octahydro-1-[(R)-1-hydroxyethyl]-5-methoxy-2-oxoazeto[2,1-a]isoindole-4-carboxylic acid sodium salt.

GV-104326B. Antibacterial. *Glaxo Wellcome Inc.*

468 Sanfetrinern Cilexetil
141646-08-4
$C_{23}H_{33}NO_8$
1-Hydroxyethyl-(1S,5S,8aS,8bR)-1,2,5,6,7,8,8a,8b-octahydro-1-[(R)-1-hydroxyethyl]-5-methoxy-2-oxoazeto[2,1-a]isoindole-4-carboxylic acid cyclohexyl carbonate (ester).
GV-118819X. Antibacterial. *Glaxo Wellcome Inc.*

469 Sarmoxicillin
67337-44-4

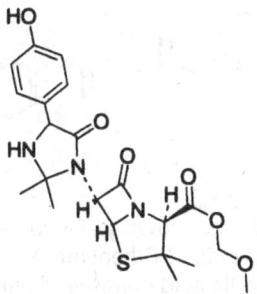

$C_{21}H_{27}N_3O_6S$
Methoxymethyl (2S,5R,6R)-6-[4-(p-hydroxyphenyl)-2,2-dimethyl-5-oxo-1-imidazolidinyl]3,3-dimethyl-7-oxo-4-thia-1-azabicyclo[3.2.0]heptane-2-carboxylic acid.
Antibacterial. *Bristol-Myers Squibb Pharmaceutical Res. and Dev.*

470 Sulbactam
68373-14-8   9058   269-878-2

$C_8H_{11}NO_5S$
(2S-cis)-3,3-Dimethyl-7-oxo-4-thia-1-azabicyclo[3.2.0]heptane-2-carboxylic acid.
CP-45899-2; Betamaze; penicillanic

acid sulfone; penicillanic acid 1,1-dioxide. Antibacterial. mp = 148-151°; $[\alpha]_D^{20}$ = 251° (c = 0.01 in pH 5 buffer). *Roerig Div., Pfizer Pharmaceuticals; Pfizer Inc.*

471   Sulbactam Benzathine
83031-43-0   9058

$C_{32}H_{42}N_4O_{10}S_2$
(2S-cis)-3,3-Dimethyl-7-oxo-4-thia-1-azabicyclo[3.2.0]heptane-2-carboxylic acid compound with N,N'-dibenzylethylenediamine. CP-45899-99. Antibacterial. *Pfizer Inc.*

472   Sulbactam Pivoxil
69388-79-0   9058

$C_{14}H_{21}NO_7S$
(2S-cis)-3,3-Dimethyl-7-oxo-4-thia-1-azabicyclo[3.2.0]heptane-2-carboxylic acid 4,4-dioxide (2,2-dimethyl-1-oxopropoxy)methyl ester.
penicillanic acid sulfone; penicillanic acid 1,1-dioxide; CP-45899; Unasyn® Oral. Antibacterial. *Pfizer International.*

473   Sulbactam Sodium
69388-84-7   9058   273-984-4

$C_8H_{10}NNaO_5S$
(2S-cis)-3,3-Dimethyl-7-oxo-4-thia-1-azabicyclo[3.2.0]heptane-2-carboxylic acid sodium salt.
CP-45899-2; component of: Unasyn. Antibacterial. *Roerig Div., Pfizer Pharmaceuticals.*

474   Sulbenicillin
41744-40-5   9059   255-528-6

$C_{16}H_{18}N_2O_7S_2$
3,3-Dimethyl-7-oxo-6-(2-phenyl-2-sulfoacetamido)-4-thia-1-azabicyclo[3.2.0]heptane-2-carboxylic acid.
sulfocillin. Antibacterial. *Takeda.*

475   Sulbenicillin Disodium Salt
9059

$C_{16}H_{16}N_2Na_2O_7S_2$
3,3-Dimethyl-7-oxo-6-(2-phenyl-2-sulfoacetamido)-4-thia-1-azabicyclo[3.2.0]heptane-2-carboxylic acid disodium salt.
Kedacillina; Sulpelin; Lilacillin. Antibacterial. *Takeda.*

476 Sulopenem
120788-07-0
$C_{12}H_{15}NO_5S_3$
(5R,6S)-6-[(1R)-1-Hydroxyethyl]-7-oxo-3-[[(3S)-tetrahydro-3-thienyl]thio]-4-thia-1-azabicyclo[3.2.0]hept-2-ene-2-carboxylic acid.
CP-70429. Antibacterial. *Pfizer International.*

477 Sultamicillin
76497-13-7   9166

$C_{25}H_{30}N_4O_9S_2$
[2S-[2α(2R*,5S*),5α,6β(S*)]]-6-[(Aminophenylacetyl)amino]-3,3-dimethyl-7-oxo-4-thia-1-azabicyclo3.2.0]heptane-2-carboxylic acid [[(3,3-dimethyl-7-oxo-4-thia-1-azabicyclo[3.2.1]hept-2-yl)-carbonyl]-oxy]methyl ester S,S-dioxide.
CP-49952; VD-1827; sultamicillin. Antibacterial. *Pfizer Inc.*

478 Sultamicillin Tosylate
83105-70-8   9166
$C_{32}H_{38}N_4O_{12}S_3$
[2S-[2α(2R*,5S*),5α,6β(S*)]]-6-[(Aminophenylacetyl)amino]-3,3-dimethyl-7-oxo-4-thia-1-azabicyclo3.2.0]heptane-2-carboxylic acid [[(3,3-dimethyl-7-oxo-4-thia-1-azabicyclo[3.2.1]hept-2-yl)-carbonyl]oxy]methyl ester S,S-dioxide p-toluenesulfonate.
Bacimex; Bethacil orale; Unacid PD oral; Unacim orale; Unasyn. Antibacterial. *Pfizer Inc.*

479 Suncillin
22164-94-9

$C_{16}H_{19}N_3O_7S_2$
3,3-Dimethyl-7-oxo-6-[2-phenyl-D-2-(sulfoamino)acetamido]-4-thia-1-azabicyclo[3.2.0]heptane-2-carboxylic acid. Antibacterial. *Bristol-Myers Squibb Pharmaceutical Res. and Dev.*

480 Suncillin Sodium
23444-86-2

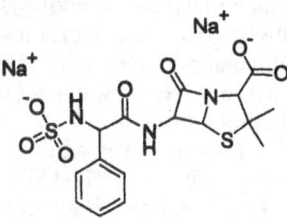

$C_{16}H_{17}N_3Na_2O_7S_2$
3,3-Dimethyl-7-oxo-6-[2-phenyl-D-2-(sulfoamino)acetamido]-4-thia-1-azabicyclo[3.2.0]heptane-2-carboxylic acid sodium salt.
BL-P1462. Antibacterial. *Bristol-Myers Squibb Pharmaceutical Res. and Dev.*

481 Talampicillin
47747-56-8   9204   256-332-3

$C_{24}H_{23}N_3O_6S$
[2S-[2α,5α,6β(S*)]]-6-[(Aminophenylacetyl)amino]-3,3-dimethyl-7-oxo-4-thia-1-azabicyclo[3.2.0]-heptane-2-carboxylic acid 1,3-dihydro-3-oxo-1-isobenzofuranyl ester.

Antibacterial. *SmithKline Beecham Pharmaceuticals; Yamanouchi U.S.A. Inc.*

482   Talampicillin Hydrochloride
39878-70-1   9204

$C_{24}H_{23}N_3O_6S \cdot HCl$
[2S-[2α,5α,6β(S*)]]-6-[(Aminophenylacetyl)amino]-3,3-dimethyl-7-oxo-4-thia-1-azabicyclo-[3.2.0]heptane-2-carboxylic acid 1,3-dihydro-3-oxo-1-isobenzofuranyl ester hydrochloride.
Talat; Talpen; Yamacillin. Antibacterial. mp = 154-157° (dec). *SmithKline Beecham Pharmaceuticals; Yamanouchi U.S.A. Inc.*

483   Tameticillin
56211-43-9

$C_{23}H_{33}N_3O_6S$
2-(Diethylamino)ethyl-(2S,5R,6R)-6-(2,6-dimethoxybenzamido)-3,3-dimethyl-7-oxo-4-thia-1-azabicyclo[3.2.0]heptane-2-carboxylate.
Antibacterial.

484   Tazobactam
89786-04-9   9251

$C_{10}H_{12}N_4O_5S$
[2S-(2α,3β,5β)]-3-Methyl-7-oxo-3-(1H-1,2,3-triiazol-1-ylmethyl)-4-thia-1-azabicyclo[3.2.0]heptane-2-carboxylic acid 4,4 dioxide.
YTR-830H; CL-298741. Antibacterial. *Taiho.*

485   Tazobactam Sodium
89785-84-2   9251

$C_{10}H_{11}N_4NaO_5S$
[2S-(2α,3β,5β)]-3-Methyl-7-oxo-3-(1H-1,2,3-triazol-1-ylmethyl)-4-thia-1-azabicyclo[3.2.0]heptane-2-carboxylic acid 4,4 dioxide sodium salt.
YTR-830; CL-307579; component of: Zosyn. Antibacterial. mp > 170° (dec). *Lederle Labs.; Taiho.*

486   Temocillin
66148-78-5   9288   266-184-1

$C_{16}H_{18}N_2O_7S_2$
[2S-(2α,5α,6β)]-6-[(Carboxy-3-thienylacetyl)amino]-6-methoxy-3,3-dimethyl-7-oxo-4-thia-1-azabicyclo-[3.2.0]heptane-2-carboxylic acid.
Antibacterial. *SmithKline Beecham Pharmaceuticals.*

487   Terdecamycin
113167-61-6

$C_{31}H_{43}N_3O_8$
4-Methyl-1-piperazinecarboxylic acid 7-ester with (-)-N-[1S,2R,3E,5E,7S,9E,-11E,13S,15R,19R)-7,13-dihydroxy-1,4,10,19-tetramethyl-17,18-dioxo-16-oxabicyclo[13.2.2]nonadeca-3,5,9,11-tetraen-2-yl]pyruvamide.
Antibacterial (veterinary).

488   Thiphencillin
26552-51-2

$C_{16}H_{18}N_2O_4S_2$
3,3-Methyl-7-oxo-6-[2-(phenylthio)-acetamido]-4-thia-1-azabicyclo-[3.2.0]heptane-2-carboxylic acid.
Tifencillin. Antibacterial. *Eli Lilly & Co.*

489   Thiphencillin Potassium
4803-45-6

$C_{16}H_{17}KN_2O_4S_2$
3,3-Methyl-7-oxo-6-[2-(phenylthio)-acetamido]-4-thia-1-azabicyclo-[3.2.0]heptane-2-carboxylic acid potassium salt.
Antibacterial. *Eli Lilly & Co.*

490   Ticarcillin
34787-01-4   9568   252-213-5

$C_{15}H_{16}N_2O_6S_2$
[2S-[2α,5α,6β(S*)]]-6-[(Carboxy-3-thienylacetyl)amino]-3,3-dimethyl-7-oxo-4-thia-1-azabicyclo[3.2.0]-heptane-2-carboxylic acid.
ticarcillin. Antibacterial. *SmithKline Beecham Pharmaceuticals.*

491   Ticarcillin Cresyl

59070-07-4
$C_{22}H_{22}N_2O_6S_2$
p-Tolyl-(R)-N-[2S,5R,6R)-2-carboxy-3,3-dimethyl-7-oxo-4-thia-1-azabicyclo[3.2.0]hept-6-yl)]-3-thiophenemalonamic acid.
Antibacterial. *SmithKline Beecham.*

492   Ticarcillin Cresyl Sodium
59070-06-3

$C_{22}H_{21}N_2NaO_6S_2$
p-Tolyl-(R)-N-[2S,5R,6R)-2-carboxy-3,3-dimethyl-7-oxo-4-thia-1-azabicyclo[3.2.0]hept-6-yl)]-3-thiophenemalonamate sodium salt.
BRL-12594. Antibacterial. *SmithKline Beecham Pharmaceuticals.*

493   Ticarcillin Disodium
4697-14-7   9568   249-642-5

C₁₅H₁₄N₂Na₂O₆S₂
[2S-[2α,5α,6β(S*)]]-6-[((Carboxy-3-thi-enylacetyl)amino]-3,3-dimethyl-7-oxo-4-thia-1-azabicyclo[3.2.0]heptane-2-carboxylic acid disodium salt.
BRL-2288; Aerugipen; Monapen; Ticarpen; Ticillin. Antibacterial. Soluble in H₂O (>100 g/100 ml). *SmithKline Beecham Pharmaceuticals.*

494   Ticarcillin Monosodium
74682-62-5
C₁₅H₁₅N₂NaO₆S₂
[2S-[2α,5α,6β(S*)]]-6-[((Carboxy-3-thienylacetyl)amino]-3,3-dimethyl-7-oxo-4-thia-1-azabicyclo[3.2.0]heptane-2-carboxylic acid monosodium salt.
Antibacterial. *SmithKline Beecham Pharmaceuticals.*

495   Tigemonam
102507-71-1   9572

C₁₂H₁₅N₅O₉S₂
[S-(Z)]-[[[1-(2-Amino-4-thiazolyl)-2-[[2,2-dimethyl-4-oxo-1-(sulfooxy)-3-azetidinyl]amino]-2-oxoethylidene]amino]oxy]acetic acid.
Antibacterial. Synthetic monosulfactam; structurally similar to aztreonam, a monobactam. *Bristol-Myers Squibb Pharmaceutical Res. and Dev.*

496   Tigemonam Dicholine
102916-21-2   9572

C₂₂H₄₁N₂O₁₁S₂
[S-(Z)]-[[[1-(2-Amino-4-thiazolyl)-2-[[2,2-dimethyl-4-oxo-1-(sulfooxy)-3-azetidinyl]amino]-2-oxoethylidene]amino]oxy]acetic acid dicholine salt.
SQ-30836; Tigemen. Orally active antibacterial. Synthetic monosulfactam; structurally similar to aztreonam, a monobactam. *Bristol-Myers Squibb Pharmaceutical Res. and Dev.*

497   Valspodar
121584-18-7
C₆₃H₁₁₁N₁₁O₁₂
Cyclo[[(2S,4R,6E)-4-methyl-2-(methylamino)-3-oxo-6-octenoyl]-L-valyl-N-methylglycyl-N-methyl-L-leucyl-L-valyl-N-methyl-L-leucyl-L-alanyl-D-alanyl-N-methyl-L-leucyl-N-methyl-L-leucyl-N-methyl-L-valyl].
PSC-833; Amdray. Chemosensitizer. An inhibitor of P-glycoprotein, the drug efflux pump. Multidrug resistance modulator coadministered with chemotherepeutic drugs in cancer treatment. *Novartis Pharmaceuticals Corp.*

Leprostatic Antibiotics

498   Acedapsone
77-46-3   20   201-028-8

$C_{16}H_{16}N_2O_4S$
N,N'-(Sulfonyldi-4,1-phenylene)-bisacetamide.
Hansolar; Cl-556; CN-1883; DADDS; PAM-MR-1165; Rodilone; diacetyl-dapsone; sulfadiamine; 1399F. Antibacterial. Leprostatic. mp = 289-292°; λ_m 256 284 nm (ϵ 25500 36200 MeOH); soluble in H_2O (0.0003 g/100 ml). Parke-Davis.

499   Acetosulfone Sodium
128-12-1   73

$C_{14}H_{14}N_3NaO_5S_2$
N-(6-Sulfanilylmetanilyl)acetamide monosodium salt.
Promacetin; Cl-100; IA-307; NSC-107528; acetosulphone; Internal Antiseptic No. 307; I.A. 307 Antibacterial. Leprostatic. Soluble in H_2O (3 g/100 ml); [free sulfonamide]: mp = 285°. Parke-Davis.

500   Broxaldine
3684-46-6   222-971-1

$C_{17}H_{11}Br_2NO_2$
5,7-Dibromo-2-methyl-8-quinolinol benzoate ester.
A leprostatic antibacterial.

501   Clofazimine
2030-63-9   2433   217-980-2

$C_{27}H_{22}Cl_2N_4$
3-(p-Chloroanilino)-10-(p-chlorophenyl)-2,10-dihydro-2-(isopropylimino)phenazine.
Lamprene; Lampren; G-30320; NSC-141046; B-663. Antibacterial. Leprostatic and tuberculostatic. mp = 210-212°; λ_m 284, 486 nm (abs. 1.30, 0.64 0.01M HCl/MeOH); insoluble in H_2O, soluble in AcOH, DMF, $CHCl_3$ (6.6 g/100 ml), EtOH (0.14 g/100 ml); LD_{50} (mus,rat,gpg orl) > 4000 mg/kg. Ciba-Geigy Corp.

502   Dapsone
80-08-0   2885   201-248-4

$C_{12}H_{12}N_2O_2S$
4,4'-Sulfonyldianiline.
NSC-6091; DDS, diaphenylsulfone;

DADPS; 1358F; Avlosulfon; Croysulfone; Diphenasone; Disulone; Dumitone; Eporal; Novophone; Sulfona-Mae; Sulphadione; Udolac. Antibacterial. Leprostatic and dermatitis herpetiformis suppressant. Also used as a hardening agent with epoxy resins and, in veterinary medicine, as a coccidostat. mp = 175-176°, 180.5°; insoluble in H_2O; soluble in EtOH, MeOH, Me_2CO, dilute HCl. *I.G. Farben.*

503 Diathymosulfone
5964-62-5   3037

$C_{32}H_{34}N_4O_4S$
Di-[4-(4-hydroxy-2-methyl-5-isopropylphenylazo)phenyl] sulfone. thymol sulfone; Diatox. Antibacterial. Leprostatic. mp = 222-224°; λ_m 400 nm (EtOH); insoluble in H_2O; soluble in dioxane, Me_2CO, alkali solutions; less soluble in EtOH, Et_2O. *Lab. Laborec.*

504 Ditophal
584-69-0

$C_{12}H_{14}O_2S_2$
S,S-Diethyl ester of 1,3-dithio-isophthalic acid.
Etisul. A leprostatic antibiotic.

505 Glucosulfone Sodium
554-18-7   4471   209-064-6

$C_{24}H_{34}N_2Na_2O_{18}S_3$
4,4'-Diaminophenylsulfone-N,N-di(dextrose sodium sulfate).
SN-166; 501-P; Protomin; Promin; Promanide; Angeli's Sulfone. Antibacterial. Leprostatic. Soluble in H_2O; slightly soluble in EtOH; insoluble in Et_2O, C_6H_6, MeOH, EtOAc, C_5H_5N; LD_{50} (mus orl) = 3930 mg/kg. *Siegfried AG.*

506 Hydnocarpic Acid
459-67-6   4797

$C_{16}H_{28}O_2$
(R)-2-Dyclopentene-1-undecanoic acid.
Antibacterial. Leprostatic. Isolated from Chaulmoogra oil. Occurs naturally in the d-form. mp = 59-60°; $[\alpha]_D$ = 68.3° ($CHCl_3$); soluble in $CHCl_3$, sparingly soluble in other organic solvents; [dl-form]: mp = 59-59.5°; [sodium salt ($C_{16}H_{27}NaO_2$)]: soluble in H_2o, MLD (rat iv) = 100-125 mg/kg.

507 Solasulfone
133-65-3   8859   205-116-7

$C_{30}H_{28}N_2Na_4O_{14}S_5$
1,1'-[Sulfonylbis(p-phenylimino)]bis-(3-phenyl-1,3-propanedisulfonic acid) tetrasodium salt.
tetrasodium 4,4-diphenylsulfone α,γ,α',γ'-tetrasulfonate; solapsone; RP-3668; phenopryldiasulfone sodium; Cimedone; Sulphetrone. Antibacterial. Leprostatic. Crystallizes as a hydrate; very soluble in H_2O, insoluble in EtOH. *Glaxo Wellcome Inc.*

508 Succisulfone
5934-14-5   9047   227-684-5

$C_{16}H_{16}N_2O_5$
4'-Sulfanilylsuccinanilic acid.
F-1500; 4-succinylamido-4'-aminodiphenyl sulfone; Fourneau 1500; Exosulfonyl. Antibacterial. Leprostatic. mp = 157°; soluble in ammonia. *Eli Lilly & Co.; Bayer Corp.*

509 Sulfoxone Sodium
144-75-2   9141

$C_{14}H_{14}N_2Na_2O_6S_3$
Disodium [sulfonylbis(p-phenyleneimino)]dimethanesulfinate.
Diasone; aldesulfone sodium; Diazone; Novotrone. Antibacterial. Leprostatic. Dec 263-265°; freely soluble in H_2O, slightly soluble in EtOH, insoluble in most organic solvents. *Abbott Labs.*

Lincosamide Antibiotics

510 Clindamycin
18323-44-9   2414   242-209-1

$C_{18}H_{33}ClN_2O_5S$
Methyl 7-chloro-6,7,8-trideoxy-6-(1-methyl-trans-4-propyl-L-2-pyrrolidine-carboxamido)-1-thio-L-threo-α-D-galactooctopyranoside.
Dalacine; Cleocin; U-21251; Antirobe; Dalacin C; Klimicin; Sobelin. Antibacterial. $[α]_D$ = 214° ($CHCl_3$). *Pharmacia & Upjohn, Inc.*

Lincosamide Antibiotics

511 Clindamycin Hydrochloride Monohydrate
58207-19-5   2414

- HCl
- H$_2$O

C$_{18}$H$_{33}$ClN$_2$O$_5$S.H$_2$O
Methyl 7-chloro-6,7,8-trideoxy-6-(1-methyl-trans-4-propyl-L-2-pyrrolidine-carboxamido)-1-thio-L-threo-α-D-galactooctopyranoside hydrochloride monohydrate.
Cleocin HCl; Dalacine. Antibacterial. mp = 141-143°; [α]$_D$ = 144° (H$_2$O); pKa = 7.6; soluble in H$_2$O, C$_5$H$_5$N, EtOH, DMF; LD$_{50}$ (mus iv) = 245 mg/kg, (mus ip) = 361 mg/kg, (mus orl) = 2618 mg/kg. *Pharmacia & Upjohn, Inc.*

512 Clindamycin Palmitate
36688-78-5   2414
C$_{34}$H$_{63}$ClN$_2$O$_6$S
Methyl 7-chloro-6,7,8-trideoxy-6-(1-methyl-trans-4-propyl-L-2-pyrrolidine-carboxamido)-1-thio-L-threo-α-D-galactooctopyranoside palmitate.
Antibacterial. *Pharmacia & Upjohn, Inc.*

513 Clindamycin Palmitate Hydrochloride
25507-04-4   2414
C$_{34}$H$_{64}$Cl$_2$N$_2$O$_6$S
Methyl 7-chloro-6,7,8-trideoxy-6-(1-methyl-trans-4-propyl-L-2-pyrrolidinecarboxamido)-1-thio-L-threo-α-D-galactooctopyranoside palmitate hydrochloride.
Cleocin Pediatric. Antibacterial. *Pharmacia & Upjohn, Inc.*

514 Clindamycin Phosphate
24729-96-2   2414

C$_{18}$H$_{34}$ClN$_2$O$_8$PS
Methyl 7-chloro-6,7,8-trideoxy-6-(1-methyl-trans-4-propyl-L-2-pyrrolidine-carboxamido)-1-thio-L-threo-α-D-galactooctopyranoside 2-(dihydrogen phosphate).
Cleocin Phosphate; Cleocin T; U-28,508; Dalacin T. Antibacterial. *Pharmacia & Upjohn, Inc.*

515 Lincomycin
154-21-2   5525   205-824-6

C$_{18}$H$_{34}$N$_2$O$_6$S
Methyl 6,8-dideoxy-6-trans-(1-methyl-4-propyl-L-2-pyrrolidinecarboxamido)-1-thio-D-erythro-α-D-galacto-octopyranoside.
U-10149; NSC-70731; lincolnensin; Lincolcina. Antibacterial. Produced by *Streptomyces lincolnensis* var. *lincolnensis*. Slightly soluble in H$_2$O; soluble in MeOH, EtOH, EtOAc, Me$_2$CO, CHCl$_3$; Pka' = 7.6; more stable as the hydrochloride salt. *Pharmacia & Upjohn, Inc.*

516 Lincomycin Hydrochloride Monohydrate
7179-49-9   5525
$C_{18}H_{35}ClN_2O_6S \cdot H_2O$
Methyl 6,8-dideoxy-6-trans-(1-methyl-4-propyl-L-2-pyrrolidinecarboxamido)-1-thio-D-erythro-α-D-galactooctopyranoside hydrochloride monohydrate. Frademicina; Mycivin; Waynecomycin; Albiotic; Cillimycin; Lincomix; Lincocin [as hemihydrate]. Antibacterial. mp = 145-147°; $[\alpha]_D^{25}$ = 137° (H$_2$O); freely soluble in H$_2$O, MeOH, EtOH; sparingly soluble in most organic solvents; LD$_{50}$ (mus, rat orl) = 4000 mg/kg, (mus,rat ip) = 1000 mg/kg. *Pharmacia & Upjohn, Inc.*

Macrolide Antibiotics

517 Azithromycin [anhydrous]
83905-01-5   946

$C_{38}H_{72}N_2O_{12}$
[2R-(2R*,3S*,4R*,5R*,8R*,10R*,11R*,12S*,13S*,14R*)]-13-[(2,6-Dideoxy-3-C-methyl-3-O-methyl-α-L-ribo-hexopyranosyl)oxy]-2-ethyl-3,4,10-trihydroxy-3,5,6,8,10,12-heptamethyl-11-[[3,4,6-trideoxy-3-(dimethylamino)-β-D-xylo-hexopyranosyl]oxy]-1-oxa-6-azacyclopentadecan-15-one.
N-methyl-11-aza-10-deoxo-10-dihydroerythromycin A; 9-deoxo-9a-methyl-9a-aza-9a-homoerythromycin A; CP-62993; XZ-450; Azitrocin; Sumamed; Trozocina; Zithromax; Zitromax. Antibacterial. Semisynthetic macrolide antibiotic; related to erythromycin. mp = 113-115°; $[\alpha]_D^{20}$ = -37° (c = 1 in CHCl$_3$). *Pfizer Inc.*

518 Berythromycin
527-75-3

$C_{37}H_{67}NO_{12}$
12-Deoxyerythromycin.
Abbott 24091. Macrolide antibiotic. Also anti-amebic. *Abbott Labs.*

519 Carbomycin A
4564-87-8   1854

$C_{42}H_{67}NO_{16}$
(12S,13S)-9-Deoxy12,13-epoxy-12,13-dihydro-9-oxoleucomycin V 3-acetate 4^B-(3-methylbutanoate).
magnamycin A; deltamycin A$_4$; M-4209; NSC-51001. Macrolide antibiotic. A sixteen-membered complex similar to leucomycin and erythromycin. mp = 214°; $[\alpha]_D^{25}$ = -58.6° (CHCl$_3$); λ_m 238, 327 nm (E$_{1cm}^{1\%}$ 185, 0.9, EtOH); pK$_b$ = 7.2; soluble in H$_2$O (0.029 g/100 ml), MeOH (> 2 g/100

520 Carbomycin B
21238-30-2   1854
$C_{42}H_{67}NO_{15}$
9-Deoxy-9-oxo-leucomycinV 3-acetate 4^h-(3-methylbutanoate).
magnamycin B. Macrolide antibiotic. A sixteen-membered complex similar to leucomycin and erythromycin. mp = 141-144° (dec); $[\alpha]_D^{25}$ = -35° (c = 1 CHCl$_3$); λ_m = 278 nm ($E_{1\,cm}^{1\%}$ 276 EtOH); soluble in EtOH (45 g/100 ml), H$_2$O (0.01g/100 ml). Pfizer Inc.

521 Clarithromycin
81103-11-9   2400

$C_{38}H_{69}NO_{13}$
6-O-Methylerythromycin.
Abbott-56268; TE-031; Biaxin; Clathromycin; Klacid; Klaricid; Macladin; Naxy; Veclam; Zeclar. Macrolide antibiotic. Semi-synthetic. Derivative of erythromycin. mp = 217-220° (dec), 222-225°; λ_m = 288 nm (CHCl$_3$); $[\alpha]_D^{24}$ = -90.4° (c = 1 CHCl$_3$); LD$_{50}$ (mmus orl) = 2740 mg/kg, (mmus ip) = 1030, (mmus sc) > 5000 mg/kg, (fmus orl) = 2700 mg/kg, (fmus ip) = 850 mg/kg, (fmus sc) > 5000 mg/kg, (mrat orl) = 3470 mg/kg, (mrat ip) = 669 mg/kg, (mrat sc) > 5000 mg/kg, (frat orl) = 2700 mg/kg, (frat ip) = 753 mg/kg, (frat sc) > 5000 mg/kg. Abbott Labs.

ml), EtOH (> 2 g/100 ml); LD$_{50}$ (mus iv) = 550 mg/kg. Pfizer Inc.

522 Dirithromycin
62013-04-1   3418

$C_{42}H_{78}N_2O_{14}$
[9S(R)]-9-Deoxy-11-deoxy-9,11-[imino[2-(2-methoxyethoxy)-ethylidene]oxy]erythromycin.
KT-237216; AS-E 136; Dynabac; Noriclan; Nortron; Valodin. Macrolide antibiotic. mp = 186-189° (dec); pKa (66% aq CH$_2$F$_2$) = 9.0; LD$_{50}$ (mus sc) = >1 mg/kg, (mus orl) > 1 mg/kg. Thomae; Boehringer Mannheim GmbH.

523 Erythromycin
114-07-8   3720   204-040-1

$C_{37}H_{67}NO_{13}$
(3S*,4S*,5S*,6R*,7R*,9R*,11R*,12R*,13S*,14R*)-4-[(2,6-Dideoxy-3-C-methyl-3-O-methyl-α-L-ribohexopyranosyl)-oxy]-14-ethyl-7,12,13-trihydroxy-3,5,7,9,11,13-hexamethyl-6-[[3,4,6-trideoxy-3-(dimethylamino)-β-D-xylohexopyranosyl]oxy]oxacyclotetradecane-2,10-dione.
A/T/S; Emgel; ERYC; Erycette; EryDerm; Erygel; Erymax; Ery-Tab; Erythro;

Ilotycin; PCE; Erythromycin A; Abomacetin; Ak-Mycin; Aknin; E-Base; EMU; E-Mycin; Eritrocina; Erythromast 36; Erythromid; Erycen'; Erycin; Erycinum; Ermycin; IndermRetcin; Staticin; Stiemycin; Torlamicina; component of: Benzamycin, Staticin, T-Stat. Macrolide antibiotic. mp = 135-140°, 190-193°; $[\alpha]_D^{25}$ = -78° (c = 1.99, EtOH); λ_m 280 nm (pH 6.3); poorly soluble in H_2O (0.020 g/100 ml); freely soluble in MeOH, EtOH, Me_2CO; $CHCl_3$, EtOAc, CH_3CN; moderately soluble in Et_2O, ethylene dichloride. *Hoechst-Roussel Pharmaceuticals Inc.; Glaxo Wellcome, UK; Parke-Davis; Ortho Pharmaceutical Corp.; Abbott Labs.; Glaxo Wellcome, UK; Eli Lilly & Co.; Dermik Labs., Inc.; Westwood-Squibb Pharmaceuticals, Inc.*

524   Erythromycin Acistrate
96128-89-1   3721
$C_{57}H_{104}NO_{16}$
Erythromycin 2'-acetate stearate (salt). Erasis; 2'-acetylerythromycin stearate. Macrolide antibiotic. *Kreussler Chemische Fabrik.*

525   Erythromycin Estolate
3521-62-8   3722   222-532-4
$C_{52}H_{97}NO_{18}S$
Erythromycin 2'-propionate dodecyl sulfate (salt).
Ilosone; Eritroger; Eromycin; Lauromicina; Neo-Erycinum; PELS; Roxomicina; Stellamicina; Eriscel; Estomicina; Eupragin; Marcoeritrex; Propiocine Enfant; Togiren. Macrolide antibiotic. mp = 135-140° (dec); soluble in H_2O (0.0024 g/100 ml); more soluble in EtOH, Me_2CO, $CHCl_3$; LD_{50} (rat orl) > 5000 mg/kg. *Eli Lilly.*

526   Erythromycin Ethylsuccinate
41342-53-4   3720
$C_{43}H_{75}NO_{16}$
Erythromycin 2'-(ethylsuccinate).
E.E.S.; EryPed; Pediamycin; Wyamycin E; Anamycin; Arpimycin; Durapaediat; E-Mycin e; Eryliquid; Erythro ES; Erythro-Holz; Erythroped; Esinol; Monomycin; Paediathrocin; Refkas;
Sigapedil; component of: Pediazole. Macrolide antibiotic. mp = 109-110°; $[\alpha]_D$ = -42.5°. *Abbott Labs.; Xoma Corp.; Ross Products.*

527   Erythromycin Glucoheptonate
23067-13-2   3723   245-407-6
$C_{44}H_{81}NO_{21}$
Erythromycin glucoheptonate (1:1) (salt).
Erythromycin gluceptate; Ilotycin Gluceptate. Macrolide antibiotic. mp = 95-140°; freely soluble in H_2O, EtOH, dioxane, Me_2CO, propylene glycol; insoluble in Et_2O, CCl_4, C_6H_6, C_7H_8. *Eli Lilly & Co.*

528   Erythromycin Lactobionate
3847-29-8   3724   223-348-7
$C_{49}H_{89}NO_{25}$
Erythromycin mono(4-O-β-D-galactopyranosyl-D-gluconate) (salt).
Erythrocin Lactobionate. Macrolide antibiotic. mp = 145-150°; soluble in H_2O (20 g/100 ml); freely soluble in EtOH, slightly soluble in Et_2O. *Abbott Labs.; Elkins-Sinn.*

529   Erythromycin Propionate
134-36-1   3725   205-140-8
$C_{40}H_{71}NO_{14}$
Erythromycin 2'-propionate.
propionyl erythromicin; Propiocine. Macrolide antibiotic. mp = 122-126°; $[\alpha]_D^{25}$ = -81.6° (Me_2CO); slightly soluble in H_2O; readily soluble in MeOH, EtOH, Me_2CO, DMF, EtOAc; LD_{50} (mus orl) = 2870 mg/kg, (mus sc) > 5000 mg/kg, (rat orl) > 5000 mg/kg, (rat sc) > 5000 mg/kg. *Eli Lilly & Co.*

530   Erythromycin Stearate
643-22-1   3726   211-396-1
$C_{55}H_{103}NO_{15}$
Erythromycin octadecanoate (salt).
Dowmycin E; Erypar; Erythrocin; Ethril; Wyamycin S; Abboticine; Bristamycin; Eratrex; Eryprim; Erythro S; Ethryn; Gallimycin; Meberyt; Pantomicina; Pfizer-E; SK-Erythromycin; Wemid. Macrolide antibiotic. Slightly soluble in EtOH, Et_2O, $CHCl_3$; insoluble in H_2O. *Abbott Labs.; Marion Merrell Dow*

Inc.; Bristol Myers Squibb Pharmaceuticals Ltd.; Xoma Corp.; Parke-Davis.

531 Flurithromycin
82664-20-8

$C_{37}H_{66}FNO_{13}$
(8S)-8-Fluoroerythromycin.
A macrolide antibacterial.

532 Josamycin
16846-24-5   5280   240-871-6

$C_{42}H_{69}NO_{15}$
4-(Acetyloxy-6-[[3,6-dideoxy-4-O-[2,6-dideoxy-3-C-methyl-4-O-(3-methyl-1-oxobutyl)-α-L-ribohexopyranosyl]-3-(dimethylamino)-β-D-glucopyranosyl]oxy]-10-hydroxy-5-methoxy-9,16-dimethyl-2-oxooxacyclohexadeca-11,13-diene-7-acetaldehyde.
Iosalide; EN-141; Jomybel; Josamina; Leucomycin A$_3$. Macrolide antibiotic. mp = 130-133°; $[α]_D^{25}$ = -70° (c = 1 EtOH); $λ_m$ 232 nm ($E_{1\ cm}^{1\%}$ 325 0.001N HCl); insoluble in H$_2$O; very soluble in EtOH, MeOH, Me$_2$CO, CHCl$_3$, EtOAc, dioxane, dilute acids; soluble in BuOH, Et$_2$O, CCl$_4$, C$_6$H$_6$, C$_7$H$_8$; insoluble in petroleum ether, n-C$_6$H$_{14}$. Yamanouchi U.S.A. Inc.

533 Josamycin Propionate
40922-77-8   5280   255-140-7
$C_{45}H_{73}NO_{16}$
Josamycin 10-propionate.
Josacine; Josamy; Josaxin; Wilprafen. Macrolide antibiotic. Yamanouchi U.S.A. Inc.

534 Leucomycins
1392-21-8   5480

Leucomycin A$_1$

Kitasamycin; C-637; Ayermicina; Sineptina; Stereomycine; Syneptine. A macrolide antibiotic complex obtained from *Streptomyces kitasatoensis* and consisting of at least 6 components, leucomycin A$_1$, A$_2$, B$_1$, B$_2$, B$_3$ and B$_4$. Macrolide antibiotic. mp = 128-145°; $[α]_D^{20}$ = -67.1 (EtOH); $λ_m$ 232 285 nm ($e_{1\ cm}^{1\%}$ 228 8.6 EtOH); slightly soluble in H$_2$O, freely soluble in organic solvents; [Leucomycin A$_1$]: $[α]_D^{25}$ = -66.0° (CHCl$_3$); $λ_m$ 232 nm ($E_{1\ cm}^{1\%}$ 400 MeOH); [triacetylleucomycin A$_1$]: mp = 125-126°; $[α]_D^{25}$ = -82.5° (c = 1.3 CHCl$_3$). Toyo Jozo.

535 Lexithromycin
53066-26-5
$C_{38}H_{70}N_2O_{13}$
Erythromycin 9-(O-methyloxime).
Wy-48314. Macrolide antibiotic. Xoma Corp.

536 Megalomicin
28022-11-9

$C_{44}H_{80}N_2O_{15}$
(3S,4S,5S,6R,7R,9R,11R,12R,13R,14R)-4-[(2,6-Dideoxy-3-C-methyl-α-L-ribohexopyranosyl)oxy]-14-ethyl-12,13-dihydroxy-3,5,7,9,11,13-hexamethyl-7-[[2,3,6-trideoxy-3-(dimethylamino)-α-L-ribohexopyranosyl]oxy]-6-[[3,4,6-trideoxy-3-(dimethylamino)-β-D-xylohexopyranosyl]oxy]oxacyclotetradecane-2,10-dione.
Sch-13430. Macrolide antibiotic. *Schering Corp.*

537 Megalomicin Potassium Phosphate
51481-68-6
$C_{44}H_{84}K_2N_2O_{21}P_2$
(3S,4S,5S,6R,7R,9R,11R,12R,13R,14R)-4-[(2,6-Dideoxy-3-C-methyl-α-L-ribohexopyranosyl)oxy]-14-ethyl-12,13-dihydroxy-3,5,7,9,11,13-hexamethyl-7-[[2,3,6-trideoxy-3-(dimethylamino)-α-L-ribohexopyranosyl]oxy]-6-[[3,4,6-trideoxy-3-(dimethylamino)-β-D-xylohexopyranosyl]oxy]oxacyclotetradecane-2,10-dione compound with potassium dihydrogen phosphate (1:2). Sch-13430·2KH$_2$PO$_4$. Macrolide antibiotic. *Schering Corp.*

538 Midecamycin A$_1$
35457-80-8   6271   252-578-0

$C_{41}H_{67}NO_{15}$
Leucomycin V 3,4^B-dipropionate.
espinomycin A; mydecamycin; turimycin P3; SF-837; YL-704B1; Aboren; Medemycin; Midecin; Momicine; Myoxam; Normicina; Rubimycin. Macrolide antibiotic. mp = 155-156°; $[\alpha]_D^{23}$ = -67° (c = 1 EtOH); λ_m 232 nm ($E_{1\,cm}^{1\%}$ 325 EtOH); soluble in MeOH, EtOH, Me$_2$CO, CHCl$_3$, EtOAc, C$_6$H$_6$, Et$_2$O, dilute acids; insoluble in H$_2$O, C$_6$H$_{14}$, petroleum ether. *Meiji.*

539 Midecamycin A$_3$
36025-69-1   6271
$C_{41}H_{65}NO_{15}$
9-Deoxy-9-oxoleucomycin V 3,4^B-dipropionate.
antibiotic SF-837A3. Macrolide antibiotic. mp = 122-125°; $[\alpha]_D^{22}$ = -44° (c = 1 EtOH); λ_m 280 nm ($E_D^{1\%}$ 295 EtOH); soluble in MeOH, EtOH, Me$_2$CO, CHCl$_3$, EtOAc, C$_6$H$_6$, Et$_2$O, dilute acid; insoluble in H$_2$O, C$_6$H$_{14}$, petroleum ether. *Meiji.*

540 Miokamycin
55881-07-7   6291   259-879-6
$C_{45}H_{71}NO_{17}$
Leucomycin V 3^B,9-diacetate 3,4^B-dipropionate.
9,3-diacetylmidecamycin; MOM; ponsinomycin; Miocamycin. Macrolide antibiotic. mp = 220° (dec); $[\alpha]_D^{25}$ = -53° (c = 1.0 CHCl$_3$); $[\alpha]_D^{20}$ = -74°

(c = 1.0 MeOH); λ_m 231 nm ($E_{1\,cm}^{1\%}$ 342 MeOH); soluble in MeOH, Me_2CO, $CHCl_3$; slightly soluble in H_2O. *Meiji*.

541 Neutramycin
1404-08-6
$C_{34}H_{54}O_{14}$
Neutramycin.
AE-705W; LL-705W. Macrolide antibiotic. Antibiotic produced by *Streptomyces rimosus*.

542 Oleandomycin
3922-90-5   6962   223-495-7

$C_{35}H_{61}NO_{12}$
Oleandomycin.
PA-105; Amimycin; Landomycin; Romicil. Macrolide antibiotic. Produced by *Streptomyces antibioticus*. Moderately soluble in H_2O; freely soluble in MeOH, EtOH, BuOH, Me_2CO; insoluble in C_6H_{14}, C_6H_6, CCl_4; λ_m 286-289 nm (MeOH). *Pfizer Inc*.

543 Oleandomycin Hydrochloride
6696-47-5   6962
$C_{35}H_{62}ClNO_{12}$
Oleandomycin hydrochloride.
Macrolide antibiotic. mp = 134-135°; $[\alpha]_D^{25}$ = -54° (MeOH); freely soluble in H_2O; LD_{50} (mus orl) = 8200 mg/kg, (mus orl) = 600 mg/kg, (rat orl) > 10000 mg/kg, (rat iv) = 400 mg/kg. *Pfizer Inc*.

544 Oleandomycin Phosphate
7060-74-4   6962   230-351-7

$C_{35}H_{64}NO_{16}P$
Oleandomycin phosphate (1:1).
Matromycin. Macrolide antibiotic. *Pfizer Inc*.

545 Primycin A₁
47917-41-9   7931

$C_{55}H_{103}N_3O_{17}$
[5-[19-(α-D-Arabinofuranosyloxy)-35-butyl-10,12,14,16,18,22,26,30,34-nonahydroxy-3,5,21,33-tetramethyl-36-oxooxacyclohexatriaconta-4,20-dien-2-yl]-4-hydroxyhexyl]guanidine. Macrolide antibiotic. Major component from the mixture of > 20 macrolide antibiotics produced in the intestinal tract of the wax moth (*Galeria melonella*). Fairly soluble in MeOH; sparingly soluble in C_5H_5N,

AcOH, H₂O; LD₅₀ (mus ip) = 2.5 mg/kg, (gpg ip) = 5.0 mg/kg, (rat ip) = 10.0 mg/kg, (rbt ip) = 10.0 mg/kg. *Chinoin.*

546 Repromicin
56689-42-0

C₃₁H₅₁NO₈
16-Ethyl-4-hydroxy-5,9,13,15-tetramethyl-2,10-dioxo-6-[[3,4,6-trideoxy-3-(dimethylamino)-β-D-xylohexopyranosyl]oxy]oxacyclohexadeca-11,3-diene-7-acetaldehyde.
Sch-16524. Macrolide antibiotic. *Schering Corp.*

547 Rokitamycin
74014-51-0   8408

C₄₂H₆₉NO₁₅
[(4R,5S,6S,7R,9R,10R,11E,13E,16R)-7-(Formylmethyl)-4,10-dihydroxy-5-methoxy-9,16-dimethyl-2-oxooxacyclohexadeca-11,13-dien-6-yl]-3,6-dideoxy-4-O-(2,6-dideoxy-3-C-methyl-α-L-ribohexopyranosyl)-3-(dimethylamino)-β-D-glucopyranoside 4-butyrate 3-propionate.
rikamycin; M-19-Q; TMS-19Q; Ricamycin; Rokital. Macrolide antibiotic. mp = 116°; $[\alpha]_D^{2?} = -71°$ (c = 1.0 CHCl₃); λ_m 232 nm (ε 28000, EtOH). *Meiji.*

548 Rosaramicin
35834-26-5   8420   252-742-1

C₃₁H₅₁NO₉
3-Ethyl-7-hydroxy-2,8,12,16-tetramethyl-5,13-dioxo-9-[[3,4,6-trideoxy-3-(dimethylamino)-β-D-xylohexopyranosyl]oxy]-4,17-dioxabicyclo[14.1.0]heptadec-14-ene-10-acetaldehyde.
4'-deoxycirramycin A₁; antibiotic 67-694; juvenimicin A₃; rosamicin; M-4365A2; Sch-14947. Macrolide antibiotic. mp = 119-122°; $[\alpha]_D^{26} = -35°$ (EtOH); λ_m 240 nm (ε 14600 MeOH); slightly soluble in H₂O, Et₂O; freely soluble in MeOH, CHCl₃, CHCl₃, C₆H₆; LD₅₀ (mus sc) = 625 mg/kg, (mus ip) = 350 mg/kg, (mus iv) = 155 mg/kg. *Schering Corp.*

549 Roxithromycin
80214-83-1   8433

C₄₁H₇₆N₂O₁₅
Erythromycin 9-[O-[(2-methoxyethoxy)methyl]oxime].
RU-965; RU-28965; Assoral; Claramid;

Forilin; Overal; Rossitrol; Rotramin; Rulid; Surlid. Macrolide antibiotic. $[\alpha]_D^{25} = -77.5° \pm 2°$ (c = 0.45 CHCl$_3$). Hoechst-Roussel Pharmaceuticals Inc.

550 Spiramycin
8025-81-8   8904   232-429-6

Spiramycin I   R = H
Spiramycin II   R = COCH$_3$
Spiramycin III R = COCH$_2$CH$_3$

Rovamycin.
IL-5902; RP-5337; NSC-55926; Selectomycin; Rovamicina; Leucomycin; Foromacidin; Provamycin; Rovamycin; Selectomycin; Sequamycin; Rovamicina; [Embonate]: Spira 200; [Hexanedioate]: spiramycin adipate; Stomamycin; Suanovil. Macrolide antibiotic. Mixture of macrolide antibiotics obtained from *Streptomyces ambofaciens* from the soil of Northern France. Its major components are the spiramycins I, II and III. $[\alpha]_D^{20} = -80°$ (MeOH); λ_m 231 nm (EtOH); soluble in most organic solvents; LD$_{50}$ (rat orl) = 9400 mg/kg, (rat sc) = 1000 mg/kg, (rat iv) = 170 mg/kg. Rhône-Poulenc Rorer Pharmaceuticals Inc.

551 Spiramycin I
24916-50-5   8904
C$_{43}$H$_{74}$N$_2$O$_{14}$
Foromacidin A. Macrolide antibiotic. mp = 134-137°; $[\alpha]_D^{20} = -96°$; [triacetate]: mp = 140-142°; $[\alpha]_D^{20} = -92.5°$. Rhône-Poulenc Rorer Pharmaceuticals Inc.

552 Spiramycin II
24916-51-6   8904
C$_{45}$H$_{76}$N$_2$O$_{15}$
Foromacidin B. Macrolide antibiotic. mp = 130-133°; $[\alpha]_D^{20} = -86°$; [diacetate]: mp = 156-160°; $[\alpha]_D^{20} = -98.4°$. Rhône-Poulenc Rorer Pharmaceuticals Inc.

553 Spiramycin III
24916-52-7   8904
C$_{46}$H$_{78}$N$_2$O$_{15}$
Foromacidin C. Macrolide antibiotic. mp = 128-131°; $[\alpha]_D^{20} = -83°$; [diacetate]: mp = 140-142°; $[\alpha]_D^{20} = -90.4°$. Rhône-Poulenc Rorer Pharmaceuticals Inc.

554 Troleandomycin
2751-09-9   9899   220-392-9

C$_{41}$H$_{67}$NO$_{15}$
Triacetyloleandomycin.
oleandomycin triacetate ester; TAO; NSC-108166; Cyclamycin; Wytrion; Evramycin; Triocetin. Macrolide antibiotic. Semi-synthetic. Dec 176°; $[\alpha]_D^{25} = -23°$ (MeOH); slightly soluble in H$_2$O (< 0.1 g/100 ml); pKa = 6.6. Roerig Div., Pfizer Pharmaceuticals.

Nitrofuran Antibiotics

555 Furalazine
556-12-7

$C_9H_8N_5O_3$
3-Amino-6-[2-(5-nitro-2-furyl)vinyl]-as-triazine.
A nitrofuran antibiotic.

556 Furaltadone
139-91-3   4315   205-384-5

$C_{13}H_{16}N_4O_6$
(±)-5-(Morpholinomethyl)-3-[(5-nitrofurylidene)amino]-2-oxazolidinone.
NF-260; Altafur; Altabactina; Furazolin; Ibifur; Medifuran; Nitraldone; Otifuril; Sepsinol; Ultrafur; Unifur; Valsyn. Antibacterial. Used to treat urinary tract infections. mp = 206° (dec); sparingly soluble in H_2O ($\cong$ 0.075 g/100 ml at 25°). *Norwich Eaton.*

557 Furazolium Chloride
5118-17-2   4321

$C_9H_8ClN_3O_3S$
6,7-Dihydro-3-(5-nitro-2-furyl)-5H-imidazo[2,1-b]thiazolium chloride.

NF-963; Novofur; Dermafur. Antibacterial. Dec > 250°; [free base ($C_9H_7N_3O_3S$)]: mp = 171-172° (dec). *Norwich Eaton.*

558 Furazolium Tartrate
17692-15-8   4321

$C_{13}H_{13}N_3O_9S$
6,7-Dihydro-3-(5-nitro-2-furyl)-5H-imidazo[2,1-b]thiazolium hydrogen tartrate.
Antibacterial. *Norwich Eaton.*

559 Nifuradine
555-84-0   6621

$C_8H_8N_4O_4$
1-[(5-Nitrofurfurylidene)amino]-2-imidazolidinone.
NF-246; NSC-6470; Renafur; oxafuradene. Antibacterial. mp = 261.5-263°; λ_m 387.5, 273 nm (ϵ 17550, 13200 H_2O); soluble in H_2O (0.008-0.010 g/100 ml); LD_{50} (rat orl) = 1681 mg/kg. *Norwich Eaton.*

560 Nifuraldezone
3270-71-1   6622   221-890-9

$C_7H_6N_4O_5$
5-Nitro-2-furaldehyde semioxamazone.
NF-84; NSC-3184; Furamazone. Antibacterial. mp = 270° (dec). *Eaton Labs.*

561 Nifuralide
54657-96-4

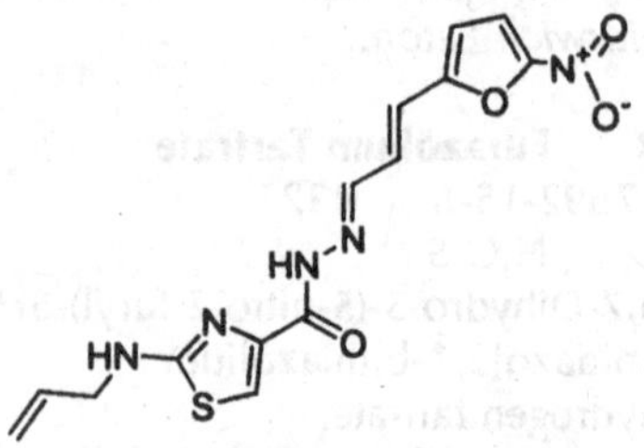

$C_{14}H_{13}N_5O_4S$
2-(Allylamino)-4-thiazole carboxylic acid [3-(5-nitro-2-furyl)allylidene]-hydrazide.
Antibacterial.

562 Nifuratel
4936-47-4   6623   225-576-2

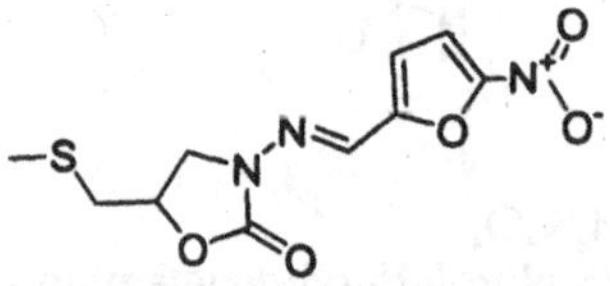

$C_{10}H_{11}N_3O_5S$
5-[(Methylthio)methyl]-3-[(5-nitrofurfurylidene)amino]-2-oxazolidinone.
methylmercadone; Inimur; Macmiror; Magmilor; Omnes; Polmiror; Tydantil.
Antibacterial, antifungal and antiprotozaol, targeting trichomonas. mp = 182°. *Polichimica Sap.*

563 Nifuratrone
19561-70-7

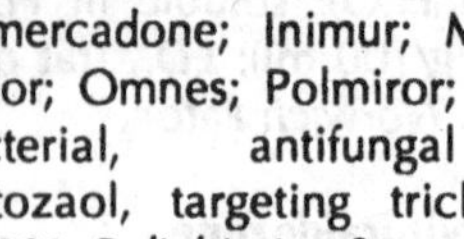

$C_7H_8N_2O_5$
N-(2-Hydroxyethyl)-α-(5-nitro-2-furyl)-nitrone.
Antibacterial. *Dainippon Pharmaceutical Co.*

564 Nifurdazil
5036-03-3

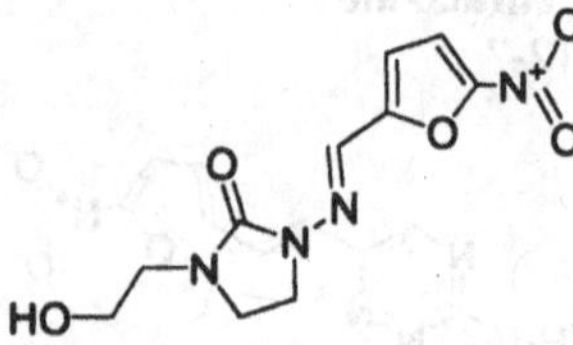

$C_{10}H_{12}N_4O_5$
1-(2-Hydroxyethyl)-3-[(5-nitrofurfurylidene)amino]-2-imidazolidinone.
NF-1010. Antibacterial.

565 Nifurethazone
5580-25-6

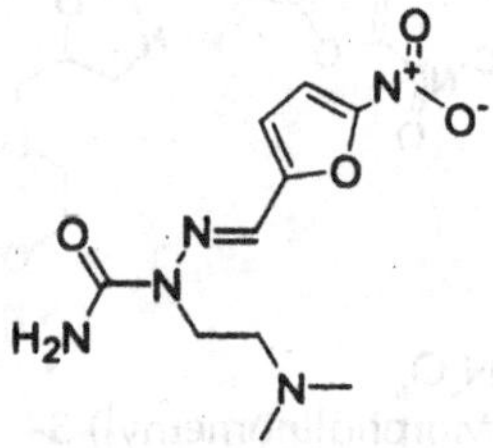

$C_{10}H_{15}N_5O_4$
5-Nitro-2-furaldehyde 2-(2-dimethylaminoethyl)semicarbazone.
Antibacterial.

566 Nifurfoline
3363-58-4   6624   222-131-4

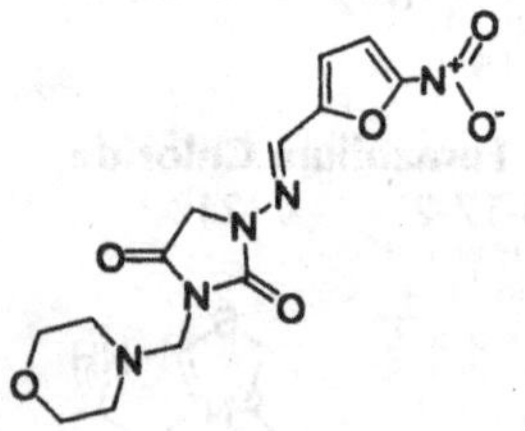

$C_{13}H_{15}N_5O_6$
3-(Morpholinomethyl)-1-[(5-nitrofurfurylidene)amino]hydantoin.
Urbac. Antibacterial. mp = 194-196°, 206°. *Esteve Group.*

567   Nifurimide
15179-96-1

$C_9H_{10}N_4O_4$
(±)-4-Methyl-1-[(5-nitrofurfurylidene)amino]-2-imidazolidinone.
NF-1120. Antibacterial.

568   Nifurizone
26350-39-0

$C_{12}H_{13}N_5O_5$
1-(Methylcarbamoyl)-3-[[3-(5-nitro-2-furyl)allylidene]amino]-2-imidazolidinone.
CB-11380. Antibacterial.

569   Nifurmazole
18857-59-5

$C_{11}H_{10}N_4O_6$
3-(Hydroxymethyl)-1-[[3-(5-nitro-2-furyl)allylidene]amino]-2-imidazolidinone.
CB-10615. Antibacterial and antiprotozoal, against trypanosomes.

570   Nifurmerone
5579-95-3

$C_6H_4ClNO_4$
Chloromethyl 5-nitro-2-furyl ketone.
NF-71. Antibacterial.

571   Nifuroquine
57474-29-0   6625   260-755-9

$C_{14}H_8N_2O_6$
4-(5-Nitro-2-furyl)quinaldic acid 1-oxide.
quinaldofur; Abimasten 100. Antibacterial. Used to treat mastitis in cows. mp = 190° (dec); insoluble in H_2O. *ABIC*.

572   Nifuroxazide
965-52-6   6626   213-522-0

$C_{12}H_9N_3O_5$
p-Hydroxybenzoic acid 5-nitrofurfurylidene hydrazide.
RC-27109; Adral; Bacifurane; Diarlidan; Dicoferin; Ercefurol; Ercefuryl; Pentofuryl. Antibacterial. Used as an intestinal antiseptic. mp = 298°; insoluble in H_2O. *Robert et Carriere*.

573 Nifuroxime
6236-05-1   6627   228-349-6

$C_5H_4N_2O_4$
5-Nitro-2-furaldehyde oxime.
Micofur. Antibacterial. Used as a topical anti-infective and an antiprotozoal, against Trichomonas. mp = 156°, 163-164°; soluble in H_2O (0.1 g/100 ml), MeOH (8.9 g/100 ml), EtOH (3.9 g/100 ml). *Norwich Eaton.*

574 Nifurpipone
24632-47-1

$C_{12}H_{17}N_5O_4$
4-Methyl-1-piperazineacetic acid (5-nitrofurfurylidene)hydrazide.
NP; Rec-15-0122. Antibacterial.

575 Nifurpirinol
13411-16-0   6628   236-503-9

$C_{12}H_{10}N_2O_4$
6-[2-(5-Nitro-2-furyl)vinyl]-2-pyridinemethanol.
Furanace; P-7138; furpyrinol; fur-pirinol. Antibacterial. Used to treat bacterial diseases in fish. mp = 170-171°; LD_{50} (eel orl) = 1780 mg/kg. *Dainippon Pharmaceutical Co.; Yamanouchi U.S.A. Inc.*

576 Nifurprazine
1614-20-6   6629   216-563-2

$C_{10}H_8N_4O_3$
3-Amino-6-[2-(5-nitro-2-furyl)vinyl]-pyridazine.
HB-115; furenapyridazin; Furenazin. Antibacterial, used topically. *Boehringer Mannheim GmbH.*

577 Nifurprazine Hydrochloride
50832-74-1   6629
$C_{10}H_9ClN_4O_3$
3-Amino-6-[2-(5-nitro-2-furyl)vinyl]-pyridazine hydrochloride.
Carofur. Antibacterial. mp = 290°. *Boehringer Mannheim GmbH.*

578 Nifurquinazol
5055-20-9

$C_{16}H_{16}N_4O_5$
2,2'-[[2-(5-Nitro-2-furyl)-4-quinazolinyl]imino]diethanol.
NF-1088. Antibacterial.

579 Nifurthiazole
3570-75-0

C₈H₆N₄O₄S
Formic acid 2-[4-(5-nitro-2-furyl)-2-thiazolyl]hydrazide.
AS-17665; NSC-525334. Antibacterial. *Abbott Labs.*

580 Nifurtimox
23256-30-6   6630   245-531-0

C₁₀H₁₃N₃O₅S
4-[(5-Nitrofurfurylidene)amino]-3-methylthiomorpholine 1,1-dioxide.
Bayer 2502; Lampit. Antibacterial; primarily antiprotozoal, against Trypanosoma. mp = 180-182°; LD₅₀ (mus gvg) = 3720 mg/kg, (rat gvg) = 4050 mg/kg. *Bayer Corp., Pharmaceutical Div.*

581 Nifurtoinol
1088-92-2   6631   214-126-0

C₉H₈N₄O₆
3-(Hydroxymethyl)-1-[(5-nitrofurfurylidene)amino]hydantoin.

Urfadyn. Antibacterial. Dec 270°; λₘ = 367.5, 265 nm (ε 17900, 12800 2% in DMF). *Norwich Eaton.*

582 Nifurvidine
1900-13-6

C₁₁H₉N₃O₄
2-Methyl-6-[2-(5-nitro-2-furyl)vinyl]-4-pyrimidinol.
Antibacterial.

583 Nifurzide
39978-42-2   6632   254-728-0

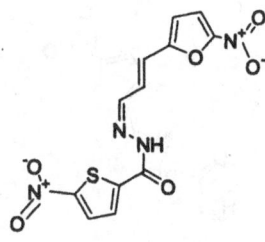

C₁₂H₈N₄O₆S
5-Nitro-2-thiophenecarboxylic acid [3-(5-nitro-2-furyl)allylidene] hydrazide.
Ricridene. Antibacterial. mp = 235-236°; LD₅₀ (mus orl) = 3200 mg/kg. *Lipha.*

584 Nitrofurantoin
67-20-9   6696   200-646-5

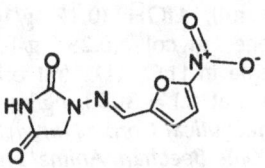

C₈H₆N₄O₅
1-[(5-Nitrofurfurylidene)amino]-hydantoin.

Macrobid; Macrodantin; Parfuran; Berkfurin; Chemiofuran; Cyantin; Cystit; FuaMed; Furachel; Furalan; Furadantin; Furadantine MC; Furadoin; Furantoina; Furobactina; Furophen T-Caps; Ituran; Trantoin; Urizept; Urodin; Urolong; Uro-Tabvlinen; Welfurin. Antibacterial. Used to treat mastitis in cows. Dec 270-272°; λ_m = 370 nm ($E^{1\%}_{1\ cm}$ 776); soluble in H_2O (0.019 g/100 ml at pH 7), EtOH 0.051 g/1oo ml), Me_2CO (0.51o g/100 ml), dmg (8 g/100 ml), glycerol (0.06 g/100 ml), polyethylene glycol (1.5 g/100 ml). Procter & Gamble Pharmaceuticals, Inc.; Norwich Eaton; Parke-Davis; Eaton Labs.

585   Nitrofurazone
59-87-0   6697   200-443-1

$C_6H_6N_4O_4$
5-Nitro-2-furaldehyde semicarbazone. Amifur; Furacin; Chemofuran; Furesol; Nifuzon; Nitrofural; Nitrozone; Furacinetten; Furacoccid; Furazol W; Mammex; Furaplast; Coxistat; Aldomycin; Nefco; Vabrocid. Antibacterial. Used as a topical anti-infective. Dec 236-240°; λ_m = 260 375 nm; slightly soluble in H_2O (0.023 g/100 ml), EtOH (0.17 g/100 ml), proylene glycol (0.29 g/100 ml); insoluble in Et_2O; LD_{50} (rat orl) = 590 mg/kg, (rat sc) = 3000 mg/kg. Roberts Pharmaceutical Corp.; Norwich Eaton; SmithKline Beecham Animal Health.

Other Antibiotics

586   Alafosfalin
60668-24-8   204   262-362-8

$C_5H_{13}N_2O_4P$
[(1R)-1-[(2S)-2-Aminopropionamido]-ethyl]phosphonic acid.
alaphosphin; Ro-3-7008. A phosphonic acid antibiotic mp = 295-296° (dec); $[\alpha]_D^{20}$ = -44.0° (c = 1 H_2O). Hoffmann-LaRoche Inc.

587   Alexidine
22573-93-9   245-096-7

$C_{26}H_{56}O_{10}$
1,1'-Hexamethylene-bis[5-(2-ethylhexyl)biguanide].
Win-21904; compound 904.

Other Antibiotics

588 Asperlin
30387-51-0

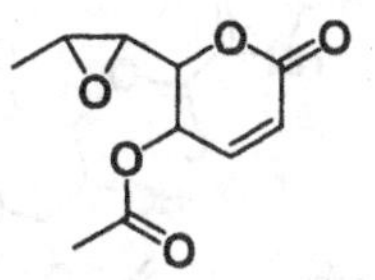

$C_{10}H_{12}O_5$
6-(1,2-Epoxypropyl)-5,6-dihydro-5-hydroxy-2H-pyran-2-one acetate.
U-13933; NSC-93158.

589 Avilamycin
11051-71-1
$C_{61}H_{88}Cl_2O_{32}$
O-(1R)-4-C-Acetyl-6-deoxy-2,3-O-methylene-D-galactopyranosylidene-(1→3-4)-2-O-(2-methyl-1-oxopropyl)-α-L-lyxopyranosyl-O-2,6-dideoxy-4-O-(3,5-dichloro-4-hydroxy-2-methoxy-6-methylbenzoyl)-β-D-arabino-hexopyranosyl-(1→4)-O-2,6-dideoxy-D-arabinohexopyranosyl-(1→3)-O-6-deoxy-4-O-methyl-β-D-galacto-pyranosyl-(1→4)-2,6-di-O-methyl-β-D-mannopyranoside.
Avilamycin A; Surmax; LY-048740. *Eli Lilly & Co.*

590 Batebulast
81907-78-0

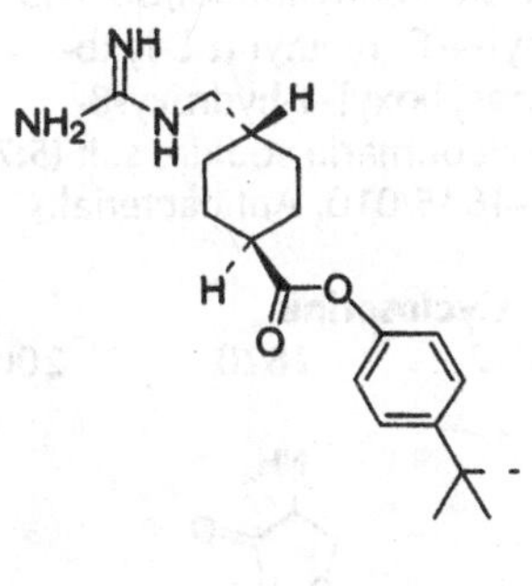

$C_{19}H_{29}N_3O_2$
p-tert-Butylphenyl trans-4-(guanidino-methyl)cyclohexanecarboxylate.
NCO-650. A trypsin inihibitor. Also inhibits methylation of phospholipids. Has antibacterial properties.

591 Biphenamine
3572-52-9   222-686-2
$C_{19}H_{23}NO_3$
2-(Diethylamino)ethyl 2-hydroxy-3-biphenylcarboxylate.
Antibacterial; antifungal; anesthetic (topical). *Wallace Labs.*

592 Biphenamine Hydrochloride
5560-62-3   226-930-9
$C_{19}H_{24}ClNO_3$
2-(Diethylamino)ethyl 2-hydroxy-3-biphenylcarboxylate hydrochloride.
Antibacterial; antifungal; anesthetic (topical). component of: Alvinine Shampoo. *Wallace Labs.*

593 Bisdequalinium Diacetate
3785-44-2   223-252-5
$C_{44}H_{64}N_4O_4$
6,7,8,9,10,11,12,13,14,15,16,17,24,-25,26,27,28,29,30,31,32,33-Docosahydro-35,37-dimethyl-5,34:18,23-diethenodibenzo[b,r]-[1,5,16,20]tetraazacyclotriacontine-23,24-diium diacetate.
Antibacterial.

594 Carbadox
6804-07-5   229-879-0

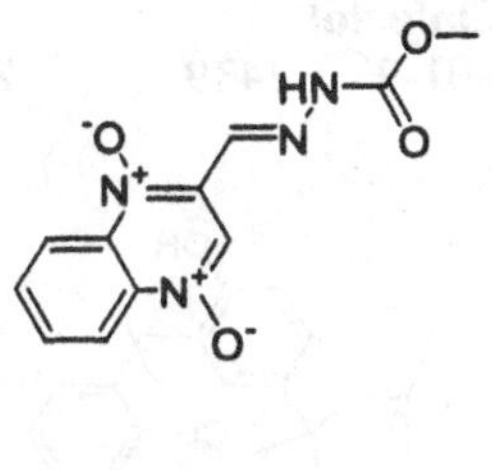

$C_{11}H_{10}N_4O_4$
Methyl 3-(2-quinoxalinylmethylene)-carbazate N^1,N^4-dioxide.
Mecadox; GS-6244. Antibacterial. *Pfizer International.*

595 Chlorhexidine Phosphanilate
77146-42-0

$C_{34}H_{46}Cl_2N_{12}O_6P_2$
1,1'-Hexamethylene-
bis[5-(p-chlorophenyl)biguanide]
(p-aminophenyl)phosphonate (1:2).
BMY-30120; CHP; WP-973. *Bristol-Myers Squibb Pharmaceutical Res. and Dev.*

596 Chloroxylenol
88-04-0   201-793-8

C_8H_9ClO
4-Chloro-3,5-xylenol.
Antibacterial.

597 Clofoctol
37693-01-9   2439   253-632-6

$C_{21}H_{26}Cl_2O$
α-(2,4-Dichlorophenyl)-4-(1,1,3,3-tetramethylbutyl)-o-cresol.
Antibacterial.

598 Coumermycin
4434-05-3

$C_{55}H_{59}N_5O_{20}$
5-Methylpyrrole-2-carboxylic acid diester with 3,3'-[(3-methylpyrrole-2,4-diyl)bis(carbonylimino)]bis[4-hydroxy-8-methyl-7-[(tetrahydro-3,4-dihydroxy-5-methoxy-6,6-dimethylpyran-2-yl)-oxy]coumarin.
NSC-107412. Antibacterial.

599 Coumermycin Sodium
87901-11-9
$C_{55}H_{57.6}N_5Na_{1.4}O_{20}$
5-Methylpyrrole-2-carboxylic acid 3,3' diester with 3,3'-[(3-methylpyrrole-2,4-diyl)bis(carbonylimino)]bis[7-(5,5-di-C-methyl-4-O-methyl-α-L-lyxo-pyranosyl)oxy]-4-hydroxy-8-methylcoumarin sodium salt (5:7).
Ro-5-4645/010. Antibacterial.

600 Cycloserine
68-41-7   2820   200-688-4

$C_3H_6N_2O_2$
(+)-4-Amino-3-oxazolidinone.

Seromycin; orientomycin; PA-94; 106-7; Closina; Farmiserina; Micoserina; Oxamycin. Antibiotic produced by *Streptomyces garyphalus sive orchidaceus*. Also has tuberculostatic acitivity. mp = 155-156° (dec); $[\alpha]_D^{23}$ = 116° (c = 1.17); $[\alpha]_{546}^{25}$ = 137° (c = 5 2N NaOH); λ_m = 226 nm ($e_{1\,cm}^{1\%}$ 402). *Eli Lilly & Co.; Merck & Co., Inc.; Pfizer International*.

601 Dequalinium Chloride
6707-58-0

$C_{30}H_{40}Cl_2N_4$
1,1'-Decamethylenebis(4-aminoquinaldinium) chloride.
Antibacterial agent.

602 Dipyrithione
3696-28-4   223-024-5

$C_{10}H_8N_2O_2S_2$
2,2'-Dithiodipyridine 1,1'-dioxide.
OMDS. Antibacterial.

603 Eperezolid
165800-04-4

$C_{18}H_{23}FN_4O_5$
N-[[(S)-3-[3-Fluoro-4-(4-glycoloyl-1-piperazinyl)phenyl]-2-oxo-5-oxazolidinyl]methyl]acetamide.
U-100592.

604 Fludalanine
35523-45-6   252-607-7

$C_3H_5DFNO_2$
3-Fluoro-D-alanine-2-d.
Antibacterial. *Merck & Co., Inc*.

605 Fosfomycin
23155-02-4   245-463-1

$C_3H_7O_4P$
(-)-(1R,2S)-(1,2-Epoxypropyl)-phosphonic acid.
Antibacterial. *Merck & Co., Inc*.

Other Antibiotics

606 Fosfomycin Tromethamine
78964-85-9   279-018-8

$C_7H_{18}NO_7P$
(1R,2S)-(1,2-Epoxypropyl)phosphonic acid compound with 2-amino-2-(hydroxymethyl)-1,3-propanediol (1:1). Monurol; Z-1282. Antibacterial. *Zambon Labs.*

607 Fosmidomycin
66508-53-0

$C_4H_{10}NO_5P$
[3-(N-Hydroxyformamido)propyl]-phosphonic acid. Antibacterial.

608 Fusidate Sodium
751-94-0   212-030-3

$C_{31}H_{47}NaO_6$
Sodium 3α,11α,16β-trihydroxy-29-nor-8α,9β,13α,14β-dammara-17(20),24-dien-21-oate 16-acetate. fusidic acid sodium salt; Fucidine; SQ-16360. *Bristol-Myers Squibb Pharmaceutical Res. and Dev.*

609 Fusidic Acid
6990-06-3   230-256-0

$C_{31}H_{48}O_6$
3α,11α,16β-Trihydroxy-29-nor-8α,9β,13α,14β-dammara-17(20),24-dien-21-oic acid 16-acetate. SQ-16603. Antibacterial. *Bristol-Myers Squibb Pharmaceutical Res. and Dev.*

610 Haloprogin
777-11-7   212-286-6

$C_9H_4Cl_3IO$
3-Iodo-2-propynyl 2,4,5-trichlorophenyl ether. M-1028; NSC-100071; component of: Halotex. Antibacterial. *Westwood-Squibb Pharmaceuticals, Inc.; Meiji.*

611 Hexedine
5980-31-4   4736

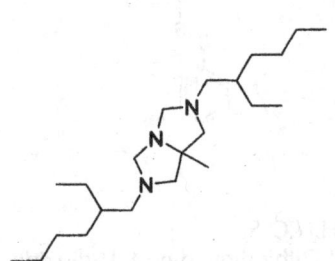

$C_{22}H_{45}N_3$
2,6-Bis(2-ethylhexyl)-hexahydro-7a-methyl-1H-imidazo[1,5-c]imidazole.

Sterisol; W-4701. Antibacterial. *Parke-Davis*.

612 Letrazuril
103337-74-2

$C_{17}H_9Cl_2FN_4O_2$
(±)-[2,6-Dichloro-4-(4,5-dihydro-3,5-dioxo-as-triazin-2(3H)-yl)phenyl-(p-fluorophenyl)acetonitrile.
216. Used in the treatment of cryptosporidiosis. Antibacterial.

613 Linezolid
165800-03-3

$C_{16}H_{20}FN_3O_4$
N-[[(S)-3-(3-Fluoro-4-morpholinophenyl)-2-oxo-5-oxazolidinyl]methyl]-acetamide.
U-100766. Antibacterial. *Pharmacia & Upjohn, Inc.*

614 Lombazole
60628-98-0   262-337-1

$C_{22}H_{17}ClN_2$
(±)-1-(α-4-Biphenylyl-o-chlorobenzyl)-imidazole.

An imidazole antibacterial. *C.M. Industries*.

615 Mequidox
16915-79-0

$C_{10}H_{10}N_2O_3$
3-Methyl-2-quinoxalinemethanol 1,4-dioxide.
GS-7443. Antibacterial. *Pfizer Int'l*.

616 Methenamine
100-97-0   6036   202-905-8

$C_6H_{12}N_4$
1,3,5,7-Tetraazatricyclo[3.3.1.1^{3,7}]-decane.
Hexamethylenetetramine; Uritone; Urotropin; component of: Uro-Phosphate. Antibacterial. *ECR Pharmaceuticals; Parke-Davis*.

617 Methenamine Anhydromethylenecitrate
6190-43-8   6038   228-236-1
$C_{13}H_{20}N_4O_7$
Hexamethylene anhydromethylenecitrate.
Helmitol; Fromanol; Citramin; Uropurgol; Urotropin New. Antibacterial.

618 Methenamine Hippurate
5714-73-8   6039   227-206-5

$C_{15}H_{21}N_5O_3$
Hexamethylene monohippurate.

Hiprex; Urex. Antibacterial. *3M Pharmaceuticals; Merrell Pharmaceuticals Inc.*

619   Methenamine Mandelate
587-23-5   6040   209-597-4

$C_{14}H_{20}N_4O_3$
Hexamethylenetetramine monomandelate.
Mandelamine; component of: Azo-Mandelamine. Antibacterial. *Parke-Davis.*

620   Methenamine Sulfosalicylate
20480-93-7   6042
$C_{13}H_{18}N_4O_6S$
Hexamethylene sulfosalicylate.
Hexalet; Hexal; Sulfhexet. Antibacterial.

621   Mupirocin
12650-69-0   6383

$C_{26}H_{44}O_9$
(E)-(2S,3R,4R,5S)-5-([(2S,3S,4S,5S)-2,3-Epoxy-5-hydroxy-4-methylhexyl]-tetrahydro-3,4-dihydroxy-β-methyl-2H-pyran-2-crotonic acid ester with 9-hydroxynonanoic acid.
Bactroban; BRL-4910A; Bactoderm; Turixin; pseudomonic acid A. mp =

77-78°; $[\alpha]_D^{20}$ = -19.3° (c = 1 MeOH); λ_m 222 nm (ε 14500 EtOH). Antibacterial. *SmithKline Beecham Pharmaceuticals.*

622   Nitroxoline
4008-48-4   6734   223-662-4

$C_9H_6N_2O_3$
5-Nitro-8-quinolinol.
A-82. Antibacterial.

623   Penoctonium Bromide
17088-72-1

$C_{26}H_{50}BrNO_2$
Diethyl(2-hydroxyethyl)octyl ammonium bromide dicyclopentylacetate.
Tested as an antibacterial agent.

624   Pirlimycin
79548-73-5

$C_{17}H_{31}ClN_2O_5$
Methyl 7-chloro-6,7,8-trideoxy-6-cis-4-ethyl-L-pipecolamido)-1-thio-L-threo-α-D-galactooctopyranoside.
Antibacterial.

625 Pirlimycin Hydrochloride
77495-92-2

$C_{17}H_{32}Cl_2N_2O_5 \cdot H_2O$
Methyl 7-chloro-6,7,8-trideoxy-6-cis-4-ethyl-L-pipecolamido)-1-thio-L-threo-α-D-galactooctopyranoside monohydrochloride monohydrate. U-57930E. Antibacterial.

626 Pirtenidine
103923-27-9

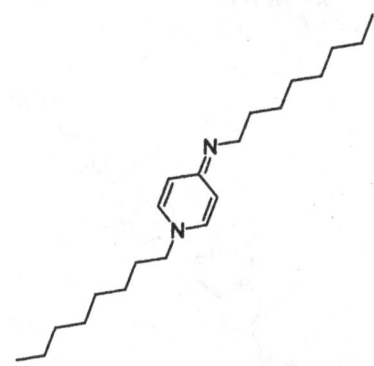

$C_{21}H_{38}N_2$
1,4-Dihydro-1-octyl-4-(octylimino)-pyridine.
Antimicrobial. Used in the treatment of candidiasis. May have use in inhibiting dental plaque.

627 Polynoxylin
9011-05-6   7735

$(C_4H_8N_2O_3)_n$
Poly[methyl[bis(hydroxymethyl)]-ureylene]amer.
oxymetylurea; polynoxyline; Anaflex; Larex; Ponoxylan. Polymer condensation product of urea and formaldehyde with substantially linear chains, often delivered in aerosol spray or powder form. Antibacterial (topical). Amorphous powder; decomposes without melting; nearly insoluble in H_2O (0.28-0.31%).

628 Quindecamine
19056-26-9   242-789-6

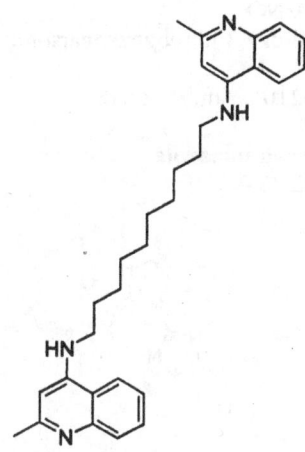

$C_{30}H_{38}N_4$
4,4'-(Decamethylenediimino)-diquinaldine.
Antibacterial. *Marion Merrell Dow.*

629 Quindecamine Acetate
5714-05-6
$C_{34}H_{46}N_4O_4 \cdot H_2O$
4,4'-(Decamethylenediimino)-diquinaldine diacetate dihydrate.
RMI-8090DJ. Antibacterial. *Marion Merrell Dow.*

630 Quindoxin
2423-66-7   219-352-3

$C_8H_6N_2O_2$
Quinoxaline 1,4-dioxide.

ICI-8173. Antibacterial. Used in animal husbandry. CAUTION: high degree of phototoxicity and mutagenicity.

631   Roxarsone
121-19-7   204-453-7

$C_6H_6AsNO_6$
4-Hydroxy-3-nitrobenzenearsonic acid.
NSC-2101. Antibacterial.

632   Satranidazole
56302-13-7

$C_8H_{11}N_5O_5S$
1-(1-Methyl-5-nitroimidazol-2-yl)-3-(methylsulfonyl)-2-imidazolidinone.
A nitroimidazole with high selective toxicity for anaerobic prokaryotes and eukaryotes. Antiamebic; antimicrobial; radiosensitizer.

633   Spectinomycin
1695-77-8   8890   216-911-3

$C_{14}H_{24}N_2O_7$
Decahydro-4a,7,9-trihydroxy-2-methyl-6,8-bis(methylamino)-4H-pyrano[2,3-b][1,4]benzodioxin-4-one.
Aminoglycoside antibiotic.

634   Spectinomycin Dihydrochloride Pentahydrate
22189-32-8   8890
$C_{14}H_{26}Cl_2N_2O_7 \cdot H_2O$
Decahydro-4a,7,9-trihydroxy-2-methyl-6,8-bis(methylamino)-4H-pyrano[2,3-b][1,4]benzodioxin-4-one dihydrochloride pentahydrate.
Aminoglycoside antibiotic.

635   Spectinomycin Sulfate Tetrahydrate
64058-48-6   8890
$C_{14}H_{26}N_2O_{11}S \cdot 4H_2O$
Decahydro-4a,7,9-trihydroxy-2-methyl-6,8-bis(methylamino)-4H-pyrano[2,3-b][1,4]benzodioxin-4-one.
Aminoglycoside antibiotic.

636   Stallimycin
636-47-5

$C_{22}H_{27}N_9O_4$
N-(2-Amidinoethyl)-4-formamido-1,1',1-trimethyl-N,4':N',4-ter[pyrrole-2-carboxamide].
Antibacterial. *Farmitalia*.

637   Stallimycin Hydrochloride
6576-51-8   229-505-6
$C_{22}H_{28}ClN_9O_4$
N-(2-Amidinoethyl)-4-formamido-1,1',1-trimethyl-N,4':N',4-ter[pyrrole-2-carboxamide] monohydrochloride.
Herperal; F.I. 6426. Antibacterial. *Farmitalia*.

Other Antibiotics

638   Taurolidine
19388-87-5   9243   243-016-5

$C_7H_{16}N_4O_4S_2$
4,4'-Methylenebis(tetrahydro-1,2,4-thiadiazine 1,1-dioxide).
Antibacterial.

639   Tetronasin 5930
75139-05-8   9384

$C_{33}H_{54}O_8$
4-Hydroxy-3-[(2S)-2-[(1S,2S,6R)-2-[(1E)-3-hydroxy-2-[(2R,3R,6S)-tetrahydro-3-methyl-6-[(1E,3S)-3-[(2R,3S,5R)-tetrahydro-5-[(1S)-1-methoxyethyl]-3-methyl-2-furyl]-1-butenyl]-2H-pyran-2-yl]propenyl]-6-methylcyclohexyl]propionyl]-2(5H)-furanone.
antibiotic M139603; ICI-139603; M-139603. Polyether-ionophore antibiotic (veterinary) produced by *Streptomyces longisporoflavus* NCIB 11426. Possesses a biosynthetically rare acyl tetronic acid moiety. mp = 176-178°; $[\alpha]_D^{21}$ = -82° (c = 0.2 in MeOH); λ_m = 234, 270 nm (ε 1300, 1100 in EtOH); pKa = 1.8 ±3 (in MeOH:H$_2$O 1:9); soluble in most organic solvents, insoluble in H$_2$O.

640   Ticlatone
70-10-0

C_7H_4ClNOS
6-Chloro-1,2-benzisothiazolin-3-one.
FER-1443. Antibacterial.

641   Tilbroquinol
7175-09-9   230-533-6

$C_{10}H_8BrNO$
7-Bromo-5-methyl-8-quinolinol.
component of: Intetrix. An intestinal antiseptic. Antibiotic.

642   Tiliquinol
5541-67-3   226-905-2

$C_{10}H_9NO$
5-Methyl-8-quinolinol.
component of: Intetrix. An intestinal antiseptic. Antibiotic.

643   Tiodonium Chloride
38070-41-6

$C_{10}H_7Cl_2IS$
(p-Chlorophenyl)-2-thienyliodonium chloride.
DL-164. Antibacterial. *Marion Merrell Dow Inc.*

Polypeptide Antibiotics

644 Trospectomycin
88669-04-9   9917

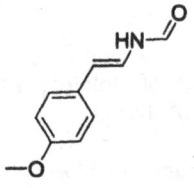

$C_{17}H_{30}N_2O_7$
(2R,4aR,5aR,6S,7S,8R,9S,9aR,10aS)-2-Butyldecahydro-4a,7,9-trihydroxy-6,8-bis(methylamino)-4H-pyrano[2,3-b][1,4]benzodioxin-4-one.
Aminoglycoside antibiotic.

645 Trospectomycin Sulfate Pentahydrate
88851-61-0   9917
$C_{17}H_{32}N_2O_{11}S \cdot 5H_2O$
(2R,4aR,5aR,6S,7S,8R,9S,9aR,10aS)-2Butyldecahydro-4a,7,9-trihydroxy-6,8-bis(methylamino)-4H-pyrano[2,3-b][1,4]benzodioxin-4-one sulfate (1:1) (salt) pentahydrate.
U-63366F. Aminoglycoside antibiotic.

646 Tuberin
53643-53-1   9938

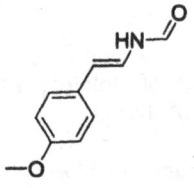

$C_{10}H_{11}NO_2$
N-[2-(4-Methoxyphenyl)ethenyl]-formamide.
mp = 132-133°; λ_m 219, 285 nm ($e_{1\,cm}^{1\%}$ 870 1710 MeOH); insoluble in petroleum ether; sparingly solouble in H_2O, C_6H_6; soluble in MeOH, EtOH, EtOAc, Me_2CO, CCl_4, $CHCl_3$.
Antibacterial. Inst. Phys. & Chem. Res.

647 Valnemulin
101312-92-9
$C_{31}H_{52}N_2O_5S$
[[2-[(R)-2-Amino-3-methylbutyramido]-1,1-dimethylethyl]thio]acetic acid 8-ester with (3aS,4R,5S,6S,8R,9R,9aR,10R)-octahydro-5,8-dihydroxy-4,6,9,10-tetramethyl-6-vinyl-3a,9-propano-3aH-cyclopentacycloocten-1(4H)-one.
Econor. Antibacterial (veterinary).

648 Xibornol
13741-18-9   10210   237-312-3

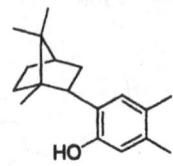

$C_{18}H_{26}O$
6-Isobornyl-3,4-xylenol.
Antibacterial.

Polypeptide Antibiotics

649 Amphomycin
1402-82-0   625   215-760-0
$C_{58}H_{91}N_{13}O_{20}$
R-Asp-MeAsp-Asp-Gly-Asp-Gly-Dab^a-Val-Pro-Dab^b-Pip^c [R = (+)-3-anteiso-tridecenoic or (+)-3-isododecenoic acid; Dab^a = D-erythro-α,β-diaminobutyric acid; Dab^b = L-threo-α,β-diaminobutyric acid; Pip^c = D-pipecolic acid, cyclized with the neighboring Dab]. Peptide antibiotic. Modified at the amino terminus with a fatty acid group. Active against gram positive bacteria. Produced by Streptomyces canus. Bristol-Myers Products.

650 Anthelmycin
1402-84-2
hikizimycin; 33876. A 4-aminohexylcytosine antibiotic which inhibits protein synthesis on both pro- and eukaryotic ribosomes by preventing the

peptide bond-forming reaction. Antibiotic substance produced by *Streptomyces longissimus*. Eli Lilly & Co.

651 Aspartocin
4117-65-1
$C_{42}H_{64}N_{12}O_{12}S_2$
Oxytocin 4-L-asparagine.
H-Cys-Tyr-Ile-Asn-Asn-Cys-Pro-Lue-Gly-NH$_2$-cyclic (1→6)-disulfide; A 8999. A peptide antibiotic produced by *Streptomyces griseus*.

652 Bacitracin
1405-87-4   965   215-786-2

$C_{66}H_{103}N_{17}O_{16}S$
Thiazole decapeptide.
Altracin; Ayfivin; Baciguent; Fortracin; Penitracin; Tropitracin; Zutracin; component of: Mycitracin. A peptide antibiotic complex produced by *Bacillus subtilis* and *licheniformis*. Also used to treat enteric infections (veterinary). Commercial bactracin is a mixture of bactracins. Soluble in H$_2$O, alcohol; practically insoluble in Et$_2$O, CHCl$_3$, Me$_2$CO; stable in acid solution; unstable in alkaline solution. *Merck & Co., Inc., Pfizer Inc, Upjohn Ltd.*

653 Bacitracin Methylene Disalicylic Acid
1405-88-5   965
Bacitracin methylene-bis[2-hydroxybenzoate].
bacitracin methylenedisalicylate. Peptide antibiotic. Soluble in H$_2$O. *S.B. Penick & Co.*

654 Capreomycin
11003-38-6   1801

Capreomycin 1A R = OH
Capreomycin 1B R = H

Cyclic peptide related to Viomycin. Capastat. Peptide antibiotic. Cyclic peptide antibiotic produced by *Streptomyces capreolus* NRRL2773. Related to Viomycin. Two major components are Capreomycin IA and Capreomycin IB. A proprietary antibiotic produced by *Streptomyces capreolus* present as the sulfate in capastat. *Dista Products Ltd.*

655 Capreomycin Disulfate
1405-36-3   1801
Caprocin; Ogostal. Peptide antibiotic. LD$_{50}$ (mus iv) = 250 mg/kg, (mus sc) = 514 mg/kg, (rat iv) = 325 mg/kg, (rat sc) = 1191 mg/kg.

656 Capreomycin IA
37280-35-6   1801
$C_{25}H_{44}N_{14}O_8$
Peptide antibiotic. mp = 246-248° (dec); $[\alpha]_D^{22}$ = -21.9° (c = 0.5 H$_2$O); λ_m 269 nm (ε 24000 0.1N HCl), 268 nm (ε 23900 H$_2$O), 287 nm (ε 15900 0.1N NaOH).

657 Capreomycin IB
33490-33-4   1801
$C_{25}H_{44}N_{14}O_7$
Peptide antibiotic. mp = 253-255° (dec); $[\alpha]_D^{22}$ = -44.6° (c = 0,55 H_2O); λ_m 268 nm (ε 22700 0.1N HCl), 268 nm (ε 22300 H_2O), 290 nm (ε 14400 0.1N NaOH).

658 Colistin
1066-17-7   2542   213-907-3
Cyclopolypeptide produced by *Bacillus colisitinus (Aerobacillus colistinus)*. Polymyxin E.
Peptide antibiotic. Mixture of Colistin A, B and C. Colistin A is the same as Polymyxin E_1 ($C_{53}H_{100}N_{16}O_{13}$).

659 Colistin Sodium Methanesulfonate
8068-28-8   2542   232-516-9
Peptide antibiotic.

660 Colistin Sulfate
1264-72-8   2542   215-034-3
Peptide antibiotic.

661 Dalfopristin
112362-50-2
$C_{34}H_{50}N_4O_9S$
(3R,4R,5E,10E,12E,14S,26R,26aS)-26-[[2-(Diethylamino)ethyl]sulfonyl]-8,9,14,15,24,25,26,26a-octahydro-14-hydroxy-3-isopropyl-4,12-dimethyl-3H-21,18-nitrilo-1H,22H-pyrrolo-[2,1-c][1,8,4,19]-dioxodiazacyclotetracosine-1,7,16,22(4H,17H)-tetrone. RP-54476. Peptide antibiotic. *Rhône-Poulenc Rorer Pharmaceuticals Inc.*

662 Daptomycin
103060-53-3
$C_{72}H_{101}N_{17}O_{26}$
N-Decanoyl-L-tryptophyl-L-asparaginyl-L-aspartyl-L-threonylglycyl-L-ornithyl-L-aspartyl-D-alanyl-L-aspartylglycyl-D-seryl-threo-3-methyl-L-glutamyl-3-anthraniloyl-L-alanine $ε_1$-lactone.
LY-146032. Peptide antibiotic. *Eli Lilly & Co.*

663 Enduracidin
11115-82-5   3619
Peptide antibiotic. Cyclodepsipeptide antibiotic produced by *Streptomyces fungicidicus* comprising Enduracidins A and B, both 17-mers. *Takeda.*

664 Enduracidin A Hydrochloride
33368-20-6   3619
$C_{107}H_{139}Cl_3N_{26}O_{31}$
component of: Enduracidin. Peptide antibiotic. mp = 240-245°; $[\alpha]_D^{23}$ = 92° (c = 0.5 DMF); λ_m 231, 272 nm (0.1N HCl). *Takeda.*

665 Enduracidin B Hydrochloride
34765-98-5   3619
$C_{108}H_{141}Cl_3N_{26}O_{31}$
component of: Enduracidin. Peptide antibiotic. mp = 238-241°; $[\alpha]_D^{23}$ = 92° (c = 0.5 DMF); λ_m 231, 272 nm (0.1N HCl). *Takeda.*

666 Enviomycin
33103-22-9   3636
$C_{25}H_{43}N_{13}O_{10}$
[[15-(3,6-Diamino-4-hydroxy-hexanamido)-3-(hexahydro-2-imino-4-pyrimidinyl)-9,12-bis(hydroxymethyl-2,5,8,11,14-pentaoxo-1,4,7,10,13-pentaazacyclohexadec-6-ylidene]-methyl]urea.
Peptide antibiotic.

667 Fusafungine
1393-87-9   4335   215-737-5
S-314; Biofusal; Fusaloyos; Fusarine; Locabiotal. Peptide antibiotic. Antibiotic obtained from cultures of a *fusarium belomging to the Lateritium Wr.* section. mp = 125-129°; insoluble in H_2O, soluble in glycols and fats. *Biofarma.*

668 Gramicidin
1405-97-6   4553   215-790-4
CHO-Val-Gly-Ala-D-Leu-Ala-D-Val-Val-D-Val-Trp-D-Leu-Trp-D-Leu-Trp-D-Leu-Trp-NHCH$_2$CH$_2$OH;
Gramoderm; component of: Neo-Polycin, Neosporin Ophthalmic Solution, Spectrocin. Peptide antibiotic. *Bristol-Myers Squibb Phar-*

maceutical Res. and Dev; Glaxo Wellcome Inc.; Marion Merrell Dow Inc.; Schering Corp.; Penick.

669   Gramicidin S
113-73-5   4552
$C_{60}H_{92}N_{12}O_{10}$
Cyclo(L-valyl-L-ornithyl-L-leucyl-D-phenylalanyl-L-prolyl-L-valyl-L-ornithyl-L-leucyl-D-phenylalanyl-L-prolyl). Peptide antibiotic.

670   Mideplanin
122173-74-4
$C_{93}H_{109}Cl_2N_{11}O_{32}$
34-[(2-Acetamido-2-deoxy-β-D-glucopyranosyl)oxy]-15-amino-22,31-dichloro-56-[[2-deoxy-2-(8-methylnonanamido)-β-D-glucopyranosyl]oxy]-N-[3-(dimethylamino)propyl]-2,3,16,17,18,19,35,36,37,38,48,49,50,50a-tetradecahydro-6,11,40,44-tetrahydroxy-42-(α-D-mannopyranosyloxy)-2,16,36,50,51,59-hexaoxo-1H,15H,34H-20,23:30,33-dietheno-3,18:35,48-bis(iminomethano)-4,8:10,14:25,28:43,47-tetrametheno-28H-[1,14,6,22]dioxadiazacyclooctacosio[4,5-m][10,2,16]-benzoxadiazacyclotetracosine-38-carboxamide.
MDL-62873. Peptide antibiotic.

671   Mikamycin
11006-76-1   6275   234-244-6
Peptide antibiotic.

672   Paldimycin
102426-96-0
A *Streptomyces* peptide antibiotic, consisting of two components, Paldimycin A and Paldimycin B.
U-70138.   Peptide   antibiotic. *Pharmacia & Upjohn, Inc.*

673   Paldimycin A
101411-70-5
$C_{44}H_{64}N_4O_{23}S_3$
2-Amino-5-[3-O-[2,6-dideoxy-4-C-[(1S)-1-hydroxyethyl]-3-O-methyl-α-L-lyxohexopyranosyl]-β-D-allo-pyranosyl]-5-hydroxy-3,6-dioxo-1-cyclohexene-1-carboxylic acid 4'-[3-[[(2R)-2-acetamido-2-carboxyethyl]-thio]-2-[(dithiocarboxy)amino]buytrate] 6'-acetate.
Peptide antibiotic. *Pharmacia & Upjohn, Inc.*

674   Paldimycin B
101411-71-6
$C_{43}H_{62}N_4O_{23}S_3$
2-Amino-5-[3-O-[2,6-dideoxy-4-C-[(1S)-1-hydroxyethyl]-3-O-methyl-α-L-lyxohexopyranosyl]-β-D-allo-pyranosyl]-5-hydroxy-3,6-dioxo-1-cyclohexene-1-carboxylic acid 4'-[3-[[(2R)-2-acetamido-2-carboxyethyl]-thio]-2-[(dithiocarboxy)amino]buytrate] 6'-acetate.
Peptide antibiotic. *Pharmacia & Upjohn, Inc.*

675   Polymyxin
1406-11-7   7734
Antibiotic complex produced by *Bacillus polymyxa*.
Contains about 11 separate component polypeptide antibiotics, termed the polymyxins. [hydrochloride salt]: dec 228-230°; $[\alpha]_D^{23}$ = -40° (c = 1.05); very soluble in H_2O, MeOH; insoluble in other organic solvents. *American Cyanamid; Glaxo Wellcome Inc.*

676   Polymyxin B
1404-26-8   7734   215-768-4
Peptide antibiotic. Mixture of Polymyxins B_1 and B_2. $[\alpha]_{5461}$ = -106.3°.

677   Polymyxin B Sulfate
1405-20-5   7734   215-774-7
Aerosporin; Mastimyxin. Peptide antibiotic.

678   Polymyxin B_1
4135-11-9   7734
$C_{56}H_{98}N_{16}O_{13}$
Peptide antibiotic. [pentahydrochloride salt ($C_{56}H_{103}Cl_5N_{16}O_{13}$)]: $[\alpha]_D^{25}$ = -85.11° (c = 2.33 75% EtOH).

679   Polymyxin B_2
34503-87-2   7734
$C_{55}H_{96}N_{16}O_{13}$
Peptide antibiotic. $[\alpha]_{5461}^{22}$ = -112.4°.

680 Polymyxin D$_1$
10072-50-1   7734
$C_{50}H_{93}N_{15}O_{15}$
Peptide antibiotic.

681 Polymyxin D$_2$
34167-45-8   7734
$C_{49}H_{91}N_{15}O_{15}$
Peptide antibiotic.

682 Pristinamycin
11006-76-1   7933   234-244-6
RP-7293; Pyostacine. Peptide antibiotic. *Rhône-Poulenc Rorer Pharmaceuticals Inc.*

683 Quinupristin
120138-50-3
$C_{53}H_{67}N_9O_{10}S$
N-[(6R,9S,10R,13S,15aS,18R,22S,-24aS)-22-[p-(Dimethylamino)benzyl]-6-ethyldocosahydro-10,23-dimethyl-5,8,12,15,17,21,24-heptaoxo-13-phenyl-18-[[(3S)3-quinuclidinylthio]-methyl]-12H-pyrido[2,1-f]pyrrolo-[2,1-l][1,4,7,10,13,16]oxapentaazacyclononadecin-9-yl]-3-hydroxypicolinamide.
A Derivative of virginiamycin S$_1$; RP-57669. Peptide antibiotic. *Rhône-Poulenc Rorer Pharmaceuticals Inc.*

684 Ramoplanin
76168-82-6
Peptide antibiotic.

685 Ramoplanin A$_1$
81988-87-6
$C_{118}H_{152}ClN_{21}O_{40}$
(S)-2-(3-Chloro-4-hydroxyphenyl)-N-[N^2-[(2Z,4Z)-2,4-octadienoyl]-(S)-asparaginyl-(2S,3S)-3-hydroxyasparaginyl-(R)-2-(p-hydroxyphenyl)glycyl-(R)-ornithyl-(2R,3R)-allothreonyl-2-(p-hydroxyphenyl)-glycyl-2-(p-hydroxyphenyl)-glycyl-(2S,3S)-allothreonyl-(S)-phenylalanyl-(R)-ornithyl-(S)-2-[p-[(2-O-α-D-mannopyranosyl-α-D-mannopyranosyl)oxy]-phenyl]glycyl-(2R,3R)-allothreonyl-(S)-2-(p-hydroxyphenyl)glycylglycyl-(S)-leucyl-(R)-alanyl]glycine-ψ$_1$-lactone.
Peptide antibiotic.

686 Ramoplanin A'$_1$
124884-28-2
$C_{112}H_{14-}62ClN_{21}O_{35}$
(S)-2-(3-Chloro-4-hydroxyphenyl)-N-[N^2-[(2Z,4Z)-2,4-octadienoyl]-(S)-asparaginyl-(2S,3S)-3-hydroxyasparaginyl-(R)-2-(p-hydroxyphenyl)-glycyl-(R)-ornithyl-(2R,3R)-allothreonyl-2-(p-hydroxyphenyl)glycyl-2-(p-hydroxyphenyl)-glycyl-(2S,3S)-allothreonyl-(S)-phenylalanyl-(R)-ornithyl-(S)-2-[p-(α-D-mannopyranosyloxy)phenyl]glycyl-(2R,3R)-allothreonyl-(S)-2-(p-hydroxyphenyl)-glycylglycyl-(S)-leucyl-(R)-alanyl]-glycine-ψ$_2$-lactone.
Peptide antibiotic.

687 Ramoplanin A$_2$
81988-88-7
$C_{119}H_{154}ClN_{21}O_{40}$
(S)-2-(3-Chloro-4-hydroxyphenyl)-N-[N^2-[(2Z,4Z)-7-methyl-2,4-octadienoyl]-(S)-asparaginyl-(2S,3S)-3-hydroxyasparaginyl-(R)-2-(p-hydroxyphenyl)glycyl-(R)-ornithyl-(2R,3R)-allothreonyl-2-(p-hydroxyphenyl)-glycyl-2-(p-hydroxyphenyl)-(S)-phenylalanylglycyl-(2S,3S)-allothreonyl-(S)-phenylalanyl-(R)-ornithyl-(S)-2-[p-[(2-O-α-D-mannopyranosyl-α-D-mannopyranosyl(oxy)phenyl]glycyl-(2R,3R)-allothreonyl-(S)-2-(p-(hydroxyphenyl)glycylglycyl-(S)-leucyl-(R)-alanyl]glycine ψ$_1$-lactone.
Peptide antibiotic.

688 Ramoplanin A'$_2$
124884-29-3
$C_{113}H_{144}ClN_{21}O_{35}$
(S)-2-(3-Chloro-4-hydroxyphenyl)-N-[N^2-[(2Z,4Z)-7-methyl-2,4-octadienoyl]-(S)-asparaginyl-(2S,3S)-3-hydroxyasparaginyl-(R)-2-(p-hydroxyphenyl)glycyl-(R)-ornithyl(2R,3R)-allothreonyl-2-(p-hydroxyphenyl)glycyl-2-(p-hydroxyphenyl)-glycyl(2S,3S)-allothreonyl-(S)-phenylalanyl-(R)-ornithyl-(S)-2-[p-(α-D-

mannopyranosyloxy)phenyl]glycyl-(2R,3R)-allothreonyl-(S)-2-(p-hydroxyphenyl)glycylglycyl-(S)-leucyl-(R)-alanyl]glycine ψ_1-lactone.
Peptide antibiotic.

689 Ramoplanin A₃
81988-89-8
$C_{120}H_{156}ClN_{21}O_{40}$
(S)-2-(3-Chloro-4-hydroxyphenyl)-N-[N²-[(2Z,4Z)-8-methyl-2,4-nonadienoyl]-(S)-asparaginyl-(2S,3S)-3-hydroxyasparaginyl-(R)-2-(p-hydroxyphenyl)glycyl-(R)-ornithyl-(2R,3R)-allothreonyl-2-(p-hydroxyphenyl)glycyl-2-(p-hydroxyphenyl)glycyl-(2S,3S)-allothreonyl-(S)-phenyl alanyl-(R)-ornithyl-(S)-2-[p-[(2-O-α-D-manno-pyranosyl-α-D-mannopyranosyl)oxy]-phenyl]glycyl-(2R,3R)-allothreonyl-(S)-2-(p-hydroxyphenyl)glycylglycyl-(S)-leucyl-(R)-alanyl]glycine ψ_1-lactone.
Peptide antibiotic.

690 Ramoplanin A'₃
124884-30-6
$C_{114}H_{146}ClN_{21}O_{35}$
(S)-2-(3-Chloro-4-hydroxyphenyl)-N-[N²-[(2Z,4Z)-8-methyl-2,4-nonadienoyl]-(S)-asparaginyl-(2S,3S)-3-hydroxyasparaginyl-(R)-2-(p-hydroxyphenyl)glycyl-(R)-ornithyl-(2R,3R)-allothreonyl-2-(p-hydroxyphenyl)glycyl-2-(p-hydroxyphenyl)glycyl-(2S,3S)-allothreonyl-(S)-phenylalanyl-(R)-ornithyl-(S)-2-[p-(α-D-mannopyranosyloxy)phenyl]glycyl-(2R,3R)-allothreonyl-(S)-2-(p-hydroxyphenyl)glycylglycyl-(S)-leucyl-(R)-alanyl]glycine ψ_1-lactone.
Peptide antibiotic.

691 Ristocetin
1404-55-3   8398   215-770-5
[Ristocetin A]: $C_{95}H_{110}N_8O_{44}$
Peptide antibiotic obtained from *Nocardia lurida*.
Ristomycin; Spontin; Riston. Peptide antibiotic.

692 Teicoplanin
61036-64-4   9269
Mixture of peptide antibiotics obtained from *Actinoplanes teichomyceticus*.
Targocid. Peptide antibiotic. Has six major components (Teicoplanins). *Hoechst.*

693 Teicoplanin A₂₋₁
91032-34-7
$C_{88}H_{95}Cl_2N_9O_{33}$
(3S,15R,18R,34R,35S,38S,48R,50aR)-34-([[(2-Acetamido-2-deoxy-β-D-glucopyranosyl)oxy]-15-amino-22,31-dichloro-56-[[2-(Z)-4-decenamido-2-deoxy-β-D-glucopyranosyl]oxy]-2,3,16,17,18,19,35,36,37,38,48,49,50,50a-tetradecahydro-6,11,40,44-tetrahydroxy-42-(α-D-mannopyranosyloxy)-2,16,36,50,51,59-hexaoxo-1H,15H,34H,-20,23:30,33-dietheno-3,18:35,48-bis(iminomethano)-4,8:10,14:25,28:43,47-tetrametheno-28H-[1,14,6,22]-dioxadiazacyclooctacosino[4,5-m][10,2,16]benzoxadiazacyclotetracosine-38-carboxylic acid.
Peptide antibiotic. *Hoechst.*

694 Teicoplanin A₂₋₂
91032-26-7
$C_{88}H_{97}Cl_2N_9O_{33}$
(3S,15R,18R,34R,35S,38S,48R,50aR0-34-[(2-Acetamido-2-deoxy-β-D-glucopyranosyl)oxy]-15-amino-22,31-dichloro-56-[[2-deoxy-2-(8-methyl-nonanonamido-β-D-glucopyranosl]-oxy]-2,3,16,17,18,19,35,36,37,38,48,-49,50,50a-tetradecahydro-6,11,40,44-tetrahydroxy-42-(α-D-mannopyranosyloxy)-2,16,36,50,51,59-hexaoxo-1H,15H,34H,-20,23:30,33-dietheno-3,18:35,48-bis(iminomethano)-4,8:10,14:25,28:43,47-tetrametheno-28H-[1,14,6,22]dioxadiazacyclooctacosino[4,5-m][10,2,16]benzoxadiazacyclotetracosine-38-carboxylic acid.
Peptide antibiotic. *Hoechst.*

695 Teicoplanin A$_{2-3}$
91032-36-9
C$_{88}$H$_{97}$Cl$_2$N$_9$O$_{33}$
(3S,15R,18R,34R,35S,38S,48R,50aR)-34-[(2-Acetamido-2-deoxy-β-D-glucopyranosyl)oxy]-15-amino-22,31-dichloro-56-[[2-decanamido-2-deoxy-β-D-glucopyranosyl)oxy]-2,3,16,17,18,19,35,36,37,38,48,49,50,50a-tetradecahydro-6,11,40,44-tetrahydroxy-42-(α-D-mannopyranosyloxy)-2,16,36,50,51,59-hexaoxo-1H,15H,34H-20,23:30,33-dietheno-3,18:35,48-bis(iminomethano)-4,8:10,14:25,28:43,47-tetrametheno-28H-[1,14,6,22]dioxadiazacyclooctacosino[4,5-m][10,2,16]-benzoxadiazacyclotetracosine-38-carboxylic acid.
Peptide antibiotic. *Hoechst.*

696 Teicoplanin A$_{2-4}$
91032-37-0
C$_{89}$H$_{99}$Cl$_2$N$_9$O$_{33}$
(3S,15R,18R,34R,35S,38S,48R,50aR)-34-[(2-Acetamido-2-deoxy-β-D-glucopyranosyl)oxy]-15-amino-22,31-dichloro-56-[[2-deoxy-2-(8-methyldecanamido)-β-D-glucopyranosyl]-oxy]-2,3,16,17,18,19,35,36,37,38,48,-49,50,50a-tetradecahydro-6,11,40,44-tetrahydroxy-42-(α-D-mannopyranosyloxy)-2,16,36,50,51,59-hexaoxo1H,15H,34H-20,23:30,33-dietheno-3,18:35,48-bis(iminomethano)-4,8:10,14:25,28:43,47-tetrametheno-28H-[1,14,6,22]dioxadiazacyclooctacosino[4,5-m][10,2,16]-benzoxadiazacyclotetracosine-38-carboxylic acid.
Peptide antibiotic. *Hoechst.*

697 Teicoplanin A$_{2-5}$
91032-38-1
C$_{89}$H$_{99}$Cl$_2$N$_9$O$_{33}$
(3S,15R,18R,34R,35S,38S,48R,50aR)-34-[(2-Acetamido-2-deoxy-β-D-glucopyranosyl)oxy]-15-amino-22,31-dichloro-56-[[2-deoxy-2-(9-methyldecanamido)-β-D-glucopyranosyl]-oxy]-2,3,16,17,18,19,35,36,37,38,48,-49,50,50a-tetradecahydro-6,11,40,44-tetrahydroxy-42-(α-D-mannopyranosyloxy)-2,16,36,50,51,59-hexaoxo-1H,15H,34H-20,23:30,33-dietheno-3,18:35,48-bis(iminomethano)-4,8:10,14:25,28:43,47-tetrametheno-28H-[1,14,6,22]dioxadiazacyclooctacosino[4,5-m][10,2,16]-benzoxadiazacyclotetracosine-38-carboxylic acid.
Peptide antibiotic. *Hoechst.*

698 Teicoplanin A$_{3-1}$
93616-27-4
C$_{72}$H$_{68}$Cl$_2$N$_8$O$_{38}$
(3S,15R,18R,34R,35S,38S,48R,50aR)-34-[(2-Acetamido-2-deoxy-β-D-glucopyranosyl)oxy]-15-amino-22,31-dichloro-2,3,16,17,18,19,35,36,37,38,-48,49,50,50a-tetradecahydro-6,11,40,44,56-pentahydroxy-42-(α-D-mannopyranosyloxy)-2,16,36,50,51,59-hexaoxo-1H,15H,34H-20,23:30,33-dietheno-3,18:35,48-bis(iminomethano)-4,8:10,14:25,28:43,47-tetrametheno-28H-[1,14,6,22]-dioxadiazacyclooctacosino[4,5-m][10,2,16]benzoxadiazacyclotetracosine-38-carboxylic acid.
Peptide antibiotic. *Hoechst.*

699 Thiostrepton
1393-48-2   9502   215-734-9
C$_{72}$H$_{85}$N$_{19}$O$_{18}$S$_5$
Gargon; Thiactin; Bryamycin. Peptide antibiotic. Polypeptide antibiotic produced by *Streptomyces azureus.* Dec 246-256°; [α]^{23D} = -985.° (AcOH), -61° (dioxane), -20° (C$_5$H$_5$N); soluble in CHCl$_3$, dioxane, C$_5$H$_5$N, DMF, AcOH; insoluble in H$_2$O, MeOH, EtOH, nonpolar organic solvents; no uv maxima, shoulders at 225, 250, 280 nm (E$^{1\%}$: 520, 380, 255); [hemisuccinate]: mp = 200-220°. *Olin Mathieson.*

700 Tuberactinomycin
11075-36-8   9935
Peptide antibiotic. Polypeptide antibiotic obtained from *Streptomyces griseoverticillatus var. tuberacticus.* Composed of tuberactinomycins A, B,

N and O. Tuberactinomycin B is identical to viomycin and tuberactinomycin N to enviomycin. [hydrochloride]: mp = 244-264° (dec); $[\alpha]_D^{25}$ = -31.5° (c = 1 H_2O); λ_m 268 nm ($E_D^{1\%}$ 330 H_2O), 268.5 nm ($E_D^{1\%}$ 313 1N HCl), 285 nm ($E_D^{1\%}$ 206.5 0.1N NaOH); soluble in H_2O; poorly soluble in MeOH; insoluble in EtOH, C_5H_5N, Et_2O, $CHCl_3$, dioxane, Me_2CO, C_6H_6.

701 Tuberactinomycin A
33103-21-8   9935
$C_{25}H_{43}N_{13}O_{11}$
1-[(3R,4R)-4-Hydroxy-L-3,6-diaminohexanoic acid]viomycin. Peptide antibiotic.

702 Tuberactinomycin O
33137-73-4   9935
$C_{25}H_{43}N_{13}O_9$
(R)-6-[L-2-(2-Amino-1,4,5,6-tetrahydro-4-pyrimidinyl)glycine]viomycin. Peptide antibiotic.

703 Tyrocidine
8011-61-8   9967   232-375-3

```
┌─Val-Orn-Leu-D-Phe-Pro─┐
│                       │
└─Tyr-Glu-Asn-D-Phe-Phe─┘
```

A peptide antibiotic mixture from *Bacillus brevis*, it is a major constituent of tyrothricine and has three components, tyrocidines A, B and C. Brevicidin [as hydrochloride]; Rapicidin [as hydrochloride]. Peptide antibiotic. [hydrochloride]: Dec 240°; $[\alpha]_D^{20}$ = -101° (c = 1.2 95% EtOH); soluble in EtOH, AcOH, C_5H_5N; slightly soluble in H_2O, Me_2CO; insoluble in Et_2O, $CHCl_3$, hydrocarbons. Penick.

704 Tyrocidine A
1481-70-5   9967
$C_{66}H_{87}N_{13}O_{13}$
Peptide antibiotic. [hydrochloride]: mp = 240-242°; $[\alpha]_D^{25}$ = -111° (c = 1.37 50% EtOH); freely soluble in aqueous MeOH, EtOH; slightly soluble in MeOH, EtOH; insoluble in $CHCl_3$, Me_2CO, Et_2O.

705 Tyrocidine B
865-28-1   9967
$C_{66}H_{88}N_{14}O_{13}$
Peptide antibiotic. [hydrochloride]: mp = 236-237°; $[\alpha]_D$ = -93.0° (c = 0.5 MeOH); has the same structure as tyrocidine A except that L-tryptophan replaces the L-phenylalanine.

706 Tyrocidine C
3252-29-7   9967
$C_{70}H_{89}N_{15}O_{13}$
Peptide antibiotic. Has same structure as tyrocidine B except that D-tryptophan replaces the D-phenylalanine attached to L-asparagine.

707 Tyrothricin
1404-88-2   9972   215-771-0
Polypeptide antibiotic mixture obtained from soil bacilli belonging to the *Tyrothrix* group of bacteria.
Coltirot; Martricin; Hydrotricine; Dermotricine; Tyroderm; Solutricine; Tyri 10. Peptide antibiotic. Dec 215-220°; poorly soluble in H_2O (0.21 g/100 ml); soluble in EtOH (2.8 g/100 ml), MeOH, propylene glycol, iPrOH (0.56 g/100 ml), C_6H_6 (0.30 g/100 ml), isooctane (0.0042 g/100 ml), CCl_4 (0.045 g/100 ml), EtOAc (0.265 g/100 ml), Me_2CO (0.68 g/100 ml), Et_2O (0.325 g/100 ml), dioxane (0.111 g/100 ml), $CHCl_3$ (0.16 g/100 ml); LD_{50} (mus sc) > 1500 mg/kg, (mus ip) = 100 mg/kg, (mus orl) > 3000 mg/kg.

708 Vancomycin
1404-90-6   10066   215-772-6

$C_{66}H_{75}Cl_2N_9O_{24}$
Vancocin. Peptide antibiotic. Amphoteric substance produced by *Streptomyces orientalis*. Inhibits bacterial monopeptide biosythesis.

709 Vancomycin Hydrochloride
1404-93-9   10066
$C_{66}H_{76}Cl_3N_9O_{24}$
Lyphocin; Vancor. Peptide antibiotic. White solid; λ_m 282 nm ($E^{1\%}_{1\,cm}$ 40 H_2O); soluble in H_2O (> 10 g/100 ml); moderately soluble in dilute MeOH; less soluble in higher alcohols, Me_2CO, Et_2O; LD_{50} (mus iv) = 489 mg/kg, (mus ip) = 1734 mg/kg, (mus sc, orl) = 5000 mg/kg.

710 Viomycin
32988-50-4   10139   251-323-0

$C_{25}H_{43}N_{13}O_{10}$
Celiomycin; florimycin; tuberactinomycin B. Peptide antibiotic. [hydrochloride]: mp = 270° (dec); $[\alpha]_D^{18}$ = -16.6° (c = 1 H_2O); λ_m 268 nm (log ε 4.5 H_2O), 268 nm (log ε 4.4 0.1N HCl), 285 nm (log ε 4.3 0.1N NaOH). *Ciba-Geigy Corp.*

711 Viomycin Pantothenate Sulfate
1401-79-2   10139
$C_{23}H_{62}N_{14}O_{19}S$
Vionactan; Viothenat. Peptide antibiotic. mp = 242° (dec). *Ciba-Geigy Corp.*

712 Viomycin Sulfate
37883-00-4   10139
$C_{25}H_{45}N_{13}O_{14}S$
Viocin. Peptide antibiotic. mp = 266° (dec); $[\alpha]_D^{18}$ = -29.5° (c = 1 H_2O); λ_m 268 nm (log ε 4.4 H_2O or 0.1N HCl), 285 nm (log ε 4.2 0.1N NaOH); LD_{50} (mus iv) = 240 mg/kg, (mus sc) = 1750 mg/kg; soluble in H_2O, insoluble in most organic solvents. *Ciba-Geigy Corp.*

713 Virginiamycin M₁
21411-53-0   10142   244-376-6
C₂₈H₃₅N₃O₇
mikamycin A; ostreogrycin A; pristinamycin II_A; staphylomycin M₁; streptogramin A; vernamycin A. Peptide antibiotic. mp = 165-167°; $[\alpha]_D$ = -190° ± 2° (c = 0.5 EtOH); λ_m 216 nm ($E^{1\%}_{1\,cm}$ 582 MeOH); soluble in Et₂O (0.1 g/100 ml), C₆H₆ (0.3 g/100 ml), EtOAc (0.5 g/100 ml); Me₂CO (2 g/100 ml), MeOH or EtOH (4 g/100 ml); dioxane and THF (5 g/100 ml); very soluble in CHCl₃, DMF; insoluble in H₂O, petroleum ether.

714 Virginiamycin S₁
23152-29-6   10142   245-462-6
C₄₃H₄₉N₇O₁₀
staphylomycin S. Peptide antibiotic. mp = 240-242°; $[\alpha]_D^{20}$ = -28° (c = 1 EtOH); λ_m 305 nm (log ε 3.85 EtOH); soluble in Et₂O (0.1 g/100 ml), MeOH (0.5 g/100 ml), EtOH (2.5 g/100 ml), C₆H₆ (2.5 g/100 ml), Me₂CO or EtOAc (3 g/100 ml), dioxane (4 g/100 ml); very soluble in CHCl₃, DMF; insoluble in H₂O, petroleum ether.

715 Zinc Bacitracin
1405-89-6   10257   215-787-8
Bacitracin Zinc Complex.
Bacitracin zinc salt; Baciferm. Peptide antibiotic. Soluble in H₂O (0.23 - 0.45 g/100 ml at 28°), MeOH (0.65 g/100 ml), EtOH (0.20 g/100 ml), iPrOH (0.016 g/100 ml), EtOAc (0.13 g/100 ml), CHCl₃ (0.001 g/100 ml), petroleum ether (0.0025 g/100 ml).

Quinolone Antibiotics

716 Alatrofloxacin
157182-32-6
C₂₆H₂₅F₃N₆O₅
7-[(1R,5S,6S)-6-[(S)-2-[(S)-2-Amino-propionamido]propionamido]-3-azabicyclo[3.1.0]hex-3-yl]-1-(2,4-difluorophenyl)-6-fluoro-1,4-dihydro-4-oxo-1,8-naphthyridine-3-carboxylic acid.
Quinolone antibiotic. *Pfizer International.*

717 Alatrofloxacin Mesylate
157605-25-9
C₂₇H₂₉F₃N₆O₈S
7-[(1R,5S,6S)-6-[(S)-2-[(S)-2-Amino-propionamido]propionamido]-3-azabicyclo[3.1.0]hex-3-yl]-1-(2,4-difluorophenyl)-6-fluoro-1,4-dihydro-4-oxo-1,8-naphthyridine-3-carboxylic acid monomethanesulfonate.
CP-116517-27. Quinolone antibiotic. *Pfizer International.*

718 Amifloxacin
86393-37-5   289-231-8

C₁₆H₁₉FN₄O₃
6-Fluoro-1,4-dihydro-1-(methylamino)-7-(4-methyl-1-piperazinyl)-4-oxo-3-quinolinecarboxylic acid.
Win-49375. Quinolone antibiotic. *Sterling Winthrop, Inc.*

719 Amifloxacin Mesylate
88036-80-0
C₁₇H₂₃FN₄O₆S
6-Fluoro-1,4-dihydro-1-(methylamino)-7-(4-methyl-1-piperazinyl)-4-oxo-3-quinolinecarboxylic acid monomethanesulfonate.
Win-49375-3. Quinolone antibiotic. *Sterling Winthrop, Inc.*

720 Balofloxacin
127294-70-6
C₂₀H₂₄FN₃O₄
(±)-1-Cyclopropyl-6-fluoro-1,4-dihydro-8-methoxy-7-[3-(methylamino)piperidino]-4-oxo-3-quinolinecarboxylic acid.
Quinolone antibacterial.

721 Cinoxacin
28657-80-9   2369   249-133-8

$C_{12}H_{10}N_2O_5$
1-Ethyl-1,4-dihydro-4-oxo[1,3]-dioxolo[4,5-g]cinnoline-3-carboxylic acid.
Cinobac; 64716; Cinobac; Noxigram; Uronorm. Quinolone antibiotic. mp = 261-262° (dec); soluble in polar organic solvents; LD_{50} (rat orl) = 4160 mg/kg, (rat iv) = 900 mg/kg; [sodium salt $(C_{12}H_9N_2NaO_5)$]: soluble in aqueous solvents. *Eli Lilly & Co.*

722 Ciprofloxacin
85721-33-1   2374

$C_{17}H_{18}FN_3O_3$
1-Cyclopropyl-6-fluoro-1,4-dihydro-4-oxo-7-(1-piperazinyl)-3-quinolinecarboxylic acid.
Cipro IV; Bay q 3939. Quinolone antibiotic. Dec 255-257°. *Bayer Corp., Pharmaceutical Div.*

723 Ciprofloxacin Monohydrochloride Monohydrate
86393-32-0   2374
$C_{17}H_{19}ClFN_3O_3.H_2O$
1-Cyclopropyl-6-fluoro-1,4-dihydro-4-oxo-7-(1-piperazinyl)-3-quinolinecarboxylic acid monohydrochloride monohydrate.
Ciloxan; Cipro; Bay o 9867 monohydrate; Baycip; Ciflox; Ciprinol; Ciprobay; Ciproxan; Ciproxin; Flociprin; Septicide; Velmonit. Quinolone antibiotic. mp = 318-320°. *Alcon Labs.; Bayer Corp., Pharmaceutical Div.*

724 Clinafloxacin
105956-97-6   2413

$C_{17}H_{17}ClFN_3O_3$
(±)-7-(3-Amino-1-pyrrolidinyl)-8-chloro-1-cyclopropyl-6-fluoro-1,4-dihydro-4-oxo-3-quinolinecarboxylic acid.
CI-960. Quinolone antibiotic. mp = 253-258° (dec). *Parke-Davis.*

725 Clinafloxacin Hydrochloride
105956-99-8   2413
$C_{17}H_{18}Cl_2FN_3O_3$
(±)-7-(3-Amino-1-pyrrolidinyl)-8-chloro-1-cyclopropyl-6-fluoro-1,4-dihydro-4-oxo-3-quinolinecarboxylic acid hydrochloride.
CI-960 HCl; AM-1091; CI-960; PD-127391. Quinolone antibiotic. mp = 263-265° (dec). *Parke-Davis.*

726 Difloxacin
98106-17-3   3187

$C_{21}H_{19}F_2N_3O_3$
6-Fluoro-1-(p-fluorophenyl)-1,4-dihydro-7-(4-methyl-1-piperazinyl)-4-oxo-3-quinolinecarboxylic acid.
Quinolone antibiotic. *Abbott Labs.*

Quinolone Antibiotics

727 Difloxacin Hydrochloride
91296-86-5   3187
$C_{21}H_{20}ClF_2N_3O_3$
6-Fluoro-1-(p-fluorophenyl)-1,4-dihydro-7-(4-methyl-1-piperazinyl)-4-oxo-3-quinolinecarboxylic acid hydrochloride.
Abbott 56619; A-56619. Quinolone antibiotic. mp > 275°. *Abbott Labs.*

728 Droxacin
35067-47-1

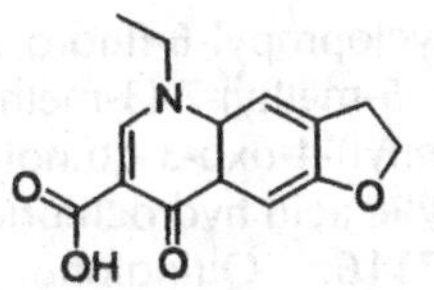

$C_{14}H_{13}NO_4$
5-Ethyl-2,3,5,8-tetrahydro-8-oxofuro-[2,3-g]quinoline-7-carboxylic acid. Quinolone antibiotic. *Schering AG.*

729 Droxacin Sodium
57363-13-0

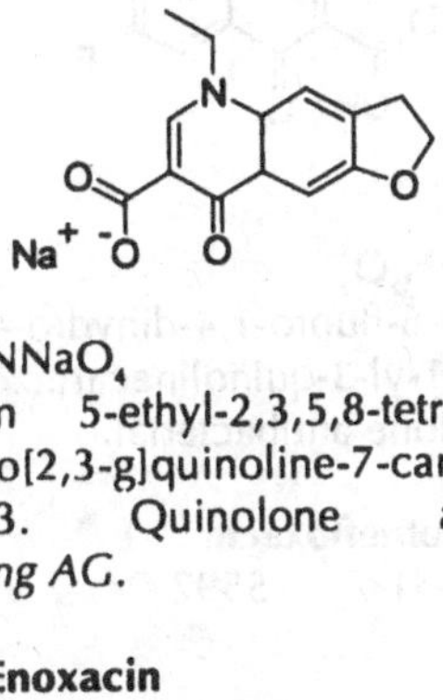

$C_{14}H_{12}NNaO_4$
Sodium   5-ethyl-2,3,5,8-tetrahydro-8-oxofuro[2,3-g]quinoline-7-carboxylate.
SH-263. Quinolone antibiotic. *Schering AG.*

730 Enoxacin
74011-58-8   3625

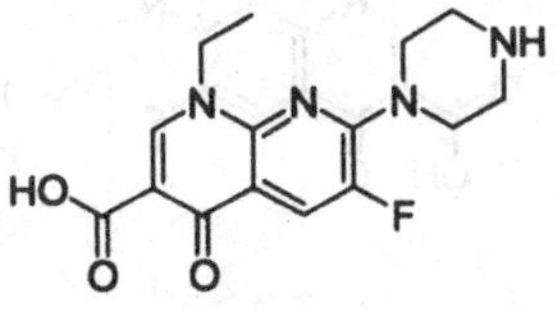

$C_{15}H_{17}FN_4O_3$
1-Ethyl-6-fluoro-1,4-dihydro-4-oxo-7-(1-piperazinyl)-1,8-naphthyridine-3-carboxylic acid.

AT-2266; CI-919; PD-107779. Quinolone antibiotic. mp = 220-224°; LD_{50} (mmus iv) = 327 mg/kg, (mmus sc) = 1237 mg/kg, (mmus orl) > 5000 mg/kg, (fmus iv) = 391 mg/kg, (fmus sc) = 1320 mg/kg, (fmus orl) > 5000 mg/kg, (mrat iv) = 236 mg/kg, (mrat sc) > 2000 mg/kg, (mrat orl) > 5000 mg/kg, (frat iv) = 294 mg/kg, (frat sc) >2000 mg/kg, (frat orl) > 5000 mg/kg. *Rhône-Poulenc Rorer Pharmaceuticals Inc.*

731 Enoxacin Sesquihydrate
84294-96-2   3625

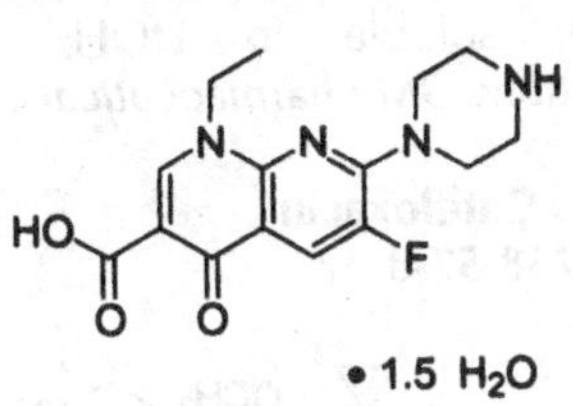

• 1.5 H_2O

$C_{15}H_{17}FN_4O_3 \cdot 1.5H_2O$
1-Ethyl-6-fluoro-1,4-dihydro-4-oxo-7-(1-piperazinyl)-1,8-naphthyridine-3-carboxylic acid sesquihydrate.
Enoxen; Enoxor; Gyramid. Quinolone antibiotic. *Rhône-Poulenc Rorer Pharmaceuticals Inc.*

732 Fleroxacin
79660-72-3   4137

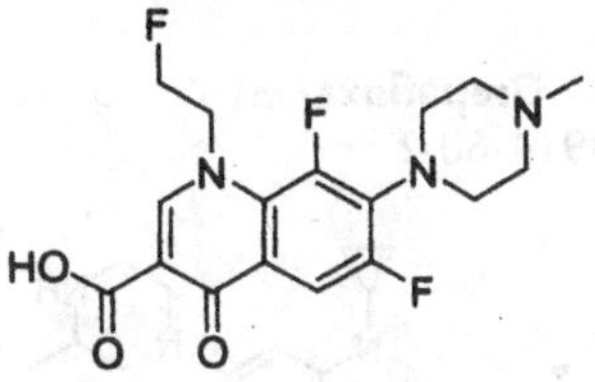

$C_{17}H_{18}F_3N_3O_3$
6,8-Difluoro-1-(2-fluoroethyl)-1,4-dihydro-7-(4-methyl-1-piperazinyl)-4-oxo-3-quinolinecarboxylic acid.
Megalone; Ro-23-6240/000; AM-833; Megalocin; Quinodis. Quinolone antibiotic. [hydrochloride $(C_{17}H_{19}ClF_3N_3O_3)$]: mp = 269-271° (dec). *Hoffmann-LaRoche Inc.*

733 Flumequine
42835-25-6   4172   255-962-6

$C_{14}H_{12}FNO_3$
9-Fluoro-6,7-dihydro-5-methyl-1-oxo-1H,5H-benzo[ij]quinolizine-2-carboxylic acid.
R-802; Apurone; Fantacin. Quinolone antibiotic. mp = 253-255°; insoluble in H_2O; soluble in EtOH, alkaline solutions. 3M Pharmaceuticals.

734 Gatifloxacin
160738-57-8

and enantiomer

$C_{19}H_{22}FN_3O_4$
(±)-1-Cyclopropyl-6-fluoro-1,4-dihydro-8-methoxy-7-(3-methyl-1-piperazinyl)-4-oxo-3-quinolinecarboxylic acid.
Quinolone antibacterial.

735 Grepafloxacin
119914-60-2   4567

$C_{19}H_{22}FN_3O_3$
1-Cyclopropyl-6-fluoro-1,4-dihydro-5-methyl-7-(3-methyl-1-piperazinyl)-4-oxo-3-quinolinecarboxylic acid.
Quinolone antibiotic. [dihydrate]: mp = 190-192°. Otsuka America Pharmaceuticals, Inc.; Parke-Davis.

736 dl-Grepafloxacin
146863-02-7   4567
$C_{19}H_{22}FN_3O_3$
(±)-1-Cyclopropyl-6-fluoro-1,4-dihydro-5-methyl-7-(3-methyl-1-piperazinyl)-4-oxo-3-quinolinecarboxylic acid.
Quinolone antibiotic. Otsuka America Pharmaceuticals, Inc.; Parke-Davis.

737 dl-Grepafloxacin Hydrochloride
161967-81-3   4567
$C_{19}H_{23}ClFN_3O_3$
(±)-1-Cyclopropyl-6-fluoro-1,4-dihydro-5-methyl-7-(3-methyl-1-piperazinyl)-4-oxo-3-quinolinecarboxylic acid hydrochloride.
OPC-17116. Quinolone antibiotic. Otsuka America Pharmaceuticals, Inc.; Parke-Davis.

738 Irloxacin
91524-15-1

$C_{16}H_{13}FN_2O_3$
1-Ethyl-6-fluoro-1,4-dihydro-4-oxo-7-pyrrol-1-yl-3-quinolinecarboxylic acid.
Quinolone antibacterial.

739 Lomefloxacin
98079-51-7   5592

$C_{17}H_{19}F_2N_3O_3$
(±)-1-Ethyl-6,8-difluoro-1,4-dihydro-7-(3-methyl-1-piperazinyl)-4-oxo-3-quinolinecarboxylic acid.
SC-47111A. Quinolone antibiotic. mp

= 239-240.5°; LD$_{50}$ (mus iv) = 245.6 mg/kg, (mus orl) > 4000 mg/kg. *Searle, G.D., & Co.*

740 Lomefloxacin Hydrochloride
98079-52-8   5592
C$_{17}$H$_{20}$ClF$_2$N$_3$O$_3$
(±)-1-Ethyl-6,8-difluoro-1,4-dihydro-7-(3-methyl-1-piperazinyl)-4-oxo-3-quinolinecarboxylic acid hydrochloride.
SC-47111; Maxaquin; NY-198; Bareon; Chimono; Lomebact; Uniquin. Quinolone antibiotic. mp = 290-300° (dec). *Searle, G.D., & Co.*

741 Miloxacin
37065-29-5   6283

C$_{12}$H$_9$NO$_6$
5,8-Dihydro-5-methoxy-8-oxo-1,3-dioxolo[4,5-g]quinoline-7-carboxylic acid.
antibiotic AB 206; AB-206; Fuldazin. Quinolone antibiotic. mp = 264° (dec). *Sumitomo.*

742 Nadifloxacin
124858-35-1   6430

C$_{19}$H$_{21}$FN$_2$O$_4$
(±)-9-Fluoro-6,7-dihydro-8-(4-hydroxypiperidino)-5-methyl-1-oxo-1H,5H-benzo[ij]quinolizine-2-carboxylic acid.
OPC-7251; jinofloxacin. Quinolone antibiotic. mp = 245-247° (dec); LD$_{50}$ (mmus iv) = 376.5 mg/kg, (fmus iv) = 420.6 mg/kg, (mrat iv) = 225.7 mg/kg, (frat iv) = 240.5 mg/kg. *Otsuka America Pharmaceuticals, Inc.*

743 Nalidixic Acid
389-08-2   6446   206-864-7

C$_{12}$H$_{12}$N$_2$O$_3$
1-Ethyl-1,4-dihydro-7-methyl-4-oxo-1,8-naphthyridine-3-carboxylic acid.
Win-18320; NSC-82174; Cybis; NegGram; Wintomylon; Betaxina; Dixiben; Eucistin; Innoxalomn; Nalidicron; Nalitucsan; Narigix; Negram; Nevigramon; Nicelate; Nogram; Poleon; Specifin; Uriben; Uriclar; Uralgin; Urodixin; Uroman; Uroneg; Uropan. Quinolone antibiotic. mp = 229-230°; soluble in CHCl$_3$ (3.5 g/100 ml), C$_7$H$_8$ (0.16 g/100 ml), MeOH (0.13 g/100 ml), EtOH (0.09 g/100 ml), H$_2$O, Et$_2$O (0.01 g/100 ml); LD$_{50}$ (mus orl) = 3300 mg/kg, (mus sc) = 500 mg/kg, (mus iv) = 176 mg/kg. *Sterling Winthrop, Inc.*

744 Nalidixic Acid Sodium Salt
15769-77-4

C$_{12}$H$_{11}$N$_2$NaO$_3$
Sodium 1-ethyl-1,4-dihydro-7-methyl-4-oxo-1,8-naphthyridine-3-carboxylate.
Win-18320-3. Quinolone antibiotic. *Sterling Winthrop, Inc.*

745 Norfloxacin
70458-96-7   6793   274-614-4

$C_{16}H_{18}FN_3O_3$
1-Ethyl-6-fluoro-1,4-dihydro-4-oxo-7-(1-piperazinyl)-3-quinolinecarboxylic acid.
Chibroxin; Noroxin; AM-715; MK-366; Baccidal; Barazan; Chibroxine; Chibroxol; Floxacin; Fulgram; Gonorcin; Lexinor; Noflo; Nolicin; Noracin; Noraxin; Norocin; Noroxin; Noroxine; Norxacin; Sebercim; Uroxacin; Utinor; Zoroxin. Quinolone antibiotic. mp = 220-221°; λ_m 274, 325, 336 nm ($A_{1\ cm}^{1\%}$ 1109, 437, 425, 0.1N NaOH); soluble in H_2O (0.028 g/100 ml), MeOH (0.098 gm/100 ml), EtOH (0.19 g/100 ml), Me_2CO (0.51 g/100 ml), $CHCl_3$ (0.55 g/100 ml), Et_2O (0.001 g/100 ml), C_6H_6 (0.015 g/100 ml), EtOAc (0.094 g/100 ml), octanol (0.51 g/100 ml), AcOH (34.0 g/100 ml); LD_{50} (mus orl) > 4000 mg/kg, (mus sc) = 1500 mg/kg, (mus im) > 500 mg/kg, (mus iv) = 220 mg/kg, (rat orl) > 4000 mg/kg, (rat sc) = 1500 mg/kg, (rat im) > 500 mg/kg, (rat iv) = 270 mg/kg. Merck & Co., Inc.

746 Ofloxacin
82419-36-1   6865

$C_{18}H_{20}FN_3O_4$
9-Fluoro-2,3-dihydro-3-methyl-10-(4-methyl-1-piperazinyl)-7-oxo-7H-pyrido[1,2,3-de]-1,4-benzoxazine-6-carboxylic acid.
Exocin; Floxin; Ocuflox; DL-8280; HOE-280; Flobacin; Floxil; Oflocet; Oflocin; Oxaldin; Tarivid; Visren. Quinolone antibiotic. mp = 250-257° (dec); LD_{50} (mmus orl) = 5450 mg/kg, (mmus iv) = 208 mg/kg, (mmus sc) > 10000 mg/kg, (fmus orl) = 5290 mg/kg, (fmus iv) = 233 mg/kg, (fmus sc) > 10000 mg/kg, (mrat orl) = 3590 mg/kg, (mrat iv) = 273 mg/kg, (mrat sc) = 7070 mg/kg, (frat orl) = 3750 mg/kg, (frat iv) = 276 mg/kg, (frat sc) = 9000 mg/kg. Hoechst; Daiichi Seiyaku.

747 (S)-(-)-Ofloxacin
100986-85-4   6865

$C_{18}H_{20}FN_3O_4$
(S)-(-)-9-Fluoro-2,3-dihydro-3-methyl-10-(4-methyl-1-piperazinyl)-7-oxo-7H-pyrido[1,2,3-de]-1,4-benzoxazine-6-carboxylic acid.
Exocin; Floxin; Ocuflox; DL-8280; HOE-280; levofloxacin; DR-3355; Cravit. Quinolone antibiotic. mp = 225-227° (dec); $[\alpha]_D^{23}$ = -76.9° (c = 0.385 0.5N NaOH); LD_{50} (mmus orl) = 1881 mg/kg, (fmus orl) = 1803 mg/kg, (mrat orl) = 1478 mg/kg, (frat orl) = 1507 mg/kg. Hoechst; Daiichi Seiyaku.

748 Oxolinic Acid
14698-29-4   7079   238-750-8

$C_{13}H_{11}NO_5$
5-Ethyl-5,8-dihydro-8-oxo-1,3-dioxolo[4,5-g]quinoline-7-carboxylic acid.
Utibid; W-4565; NSC-110364; Emyrenil; Inoxyl; Nidantin; Ossian; Oxoboi; Pietil; Prodoxol; Urinox; Uritrate; Uro-Alvar; Urotrate; Uroxin;

Uroxol. Quinolone antibiotic. mp = 314-316° (dec); LD_{50} (mus orl) > 6000 mg/kg, (rat orl) > 2000 mg/kg. *Parke-Davis.*

749   Pazufloxacin
127045-41-4   7188

$C_{16}H_{15}FN_2O_4$
(-)-(3S)-10-(1-Aminocyclopropyl)-9-fluoro-2,3-dihydro-3-methyl-7-oxo-7H-pyrido[1,2,3-de]-1,4-benzoxazine-6-carboxylic acid.
T-3761. Quinolone antibiotic. mp = 269-271.5°; $[\alpha]_D^{25}$ = -88.0° (c = 0.5 0.05N NaOH); LD_{50} (mmus iv) > 500 mg/kg. *Toyama.*

750   Pazufloxacin Methanesulfonate
163680-77-1   7188
$C_{17}H_{19}FN_2O_7S$
(-)-(3S)-10-(1-Aminocyclopropyl)-9-fluoro-2,3-dihydro-3-methyl-7-oxo-7H-pyrido[1,2,3-de]-1,4-benzoxazine-6-carboxylic acid monomethanesulfonate.
T-3762. Quinolone antibiotic. mp = 258-259° (dec); $[\alpha]_D^{20}$ = -64.2° (c = 1 1N NaOH); soluble in H_2O (> 20 g/100 ml at 25°). *Toyama.*

751   Pefloxacin
70458-92-3   7197   274-611-8

$C_{17}H_{20}FN_3O_3$
1-Ethyl-6-fluoro-1,4-dihydro-7-(4-methyl-1-piperazinyl)-4-oxo-3-quinolinecarboxylic acid.

EU-5306; 1589 RB; AM-725. Fluorinated quinolone antibiotic. Analog of norfloxacin. mp = 270-272° (dec); slightly soluble in H_2O; LD_{50} (mus iv) = 225 mg/kg, (mus orl) = 1000 mg/kg, (rat ip) = 1500 mg/kg, (rat orl) = 2500 mg/kg. *Dainippon Pharmaceutical Co.*

752   Pefloxacin Methanesulfonate
70458-95-6   7197   274-613-9
$C_{18}H_{24}FN_3O_6S$
1-Ethyl-6-fluoro-1,4-dihydro-7-(4-methyl-1-piperazinyl)-4-oxo-3-quinolinecarboxylic acid monomethanesulfonate.
41 982RP. Quinolone antibiotic. *Dainippon Pharmaceutical Co.*

753   Pefloxacin Methanesulfonate Dihydrate
149676-40-4   7197
$C_{18}H_{24}FN_3O_6S \cdot 2H_2O$
1-Ethyl-6-fluoro-1,4-dihydro-7-(4-methyl-1-piperazinyl)-4-oxo-3-quinolinecarboxylic acid monomethanesulfonate dihydrate.
1589mRB; Peflacine; Peflox. Quinolone antibiotic. *Dainippon Pharmaceutical Co.*

754   Pipemidic Acid
51940-44-4   7613   257-530-2

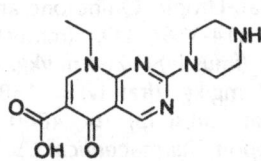

$C_{14}H_{17}N_5O_3$
8-Ethyl-5,8-dihydro-5-oxo-2-(1-piperazinyl)pyrido[2,3-d]pyrimidine-6-carboxylic acid.
1489-RB; Filtrax; Memento 400; Pi-Coli; Pipeacid; Pipedac; Pipemid; Pipurin; Tractur; Uropimid; Urosten; Uroval. Quinolone antibiotic. mp = 253-255°; insoluble in Et_2O, C_6H_6; almost insoluble in H_2O, EtOH; slightly soluble in $CHCl_3$ (0.5 g/100 ml),

MeOH (0.4 g/100 ml); soluble in acid or alkaline solution; hygroscopic; yellows in light; LD_{50} (mus orl) = 4000 mg/kg, (mus ip) = 1000 mg/kg, (mus iv) = 50 mg/kg. *Dainippon Pharmaceutical Co.*

755   Pipemidic Acid Trihydrate
72571-82-5   7613
$C_{14}H_{17}N_5O_3.3H_2O$
8-Ethyl-5,8-dihydro-5-oxo-2-(1-piperazinyl)pyrido[2,3-d]pyrimidine-6-carboxylic acid trihydrate.
Deblaston; Dolcol; Pipram; Solupemid. Quinolone antibiotic. mp = 253-255°. *Dainippon Pharmaceutical Co.*

756   Piromidic Acid
19562-30-2   7660   243-161-4

$C_{14}H_{16}N_4O_3$
8-Ethyl-5,8-dihydro-5-oxo-2-(1-pyrrolidinyl)pyrido[2,3-d]pyrimidine-6-carboxylic acid.
PD-93; Bactramyl; Enterol; Gastrurol; Panacid; Pirudal; Purim; Reelon; Septural; Uropir. Quinolone antibiotic. mp = 314-316°; LD_{50} (mmus) = 287 mg/kg, (fmus iv) = 268 mg/kg, (mrat iv) = 177 mg/kg, (frat iv) = 158 mg/kg, (mus,rat orl,sc,ip) > 4000 mg/kg. *Dainippon Pharmaceutical Co.*

757   Prulifloxacin
123447-62-1
$C_{21}H_{20}FN_3O_6S$
(±)-7-[4-[(Z)-2,3-Dihydroxy-2-butenyl]-1-piperazinyl]-6-fluoro-1-methyl-4-oxo-1H,4H-[1,3]thiazeto[3,2-a]-quyinoline-3-carboxylic acid cyclic carbonate.
NM-441. A prodrug of the quinolone carboxylic acid antibacterial agent NM394. Antibacterial.

758   Rosoxacin
40034-42-2   8426   254-758-4

$C_{17}H_{14}N_2O_3$
1-Ethyl-1,4-dihydro-4-oxo-7-(4-pyridyl)-3-quinolinecarboxylioc acid.
Roxadyl; Win-35213; acrosoxacin; Eracin; Eradacil; Eradacin; Winuron. Quinolone antibiotic. mp = 290°. *Sterling Winthrop, Inc.*

759   Rufloxacin
101363-10-4   8448

$C_{17}H_{18}FN_3O_3S$
9-Fluoro-2,3-dihydro-10-(4-methyl-1-piperazinyl)-7-oxo-7H-pyrido-[1,2,3-de]-1,4-benzothiazine-6-carboxylic acid.
MF-934. Quinolone antibiotic. *Mediolanum Farmaceutici.*

760   Rufloxacin Hydrochloride
106017-08-7   8448
$C_{17}H_{19}ClFN_3O_3S$
9-Fluoro-2,3-dihydro-10-(4-methyl-1-piperazinyl)-7-oxo-7H-pyrido[1,2,3-de]-1,4-benzothiazine-6-carboxylic acid hydrochloride.
ISF-09334; Qari; Monos; Tebraxin. Quinolone antibiotic. mp = 322-324°; LD_{50} (rat iv) = 285 mg/kg, (mus iv) = 224 mg/kg, (rbt orl) = 660 mg/kg, (mrat orl) = 631 mg/kg, (frat orl) = 501 mg/kg. *Mediolanum Farmaceutici.*

761   Sparfloxacin
110871-86-8   8884

$C_{19}H_{22}F_2N_4O_3$
5-Amino-1-cyclopropyl-7-(cis-3,5-dimethyl-1-piperazinyl)-6,8-difluoro-1,4-dihydro-4-oxo-3-quinolinecarboxylic acid.
Zagam; CI-978; AT-4140; Spara; PD-1315-1. Fluorinated quinolone antibiotic. mp = 266-269° (dec). *Parke-Davis; Rhône-Poulenc Rorer Pharmaceuticals Inc.*

762   Temafloxacin
108319-06-8   9284

$C_{21}H_{18}F_3N_3O_3$
(±)-1-(2,4-Difluorophenyl)-6-fluoro-1,4-dihydro-7-(3-methyl-1-piperazinyl)-4-oxo-3-quinolinecarboxylic acid.
T-1258; Abbott-63004; A-63004; Teflox; Temac; Omniflox. Trifluorinated quinolone antibiotic. *Abbott Labs.*

763   Temafloxacin Hydrochloride
105784-61-0   9284
$C_{21}H_{19}ClF_3N_3O_3$
(±)-1-(2,4-Difluorophenyl)-6-fluoro-1,4-dihydro-7-(3-methyl-1-piperazinyl)-4-oxo-3-quinolinecarboxylic acid hydrochloride.
Abbott 62254; A-62254. Quinolone antibiotic. *Abbott Labs.*

764   Tosufloxacin
100490-36-6   9692

$C_{19}H_{15}F_3N_4O_3$
7-(3-Amino-1-pyrrolidinyl)-1-(2,4-difluorophenyl)-6-fluoro-1,4-dihydro-4-oxo-1,8-naphthyridine-3-carboxylic acid.
Abbott 61827; A-61827; [as tolulene sulfonic acid monohydrate]: tosufloxacin tosilate, A-3262, Ozex, Tosuxacin. Trifluroinated quinolone antibiotic. [tolulene sulfonic acid monohydrate $(C_7H_8O_3S.H_2O)$]: mp = 258-260. *Abbott Labs.*

765   dl-Tosufloxacin
120382-07-2   9692
$C_{19}H_{15}F_3N_4O_3$
(±)-7-(3-Amino-1-pyrrolidinyl)-1-(2,4-difluorophenyl)-6-fluoro-1,4-dihydro-4-oxo-1,8-naphthyridine-3-carboxylic acid.
Abbott 61827; A-61827. Trifluorinated quinolone antibiotic. *Abbott Labs.*

766   Tosufloxacin Hydrochloride
104051-69-6   9692
$C_{19}H_{16}ClF_3N_4O_3$
7-(3-Amino-1-pyrrolidinyl)-1-(2,4-difluorophenyl)-6-fluoro-1,4-dihydro-4-oxo-1,8-naphthyridine-3-carboxylic acid hydrochloride.
Abbott 60969; A-60969. Quinolone antibiotic. mp = 247-250° (dec). *Abbott Labs.*

767   Trovafloxacin
147059-72-1   9919

$C_{20}H_{15}F_3N_4O_3$
7-[(1R,5S,6s)-6-Amino-3-azabicyclo[3.1.0]hex-3-yl]-1-(2,4-difluorophenyl)-6-fluoro-1,4-dihydro-4-oxo-1,8-naphthyridine-3-carboxylic acid.
CP-99219. Trifluroinated quinolone antibiotic. *Pfizer International.*

768   Trovafloxacin Hydrochloride
146961-34-4   9919
$C_{20}H_{16}ClF_3N_4O_3$
7-[(1R,5S,6s)-6-Amino-3-azabicyclo[3.1.0]hex-3-yl]-1-(2,4-difluorophenyl)-6-fluoro-1,4-dihydro-4-oxo-1,8-naphthyridine-3-carboxylic acid hydrochloride.
Trifluorinated quinolone antibiotic. mp = 246° (dec). *Pfizer International.*

769   Trovafloxacin Methanesulfonate
147059-75-4   9919
$C_{21}H_{19}F_3N_4O_6S$
7-[(1R,5S,6s)-6-Amino-3-azabicyclo[3.1.0]hex-3-yl]-1-(2,4-difluorophenyl)-6-fluoro-1,4-dihydro-4-oxo-1,8-naphthyridine-3-carboxylic acid monomethanesulfonate.
CP-99219-27; tovafloxacin mesylate. Trifluorinated quinolone antibiotic. *Pfizer International.*

Sulfonamide Antibiotics

770   Acetyl Sulfamethoxypyrazine
3590-05-4   103   222-730-0

$C_{13}H_{14}N_4O_4S$
N^1-Acetyl-N^1-(3-methoxypyrazinyl)-sulfanilamide.
Acetylazide. Sulfonamide antibiotic. mp = 199°. *Soc Farmaceutici Italia.*

771   Acetyl Sulfisoxazole
80-74-0   9125   201-305-3

$C_{13}H_{15}N_3O_4S$
N^1-Monoacetylsulfisoxazole.
Sulfonamide antibiotic. mp = 193-194°; soluble in H_2O (0.007 g/100 ml), MeOH (0.493 g/100 ml), 95% EtOH (0.570 g/100 ml), Et_2O (0.094 g/100 ml), $CHCl_3$ (2.9 g/100 ml). *Hoffmann-LaRoche Inc.*

772   Benzylsulfamide
104-22-3   1182   203-186-3

$C_{13}H_{14}N_2O_2S$
N^4-Benzylsulfanilamide.
46 R.P.; RP-46; M&B-125; Septazine; Setazine; Chemodyn; Proseptazine. Sulfonamide antibiotic. Sulfanilamide prodrug. mp = 175°; slightly soluble in H_2O; soluble in EtOH; readily soluble in Me_2CO, dioxane. *May & Baker Ltd.*

Sulfonamide Antibiotics

773 Chloramine B
127-52-6   2117   204-847-9

$C_6H_5ClNNaO_2S$
N-Chlorobenzenesulfonamide sodium salt.
sodium benzenesulfochloramine; Neomagnol. Sulfonamide antibiotic and topical antiseptic. Soluble in H_2O (5 g/100 ml), EtOH (4 g/100 ml); sparingly soluble in Et_2O, $CHCl_3$.

774 Chloramine T
127-65-1   2118   204-854-7

$C_7H_7ClNNaO_2S$
N-Chloro-p-toluenesulfonamide trihydrate.
chloramine; Aktiven; Chloraseptine; Chlorazene; Chlorazone; Euclorina; Gansil; Halamid; Mianine; Tochlorine; Tolamine. Sulfonamide antibiotic and topical antiseptic. Fairly soluble in H_2O; insoluble in C_6H_6, $CHCl_3$, Et_2O.

775 Dichloramine T
473-34-7   3098   207-462-4

$C_7H_6Cl_2NNaO_2S$
N,N-Dichloro-p-toluenesulfonamide. Sulfonamide antibiotic. Used as a germicide. mp = 83°; almost insoluble in H_2O; soluble in C_6H_6 (100 g/100 ml), $CHCl_3$ (100 g/100 ml), CCl_4 (40 g/100 ml), AcOH; slightly soluble in petroleum ether. *Shell*.

776 N^2-Formylsulfisomidine
795-13-1   4275

$C_{13}H_{14}N_4O_3S$
N-[4-[[(2,6-Dimethyl-4-pyrimidinyl)-amino]sulfonyl]phenyl]formamide. formylsulfamethine; FAK III; Wometin. Sulfonamide antibiotic. mp = 248.5-250.5°. *VEB Farbenfabrik Wolfen*.

777 N^4-β-D-Glucosylsulfanilamide
53274-53-6   4472

$C_{12}H_{18}N_2O_7S$
N^4-β-D-Glucosidosulfanilamide. Prontoglucal; Prontoglukal. Sulfonamide antibiotic. mp = 204°; $[\alpha]_D^{22}$ = -117° (c = 0.9 C_5H_5N), $[\alpha]_D^{22}$ = -128° (c = 0.9 H_2O); [2,3,4,6-tetraacetate ($C_{20}H_{26}N_2O_{11}S$)]: mp = 204°; $[\alpha]_D^{22}$ = -81° (C_5H_5N); [N,N',2,3,4,6-hexaacetate ($C_{24}H_{30}N_2O_{13}S$)]: mp = 115°.

778 Mafenide
138-39-6   5683   205-326-9

$C_7H_{10}N_2O_2S$
α-Amino-p-toluenesulfonamide.
Sulfamylon; NSC-34632; Marfanil; Mesudrin; Mesudin; Sulfamylon; Homosulfamine; Ambamide; Neofamid; Septicid; Emilene; Homonal;

Sulfonamide Antibiotics

Paramenyl. Sulfonamide antibiotic. mp = 151-152°; soluble in dilute alkali, acid. *Sterling Winthrop, Inc.*

779 Mafenide Acetate
13009-99-9   5683   235-855-0
$C_9H_{14}N_2O_4S$
α-Amino-p-toluenesulfonamide acetate.
Mafatate; Mefamide. Sulfonamide antibiotic. LD_{50} (rat iv) = 2040 mg/kg, (mus iv) = 1580 mg/kg. *Sterling Winthrop, Inc.*

780 Mafenide Hydrochloride
138-37-4   5683   205-325-3
$C_7H_{11}ClN_2O_2S$
α-Amino-p-toluenesulfonamide hydrochloride.
Sulfonamide antibiotic. mp = 256°; LD_{50} (rat iv) = 1170 mg/kg, (mus iv) =900 mg/kg. *Sterling Winthrop, Inc.*

781 Mafenide Propionate
12001-72-8   5683
$C_{10}H_{16}N_2O_4S$
α-Amino-p-toluenesulfonamide propionate.
Sulfomyl. Sulfonamide antibiotic. mp = 158°; readily soluble in H_2O. *Sterling Winthrop, Inc.*

782 4'-(Methylsulfamoyl)-sulfanilanilide
547-53-5   6202

$C_{13}H_{15}N_4O_3S_2$
N^1-Methyl-N^4-sulfanilylsulfanilamide.
DB87; Diseptal B; Neo Uliron. Sulfonamide antibiotic. mp = 141°; slightly soluble in H_2O; soluble in EtOH, Me_2CO; freely soluble in aqueous $NaHCO_3$. *I.G. Farben.*

783 Noprylsulfamide
576-97-6   6777

$C_{15}H_{16}N_2Na_2O_8S_3$
N^4-(Disodium 1,3-disulfo-3-phenyl-propyl)sulfanilamide.
RP-40; Solucin; Soluseptasine; Soluseptazine; Solusetazine; Sulphasolucin; Sulphasolutin. Sulfonamide antibiotic. Sulfanilamide prodrug. Soluble in H_2O (20 g/100 ml). *Rhône-Poulenc.*

784 Phthalylsulfacetamide
131-69-1   7532   205-035-7

$C_{16}H_{14}N_2O_6S$
N^1-Acetyl-N^4-phthalylsulfanilamide.
Thalamyd; Talsigel; ftalicetimida; Enterocid; Enterosulfamid; Enterosulfon; Talecid; Rabalan; Sterathal. Sulfonamide antibiotic. mp = 196°; almost insoluble in H_2O, soluble in EtOH. *Bristol-Myers Squibb Pharmaceutical Res. and Dev; Schering Corp.*

785 Phthalylsulfathiazole
85-73-4   7533   201-627-4

$C_{17}H_{13}N_3O_5S_2$
4'-(2-Thiazolylsulfamoyl)phthalanilic acid.
AFI-Ftalyl; Entexidina; Ftalazol; Intestiazol; Sulfathalidine; Sulftalyl; Taleudron; Talidine; Thalazole; Ultratiazol. Sulfonamide antibiotic. mp = 272-277° (dec); insoluble in H_2O, $CHCl_3$; slightly soluble in EtOH, Et_2O; readily soluble in NaOH, KOH, NH_3 solutions; LD_{50} (mus ip) = 920 mg/kg. *Merck & Co., Inc.; E. Geistlich Sohne.*

786 Salazosulfadimidine
2315-08-4   8473   219-016-6

$C_{19}H_{17}N_5O_5S$
5-[p-[(4,6-Dimethyl-2-pyrimidinyl)-sulfamoyl]phenylazo]salicylic acid.
salicylazosulfadimidine; salcylazosulfamethazine; Azudimidine. Sulfonamide antibiotic. mp = 207°.

787 Succinylsulfathiazole
116-43-8   9046   204-141-0

$C_{13}H_{13}N_3O_5S_2 \cdot H_2O$
4'-(2-Thiazolylsulfamoyl)succinanilic acid.
Sulfasuxidine. Sulfonamide antibiotic. mp = 184-186°, 192-195°; slightly soluble in H_2O (0.021 g/100 ml); sparingly soluble in EtOH, Me_2CO; LD_{50} (mus ip) = 5700 mg/kg.

788 Sulfabenzamide
127-71-9   9065   204-859-4

$C_{13}H_{12}N_2O_3S$
N^1-Benzoylsulfanilamide.
Sulfabenzide. Sulfonamide antibiotic. mp = 181.2-182.3°; poorly soluble in H_2O (0.0003 g/100 ml); soluble in EtOH (3 g/100 ml), Me_2CO (11.1 g/100 ml). *Monsanto Co.; Schering AG.*

789 Sulfabromomethazine
116-45-0   9066   204-142-6

$C_{12}H_{13}BrN_4O_2S$
N^1-(5-Bromo-4,6-dimethyl-2-pyrimidinyl)sulfanilamide.
5-bromosulfamethazine; SN-3517. Sulfonamide antibiotic. Dec 250-252°; λ_m 238 272 nm (A 428 635 MeOH).

Sulfonamide Antibiotics

790 Sulfacetamide
144-80-9   9067   205-640-6

$C_8H_{10}N_2O_3S$
N-Sulfanilylacetamide.
component of: Sultrin, Trysul. Sulfonamide antibiotic. mp = 182-184°; soluble in H_2O (0.67 g/100 ml at 20°), EtOH (6.6 g/100 ml), Me_2CO (14.3 g/100 ml); LD_{50} (dog orl) = 8000 mg/kg. *Ortho Pharmaceutical Corp.; Savage Labs.*

791 Sulfacetamide Sodium
6209-17-2   9067
$C_8H_9N_2NaO_3S.H_2O$
N-Sulfanilylacetamide sodium salt.
Bleph-10 Ophthalmic Ointment; Bleph-10 Ophthalmic Solution; Cetamide Ointment; Isopto Cetamide; Op-Sulfa 30; Sebizon; Sodium Sulamyd; Sulf 10; Sulfacet R; Ak-Sulf; Albucid; Antébor; Beocid-Puroptal; Bleph-10; Locula; Op-Sulfa; Prontamid; Sebizon; Sodium Sulamyd; Sulf-10; Sulten-10; component of: Blephamide, Blephamide S.O.P., Cetapred Ointment, FML-S, Isopto Cetapred, Metimyd, Optimyd, Vasocidin Ointment, Vasocidin Solution, Vasosulf. Sulfonamide antibiotic. mp = 257°; soluble in H_2O (66 g/100 ml); sparingly soluble in EtOH, Me_2CO. *Alcon Labs.; Allergan, Inc.; Broemmel Pharmaceuticals; Ciba Vision Ophthalmics; Lemmon Co.; Schering Corp.*

792 Sulfachlorpyridazine
80-32-0   9068   201-269-9

$C_{10}H_9ClN_4O_2S$
N^1-(6-Chloro-3-pyridazinyl)-sulfanilamide.
Nefrosul; Sonilyn; Ciba 10370; Ba-10370; Cosulid; Cosumix. Sulfonamide antibiotic. *American Cyanamid.*

793 Sulfachlorpyridazine Sodium Salt
23282-55-5   9068   245-553-0
$C_{10}H_9ClN_4NaO_2S$
N^1-(6-Chloro-3-pyridazinyl)sulfanilamide sodium salt.
Prinzone; Vetisulid. Sulfonamide antibiotic. *American Cyanamid.*

794 Sulfachrysoidine
485-41-6   9069   207-617-6

$C_{13}H_{13}N_5O_4S$
3,5-Diamino-2-(p-sulfamoylphenylazo)benzoic acid.
Azo Compound No. 4; Rubiazol; Collubiazol. Sulfonamide antibiotic. mp > 300°.

795 Sulfaclomide
4015-18-3

$C_{12}H_{13}ClN_4O_2S$
N^1-(5-Chloro-2,6-dimethyl-4-pyrimidinyl)sulfanilamide.
A sulfonamide derivative. Antibacterial.

796 Sulfacytine
17784-12-2   9070

$C_{12}H_{14}N_4O_3S$
N^1-(1-Ethyl-1,2-dihydro-2-oxo-4-pyrimidinyl)sulfanilamide.
Renoquid; Cl-636. Sulfonamide antibiotic. mp = 166.5-168°; λ_m 263 297 nm ($E_{1\,cm}^{1\%}$ 584 762 MeOH); soluble in H_2O (0.175 g/100 ml at pH 5 at 37°). *Glenwood Inc.; Parke-Davis.*

797 Sulfadiazine
68-35-9   9071   200-685-8

$C_{10}H_{10}N_4O_2S$
N^1-2-Pyrimidinylsulfanilamide.
Coco-Diazine; Eskadiazine; Adiazine; Diazyl; Sulfolex; component of: Sulfonamide Duplex. Sulfonamide antibiotic. mp = 252-256°; soluble in H_2O (0.013 g/100 ml at pH 5.5, 37°, 0.2 g/100 ml at pH 7.5, 37°); sparingly soluble in EtOH, Me_2CO; freely soluble in dilute acid, alkali. *Eli Lilly & Co.; SmithKline Beecham Pharmaceuticals.*

798 Sulfadiazine Silver Salt
22199-08-2   9071   244-834-5

$C_{10}H_9AgN_4O_2S$
N^1-2-Pyrimidinylsulfanilamide monosilver(1+) salt.
Silvadene; Flamazine; Flammazine. Sulfonamide antibiotic. *Hoechst Marion Roussel Inc.*

799 Sulfadiazine Sodium Salt
547-32-0   9071   208-919-0

$C_{10}H_9N_4NaO_2S$
N^1-2-Pyrimidinylsulfanilamide monosodium salt.
sulfadiazine sodium; soluble sulfadiazine. Sulfonamide antibiotic. Soluble in H_2O (50 g/100 ml); slightly soluble in alcohol. *Hoechst Marion Roussel Inc.*

800 Sulfadicramide
115-68-4   9072   204-099-3

$C_{11}H_{14}N_2O_3S$
N^1-(3,3-Dimethylacroyl)sulfanilamide.
Sulfonamide antibiotic. mp = 184-185°; slightly soluble in H_2O, Et_2O; freely soluble in EtOH, Me_2CO.

801 Sulfadimethoxine
122-11-2   9073   204-523-7

$C_{12}H_{14}N_4O_4S$
N^1-(2,6-Dimethoxy-4-pyrimidinyl)sulfanilamide.
Agribon; Albon; Madribon; component of: Primor, Rofenaid. Sulfonamide antibiotic. mp = 201-203°; soluble in dilute HCl, $NaHCO_3$; soluble in H_2O (0.0046 g/100 ml at pH 4.10, 0.0295 g/100 ml at pH 6.7, 0.058 g/100 ml at pH 7.06, 5.17 g/100 ml at pH 8.71); pH (5% solution) = 8.1; pH (10% solution) = 8.6. LD_{50} (mus orl) > 10000 mg/kg. *Hoffmann-LaRoche Inc.; Oesterreiche Stickstoffwerke.*

Sulfonamide Antibiotics

802 Sulfadimethoxine mixture with Trimethoprim
39469-82-4   9073
$C_{12}H_{14}N_4O_4S \cdot C_{14}H_{18}N_4O_3$
Sulfadimethoxine/Trimethoprim.
Maxutrim; Prazil; Trivalbon. Sulfonamide antibiotic. Hoffmann-LaRoche Inc.; Oesterreiche Stickstoffwerke.

803 Sulfadimethoxine Sodium Salt
1037-50-9   9073   213-859-3
$C_{12}H_{13}N_4NaO_4S$
N^1-(2,6-Dimethoxy-4-pyrimidinyl)sulfanilamide sodium salt. Sulfonamide antibiotic. Freely soluble in H_2O. Hoffmann-LaRoche Inc.; Oesterreiche Stickstoffwerke.

804 Sulfadimethoxine Sodium Salt mixture with Trimethoprim
131643-86-2   9073
$C_{12}H_{13}N_4NaO_4S \cdot C_{14}H_{18}N_4O_3$
Sulfadimethoxine Sodium/Trimethoprim.
Sulfaprim; Vetiprim. Sulfonamide antibiotic. Hoffmann-LaRoche Inc.; Oesterreiche Stickstoffwerke.

805 Sulfadoxine
2447-57-6   9074   219-504-9

$C_{12}H_{14}N_4O_4S$
N^1-(5,6-Dimethoxy-4-pyrimidinyl)-sulfanilamide.
Fanasil; Fanzil; Ro-4-4393; component of: Fansidar. Sulfonamide antibiotic. mp = 190-194°; insoluble in Et_2O; slightly soluble in H_2O, EtOH, MeOH; soluble in dilute mineral acids, alkali hydroxides, carbonates; LD_{50} (mus orl) = 5000 mg/kg, (mus sc) = 2900 mg/kg, (mus ip) = 2900 mg/kg. Hoffmann-LaRoche Inc.

806 Sulfadoxine mixture with Trimethoprim
39295-60-8   9074
$C_{12}H_{14}N_4O_4S \cdot C_{14}H_{18}N_4O_3$
Sulfadoxine/Trimethoprim.
Animar; Borgal. Sulfonamide antibiotic. Hoffmann-LaRoche Inc.

807 Sulfaethidole
94-19-9   9075   202-312-4

$C_{10}H_{12}N_4O_2S_2$
N^1-(5-Ethyl-1,3,4-thiadiazole-2-yl)sulfanilamide.
VK-55; Sul-Spantab; sulfaethylthiadiazole. Sulfonamide antibiotic. mp = 185.5-186°; soluble in H_2O (0.025 g/100 ml), MeOH (2.5 g/100 ml), EtOH (3.3 g/100 ml), Me_2CO (10 g/100 ml), Et_2O (0.74 g/100 ml), $CHCl_3$ (0.35 g/100 ml); insoluble in C_6H_6. Schering AG.

808 Sulfaguanidine
57-67-0   9076   200-345-9

$C_7H_{10}N_4O_2S$
N^1-(Diaminomethylene)sulfanilamide.
RP-2275; Diacta; Ganidan; Guanicil; Resulfon; Shigatox. Sulfonamide antibiotic. Used, in veterinary medicine, to treat enteric infections. mp = 190-193°; soluble in H_2O (0.1 g/100 ml at 25°, 10 g/100 ml at 100°); sparingly soluble in EtOH, Me_2CO; freely soluble in dilute mineral acids; insoluble in NaOH solution; LD_{100} (mus ip) = 1000 mg/kg.

Sulfonamide Antibiotics

809 Sulfaguanole
27031-08-9   9077   248-175-4

$C_{12}H_{15}N_5O_3S$
N^1-[(4,5-Dimethyl-2-oxazolyl)-amidino]sulfanilamide.
Enterocura. Sulfonamide antibiotic. Used, in veterinary medicine, to treat enteric infections. mp = 233-236°, 228-230°; insoluble in H_2O, soluble in NaOH solutions; LD_{50} (mus,rat orl) > 5000 mg/kg. *Nordmark.*

810 Sulfalene
152-47-6   9078   205-804-7

$C_{11}H_{12}N_4O_3S$
N^1-(3-Methoxypyrazinyl)sulfanilamide.
Kelfizina; NSC-110433; Farmitalia 204/122; Dalysep; Kelfizine W; Longum; Policydal; Vetkelfizina. Sulfonamide antibiotic. mp = 176°; LD_{50} (mus orl) = 2164 mg/kg, (mus ip) = 1410 mg/kg. *Abbott Labs.; Farmitalia, Societa Farmaceutici.*

811 Sulfalene mixture with Trimethoprim
50933-06-7   9078
$C_{11}H_{12}N_4O_3S.C_{14}H_{18}N_4O_3$
Sulfalene/trimethoprim.
Kelfiprim. Sulfonamide antibiotic. LD_{50} (mus orl) = 3500 mg/kg, (rat orl) = 3550 mg/kg. *Abbott Labs.; Farmitalia, Societa Farmaceutici.*

812 Sulfaloxic Acid
14376-16-0   9080   238-348-2

$C_{16}H_{15}N_3O_7S$
4'-[[(Hydroxymethyl)carbamoyl]-sulfamoyl]phthalanilic acid.
sulphaloxic acid. Sulfonamide antibiotic. mp = 160-165°; soluble in dilute alkali. *Heyden Chemical.*

813 Sulfaloxic Acid Calcium Salt
59672-20-7   9080   261-850-8

$C_{32}H_{28}CaN_6O_{14}S_2$
4'-[[(Hydroxymethyl)carbamoyl]-sulfamoyl]phthalanilic acid calcium salt (2:1).
Enteromide; Intestin-Euvernil. Sulfonamide antibiotic. *Heyden Chemical.*

814 Sulfamerazine
127-79-7   9081   204-866-2

$C_{11}H_{12}N_4O_2S$
N^1-(4-Methyl-2-pyrimidinyl)-sulfanilamide.
RP-2632; Mesulfa; Percoccide; component of: Sulfonamide Duplex. Sulfonamide antibiotic. mp = 234-238°; λ_m 243 257 nm ($E_{1\ cm}^{1\%}$ 875 822 H_2O), 243 307 nm ($E_{1\ cm}^{1\%}$ 625 200 0.1M

HCl), 271 nm ($E_{1\,cm}^{1\%}$ 835 EtOH); soluble in H$_2$O (0.035 g/100 ml at pH 5,5, 0.170 g/100 ml at pH 7.5); readily soluble in mineral acid and alkaline solutions; sparingly soluble in Me$_2$CO; slightly soluble in EtOH; insoluble in Et$_2$O, CHCl$_3$. *Eli Lilly & Co.; Merck & Co., Inc.*

815 Sulfamerazine Sodium Salt
127-58-2   9081   204-851-0

$C_{11}H_{11}N_4NaO_2S$
N^1-(4-Methyl-2-pyrimidinyl)-sulfanilamide sodium salt.
soluble sulfamerazine; Solumédine. Sulfonamide antibiotic. Soluble in H$_2$O (27.7 g/100 ml); slightly soluble in EtOH; insoluble in Et$_2$O, CHCl$_3$. *Eli Lilly & Co.; Merck & Co., Inc.*

816 Sulfameter
651-06-9   9082   211-480-8

$C_{11}H_{12}N_4O_3S$
N^1-(5-Methoxy-2-pyrimidinyl)-sulfanilamide.
AHR-857; sulfametorine; I-2586; Bayrena; Durenat; Kinecid; Kiron; Kirocid; Sulla, Supramid; Ultrax. Sulfonamide antibiotic. mp = 214-216°; λ_m 230 271 nm ($E^{1\%}$:1 cm 562 726); sparingly soluble in EtOH, H$_2$O, Et$_2$O; soluble in dilute acid, base; [sodium salt (C$_{11}$H$_{11}$N$_4$NaO$_3$S)]: LD$_{50}$ (mus iv) = 1100 ± 200 mg/kg, (mus ip) = 1500 mg/kg, (mus orl) = 3000 mg/kg, (rat iv) = 1200 mg/kg, (rat ip) = 1100 mg/kg, (rat orl) = 1000 mg/kg. *Schering AG; SPOFA.*

817 Sulfamethazine
57-68-1   9083   200-346-4

$C_{12}H_{14}N_4O_2S$
N^1-(4,6-Dimethyl-2-pyrimidinyl)-sulfanilamide.
Calfspan Tablets; Sulka K Boluses; SulfaSURE SR Bolus; DiazilSulfadine; S-Dimidine; Dimidin-R; Neazina; Sulmet. Sulfonamide antibiotic. mp = 170-176°, 178-179°, 198-199°, 205-207°; λ_m 241 nm ($E_{1\,cm}^{1\%}$ 670 H$_2$O, pH 6.6), 243 257 nm ($E_{1\,cm}^{1\%}$ 765 776 0.01N NaOH), 241 297 nm ($E_{1\,cm}^{1\%}$ 561 266 0.01N HCl); soluble in H$_2$O (0.15 g/100 ml at 29°, 0.192 g/100 ml at 37°, pH 7.00); LD$_{50}$ (mus ip) = 1060 mg/kg. *Fermenta Animal Health Co.; ICI; Inst. Chemioter.; Merck & Co., Inc.; Solvay Animal Health, Inc.*

818 Sulfamethazine Sodium Salt
1981-58-4   9083   217-840-0
$C_{12}H_{13}N_4NaO_2S$
N^1-(4,6-Dimethyl-2-pyrimidinyl)-sulfanilamide sodium salt.
Intradine; Sulfoxine 33; Vesadin. Sulfonamide antibiotic. *Fermenta Animal Health Co.; ICI; Inst. Chemioter.; Merck & Co., Inc.; Solvay Animal Health, Inc.*

819 Sulfamethizole
144-82-1   9084   205-641-1

$C_9H_{10}N_4O_2S_2$
N^1-(5-Methyl-1,3,4-thiadiazol-2-yl)-sulfanilamide.
Thiosulfil Forte; Famet; Lucosil; Methazol; Renasul; Rufol; Salimol;

Sulfapyelon; Thidicur; Thiosulfil; Urolucosil; component of: Thiosulfil-A-Forte. Sulfonamide antibiotic. mp = 208°; soluble in H_2O (0.025 g/100 ml at pH 6.5, 20 g/100 ml at pH 7.5), MeOH (2.5 g/100 ml), EtOH (3,3 g/100 ml), Me_2CO (10 g/100 ml), Et_2O (0.07 g/100 ml), $CHCl_3$ (0.035 g/100 ml), insoluble in C_6H_6. *Lundbeck.*

820   Sulfamethomidine
3772-76-7   9085   223-219-5

$C_{12}H_{14}N_4O_3S$
N^1-(6-Methoxy-2-methyl-4-pyrimidinyl)sulfanilamide.
Duroprocin; Methofadin; Télémid. Sulfonamide antibiotic. mp = 146°. *Nordmark.*

821   Sulfamethoxazole
723-46-6   9086   211-963-3

$C_{10}H_{11}N_3O_3S$
N^1-(5-Methyl-3-isoxazolyl)sulfanilamide.
Gantanol; component of: Azo Gantanol, Bactrim, Cotrim, SeptraSMZ/TMP, Sulfatrim. Sulfonamide antibiotic. Used also to treat pneumocystis. mp = 167°; LD_{50} (mus orl) = 3662 mg/kg. *Shionogi & Co., Ltd.*

822   Sulfamethoxazole mixture with Trimethoprim
8064-90-2   9086

$C_{10}H_{11}N_3O_3S.C_{14}H_{18}N_4O_3$
Sulfamethoxazole/trimethoprim.
co-trimopxazole; Abacin; Aop-Sulfatrim; Bactramin; Bactrim; Baktar; Chemotrim; Comox; Drylin; Eusaprim; Fectrim; Gantaprim; Gantrim; Imexim; Kepinol; Laratrim; Linaris; Microtrim; Nopil; Oraprim; Septra; Septrin; Sigaprim; Sulfotrim; Sulprim; Sumetrolim; Supracombin; Suprim; Teleprim; Thiocuran; Trigonyl; Trimesulf; Uroplus; Uro-Septra. Sulfonamide antibiotic. Used also to treat pneumocystis. LD_{50} (mus orl) = 5513 mg/kg. *Shionogi & Co., Ltd.*

823   Sulfamethoxypyridazine
80-35-3   9087   201-272-5

$C_{11}H_{12}N_4O_3S$
N^1-(6-Methoxy-3-pyridazinyl)-sulfanilamide.
Midicel; CL-13494; RP-7522; Kynex; Lederkyn; Midikel; Sulfalex; Sulfdurazin; Sultirene. Sulfonamide antibiotic. mp = 182-183°; soluble in H_2O (0.11 g/100 ml at pH 5, 37°, 0.12 g/100 ml at pH 6, 37°, 0.147 g/100 ml at pH 6.5, 37°); slightly soluble in EtOH, MeOH; more soluble in Me_2CO (2 g/100 ml) and DMF (100 g/100 ml); freely soluble in aqueous alkaline

Sulfonamide Antibiotics

solutions; LD_{50} (mus orl) = 1750 mg/kg. *American Cyanamid; Parke-Davis.*

824 Sulfamethoxypyridazine Acetyl
3568-43-2   222-664-2
$C_{13}H_{13}N_4NaO_4S$
N^1-(6-Methoxy-3-pyridazinyl)-sulfanilamide acetyl.
ND-1966; Midicel Acetyl. Sulfonamide antibiotic. *American Cyanamid; Parke-Davis.*

825 Sulfamethoxypyridazine Sodium Salt
2577-32-4   9087   219-928-4
$C_{11}H_{11}N_4NaO_3S$
N^1-(6-Methoxy-3-pyridazinyl)-sulfanilamide sodium salt.
Davosin; Sulfoxine LA. Sulfonamide antibiotic. *American Cyanamid; Parke-Davis.*

826 Sulfamethylthiazole
515-59-3   208-203-8
$C_{10}H_{11}N_3O_2S_2$
N^1-(4-Methyl-2-thiazolyl)sulfanilamide. Sulfonamide antibiotic. mp = 238-240°; soluble in H_2O (0.2 g/100 ml), insoluble in Et_2O, readily soluble in dilute mineral acids and solutions of alkali hydroxides and carbonates.

827 Sulfamethylthiazole Sodium Salt
6101-28-6
$C_{10}H_{10}N_3NaO_2S_2$
N^1-(4-Methyl-2-thiazolyl)sulfanilamide sodium salt.
Ultaseptyl. Sulfonamide antibiotic. Soluble in H_2O.

828 Sulfametrole
32909-92-5   9089   251-288-1

$C_9H_{10}N_4O_3S_2$
N^1-(4-Methoxy-1,2,5-thiadiazol-3-yl)-sulfanilamide. Sulfonamide antibiotic. mp = 149-150°. *OSSW.*

829 Sulfametrole mixture with Trimethoprim
63749-94-0   9089

$C_9H_{10}N_4O_3S_2 \cdot C_{14}H_{18}N_4O_3$
Sulfametrole-trimethoprim.
Lidaprim; Maderan. Sulfonamide antibiotic. *OSSW.*

830 Sulfamidochrysoidine
103-12-8   9092   203-081-2

$C_{12}H_{13}N_5O_2S$
4-[(2,4-Diaminophenyl)azo]-benzenesulfonamide.
Sulfonamide antibiotic. *I.G. Farben; Winthrop.*

831 Sulfamidochrysoidine Hydrochloride
33445-35-1   9092
$C_{12}H_{14}ClN_5O_2S$
4-[(2,4-Diaminophenyl)azo]-benzenesulfonamide hydrochloride.
Pronotsil; Prontosil flavum; Prontosil rubrum; Rubiazol I; Septosan; Streptocide; Streptozon. Sulfonamide antibiotic. mp = 248-250°; soluble in H_2O (0.25 g/100 ml at 25°), EtOH, Me_2CO, fats, oils. *I.G. Farben; Winthrop.*

Sulfonamide Antibiotics

832 4-Sulfanilamidosalicylic Acid
6202-21-7   9095   228-263-9

$C_{11}H_{12}N_2O_5S$
4-(p-Aminobenzenesulfonamido)-2-hydroxybenzoic acid.
Metrasil. Sulfonamide antibiotic. Dec 220°; soluble in H_2O at neutral pH. *Ward, Blenkinsop.*

833 Sulfamonomethoxine
1220-83-3

$C_{11}H_{12}N_4O_3S$
N^1-(6-Methoxy-4-pyrimidinyl)-sulfanilamide.
Sulfonamide antibiotic.

834 Sulfamoxole
729-99-7   9093   211-982-7

$C_{11}H_{13}N_3O_3S$
N^1-(4,5-Dimethyl-2-oxazolyl)-sulfanilamide.
Justamil; Sulfmidil; Sulfuno; Tardamide. Sulfonamide antibiotic. mp = 193-194°; soluble in H_2O (0.085 g/100 ml), 0.01N HCl (0.163 g/100 ml), 0.01N NaOH (0.196 g/100 ml), MeOH (2.315 g/100 ml), $CHCl_3$ (0.240 g/100 ml); λ_m 210 250 270 nm (ε 740 546 857 5 mg/l MeOH); LD_{50} (mus orl) > 10000 mg/kg, (mus ip) = 1800 mg/kg, (rat orl) > 12500 mg/kg, (rat ip) = 2500 mg/kg. *Nordmark.*

835 Sulfamoxole mixture with Trimethoprim
57197-43-0   9093

$C_{11}H_{13}N_3O_3S.C_{14}H_{18}N_4O_3$
Sulfamoxazole/trimethoprim.
co-trifamole; CN-3123; CoFram; Dibactil; Nevin; Supristol. Sulfonamide antibiotic. LD_{50} (mus orl) > 12000 mg/kg, (mus ip) = 1870 mg/kg, (rat orl) = 14000 mg/kg, (rat ip) = 2000 mg/kg. *Nordmark.*

836 Sulfanilamide
63-74-1   9094   200-563-4

$C_6H_8N_2O_2S$
p-Aminobenzensulfonamide.
Sulfanilamide Vaginal Cream; 1162-F; Albexan; Deseptyl; Prontalbin; Prontosil album; Prontylin; Septoplix; Streptocid album; Streptocide. Sulfonamide antibiotic. mp = 164.5-166.5°; λ_m 257 313 nm; soluble in H_2O (0.26 g/loo ml at 10°, 0.75 g/100 ml at 25°; 1.70 g/100 ml at 40°, 4.0 g/100 ml at 60°, 47.7 g/100 ml at 100°), EtOH (2.7 g/100 ml), Me_2CO (20 g/100 ml), glycerol, propylene glycol, HCl, NaOH, KOH solutions; insoluble in C_6H_6, $CHCl_3$, Et_2O, petroleum ether; LD_{50} (dog orl) = 2000 mg/kg. *Lemmon Co.*

837 Sulfanilate Zinc
31884-76-1

$C_{12}H_{12}N_2O_6S_2Zn \cdot 4H_2O$
Zinc 4-aminobenzenesulfonate zinc salt (2:1) tetrahydrate.
Nizin; component of: Op-Isophrin-Z. Sulfonamide antibiotic. *Broemmel Pharmaceuticals.*

838 N⁴-Sulfanilylanilamide
547-52-4   9100

$C_{12}H_{13}N_3O_4S_2$
4-(4'-Aminobenzenesulfonamido)-benzenesulfonamide.
DB-32; Diseptal C; Uliron C; Disulon; Neosanamid II; Albasil C; Disulfan. Sulfonamide antibiotic, used topically. mp = 133-134°; soluble in H_2O, MeOH, EtOH, Et_2O, NH_3, HCl; insoluble in petroleum ether, $CHCl_3$. *I.G. Farben.*

839 Sulfanilylurea
547-44-4   9101   208-922-7

$C_7H_9N_3O_3S$
4-Amino-N-(aminocarbonyl)benzenesulfonamide.
sulfaurea; Euvernil; Uractyl; Uramid;
Urenil; Urosulfan. Sulfonamide antibiotic. mp = 146-148°; soluble in H_2O (0.81 g/100 ml at 37°); soluble in alkalies, forms a soluble sodium salt; [monohydrate]: mp = 1251-27°. *Ciba-Geigy Corp.*

840 N-Sulfanilyl-3,4-Xylamide
120-34-3   9102   204-387-9

$C_{15}H_{16}N_2O_3S$
N^1-(3,4-Dimethylbenzoyl)-sulfanilamide.
Geigy 867; Irgafen. Sulfonamide antibiotic. mp = 222-223°; sparingly soluble in H_2O. *Ciba-Geigy Corp.*

841 Sulfanitran
122-16-7   9103

$C_{14}H_{13}N_3O_5S$
4'-[(p-Nitrophenyl)sulfamoyl]-acetanilide.
NSC-77120; APNPS. Sulfonamide antibiotic. Also used as a coccidostat in poultry. mp = 239-240°, 264°; freely soluble in Me_2CO; soluble in hot EtOH, MeOH; sparingly soluble in H_2O, Et_2O.

842 Sulfaperine
599-88-2   9104   209-976-4

$C_{11}H_{12}N_4O_2S$
N^1-(5-Methyl-2-pyrimidinyl)-sulfanilamide.
Pallidin; Retardon; Rexulfa; Sintosulfa; Sulfatreis. Sulfonamide antibiotic. mp = 262-263°; sparingly soluble in EtOH, H_2O (0.04 g/100 ml at pH 5.5); soluble in aqueous solutions of acids and alkalies. *Merck & Co., Inc.*

843 Sulfaphenazole
526-08-9   9105   208-384-3

$C_{15}H_{14}N_4O_2S$
N^1-(1-Phenylpyrazol-5-yl)-sulfanilamide.
Sulfabid; Isarol V; Orisul; Orisulf. Sulfonamide antibiotic. mp = 179-183°; sparingly soluble in H_2O (0.15 g/100 ml at pH 7, 25°); more soluble in EtOH, MeOH, AcOH; LD_{50} (mus orl) = 5800 mg/kg; [sodium salt monohydrate $(C_{15}H_{13}N_4NaO_2S.H_2O)$]: soluble in H_2O. *Purdue Pharma L.P.; Ciba plc.*

844 Sulfaproxyline
116-42-7   9106   204-140-5

$C_{16}H_{18}N_2O_4S$
N^1-(4-Isopropoxybenzoyl)-sulfanilamide.
sulphaproxyline; component of:
Dosulfin. Sulfonamide antibiotic. mp = 172-173°. *Ciba-Geigy Corp.*

845 Sulfapyrazine
116-44-9   9107

$C_{10}H_{10}N_4O_2S$
4-Amino-N-(pyrazinyl)benzene-sulfonamide.
Sulfonamide antibiotic. Dec 250-254°; slightly soluble in EtOH, Me_2CO; soluble in NaOH, KOH solutions, ammonia and mineral acids; almost insoluble in H_2O (0.0050 g/100 ml at 25°, 0.0052 g/100 ml at 37°); [sodium salt monohydrate $(C_{10}H_9N_4NaO_2S.H_2O)$]: freely soluble in H_2O (30 g/100 ml at 25°); very soluble in Me_2CO; soluble in EtOH; insoluble in Et_2O, $CHCl_3$.

846 Sulfapyridine
144-83-2   9108   205-642-7

$C_{11}H_{11}N_3O_2S$
N^1-2-Pyridylsulfanilamide.
Sulfonamide antibiotic. mp = 190-191°; soluble in H_2O (0.029 g/100 ml), EtOH (0.227 g/100 ml), Me_2CO (1.54 g/100 ml); freely soluble in mineral acids, KOH, NaOH solutions; LD_{50} (mus orl) = 7500 mg/kg.

847 Sulfapyridine Sodium Salt Monohydrate
127-57-1   9108   204-850-5
$C_{11}H_{10}N_3NaO_2S.H_2O$
N^1-2-Pyridylsulfanilamide sodium salt monohydrate.
soluble sulfapyridine; Izopiridina;

Soludagenan. Sulfonamide antibiotic. Soluble in H_2O (66 g/100 ml), EtOH (10 g/100 ml); LD_{50} (mus orl) = 2700 mg/kg.

848 Sulfaquinoxaline
59-40-5   200-423-2

$C_{14}H_{12}N_4O_2S$
N^1-2-Quinoxalinylsulfanilamide.
component of: Sulquin 6-50 Concentrate. Sulfonamide antibiotic. *Solvay Animal Health, Inc.*

849 Sulfasalazine
599-79-1   9112   209-974-3

$C_{18}H_{14}N_4O_5S$
5-[[p-(2-Pyridylsulfamoyl)phenyl]azo]-salicylic acid.
Azulfidine; Colo-Pleon; Salazopyrin. Sulfonamide used in the treatment of ulcerative colitis and Crohn's disease. Dec 240-245°; λ_m 237 ($E_{1\,cm}^{1\%}$ 658) and 359 nm; insoluble in H_2O, C_6H_6, $CHCl_3$, Et_2O; slightly soluble in EtOH. *Pharmacia & Upjohn, Inc.*

850 Sulfasomizole
632-00-8   9113   211-167-6

$C_{10}H_{11}N_3O_2S_2$
N^1-(3-Methyl-5-isothiazolyl)-sulfanilamide.

sulphasomisole; Bidizole; Amidozol. Sulfonamide antibiotic. mp = 192-192.5°; soluble in H_2O (0.248 g/100 ml at pH 6.0, 2.26 g/100 ml at pH 7.0); [sodium salt monohydrate ($C_{10}H_{10}N_3NaO_2S2\,H_2O$)]: dec 345°; freely soluble in H_2O. *May & Baker Ltd.*

851 Sulfasymazine
1984-94-7   9114

$C_{13}H_{17}N_5O_2S$
N^1-(3-Methyl-1-phenylpyrazol-5-yl)-sulfanilamide.
sulphsymazine; Symasul; Prosymasul. Sulfonamide antibiotic. mp = 186.5-187.5°, 190-190.5°; soluble in H_2O (0.1 g/100 ml at pH 5.9). *American Cyanamid.*

852 Sulfathiazole
72-14-0   9115   200-771-5

$C_9H_9N_3O_2S_2$
N^1-2-Thiazolylsulfanilamide.
RP-2090; M&B-760; Thiazamide; Cibazol; Enterobiocine; Duatok; Sulfamul; Sulfavitina; Sulzol; component of: Sultrin, Trysul. Sulfonamide antibiotic. mp = 202-202.5°; soluble in H_2O (0.06 g/100 ml at pH 6.03), EtOH (0.525 g/100 ml); soluble in Me_2CO, dliute mineral acids, KOH and NaOH solutions, ammonia, H_2O. *Ortho Pharmaceutical Corp.; Savage Labs.*

853 Sulfathiazole Sodium
144-74-1   9115   205-638-5
$C_9H_8N_3NaO_2S_2$
N^1-2-Thiazolylsulfanilamide sodium salt.

soluble sulfathiazole. Sulfonamide antibiotic. Soluble in H₂O (40 g/100 ml), EtOH (6.7 g/100 ml); LD$_{50}$ (mus sc) = 1450 mg/kg, 1950 mg/kg. *Ortho Pharmaceutical Corp.; Savage Labs.*

854 Sulfathiourea
515-49-1   9116   208-201-7

$C_7H_9N_3O_2S_2$
1-Sulfanilyl-2-thiourea.
RP-2255; Badional; Fontamide. Sulfonamide antibiotic. Dec 171.5-172°; soluble in H₂O (1.1 g/100 ml).

855 Sulfathiourea Sodium Salt
6101-34-4   9116
$C_7H_8N_3NaO_2S_2$
1-Sulfanilyl-2-thiourea sodium salt. Sulfonamide antibiotic. Dec 245-245.5°; very soluble in H₂O.

856 Sulfatolamide
1161-88-2   9117   214-600-7

$C_{14}H_{19}N_5O_4S_3$
1-Sulfanilyl-2-thiourea compound with α-amino-p-toluenesulfonamide.
Marbadal. Sulfonamide antibiotic. mp = 179-181°; insoluble in Et₂O; slightly soluble in H₂O (< 0.78 g/100 ml); freely soluble in dilute HCl, NaOH, KOH solutions. *Schenley.*

857 Sulfatroxazole
23256-23-7

$C_{11}H_{13}N_3O_3S$
N^1-(4,5-Dimethyl-3-isoxazolyl)-sulfanilamide.
A sulfonamide derivative. Antibacterial.

858 Sulfazamet
852-19-7   9118   212-707-3

$C_{16}H_{16}N_4O_2S$
N^1-(3-Methyl-1-phenylpyrazol-5-yl)-sulfanilamide.
sulfapyrazole; Vesulong. Sulfonamide antibiotic. mp = 195°, 181-182°. *Ciba plc.*

859 Sulfisomidine
515-64-0   9124   208-204-3

$C_{12}H_{14}N_4O_2S$
N^1-(2,6-Dimethyl-4-pyrimidinyl)-sulfanilamide.
sulphasomidine; Elkosin; Elcosin; Elkosil; Domain; Aristamid. Sulfonamide antibiotic. mp = 243°; soluble in H₂O (0.12 g/100 ml at 15°, 0.30 g/100 ml at 30°, < 1.67 g/100 ml at 100°); slightly soluble in EtOH, Me₂CO; insoluble in C₆H₆, Et₂O, CHCl₃; freely soluble in dilute HCl and NaOH. *Ciba plc; Nordmark.*

Sulfone Antibiotics

860 Sulfisoxazole
127-69-5   9125   204-858-9

$C_{11}H_{13}N_3O_3S$
N^1-(3,4-Dimethyl-5-isoxazolyl)-sulfanilamide.
Gantrisin; Sulfalar; sulphafurazole; Sosol; Soxisol; Soxomide; Sulfazin; Sulfoxol; Sulsoxin; component of: Azo Gantrisin. Sulfonamide antibiotic. mp = 194°; soluble in H_2O (0.013 g/100 ml), EtOH; LD_{50} (mus orl) = 6800 mg/kg. *Hoffmann-LaRoche Inc.; Parke-Davis.*

861 Sulfisoxazole Diethanolamine Salt
4299-60-9   9125   224-308-1
$C_{15}H_{24}N_4O_5S$
N^1-(3,4-Dimethyl-5-isoxazolyl)-sulfanilamide diethanolamine salt.
sulfisoxazole diolamine; Suladrin; Sulfium. Sulfonamide antibiotic. Freely soluble in H_2O, soluble in EtOH. *Hoffmann-LaRoche Inc.; Parke-Davis.*

Sulfone Antibiotics

862 Acedapsone
77-46-3   20   201-028-8

$C_{16}H_{16}N_2O_4S$
N,N'-(Sulfonyldi-4,1-phenylene)-bisacetamide.
Hansolar; CI-556; CN-1883; DADDS; PAM-MR-1165; Rodilone; diacetyl-dapsone; sulfadiamine; 1399F. Sulfone antibiotic. Leprostatic; antimalarial. mp = 289-292°; λ_m 256 284 nm (ε 25500 36200 MeOH); soluble in H_2O (0.0003 g/100 ml). *Parke-Davis.*

863 Acediasulfone
80-03-5   21   201-243-7

$C_{14}H_{13}N_2NaO_4S$
N-p-Sulfanilylphenylglycine sodium.
diaminosulfone-N-acetic acid; Sulfon-Cilag [as sodium salt]. Sulfone antibiotic. mp = 194°; soluble in MeOH, Me_2CO, dilute NaOH. *Cilag-Chemie.*

864 Acetosulfone Sodium
128-12-1   73

$C_{14}H_{14}N_3NaO_5S_2$
N-(6-Sulfanilylmetanilyl)acetamide monosodium salt.
sulfadiasulfone sodium; sodium 4,4'-diaminodiphenylsulfone-2-N-acetylsulfonamide; Promacetin; CI-100; IA-307; NSC-107528; acetosulphone; Internal Antiseptic No. 307; I.A. 307. Sulfone antibiotic. Leprostatic. Soluble in H_2O (3 g/100 ml); [free sulfonamide]: mp = 285°. *Parke-Davis.*

Sulfone Antibiotics

865   Dapsone
80-08-0   2885   201-248-4

$C_{12}H_{12}N_2O_2S$
4,4'-Sulfonyldianiline.
NSC-6091; DDS, diaphenylsulfone; DADPS; 1358F; Avlosulfon; Croysulfone; Diphenasone; Disulone; Dumitone; Eporal; Novophone; Sulfona-Mae; Sulphadione; Udolac. Sulfone antibiotic. Leprostatic and dermatitis herpetiformis suppressant. Also used as a hardening agent with epoxy resins and, in veterinary medicine, as a coccidostat. mp = 175-176°, 180.5°; insoluble in H_2O, soluble in EtOH, MeOH, Me_2CO, dilute HCl. *I.G. Farben.*

866   Diathymosulfone
5964-62-5   3037

$C_{32}H_{34}N_4O_4S$
Di-[4-(4-hydroxy-2-methyl-5-isopropylphenylazo)phenyl] sulfone. thymol sulfone; Diatox. Antibacterial. Leprostatic. mp = 222-224°; λ_m 400 nm (EtOH); insoluble in H_2O; soluble in dioxane, Me_2CO, alkali solutions; less soluble in EtOH, Et_2O. *Lab. Laborec.*

867   Glucosulfone Sodium
554-18-7   4471   209-064-6

$C_{24}H_{34}N_2Na_2O_{18}S_3$
4,4'-Diaminophenyl-N,N-di(dextrose sodium sulfonate).
501-P; Protomin; Promin; Promanide; Angeli's Sulfone. Sulfone antibiotic. Soluble in H_2O; slightly soluble in EtOH; insoluble in Et_2O, C_6H_6, MeOH, EtOAc, C_5H_5N; LD_{50} (mus orl) = 3930 mg/kg. *Siegfried AG.*

868   Solasulfone
133-65-3   8859   205-116-7

$C_{30}H_{28}N_2Na_4O_{14}S_5$
1,1'-[Sulfonylbis(p-phenylimino)]bis-(3-phenyl-1,3-propanedisulfonic acid) tetrasodium salt.
solapsone; RP-3668; Cimedone; Sulphetrone. Sulfone antibiotic. Leprostatic. Crystallizes as a hydrate; very soluble H_2O; insoluble in EtOH. *Glaxo Wellcome Inc.*

Sulfone Antibiotics

869   Succisulfone
5934-14-5   9047   227-684-5

$C_{16}H_{16}N_2O_5$
4'-Sulfanilylsuccinanilic acid.
F 1500; Fourneau 1500; Exosulfonyl. Sulfone antibiotic. Leprostatic. mp = 157°; soluble in ammonia. *Bayer Corp., Pharmaceutical Div.; Eli Lilly & Co.*

870   Succisulfone 2,2'-Iminodiethanol Salt
547-36-4   9047   208-920-6
$C_{20}H_{27}N_3O_7S$
4'-Sulfanilylsuccinanilic acid 2,2'-iminodiethanol salt.
Sulfone antibiotic and leprostatic. *Theraplix.*

871   Sulfanilate Zinc
31884-76-1   9096

$C_{12}H_{12}N_2O_6S_2Zn.4H_2O$
4-aminobenzenesulfonate zinc salt (2:1) tetrahydrate.
zinc sulfanilate tetrahydrate; sulfanilate zinc salt tetrahydrate; Nizin; component of: Op-Isophrin-Z. Sulfonamide, sulfone antibiotic. *Broemmel Pharmaceuticals.*

872   Sulfanilic Acid
121-57-3   9096   204-482-5

$C_6H_7NO_3S.H_2O$
4-Aminobenzenesulfonic acid.
Sulfone antibiotic. Dec 288°, > 360°; soluble in H$_2$O (1.0 g/100 ml at 20°, 1.45 g/100 ml at 30°, 1.94 g/100 ml at 40°); insoluble in EtOH, C$_6$H$_6$, Et$_2$O; slightly soluble in hot MeOH.

873   Sulfanilic Acid Monohydrate
6101-32-2   9096
$C_6H_7NO_3S.H_2O$
4-Aminobenzenesulfonic acid.
Sulfone antibiotic.

874   Sulfanilic Acid Sodium Salt Dihydrate
6106-22-5   9096

$C_6H_7NO_3S.2H_2O$
Sodium 4-aminobenzenesulfonate dihydrate.
Sulfone antibiotic. Freely soluble in H$_2$O, soluble in hot MeOH.

875   p-Sulfanilidobenzylamine
4393-19-5   9098

$C_{13}H_{14}N_2O_2S$
4-[(4-Aminophenyl)sulfonyl]-benzenemethanamine.
Alphamide. Sulfone antibiotic. mp = 159°; [monohydrochloride monohydrate ($C_{13}H_{15}ClN_2O_2S.H_2O$)]: mp =

195°; very soluble in H_2O; [dihydrochloride ($C_{13}H_{16}Cl_2N_2O_2S$)]: mp = 285°.

876 Sulfoxone Sodium
144-75-2   9141

$C_{14}H_{14}N_2Na_2O_6S_3$
Disodium [sulfonylbis(p-phenyleneimino)]dimethanesulfinate.
aldesulfone sodium; Diazon; Novotrone; Diasone. Sulfone antibiotic. Leprostatic. Dec 263-265°; readily soluble in H_2O, soluble in EtOH, insoluble in other organic solvents. *Abbott Labs.*

877 Thiazolsulfone
473-30-3   9444

$C_9H_9N_3O_2S_2$
2-Amino-5-sulfanilylthiazole.
thiazosulfone; thiazolesulfone; Promizole. Sulfone antibiotic. mp = 219-221° (dec); soluble in H_2O (0.03 - 0.04 g/100 ml at pH 6.5); freely soluble in Me_2CO, dioxane, 70% EtOH, dilute acids; moderatly soluble in EtOH, EtOAc, Et_2O. *Parke-Davis.*

Tetracycline Antibiotics

878 Amicycline
5874-95-3

$C_{21}H_{23}N_3O_7$
9-Amino-4-(dimethylamino)-1,4,4a,5,5a,6,11,12a-octahydro-3,10,12,12a-tetrahydroxy-1,11-dioxo-2-naphthacenecarboxamide.
Tetracycline antibiotic.

879 Apicycline
15599-51-6   772

$C_{30}H_{38}N_4O_{11}$
α-[4-(Dimethylamino)-1,4,4a,5,5a,6,11,12a-octahydro-3,6,10,12,12a-pentahydroxy-6-methyl-1,11-dioxo-2-naphthacenecarboxamido]-4-(2-hydroxyethyl)-1-piperazineacetic acid.
RIT-1140; Traserit. Tetracycline antibiotic. mp = 144.5° (dec); $[α]_D$ = -123° (c = 0.5 MeOH), -133° (c = 0.33 H_2O). *Recherche et Ind. Therap.*

880 Chlortetracycline
57-62-5 2245 200-341-7

$C_{22}H_{23}ClN_2O_8$
7-Chloro-4-(dimethylamino)-
1,4,4a,5,5a,6,11,12a-octahydro-
3,6,10,12,12a-pentahydroxy-6-methyl-
1,11-dioxo-2-naphthacene-
carboxamide.
7-chlorotetracycline; Acronize; Aureocina; Aureomycin; Biomitsin; Centraureo; Chrysomykine; Orospray. Tetracycline antibiotic. mp = 168-169°; $[\alpha]_D^{23}$ = -275.0° (MeOH); λ_m = 230, 262.5 367.5 nm (0.1N HCl), 255 285 345 nm (0.1N NaOH); soluble in H_2O (0.05-0.06 g/100 ml); very soluble in aqueous solutions at pH > 8.5; freely soluble in cellosolves, dioxane, carbitol; soluble in MeOH, EtOH, BuOH, Me_2CO, EtOAc, C_6H_6; insoluble in Et_2O, petroleum ether. *American Cyanamid*.

881 Chlortetracycline Hydrochloride
64-72-2 2245 200-591-7

$C_{22}H_{24}Cl_2N_2O_8$
7-Chloro-4-(dimethylamino)-
1,4,4a,5,5a,6,11,12a-octahydro-
3,6,10,12,12a-pentahydroxy-6-methyl-
1,11-dioxo-2-naphthacene-
carboxamide monohydrochloride.
Aureomycin; Fermycin Soluble; Aureociclina; Isphamycin. Tetracycline antibiotic. Dec > 210°; $[\alpha]_D^{23}$ = -240°; soluble in H_2O (0.86 g/100 ml at 28°), MeOH (1.74 g/100 ml at 28°), EtOH (0.17 g/100 ml at 28°); insoluble in Me_2CO, Et_2O, $CHCl_3$, dioxane; LD_{50} (rat orl) = 10300 mg/kg. *Fermenta Animal Health Co.; Lederle Labs*.

882 Clomocycline
1181-54-0 2448

$C_{23}H_{25}ClN_2O_9$
7-Chloro-4-(dimethylamino)-
1,4,4a,5,5a,6,11,12a-octahydro-
3,6,10,12,12a-pentahydroxy-N-
(hydroxymethyl)-6-methyl-1,11-dioxo-
2-naphthacenecarboxamide.
Megaclor. Tetracycline antibiotic. Dec 145-170°; soluble in H_2O (pH 6-8). *AB Leo*.

883 Demeclocycline
127-33-3 2937 204-834-8

$C_{21}H_{21}ClN_2O_8$
7-Chloro-4-(dimethylamino)-
1,4,4a,5,5a,6,11,12a-octahydro-
3,6,10,12,12a-pentahydroxy-1,11-
dioxo-2-naphthacenecarboxamide.
RP-10192; Bioterciclin; Declomycin; Deganol; Ledermycin; Periciclina. Tetracycline antibiotic. [sesquihydrate]: mp = 174-178° (dec); $[\alpha]_D^{25}$ = -258° (c = 0.5 0.1N H_2SO_4). *American Cyanamid; Merck & Co., Inc.; Olin Mathieson*.

884 Demeclocycline Hydrochloride
64-73-3 2937 200-592-2

$C_{21}H_{22}Cl_2N_2O_8$
7-Chloro-4-(dimethylamino)-1,4,4a,5,5a,6,11,12a-octahydro-3,6,10,12,12a-pentahydroxy-1,11-dioxo-2-naphthacenecarboxamide hydrochloride.
Declomycin; Clortetrin; Demetraciclina; Detravis; Meciclin; Mexocine. Tetracycline antibiotic. LD_{50} (rat orl) = 2372 mg/kg. *American Cyanamid; Lederle Labs.; Merck & Co., Inc.; Olin Mathieson.*

885 Doxycycline
564-25-0 3496 209-271-1

$C_{22}H_{24}N_2O_8$
4-(Dimethylamino)-1,4,4a,5,5a,6,11,12a-octahydro-3,5,10,12,12a-pentahydroxy-6-methyl-1,11-dioxo-2-naphthacene-carboxamide.
Monodox; Vibramycin. Tetracycline antibiotic. *Oclassen Pharmaceuticals, Inc.; Pfizer International.*

886 Doxycycline Hyclate
24390-14-5 3496

$C_{46}H_{56}Cl_2N_4O_{17} \cdot H_2O$
4-(Dimethylamino)-1,4,4a,5,5a,6,11,12a-octahydro-3,5,10,12,12a-pentahydroxy-6-methyl-1,11-dioxo-2-naphthacene-carboxamide monohydrochloride compound with ethyl alcohol (2:1) monohydrate.
Doryx; Vibra-Tabs; Vivox; Azudoxat; Bassado; Clinofug; Diocimex; Doryx; Doxatet; Doxicrisol; Doxylar; Doxichel hyclate; Doxytem; Duradoxal; Granudoxy; Hydramycin; Mespafin; Nordox; Paldomycin; Retens; Ronaxan; Sigadoxin; Spanor; Tetradox; Unacil; Vibramycin Hyclate; Vibraveineuse; Vibravenös; Zadorin. Tetracycline antibiotic. dec 201°; $[\alpha]_D^{25} = -110°$ (c = 1 in 0.01N HCl/MeOH); λ_m 267, 351 nm (log ε 4.24 4.12 0.01N HCl/MeOH); soluble in H_2O; LD_{50} (rat ip) = 262 mg/kg. *Apothecon; Bristol-Myers Squibb Pharmaceutical Res. and Dev; Elkins-Sinn; Lemmon Co.; Parke-Davis; Pfizer International.*

887 Doxycycline Hydrate
17086-28-1 3496
$C_{22}H_{24}N_2O_8 \cdot H_2O$
4-(Dimethylamino)-1,4,4a,5,5a,6,11,12a-octahydro-3,5,10,12,12a-pentahydroxy-6-methyl-1,11-dioxo-2-naphthacene-carboxamide monohydrate.
Monodox; Vibramycin; GS-3065; Jenacyclin; Supracyclin. Tetracycline antibiotic. *Oclassen Pharmaceuticals, Inc.; Pfizer International.*

Tetracycline Antibiotics

888 Guamecycline
16545-11-2   4584   240-611-1

$C_{29}H_{38}N_8O_8$
N-[[4-(Amidinoamidino)-1-piperazinyl]methyl]-4-(dimethylamino)-1,4,4a,5,5a,6,11,12a-octahydro-3,6,10,12,12a-pentahydroxy-6-methyl-1,11-dioxo-2-naphthacenecarboxamide. tetrabiguanide; xanthomycin; xantomicina. Tetracycline antibiotic. *Societa Prodiotti Antibiotici, Italy.*

889 Guamecycline Hydrochloride
13040-98-7   4584   235-913-5

$C_{29}H_{39}ClN_8O_8$
N-[[4-(Amidinoamidino)-1-piperazinyl]methyl]-4-(dimethyl-amino)-1,4,4a,5,5a,6,11,12a-octahydro-3,6,10,12,12a-penta-hydroxy-6-methyl-1,11-dioxo-2-naphthacene-carboxamide hydrochloride.
Terratrex; Xantociclina. Tetracycline antibiotic. *Societa Prodiotti Antibiotici, Italy.*

890 Lymecycline
992-21-2   5658   213-592-2

$C_{29}H_{38}N_4O_{10}$
[4S-(4α,4aα,5aα,6β,12aα)]-N^6-[[[[4-(Dimethylamino)-1,4,4a,5,5a,6,11,12a-octahydro-3,6,10,12,12a-pentahydroxy-6-methyl-1,11-dioxo-2-naphthacenyl]carbonyl]-amino]methyl]-L-lysine.
Armyl; Ciclolysal; Mucomycin; Tetralisal; Tertamyl; Tetralysal. Tetracycline antibiotic.   [sodium salt $(C_{29}H_{37}N_4NaO_{10})$]: λ_m 376 nm (MeOH). *Farmitalia Carlo Erba SpA.*

891 Meclocycline
2013-58-3   5818   217-938-3

$C_{22}H_{21}ClN_2O_8$
7-Chloro-4-(dimethylamino)-1,4,4a,5,5a,6,11,12a-octahydro-3,5,10,12,12a-pentahydroxy-6-methylene-1,11-dioxo-2-naphthacenecarboxamide.

GS-2989; NSC-78502. Tetracycline antibiotic. λ_m 245 347 nm (log ε 4.34 4.10 0.01N HCl/MeOlH); LD_{50} (mus orl) > 5000 mg/kg, (mus ip) = 425 mg/kg. *Pfizer Inc.*

892 Meclocycline 5-Sulfosalicylate
73816-42-9   5818   277-614-2

$C_{28}H_{25}ClN_2O_{14}S$
7-Chloro-4-(dimethylamino)-1,4,4a,5,5a,6,11,12a-octahydro-3,5,10,12,12a-pentahydroxy-6-methylene-1,11-dioxo-2-naphthacenecarboxamide mono(5-sulfosalicylate) (salt).
Meclan Cream; Meclan; Mecloderm; Meclosorb; Meclutin; Traumatociclina. Tetracycline antibiotic. λ_m 239 268 346 nm (log ε 4.46 4.07 4.11 0.01N HCl/MeOH). *Ortho Pharmaceutical Corp.; Pfizer Inc.*

893 Methacycline
914-00-1   6007   213-017-5

$C_{22}H_{22}N_2O_8$
4-(Dimethylamino)-1,4,4a,5,5a,6,11,12a-octahydro-3,5,10,12,12a-pentahydroxy-6-methylene-1,11-dioxo-2-naphthacenecarboxamide.

GS-2876; metacycline; Bialatan. Tetracycline antibiotic. *Pfizer International.*

894 Methacycline Hydrochloride
3963-95-9   6007   223-568-3
$C_{22}H_{23}ClN_2O_8$
4-(Dimethylamino)-1,4,4a,5,5a,6,11,12a-octahydro-3,5,10,12,12a-pentahydroxy-6-methylene-1,11-dioxo-2-naphthacenecarboxamide hydrochloride.
Rondomycin; Adriamicina; Ciclobiotic; Germiciclin; Metadomus; Metilenbiotic; Londomycin; Optimycin; Physiomycine; Rindex. Tetracycline antibiotic. Dec 205°; soluble in H_2O; sparingly soluble in EtOH; insoluble in Et_2O, $CHCl_3$; λ_m 253 345 nm (log ε 4.37 4.19 0.01N HCl/MeOH); LD_{50} (rat ip) = 252 mg/kg, (mus ip) = 288 mg/kg. *Wallace Labs.*

895 Minocycline
10118-90-8   6289

$C_{23}H_{27}N_3O_7$
4,7-Bis(dimethylamino)-1,4,4a,5,5a,6,11,12a-octahydro-3,10,12,12a-tetrahydroxy-1,1-dioxo-2-naphthacenecarboxamide.
Minocyn. Tetracycline antibiotic. Semi-synthetic. Effective against tetracycline-resistant staphylococci. $[\alpha]_D^{25}$ = -166° (c = 0.524); λ_m 352 263 nm (4.16 4.23 0.1N HCl), 380 243 nm (log ε 4.30 4.38 0.1N NaOH). *Lederle Labs.; Parke-Davis.*

896   Minocycline Hydrochloride
13614-98-7   6289   237-099-7
$C_{23}H_{28}ClN_3O_7$
4,7-Bis(dimethylamino)-
1,4,4a,5,5a,6,11,12a-octahydro-
3,10,12,12a-tetrahydroxy-1,1-dioxo-2-
naphthacenecarboxamide
hydrochloride.
Minocin;   Vectrin;   Klinomycin;
Minomycin. Tetracycline antibiotic.
Lederle Labs.; Parke-Davis.

897   Nitrocycline
5585-59-1

$C_{21}H_{21}N_3O_9$
4-(Dimethylamino)-
1,4,4a,5,5a,6,11,12a-octahydro-
3,10,12,12a-tetrahydroxy-7-nitro-1,11-
dioxo-2-naphthacenecarboxamide.
Tetracycline antibiotic.

898   Oxytetracycline
6153-64-6   7111

$C_{22}H_{24}N_2O_9$
4-(Dimethylamino)-1,4,4a,5,5a,6,-
11,12a-octahydro-3,5,6,10,12,12a-
hexahydroxy-6-methyl-1,11-dioxo-2-
naphthacenecarboxamide.
glomycin; riomitsin; hydroxytetra-
cycline. Tetracycline antibiotic. *Pfizer International; SmithKline Beecham Animal Health; C.M. Industries.*

899   Oxytetracycline Dihydrate
79-57-2   7111   201-212-8
$C_{22}H_{24}N_2O_9 \cdot 2H_2O$
4-(Dimethylamino)-
1,4,4a,5,5a,6,11,12a-octahydro-
3,5,6,10,12,12a-hexahydroxy-6-
methyl-1,11-dioxo-2-naphthacene-
carboxamide dihydrate.
OXTC; Terramycin; Abbocin; Berkmycen; Clinimycin; Imperacin; Oxatets; Oxydon; Oxymycin; Stecsolin; Stevasin; Terralon-LA; Unimycin. Tetracycline antibiotic. Dec 181-182°; $[\alpha]_D^{25} = -196.6°$; (0.1N HCl), -2.1° (0.1N NaOH), 26.5° (MeOH); λ_m 249 276 353 nm ($E_{1\ cm}^{1\%}$ 240 322 301 pH 4.5 phosphate buffer); soluble in H_2O (3.14 g/100 ml at pH 1.2, 0.46 g/100 ml at pH 2.0, 0.14 g/100 ml at pH 3.0, 0.05 g/100 ml at pH 5.0, 0.07 g/100 ml at pH 6.0, 0.11 g/100 ml at pH 7.0, 3.86 g/100 ml at pH 9.0), absolute EtOH (1.2 g/100 ml), 95% EtOH (0.02 g/100 ml); [disodium salt ($C_{22}H_{22}N_2Na_2O_9 \cdot 2H_2O$)]: soluble in EtOH (0.8 g/100 ml), MeOH (0.15 g/100 ml). *Abbott Labs.; Pfizer International; SmithKline Beecham Animal Health.*

900   Oxytetracycline Hydrochloride
2058-46-0   7111   218-161-2

$C_{22}H_{25}ClN_2O_9$
4-(Dimethylamino)-
1,4,4a,5,5a,6,11,12a-octahydro
3,5,6,10,12,12a-hexahydroxy-6-
methyl-1,11-dioxo-2-naphthacene-
carboxamide monohydrochloride.

Medamycin; Oxlopar; Oxyject 100; Oxy WS; Terramycin Hydrochloride; Alamycin; Aquacycline; Bio-Mycin; Duphacycline; Engemycin; Geomycin; Gynamousse; Macocyn; Occrycetin; Oxlopar; Oxybiocycline; Oxybiotic; Oxycyclin; Oxy-Dumocyclin; Oxyject; Oxylag; Oxypan; Oxytetracid; Oxytetrin; Terrafungine; Terraject; Tetramel; Tetran; Tetra-Tablinene; Toxinal; Vendarcin; component of: Terra-Cortril. Tetracycline antibiotic. *Fermenta Animal Health Co.; Parke-Davis; Pfizer International.*

901 Penimepicycline
4599-60-4   7235   225-002-0

$C_{45}H_{56}N_5O_{12}S$
4-(Dimethylamino)-1,4,4a,5,5a,6,11,12a-oxtahydro-3,6,10,12,12a-pentahydroxy-N[[4-(2-hydroxyethyl)-1-piperazinyl]methyl]-6-methyl-1,11-dioxo-2-naphthacene-carboxamide salt with phenoxymethylpenicillin. Criseocil; Geotricyn; Olimpen; Penetracyne; Peniltetra; Prestociclina. Tetracycline antibiotic. Dec > 143°; soluble in H_2O (142.8 g/100 ml); $[\alpha]_D^{20}=$ -50.5° (c = 2 MeOH). *E.R.A.S.M.E.*

902 Pipacycline
1110-80-1   7606   214-176-3

$C_{29}H_{38}N_4O_9$
4-Dimethylamino-1,4,4a,5,5a,6,-11,12a-octahydro-3,6,10,12,12a-pentahydroxy-N-[[4-(2-hydroxyethyl)-1-piperazinyl]methyl]-6-methyl-1,11-dioxo-2-naphthacenecarboxamide. mepicycline; mepiciclina; Ambra-Vena; Sieromicin; Valtomicina. Tetracycline antibiotic. Dec 162-163°; $[\alpha]_D^{20}=$ -195° (c = 0.5); λ_m = 286 355 nm (0.1N HCl); freely soluble in H_2O, MeOH, formamide; slightly soluble in EtOH, iPrOH; insoluble in Et_2O, C_6H_6, $CHCl_3$; LD_{50} (mus iv) = 188 mg/kg. *E.R.A.S.M.E.*

903 Rolitetracycline
751-97-3   8411   212-031-9

$C_{27}H_{33}N_3O_8$
4-(Dimethylamino)-1,4,4a,5,5a,6,11,12a-octahydro-3,6,10,12,12a-pentahydroxy-6-methyl-1,11-dioxo-N-(1-pyrrolidinylmethyl)-2-naphthacenecarboxamide. Syntetrin; SQ-15659; Reverin;

Tetraverin; Transcycline. Tetracycline antibiotic. Dec 162-165°; soluble in H_2O (125 g/100 ml); freely soluble in EtOH, soluble in dilute acids, alkali. Bristol-Myers Squibb Pharmaceutical Res. and Dev.

904   Rolitetracycline Compound with Chloramphenicol Succinate
4154-10-3   8411
$C_{42}H_{49}Cl_2N_5O_{16}$
4-(Dimethylamino)-1,4,4a,5,5a,6,11,12a-octahydro-3,6,10,12,12a-pentahydroxy-6-methyl-1,11-dioxo-N-(1-pyrrolidinylmethyl)-2-naphthacenecarboxamide compound with chloramphenicol succinate.
cafrolicycline; gradocycline; levocycline; senociclin; Clorociclin; Crovicina; Metilcal; Proterciclina; Reicaf; Tecaf; Tetrafenicol. Tetracycline antibiotic. Dec 140-144°; very soluble in H_2O; insoluble in Et_2O, petroleum ether, C_6H_{14}. Lab. ProTer.

905   Rolitetracycline Nitrate Sesquihydrate
26657-13-6   8411

• HNO_3
• 1.5 H_2O

$C_{27}H_{34}N_4O_{11} \cdot 1.5H_2O$
4-(Dimethylamino)-1,4,4a,5,5a,6,-11,12a-octahydro-3,6,10,12,12a-pentahydroxy-6-methyl-1,11-dioxo-N-(1-pyrrolidinylmethyl)-2-naphthacenecarboxamide nitrate sesquihydrate.
Bristacin; Pyrrocycline-N; Syntetrex; Tetrim; Tetriv. Tetracycline antibiotic. LD_{50} (mus iv) = 91 mg/kg. Bristol-Myers Squibb Pharmaceutical Res. and Dev.

906   Sancycline
808-26-4   8500

$C_{21}H_{22}N_2O_7$
4-(Dimethylamino)-1,4,4a,5,5a,6,-11,12a-octahydro-3,10,12,12a-tetrahydroxy-1,11-dioxo-2-naphthacenecarboxamide.
Bonomycin; GS-2147; NSC-51812; norcycline. Tetracycline antibiotic. [hydrochloride hemihydrate $(C_{21}H_{23}ClN_2O_7 \cdot 0.5H_2O)$]: dec 215-220°; λ_m 267 347 nm (ε 19300 15500 0.01N HCl/MeOH), 217 268 343 nm (ε 13400 1900 14600 0.1N H_2SO_4). American Cyanamid; Pfizer Int'l.

907   Tetracycline
60-54-8   9337   200-481-9

$C_{22}H_{24}N_2O_8 \cdot H_2O$
(4S,4aS,5aS,12aS)-4-(Dimethylamino)-1,4,4a,5,5a,6,11,12a-octahydro-3,6,10,12,12a-pentahydroxy-6-methyl-1,11-dioxo-2-naphthacene-carboxamide.
Abricycline; Ambramycin; Bio-Tetra; Cyclomycin; tsiklomitsin; Dumocyclin; Talsutin; Tetradecin; component of: Mysteclin-F. Tetracycline antibiotic. Dec 170-175°; $[\alpha]_D^{25}$ = -257.9° (0.1N HCl), -239° (MeOH); λ_m = 220 268 355 nm (ε 13000 18040 13320 0.1N HCl); soluble in H_2O (0.17 g/100 ml at 28°),

MeOH (> 2 g/100 ml); LD$_{50}$ (rat orl) = 807 mg/kg, (mus orl) = 808 mg/kg. *Bristol-Myers Squibb Pharmaceutical Res. and Dev; Pfizer International.*

908 Tetracycline Hydrochloride
64-75-5   9337   200-593-8
C$_{22}$H$_{25}$ClN$_2$O$_8$
(4S,4aS,5aS,12aS)-4-(Dimethylamino)-1,4,4a,5,5a,6,11,12a-octahydro-3,6,10,12,12a-pentahydroxy-6-methyl-1,11-dioxo-2-naphthacene-carboxamide hydrochloride.
Achro; Achromycin; Robitet; Tetra-SURE; Ambracyn; Ambramicina; Bristaciclina; Cefracycline; Criseociclina; Cyclopar; Diocyclin; Helvecyclin; Hostacyclin; Imex; Mediletten, Mephacyclin; Panmycin; Partrex; Polycycline; Purocyclina; Quadracyclin; Remicyclin; Riocyclin; Ro-Cycline; Sanclomycine; Steclin; Sumycin; Supramycin; Sustamycin; Tefilin; Tetrabakat; Tetrabid; Tetrablet; tetrabon; Tetrachel; Tetracompren; Tetracyn; Tetrakap; Tetralution; Tetramavan; Tetramycin; Tetrosol; Topicycline; Totomycin; Triphacy. Tetracycline antibiotic. Dec 214°; [α]$_D^{25}$ = -257.9° (c = 0.5 0.1N HCl); freely soluble in H$_2$O; soluble in MeOH, EtOH; insoluble in Et$_2$O, petroleum ether; LD$_{50}$ (rat orl) = 6443 mg/kg. *Apothecon; Pharmacia & Upjohn, Inc.; Robins, A.H. Co.; Bristol-Myers Squibb Pharmaceutical Res. and Dev; Fermenta Animal Health Co.; Lederle Labs.; Parke-Davis.*

909 Tetracycline Phosphate Complex
1336-20-5   9337   215-646-0
(4S,4aS,5aS,12aS)-4-(Dimethylamino)-1,4,4a,5,5a,6,11,12a-octahydro-3,6,10,12,12a-pentahydroxy-6-methyl-1,11-dioxo-2-naphthacene-carboxamide phosphate complex.
Tetrex; Tetrex BidCaps; Panmycin P; Telotrex; Tetradecin; Novum; Upcyclin; component of: Azotrex. Tetracycline antibiotic. Sparingly soluble in H$_2$O, slightly soluble in EtOH. *Bristol-Myers Squibb.*

Tuberculostatic Antibiotics

910 p-Aminosalicylic Acid
65-49-6   498   200-613-5

C$_7$H$_7$NO$_3$
4-Amino-2-hydroxybenzoic acid.
Pamisyl; Rezipas. Antibacterial (tuberculostatic). mp = 150-151°; λ$_m$ 265, 300 nm (0.1N HCl); soluble in H$_2$O (0.2 g/100 ml), EtOH (4.76 g/100 ml); slightly soluble in Et$_2$O; insoluble in C$_6$H$_6$; LD$_{50}$ (mus orl) = 4000 mg/kg; [hydrochloride]: dec 224°. *Bristol-Myers Squibb Pharmaceutical Res. and Dev; Parke-Davis.*

911 p-Aminosalicylic Acid Hydrazide
6946-29-8   499   230-108-5

C$_7$H$_9$N$_3$O$_2$
4-Amino-2-hydroxybenzoic acid hydrazide.
Apacizin; Apacizina. Antibacterial (tuberculostatic). mp = 190-200°; slightly soluble in H$_2$O, more soluble in EtOH.

912 p-Aminosalicylic Acid Potassium Salt
133-09-5   498   205-090-7

C$_7$H$_6$KNO$_3$
Potassium 4-amino-2-hydroxybenzoate.
Antibacterial (tuberculostatic). *Parke-Davis.*

913 p-Aminosalicylic Acid Sodium Salt Dihydrate
6108-19-5   498

$C_7H_6NNaO_3 \cdot 2H_2O$
Sodium 4-amino-2-hydroxybenzoate dihydrate.
Pamisyl Sodium. Antibacterial (tuberculostatic). Soluble in H_2O (50 g/100 ml); sparingly soluble in Me_2CO; insoluble in Et_2O, $CHCl_3$, C_6H_6. Parke-Davis.

914 Benzoylpas
13898-58-3   1148

$C_{14}H_{11}NO_4$
4-(Benzoylamino)-2-hydroxybenzoic acid.
Antibacterial (tuberculostatic). mp = 260-261°. Wander Pharma.

915 Benzoylpas Calcium Salt Pentahydrate
5631-00-5   1148
$C_{28}H_{20}CaN_2O_8 \cdot 5H_2O$
Calcium 4-(benzoylamino)-2-hydroxybenzoate pentahydrate.
benzoylpas calcium; Benzapas; Benzacyl; Therapas. Antibacterial (tuberculostatic). Wander Pharma.

916 Benzoylpas Sodium Salt
537-20-2   1148
$C_{14}H_{10}NNaO_4$
Sodium 4-(benzoylamino)-2-hydroxybenzoate.
BPAS. Antibacterial (tuberculostatic). Wander Pharma.

917 5-Bromosalicylhydroxamic Acid
5798-94-7   1458

$C_7H_6BrNO_3$
5-Bromo-N,2-dihydroxybenzamide.
Brosalamid; Bromocyl. Antibacterial (tuberculostatic). Dec 232°; sparingly soluble in H_2O.

918 Capreomycin
11003-38-6   1801

Capreomycin 1A R = OH
Capreomycin 1B R = H

Capastat. Antibacterial (tuberculostatic). Cyclic peptide antibiotic similar to viomycin. A mixture of capreomycins IA (25%), IB (67%), IIA (3%), IIB (6%). Produced by Streptomyces capreolus. Soluble in H_2O, insoluble in most organic solvents. Eli Lilly & Co.

919 Capreomycin Disulfate
1405-36-3   1801
Caprocin; Ogostal. Antibacterial (tuberculostatic). LD_{50} (mus iv) = 250 mg/kg, (mus sc) = 514 mg/kg, (rat iv) = 325 mg/kg, (rat sc) = 1191 mg/kg. Eli Lilly & Co.

920 Capreomycin IA
37280-35-6   1801
$C_{25}H_{44}N_{14}O_8$
Antibacterial (tuberculostatic). mp = 246-248° (dec); $[\alpha]_D^{22}$ = -21.9° (c = 0.5 H_2O); λ_m 269 nm (ε 24000 0.1N HCl),

268 nm (ε 239000 H$_2$O), 287 nm (ε 15900 0.1N NaOH). *Eli Lilly & Co.*

921 Capreomycin IB
33490-33-4   1801
C$_{25}$H$_{44}$N$_{14}$O$_7$
Antibacterial (tuberculostatic). mp = 253-255° (dec); [α]$_D^{22}$ = -44.6° (c = 0.5 H$_2$O); λ$_m$ 268 nm (ε 22700 0.1N HCl), 268 nm (ε 223000 H$_2$O), 290 nm (ε 14400 0.1N NaOH). *Eli Lilly & Co.*

922 Clofazimine
2030-63-9   2433   217-980-2

C$_{27}$H$_{22}$Cl$_2$N$_4$
3-(p-Chloroanilino)-10-(p-chlorophenyl)-2,10-dihydro-2-(isopropylimino)phenazine.
Lamprene; G-30320; NSC-141046. Antibacterial (tuberculostatic). Also leprostatic. mp = 210-212°; λ$_m$ 284, 486 nm (abs. 1.30, 0.64, 0.01M HCl/MeOH); soluble in AcOH, DMF, CHCl$_3$ (6.6 g/100 ml), EtOH (0.14 g/100 ml), Et$_2$O (0.1 g/100 ml); insoluble in H$_2$O; LD$_{50}$ (mus, rat, gpg orl) > 4000 mg/kg. *Ciba-Geigy Corp.*

923 Cyacetacide
140-87-4   2751   205-437-2

C$_3$H$_5$N$_3$O
Cyanoacetic acid hydrazide.
Dictyzide; Mackreazid; Armazal; Reacid; Reazide; Hidacian; Leandin; Neohydrazid; Dictycide. Antibacterial (tuberculostatic). mp = 114.5-115°; freely soluble in H$_2$O. *Labs. O.M.*

924 Cycloserine
68-41-7   2820   200-688-4

C$_3$H$_6$N$_2$O$_2$
(+)-4-Amino-3-isoxazolidinone.
Seromycin. Antibacterial (tuberculostatic). Dec 155-156°; [α]$_D^{23}$ = 116° (c = 1.17), [α]$_{546}^{25}$ = 137° (c = 5 2N NaOH); λ$_m$ 226 nm (E$_{1\,cm}^{1\%}$ 402); soluble in H$_2$O; slightly soluble in MeOH, propylene glycol. *Eli Lilly & Co.*

925 Dihydrostreptomycin
128-46-1   3222   204-888-2

R = CH$_3$
R' = CH$_2$OH

C$_{21}$H$_{41}$N$_7$O$_{12}$
O-2-Deoxy-2-(methylamino)-α-L-glucopyranosyl-(1→2)-O-5-deoxy-3-C-(hydroxymethyl)-α-L-lyxofuranosyl-(1→4)-N,N'-bis(aminoiminomethyl)-D-streptamine.
DHSM; DST; Abiocine; Vibriomycin. Antibacterial (tuberculostatic). mp > 300°. *American Cyanamid; Bristol-Myers Squibb Co.; Merck & Co., Inc.; Olin Research Ctr.; Pfizer Inc.; Takeda; Schenley.*

926 Dihydrostreptomycin Pantothenate
3563-84-6   3222   222-637-5
$C_{30}H_{58}N_8O_{17}$
O-2-Deoxy-2-(methylamino)-α-L-glucopyranosyl-(1→2)-O-5-deoxy-3-C-(hydroxymethyl)-α-L-lyxofuranosyl-(1→4)-N,N'-bis(aminoiminomethyl)-D-streptamine pantothenate.
Didrothenat; Pantostrep. Antibacterial (tuberculostatic). *American Cyanamid; Bristol-Myers Squibb Co.; Merck & Co., Inc.; Olin Research Ctr.; Pfizer Inc.; Takeda; Schenley.*

927 Dihydrostreptomycin Sesquisulfate
5490-27-7   3222   226-823-7
$C_{42}H_{88}N_{14}O_{36}S_3$
O-2-Deoxy-2-(methylamino)-α-L-glucopyranosyl-(1→2)-O-5-deoxy-3-C-(hydroxymethyl)-α-L-lyxofuranosyl-(1→4)-N,N'-bis(aminoiminomethyl)-D-streptamine sulfate (2:3) (salt).
Didromycine; Double-Mycin; Sol-Mycin; Strepto-Magma. Antibacterial (tuberculostatic). Dec 255-265°, 250°; $[\alpha]_D^{25}$ = -88.5° (c = 1); very soluble in H_2O; soluble in 50% MeOH/H_2O (crystals: 0.08 g/100 ml; powder: 10 g/100 ml); at 28° soluble in H_2O (> 2 g/100 ml), MeOH (0.035 g/100 ml), EtOH (0.010 g/100 ml). *American Cyanamid; Bristol-Myers Squibb Co.; Merck & Co., Inc.; Olin Research Ctr.; Pfizer Inc.; Takeda; Schenley.*

928 Enviomycin
33103-22-9   3636
$C_{25}H_{43}N_{13}O_{10}$
[[15-(3,6-Diamino-4-hydroxyhexanamido)-3-(hexahydro-2-imino-4-pyrimidinyl)-9,12-bis(hydroxymethyl-2,5,8,11,14-pentaoxo-1,4,7,10,13-pentaazacyclohexadec-6-ylidene]-methyl]urea.
Tuberactinomycin N. Antibacterial (tuberculostatic). [hydrochloride ($C_{25}H_{46}Cl_3N_{11}O_{10}$)]: mp > 245° (dec); $[\alpha]_D^{21}$ = -19.1°; λ_m 268 nm ($E_{1\,cm}^{1\%}$ 342 H_2O or 0.1N HCl), 288 nm ($E_{1\,cm}^{1\%}$ 215 0.1N NaOH); very soluble in H_2O, slightly soluble in organic solvents; LD_{50} (mus iv) = 485 mg/kg, (rat iv) = 680 mg/kg. *Toyo Brewing Co.*

929 Ethambutol
74-55-5   3764   200-810-6

$C_{10}H_{24}N_2O_2$
(+)-2,2'-(Ethylenediimino)-di-1-butanol.
EMB. Antibacterial (tuberculostatic). mp = 87.5-88.8°; $[\alpha]_D^{25}$ =13.7° (c = 2 H_2O); soluble in $CHCl_3$, CH_2Cl_2; poorly soluble in C_6H_6, H_2O. *Lederle Labs.*

930 Ethambutol Dihydrochloride
1070-11-7   3764   213-970-7
$C_{10}H_{26}Cl_2N_2O_2$
(+)-2,2'-(Ethylenediimino)-di-1-butanol dihydrochloride.
Myambutol; CL-40881; Dexambutol; Ebutol; Etibi; Etapiam; Myambutol; Mycobutol; Sural; Tibutol. Antibacterial (tuberculostatic). mp = 198.5-200.3°, 201.8-202.6°; $[\alpha]_D^{25}$ = -7.6° (c = 2 H_2O); soluble in H_2O, DMSO; sparingly soluble in EtOH; poorly soluble in Me_2CO, $CHCl_3$. *Lederle Labs.*

931 Ethionamide
536-33-4   3783   208-628-9

$C_8H_{10}N_2S$
2-Ethylthioisonicotinamide.
Trecator-SC; 1314-TH. Antibacterial (tuberculostatic). Dec 164-166°; sparingly soluble in H_2O, Et_2O; slightly soluble in MeOH, EtOH, propylene glycol; soluble in Me_2CO, dichloroethane, C_5H_5N. *Wyeth-Ayerst Labs.*

932 Ftivazide
149-17-7

$C_{14}H_{13}N_3O_3$
Isonicotinic acid vanillylidenehydrazide.
A tuberculostatic antibiotic.

933 Furonazide
3460-67-1   4330   222-411-6

$C_{12}H_{11}N_3O_2$
Isonicotinic acid α-methylfurfurylidene hydrazide.
INF; Furilazone; Clitizina; Menazone. Antibacterial (tuberculostatic). mp = 206°; λ_m 288, 276, 336 nm ($E_{1\,cm}^{1\%}$ 945, 588, 144 95% EtOH), 226, 273, 336 nm ($E_{1\,cm}^{1\%}$ 1147, 557, 133 0.1N NaOH); slightly soluble in H_2O, $CHCl_3$, Et_2O; soluble in Me_2CO, MeOH, DMF; less soluble in EtOH; LD_{50} (frat orl) = 2600 mg/kg, (mrat orl) = 2820 mg/kg.

934 Glyconiazide
3691-74-5   4510   223-005-1

$C_{12}H_{13}N_3O_6$
D-Glucuronic acid σ-lactone 1-[(4-pyridinylcarboxyl)hydrazone].
Galatone; Gatalone; Glucazide; Gluconiazide; Gluronazide; Guidazide; Hydronsan; INH-G; Mycobactyl. Antibacterial (tuberculostatic). Dec 150-160°; freely soluble in H_2O, insoluble in cold EtOH, soluble in MeOH (1.2 g/100 ml at 66°). *University of California.*

935 Isoniazid
54-85-3   5203   200-214-6

$C_6H_7N_3O$
Isonicotinic acid hydrazide.
Dinacrin; Ditubin; INH; Isolyn; Niconyl; Nydrazid; Rimifon; Tyvid; component of: Rifater. Antibacterial (tuberculostatic). mp = 171.4°; λ_m 266 nm ($E_{1\,cm}^{1\%}$ 378 H_2O), 265 nm ($E_{1\,cm}^{1\%}$ 420 0.1N HCl); soluble in H_2O (14 g/100 ml at 25°, 26 g/100 ml at 40°), EtOH (2 g/100 ml at 25°, 10 g/100 ml at 76°), $CHCl_3$ (0.1 g/100 ml); insoluble in Et_2O, C_6H_6; LD_{50} (mus ip) = 151 mg/kg, (mus iv) = 149 mg/kg. *Abbott Labs.; Apothecon; Ciba-Geigy Corp.; Hoffmann-LaRoche Inc.; Marion Merrell Dow Inc.; Parke-Davis; Schering Corp.; Sterling Winthrop, Inc.*

936 Isoniazid 4-Aminosalicylate
2066-89-9   5203   218-183-2

$C_{13}H_{14}N_4O_4$
Isonicotinic acid hydrazide 4-aminosalicylate.
pasiniazide; GEWO-399; Paraniazide; Dipasic. Antibacterial (tuberculostatic). mp = 142-144°; sparingly soluble in H_2O; λ_m = 272 303 nm ($E_{1\,cm}^{1\%}$ 550, 445). *Hoffmann-LaRoche Inc.*

937 Isoniazid Methanesulfonate
13447-95-5 5203 236-605-3

$C_7H_9N_3O_4S$
Isonicotinic acid 2-(sulfomethyl)hydrazine.
Methaniazide. Antibacterial (tuberculostatic). Dec 187-189°. *Farmitalia Carlo Erba SpA.*

938 Isoniazid Methanesulfonate Calcium
6059-26-3 5203 227-987-2
$C_{14}H_{16}CaN_6O_8S_2$
Isonicotinic acid 2-(sulfomethyl)hydrazine calcium salt.
Neo-Tizide. Antibacterial (tuberculostatic). Dec 215-220°. *Farmitalia Carlo Erba SpA.*

939 Isoniazid Methanesulfonate Sodium
3804-89-5 5203 223-275-0
$C_7H_8N_3NaO_4S$
Isonicotinic acid 2-(sulfomethyl)hydrazine sodium salt.
Neoiscotin. Antibacterial (tuberculostatic). Dec 164-167°. *Farmitalia Carlo Erba SpA.*

940 Metazamide
14058-90-3

$C_{11}H_{12}N_2O_2$
1-(p-Methoxyphenyl)-5-methyl-4-imidazoline-2-one.
GPA-878. Tuberculostatic agent.
Inhibits dehydrogenase activities.

941 Metazide
1707-15-9

$C_{13}H_{14}N_6O_2$
Isonicotinic acid 2,2'-methylenedihydrazide.
Anti-bacterial (tuberculostatic).

942 Morphazinamide
952-54-5 6355 213-460-4

$C_{10}H_{14}N_4O_2$
N-(Morpholinomethyl)pyrazinecarboxamide.
Morinamide; B-2310; Morfgazinamide.
Antibacterial (tuberculostatic). mp = 118.5-119.5°; λ_m 269 317 nm (log ε 3.95, 2.77, EtOH); soluble in H_2O (33 g/100 ml), EtOH (3.3 g/100 ml), C_6H_6 (3.3 g/100 ml), $CHCl_3$ (40 g/100 ml). *Bracco Diagnostics.*

943 Morphazinamide Hydrochloride
1473-73-0 6355 216-013-1
$C_{10}H_{15}ClN_4O_2$
N-(Morpholinomethyl)pyrazinecarboxamide hydrochloride.
Morinamide hydrochloride; B-2311; Piazofolina; Piazolin. Antibacterial (tuberculostatic). mp = 196°; soluble in H_2O (50 g/100 ml), EtOH (0.29 g/100 ml), $CHCl_3$ (0.05 g/100 ml). *Bracco Diagnostics.*

944 Opiniazide
2779-55-7   6984

$C_{16}H_{15}N_3O_5$
5,6-Dimethoxyphthalaldehydic acid isonicotinoyl hydrazone.
saluside; saluzide; saliuzid; saluzid. Antibacterial (tuberculostatic). LD_{50} (gpg iv) = 1634 mg/kg.

945 Phenyl Aminosalicylate
133-11-9   7426   205-092-8

$C_{13}H_{11}NO_3$
4-Amino-2-hydroxybenzoic acid phenyl ester.
fenamisal; Phenyl PAS; Pheny-PAS-Tebamin; Tebamin; Tebanyl. Antibacterial (tuberculostatic). mp = 153°, soluble in H_2O (0.012 g/100 ml), serum (0.0007 g/100 ml). *Rhône-Poulenc Rorer Pharmaceuticals Inc.*

946 Protionamide
14222-60-7   8076   238-093-7

$C_9H_{12}N_2S$
2-Propylthioisonicotinamide.
TH-1321; RP-9778. Antibacterial (tuberculostatic). mp = 142°; soluble in EtOH, MeOH; slightly soluble in Et_2O, $CHCl_3$; insoluble in H_2O; LD_{50} (mus ip) = 1 mg/kg, (rat ip) = 1.32 mg/kg, (cat ip) > 1000 mg/kg. *Chimie et Atomistique.*

947 Pyrazinamide
98-96-4   8140   202-717-6

$C_5H_5N_3O$
Pyrazinecarboxamide.
component of: Rifater. Antibacterial (tuberculostatic). mp = 189-191°; λ_m 269 nm ($E_{1\,cm}^{1\%}$ 660); soluble in H_2O (1.5 g/100 ml), MeOH (1.38 g/100 ml), absolute ethanol (0.57 g/100 ml), iPrOH (0.38 g/100 ml), Et_2O (0.1 g/100 ml), isooctane (0.001 g/100 ml), $CHCl_3$ (0.74 g/100 ml). *Marion Merrell Dow Inc.*

948 Rifabutin
72559-06-9   8380

$C_{46}H_{62}N_4O_{11}$
(9S,12E,14S,15R,16S,17R,18R,19R,-20S,21S,22E24Z06,16,18,20-Tetrahydroxy-1'-isobutyl-14-methoxy-7,9,15,17,19,21,25-heptamethyl-spiro[9,4-(epoxypentadeca[1,11,13]-trienimino0-2H-furo[2',3':7,8]naphth-[1,2-d]imidazole-2,4'-piperidine]-5,10,26(3H,9H)-trione 16-acetate.
Mycobutin; LM-427. Antibacterial (tuberculostatic). Very soluble in $CHCl_3$, soluble in MeOH, slightly soluble in EtOH, insoluble in H_2O; λ_m 493, 315, 274, 238 nm (MeOH). *Pharmacia & Upjohn, Inc.*

949 Rifampin
13292-46-1   8382   236-312-0

$C_{43}H_{58}N_4O_{12}$
5,6,9,17,19,21-Hexahydroxy-23-methoxy-2,4,12,16,18,20,22-heptamethyl-8-[N-(4-methyl-1-piperazinyl)-formimidoyl]-2,7-(epoxypentadeca-[1,11,13]trienimino)naphtho[2,1-b]-furan-1,11(2H)-dione 21-acetate.
Rifadin; Rimactane; component of: Rifater. Antibacterial (tuberculostatic). Dec 183-188°; λ_m 237, 255, 334, 475 nm (ϵ 33200, 32100, 27000, 175400 pH 7.38); freely soluble in CH_3Cl, DMSO; soluble in EtOAc, MeOH, THF; slightly soluble in H_2O, Me_2CO, CCl_4; LD_{50} (mus orl) = 885 mg/kg, (mus iv) = 260 mg/kg, (mu. *Ciba-Geigy Corp.; Marion Merrell Dow Inc.; Merrell Pharmaceuticals Inc.*

950 Rifapentine
61379-65-5   8385   262-743-9

$C_{47}H_{64}N_4O_{12}$
3-[N-(4-Cyclopentyl-1-piperazinyl)-formimidoyl]rifamycin.
MDL-473. Antibacterial (tuberculostatic). mp = 179-180°; λ_m 475, 334 nm

(ϵ 15200, 26700); LD_{50} (mus orl) > 2000 mg/kg, 3300 mg/kg, (mus ip) = 750 mg/kg, 710 mg/kg. *Marion Merrell Dow Inc.*

951 Salinazid
495-84-1   8487

$C_{13}H_{11}N_3O_2$
1-Isonicotinoyl-2-salicylidinehydrazine.
Salizid. Antibacterial (tuberculostatic). mp = 232-233°, 251°; soluble in H_2O (0.005 g/100), EtOH (0.18 g/100 ml), propylene glycol (0.212 g/100 ml). *Parke-Davis.*

952 Streptomycin
57-92-1   8983   200-355-3

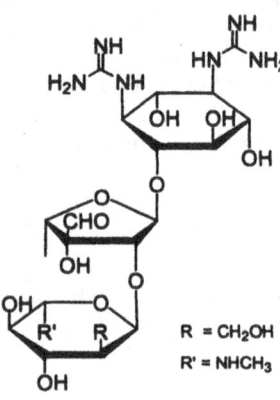

R = CH_2OH
R' = $NHCH_3$

$C_{21}H_{39}N_7O_{12}$
O-2-Deoxy-2-(methylamino)-α-L-glucopyranosyl-(1→2)-O-5-deoxy-3-C-formyl-α-L-lyxofuranosyl-(1→4)-N,N'-bis(aminoiminomethyl)-D-streptamine. Antibacterial (tuberculostatic). *Olin Research Ctr.*

953 Streptomycin Sesquisulfate
3810-74-0 8983 223-286-0
$C_{42}H_{84}N_{14}O_{36}S_3$
O-2-Deoxy-2-(methylamino)-α-L-glucopyranosyl-(1→2)-O-5-deoxy-3-C-formyl-α-L-lyxofuranosyl-(1→4)-N,N'-bis(aminoiminomethyl)-D-streptamine sulfate (2:3).
Strycin; component of: Intromycin. Antibacterial (tuberculostatic). $[\alpha]_D^{25}$ = -84°; soluble in H_2O (> 2 g/100 ml), MeOH (> 2 g/100 ml); poorly soluble in EtOH (0.09 g/100 ml), iPrOH (0.012 g/100 ml), isoamyl alcohol (0.012 g/100 ml), petroleum ether (0.0002 g/100 ml), CCl_4 (0.0042 g/100 ml), Et_2O (0.0. *Roerig Div., Pfizer Pharmaceuticals; Bristol-Myers Squibb Pharmaceutical Res. and Dev*; 244;.

954 Streptonicozid
5667-71-0 8985 227-128-1

$C_{54}H_{94}N_{20}O_{36}S_3$
4-Pyridinecarboxylic acid hydrazide hydrazone with O-2-deoxy-2-(methylamino)-α-L-glucopyranosyl-(1→2)-O-5-dexoy-3-C-α-L-lyxofuranosyl-(→4)-N,N'-bis(aminoiminomethyl)-D-streptamine sulfate (2:3) (salt).
Streptohydrazid. Antibacterial (tuberculostatic). Dec 230°; soluble in H_2O (> 2 g/100 ml), EtOH (0.015 g/100 ml), CCl_4 (0.0025 g/100 ml), Et_2O (0.031 g/100 ml). *Pfizer International*.

955 Subathizone
121-55-1 9030 204-480-4

$C_{10}H_{13}N_3O_2S_2$
p-Ethylsulfonylbenzaldehyde thiosemicarbazone.
Antibacterial (tuberculostatic). mp = 234-235° (dec). *Schenley*.

956 Sulfoniazide
3691-81-4 9132

$C_{13}H_{11}N_3O_4S$
4-Pyridinecarboxylic acid [(3-sulfophenyl)methylene]hydrazide. G-605. Antibacterial (tuberculostatic). Dec 250-253°; slightly soluble in H_2O; [sodium salt trihydrate ($C_{13}H_{10}N_3$-$NaO_4S.3H_2O$; Sulfon-Niazone)]: soluble in H_2O (3 g/100 ml). *Tanake*.

957 Terizidone
25683-71-0

$C_{14}H_{14}N_4O_4$
4,4'-[p-Phenylenebis(methyleneamino)]di-(isoxazolidin-3-one). terivalidin. A Schiff base of D-cycloserine. Antibacterial (tuberculostatic).

958 Thiacetazone
104-06-3   9427   203-170-6

$C_{10}H_{12}N_4OS$
4'-Formylacetanilide thiosemicarbazone.
Amithiozone; thibone; Tb I-698; Berculon A; Conteben; Livazone; Mirizone Neustab; Panrone; Seroden; Tebethion; Thiocarbazil; Thioparamizone; Tibione; Tiobicina. Antibacterial (tuberculostatic). Dec 225-230°; λ_m 328 nm (EtOH); soluble in hot EtOH; sparingly soluble in cold EtOH; insoluble in H_2O, Me_2CO, C_6H_6, CCl_4, $CHCl_3$, CS_2, petroleum ether, other organic solvents; LD_{50} (mus sc) = 1000-2000 mg/kg.

959 Tiocarlide
910-86-1   9593   213-006-5

$C_{23}H_{32}N_2O_2S$
4,4'-Bis(isopentyloxy)thiocarbanilide. DATC; thiocarlide; DATC; Datanil; Disocarban; Isoxyl. Antibacterial (tuberculostatic). mp = 134-135°. Ciba plc.

960 Tuberactinomycin
11075-36-8   9935

	A	B	N	O
R_1 =	OH	H	OH	H
R_2 =	OH	OH	H	H

Polypeptide derived from *Streptomyces griseoverticillatus*. Consists of a mixture of Tuberomycins, A, B, N and O. Antibacterial (tuberculostatic). [hydro-chloride]: mp = 244-264° (dec); $[\alpha]_D^{25}$ = -31.5° (c = 1 H_2O); λ_m = 268 nm ($E_{1\,cm}^{1\%}$ 330 H_2O), 268.5 nm ($E_{1\,cm}^{1\%}$ 313 1N HCl), 285 nm ($E_{1\,cm}^{1\%}$ 206.5 0.1N NaOH); soluble in H_2O, slightly soluble in MeOH; insoluble in EtOH, C_5H_5N, Et_2O, $CHCl_3$, dioxane, Me_2CO, C_6H_6.

961 Tuberactinomycin A
33103-21-8   9935
$C_{25}H_{43}N_{13}O_{11}$
1-[(3R,4R)-4-Hydroxy-L-3,6-diaminohexanoic acid]viomycin. Antibacterial (tuberculostatic).

962 Tuberactinomycin O
33137-73-4   9935
$C_{25}H_{43}N_{13}O_9$
(R)-6-[L-2-(2-Amino-1,4,5,6-tetrahydro-4-pyrimidinyl)glycine]viomycin. Antibacterial (tuberculostatic).

963 Tubercidin
69-33-0   9936   200-703-4

$C_{11}H_{14}N_4O_4$
7-β-D-Ribofuranosyl-7H-pyrrolo[2,3-d]pyrimidin-4-amine.
7-deazaadenosine; sparsamycin A; U-10071. Antibacterial (tuberculostatic). Antifungal and antineoplastic. Dec 247-248°; $[\alpha]_D^{17} = -67°$ (50% AcOH); λ_m 270 nm (ε 12,100 0.01N NaOH); soluble in H_2O (0.3 g/100 ml), MeOH (0.5 g/100 ml), EtOH (0.05 g/100 ml); insoluble in Me_2CO, EtOAc, $CHCl_3$, C_6H_6, petroleum ether; LD_{50} (mus iv) = 45 mg/kg.

964 Tuberin
53643-53-1   9938

$C_{10}H_{11}NO_2$
N-[2-(4-Methoxyphenyl)ethenyl]-formamide.
N-formyl-trans-p-methoxystyrylamine. Antibacterial (tuberculostatic). mp = 132-133°; λ_m 219, 285 nm ($E_{1\,cm}^{1\%}$ 870, 1710, MeOH); soluble in MeOH, EtOH, EtOAc, Me_2CO; moderately soluble in CCl_4, $CHCl_3$; sparingly soluble in H_2O, C_6H_6; insoluble in petroleum ether.

965 Verazide
93-47-0   10091

$C_{15}H_{15}N_3O_3$
1-Isonicotinoyl-2-veratrylidenehydrazine.
3,4-dimethoxybenzal isonicotinoyl-hydrazone. Antibacterial (tuberculostatic). mp = 189-190°.

966 Viomycin
32988-50-4   10139   251-323-0

$C_{25}H_{43}N_{13}O_{10}$
Celiomycin; florimycin; tuberactinomycin B. Antibacterial (tuberculostatic). Polypeptide antibiotic from various species of Streptomyces. Ciba plc.

967 Viomycin Pantothenate Sulfate
1401-79-2   10139
$C_{34}H_{62}N_{14}O_{19}$
Vionactan; Viothenate. Antibacterial (tuberculostatic). mp = 242° (dec). Grünenthal.

968 Viomycin Sulfate
37883-00-4   10139
$C_{25}H_{45}N_{13}O_{14}S$
Viocin. Antibacterial (tuberculostatic). mp = 266° (dec); $[\alpha]_D^{18}$ = -29.5° (c = 1 H_2O); λ_m 268 nm (log ε 4.4 H_2O or 0.1N HCl or 0.1N NaOH); LD_{50} (mus iv) = 240 mg/kg, (mus sc) = 1750 mg/kg; soluble in H_2O, insoluble in most organic solvents. *Ciba plc.*

Antibacterial Adjuncts

969 Betamipron
3440-28-6   1227

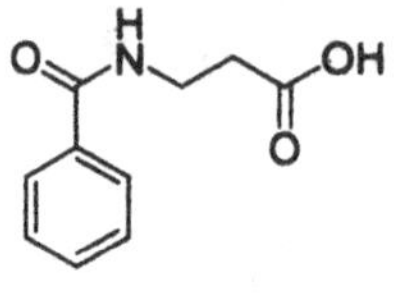

$C_{10}H_{11}NO_3$
N-Benzoyl-β-alanine.
CS-443. Antibacterial. A β-lactamase inhibitor. mp = 120°, 133°; readily soluble in hot H_2O, $CHCl_3$; soluble in EtOH, Et_2O, Me_2CO; LD_{50} (rat iv) > 3000 mg/kg. *Sankyo.*

970 Brobactam
26631-90-3   247-856-3

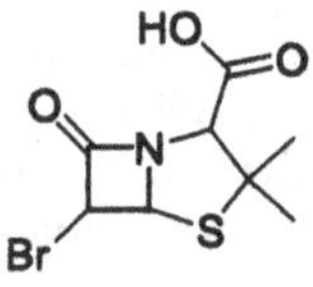

$C_8H_{10}BrNO_3S$
(2S,5R,6R)-6-Bromo-3,3-dimethyl-7-oxo-4-thia-1-azabicyclo[3.2.0]-heptane-2-carboxylic acid.
A β-lactamase inhibitor, used as an adjunct to penicillin therapy.

971 Cilastatin
82009-34-5   2331

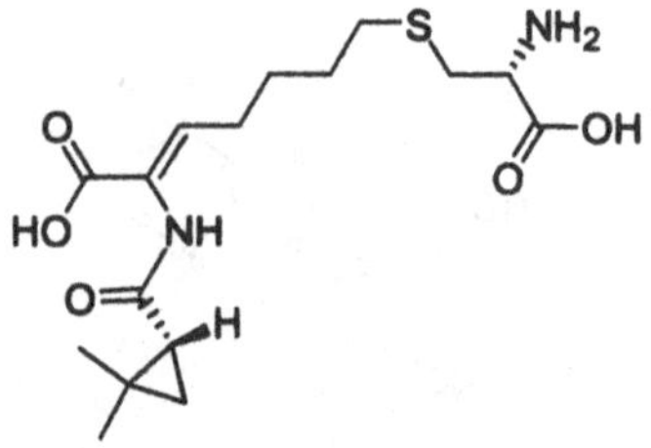

$C_{16}H_{26}N_2O_5S$
[R-[(R*,S*(Z)]-7-[(2-Amino-2-carboxyethyl)thio]-2-[[(2,2-dimethylcyclopropyl)carbonyl]amino]-2-heptenoic acid.
MK-791. Used in combination with Imipenem, an antibacterial. A dipeptidase I inhibitor which prevents renal metabolism of penem and carbapenem antibiotics. *Merck & Co., Inc.*

972 Cilastatin Sodium salt
81129-83-1   2331
$C_{16}H_{25}N_2NaO_5S$
[R-[(R*,S*(Z)]-7-[(2-Amino-2-carboxyethyl)thio]-2-[[(2,2-dimethylcyclopropyl)carbonyl]amino]-2-heptenoic acid sodium salt (1:1).
Cilastatin Sodium. Used in combination with Imipenem, an antibacterial. A dipeptidase I inhibitor which prevents renal metabolism of penem and carbapenem antibiotics. Very soluble in H_2O, MeOH. *Merck & Co., Inc.*

973 Clavulanic acid
58001-44-8   261-069-2

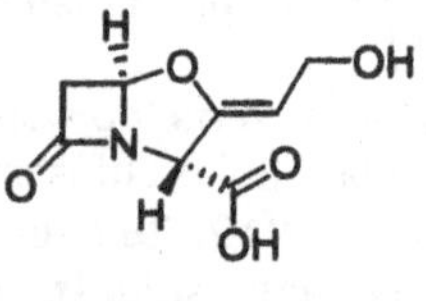

$C_8H_9NO_5$
3-(2-Hydroxyethylidene)-7-oxo-4-oxa-1-azabicyclo[3.2.0]heptane-2-carboxylic acid.
MM-14151. Antibacterial. A β-lactamase inhibitor. *SmithKline Beecham.*

Antibacterial Adjuncts

974 Clavulanic Acid Potassium Salt with Ticarcillin Disodium
116876-37-0
$C_{23}H_{22}KN_3Na_2O_{11}S_2$
Potassium 3-(2-hydroxyethylidene)-7-oxo-4-oxa-1-azabicyclo[3.2.0]heptane-2-carboxylate combined with ticarcillin sodium.
Betabactil; Timentin. Antibacterial; β-lactamase inhibitor. *SmithKline Beecham Pharmaceuticals.*

975 Sulbactam
68373-14-8   9058   269-878-2

$C_8H_{11}NO_5S$
(2S-cis)-3,3-Dimethyl-7-oxo-4-thia-1-azabicyclo[3.2.0]heptane-2-carboxylic acid.
CP-45899-2; Betamaze; penicillanic acid sulfone; penicillanic acid 1,1-dioxide. Antibacterial. A β-lactamase inhibitor. mp = 148-151°; $[\alpha]_D^{20}$ = 251° (c = 0.01 in pH 5 buffer). *Roerig Div., Pfizer Pharmaceuticals; Pfizer Inc.*

976 Sulbactam Benzathine
83031-43-0   9058

$C_{32}H_{42}N_4O_{10}S_2$
(2S-cis)-3,3-Dimethyl-7-oxo-4-thia-1-azabicyclo[3.2.0]heptane-2-carboxylic acid compound with N,N'-dibenzylethylenediamine.

CP-45899-99. Antibacterial. A semi-synthetic β-lactamase inhibitor. *Pfizer Inc.*

977 Sulbactam Pivoxil
69388-79-0   9058

$C_{32}H_{42}N_4O_{10}S_2$
(2S-cis)-3,3-Dimethyl-7-oxo-4-thia-1-azabicyclo[3.2.0]heptane-2-carboxylic acid 4,4-dioxide (2,2-dimethyl-1-oxopropoxy)methyl ester.
penicillanic acid sulfone; penicillanic acid 1,1-dioxide; CP-45899; Unasyn® Oral. Antibacterial. A semi-synthetic β-lactamase inhibitor. *Pfizer International.*

978 Sulbactam Sodium
69388-84-7   9058   273-984-4

$C_8H_{10}NNaO_5S$
(2S-cis)-3,3-Dimethyl-7-oxo-4-thia-1-azabicyclo[3.2.0]heptane-2-carboxylic acid sodium salt.
CP-45899-2; Sulperazone [with cefoperazone sodium]; Bethacil [with ampicillin sodium]; Loricin [with ampicillin sodium]; Unacid [with ampicillin sodium]; Unacim [with ampicillin sodium]; component of: Unasyn. Antibacterial. A semi-synthetic β-lactamase inhibitor. *Roerig Div., Pfizer Pharmaceuticals.*

Antifungals

979 Sultamicillin
76497-13-7   9166

$C_{25}H_{30}N_4O_9S_2$
[2S-[2α(2R*,5S*),5α,6β(S*)]]-6-
[(Aminophenylacetyl)amino]-3,3-
dimethyl-7-oxo-4-thia-1-azabicyclo-
[3.2.0]heptane-2-carboxylic acid
[[(3,3-dimethyl-7-oxo-4-thia-1-
azabicyclo[3.2.0]hept-2-yl)carbonyl]-
oxy]methyl ester S,S-dioxide.
CP-49952; VD-1827; sultamicillin.
Antibacterial. A β-lactamase inhibitor.
Administered orally. A double ester of
sulbactam and ampicillin. *Pfizer Inc.*

980 Sultamicillin Tosylate
83105-70-8   9166
$C_{32}H_{38}N_4O_{12}S_3$
[2S-[2α(2R*,5S*),5α,6β(S*)]]-6-
[(Aminophenylacetyl)amino]-3,3-
dimethyl-7-oxo-4-thia-1-azabicyclo-
[3.2.0]heptane-2-carboxylic acid
[[(3,3-dimethyl-7-oxo-4-thia-1-
azabicyclo[3.2.0]hept-2-yl)carbonyl]-
oxy]methyl ester S,S-dioxide tosylate.
Bacimex; Bethacil orale; Unacid PD
oral; Unacim orale; Unasyn.
Antibacterial. Administered orally. A β-
lactamase inhibitor. *Pfizer Inc.*

981 Tazobactam
89786-04-9   9251

$C_{10}H_{12}N_4O_5S$
[2S-(2α,3β,5β)]-3-Methyl-7-oxo-3-(1H-
1,2,3-triiazol-1-ylmethyl)-4-thia-1-
azabicyclo[3.2.0]heptane-2-carboxylic
acid 4,4 dioxide.
YTR-830H; CL-298741. Antibacterial.
A β-lactamase inhibitor. *Taiho.*

982 Tazobactam Sodium
89785-84-2   9251
$C_{10}H_{11}N_4NaO_5S$
[2S-(2α,3β,5β)]-3-Methyl-7-oxo-3-(1H-
1,2,3-triiazol-1-ylmethyl)-4-thia-1-
azabicyclo[3.2.0]heptane-2-carboxylic
acid 4,4 dioxide sodium salt.
YTR-830; CL-307579; component of:
Zosyn. Antibacterial. A β-lactamase
inhibitor. mp > 170° (dec). *Lederle
Labs.; Taiho.*

Antifungals

983 Acrosorcin
7527-91-5   128   231-389-7

$C_{25}H_{28}N_2O_2$
4-Hexylresorcinol compound with 9-
aminoacridine.
Akrinol. Antifungal. *Schering Corp.*

Antifungals

984 Aliconazole
63824-12-4 264-498-3

$C_{18}H_{13}Cl_3N_2$
(Z)-1-[2,4-Dichloro-β-(p-chloro-phenyl)cinnamyl]imidazole.
Antifungal.

985 Alteconazole
93479-96-0

$C_{17}H_{12}Cl_3N_3O$
cis-1-[2-(p-Chlorophenyl)-3-(2,4-dichlorophenyl)-2,3-epoxypropyl]-1H-1,2,4-triazole.
An antifungal agent.

986 Ambruticin
58857-02-6

$C_{28}H_{42}O_6$
6-[2-[2-[5-(6-Ethyl-3,6-dihydro-5-methyl-2H-pyran-2-yl)-3-methyl-1,4-hexadienyl]-3-methylcyclopropyl]-vinyl]tetrahydro-4,5-dihydroxy-2H-pyran-2-acetic acid.
W7783; SMP-78 Acid S. Antifungal. *Parke-Davis*.

987 Amorolfine
78613-35-1 612

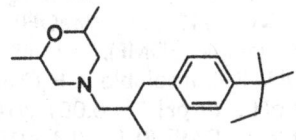

$C_{21}H_{35}NO$
(±)-cis-2,6-Dimethyl-4-[2-methyl-3-(p-tert-pentylphenyl)propyl]morpholine.
Ro-14-4767/000; Loceryl. Antimycotic, used as a topical antifungal. $bp_{0.036}$ = 134°. *Hoffmann-LaRoche Inc*.

988 Amorolfine Hydrochloride
78613-38-4 612
$C_{21}H_{36}ClNO$
(±)-cis-2,6-Dimethyl-4-[2-methyl-3-(p-tert-pentylphenyl)propyl]morpholine hydrochloride.
Ro-14-4767/002. Antimycotic, used as a topical antifungal. *Hoffmann-LaRoche Inc*.

989 Amphotericin B
1397-89-3 627 215-742-2

$C_{47}H_{73}NO_{17}$
[1R-1R*,3S*,5R*,6R*,9R*,11R*,15S*,-16R*,17R*,18S*,19E,21E,23E,25E,27E,29E,31E,33R*,35S*,36R*,37S*)]33-[(3-Amino-3,6-dideoxy-β-D-manno-pyranosyl)oxy]-1,3,5,6,9,11,17,37-octahydroxy-15,16,18-trimethyl-13-oxo-14,39-dioxabicyclo[33.3.1]-nonatriaconta-19,21,23,25,27,29,31-heptaene-36-carboxylic acid.
Amphocin; Fungizone; Ambisome;

Antifungals

Amphozone; Fungilin; Ampho-Moronal; component of: Mysteclin-F. Antifungal. mp > 170° (dec); λ_m = 406, 382, 363, 345 nm (MeOH); $[\alpha]_D^{24}$ = 333° (acidic DMF), -33.6° (0.1N MeOH/HCl); insoluble in H_2O at pH 6-7, at pH 2 or pH 11, 0.001 g/100 ml); soluble in DMF (0.2 - 0.4 g/100 ml), DMSO (3-4 g/100 ml); LD_{50} (mus ip) = 88 mg/kg, (mus iv) = 4 mg/kg. *Pharmacia & Upjohn, Inc.; Apothecon; Bristol-Myers Squibb Co.*

990 Azaconazole
60207-31-0   262-102-3

$C_{12}H_{11}Cl_2N_3O_2$
1-[[2-(2,4-Dichlorophenyl)-1,3-dioxolan-2-yl]methyl]-1H-1,2,4-triazole.
Azoconazole; R-28644. Antifungal. *Janssen Pharmaceutical, Belgium.*

991 Azaserine
115-02-6   932   204-061-6

$C_5H_7N_3O_4$
L-Serine diazoacetate (ester).
Cl-337; CN-15,757; P-165; NSC-742.
Antifungal. mp = 146-162° (dec); $[\alpha]_D^{27.5}$ = -0.5° (c = 8.46 H_2O at pH 5.18); λ_m = 250.5 nm ($E_{1\,cm}^{1\%}$ 1140 pH 7), 252 nm ($E_{1\,cm}^{1\%}$ 1230 0.1N NaOH); soluble in H_2O; slightly soluble in EtOH, MeOH, Me_2CO; LD_{50} (mus orl) = 150 mg/kg, (rat orl) = 170 mg/kg. *Parke-Davis.*

992 Basifungin
127785-64-2
$C_{60}H_{92}N_8O_{11}$
N-[(2R,3R)-2-Hydroxy-3-methylvaleryl]-N-methyl-L-valyl-L-phenylalanyl-N-methyl-L-phenylalanyl-L-prolyl-L-alloisoleucyl-N-methyl-L-valyl-L-leucyl-3-hydroxy-N-methyl-L-valine α_1-lactone.
LY-295337;   NK-204;   R106-1.
Antifungal. *Eli Lilly & Co.*

993 Becliconazole
112893-26-2

$C_{18}H_{12}Cl_2N_2O$
(±)-1-[o-Chloro-α-(5-chloro-2-benzofuranyl)benzyl]imidazole.
Antifungal agent.

994 Bifonazole
60628-96-8   1260   262-336-6

$C_{22}H_{18}N_2$
(±)-1-(p,α-Diphenylbenzyl)imidazole.
Mycospor; Bay h 4502; Amycor; Azolmen;   Bedriol;   Mycosporan. Antifungal. mp = 142°; soluble in EtOPH, MeOH, DMF, DMSO, H_2O (0.1 mg/100 ml at pH 6); LD_{50} (mus orl) = 2629 mg/kgm (rat orl) = 2854 mg/kg. *Bayer AG.*

Antifungals

995 Biphenamine
3572-52-9   1275   222-686-2

$C_{19}H_{23}NO_3$
2-(Diethylamino)ethyl-2-hydroxy-3-biphenylcarboxylate.
xenysalate. Local anesthetic, antibacterial and antifungal. Oily liquid; soluble in H_2O. *Wallace Labs.*

996 Biphenamine Hydrochloride
5560-62-3   1275   226-930-9
$C_{19}H_{24}ClNO_3$
2-(Diethylamino)ethyl-2-hydroxy-3-biphenylcarboxylate hydrochloride.
Sebaclen; Sebaklen; component of: Alvinine Shampoo. Local anesthetic, antibacterial and antifungal. *Wallace Labs.*

997 Bispyrithione Magsulfex

67182-81-4
$C_{10}H_8MgN_2O_6S_3 \cdot 3H_2O$
(2,2'-Dithiopyridine 1,1'-dioxide)-sulfatomagnesium trihydrate.
Omadine MDS. Antifungal. *Olin Research Ctr.*

998 Blastomycin
1362-89-6
Antifungal agent.

999 Bromosalicylchloranilide
3679-64-9   1457   222-957-5

$C_{13}H_9BrClNO_2$
5-Bromo-N-(4-chlorophenyl)-2-hydroxybenzamide.
Multifungin. Antifungal. mp = 238-243°. *Knoll Pharmaceutical Co.*

1000 Buclosamide
575-74-6   1485   209-390-9

$C_{11}H_{14}ClNO_2$
N-Butyl-4-chlorosalicylamide.
Antifungal. mp = 90-92°. *Hoechst.*

1001 Buclosamide combination with Salicylic Acid
75199-98-3   1485

$C_{18}H_{20}ClNO_3$
N-Butyl-4-chlorosalicylamide combination with o-hydroxybenzoic acid.
Jadit. Antifungal. *Hoechst.*

Antifungals

1002 Butenafine
101828-21-1   1547

$C_{23}H_{27}N$
N-(p-tert-Butylbenzyl)-N-methyl-1-naphthalenemethylamine.
Squalene epoxidase inhibitor. Antifungal. *Mitsui Toatsu; Penederm Inc.*

1003 Butenafine Hydrochloride
101827-46-7   1547
$C_{23}H_{28}ClN$
N-(p-tert-Butylbenzyl)-N-methyl-1-naphthalenemethylamine hydrochloride.
Mentax; KP-363. Squalene epoxidase inhibitor. Antifungal. mp = 200-202°; slightly soluble in H_2O; very soluble in MeOH, EtOH, CH_2Cl_2, $CHCl_3$. *Mitsui Toatsu; Penederm Inc.*

1004 Butoconazole
64872-76-0   1561

$C_{19}H_{17}Cl_3N_2S$
(±)-1-[4-(p-Chlorophenyl)-2-[(2,6-dichlorophenyl)thio]butyl]imidazole.
Topical antifungal. mp = 68-70.5°. *Syntex Labs. Inc.*

1005 Butoconazole Nitrate
64872-77-1   1561
$C_{19}H_{18}Cl_3N_3O_3S$
(±)-1-[4-(p-Chlorophenyl)-2-[(2,6-dichlorophenyl)thio]butyl]imidazole mononitrate.
Femstat; Gynomyk; RS-35887; RS-35887-00-10-3. Topical antifungal. mp = 162-163°; LD_{50} (musorl) > 3200 mg/kg, (mrat orl) > 3200 mg/kg, (frat orl) = 1720 mg/kg, (mus ip) > 1600 mg/kg, (mrat ip) = 940, (frat ip) = 940 mg/kg. *Syntex Labs. Inc.*

1006 Calcium Propionate
4075-81-4   1745   223-795-8

$C_6H_{10}CaO_4$
Propionic acid calcium salt.
Antifungal. Soluble in H_2O; slightly soluble in MeOH, EtOH; insoluble in organic solvents.

1007 Calcium Undecylenate
$C_{22}H_{38}CaO_4$
Undecylenic acid calcium salt.
calcium 10-undecenoate. Antifungal.

1008 Candicidin
1403-17-4   1789   215-763-7

Vanobid; Levorin; Candimon; NSC-94219. The major of four components of Candicin is Candicidin D (levorin A_2). Topical antifungal. λ_m = 403, 380 ($E_{1\,cm}^{1\%}$ 1150), 360 nm; insoluble in H_2O, most organic solvents; soluble in DMF, DMSO, AcOH; LD_{50} (mus ip) = 14 mg/kg. *Key Pharmaceuticals.*

Antifungals

1009   Carbol-Fuchsin
8052-17-3
Antifungal, applied as a topical solution.

1010   Chlordantoin
5588-20-5   2130   226-995-3

$C_{11}H_{17}Cl_3N_2O_2S$
5-(1-Ethylpentyl)-3-[(trichloromethyl)-thio]hydantoin.
Clodantoin; component of: Sporostacin. Antifungal. *Ortho Pharmaceutical Corp.*

1011   Chlormidazole
3689-76-7   2156   222-998-9

$C_{15}H_{13}ClN_2$
1-p-Chlorobenzyl-2-methyl-benzimidazole.
Clomidazole. Antifungal. [monohydrate]: mp = 67-68°.

1012   Chlormidazole Hydrochloride

74298-63-8   2156   277-804-5
$C_{15}H_{14}Cl_2N_2$
1-p-Chlorobenzyl-2-methyl-benzimidazole hydrochloride.
H-115; Diamyceline; Futrican. Antifungal. mp = 227-228°.

1013   Chlorphenesin
104-29-0   2230   203-192-6

$C_9H_{11}ClO_3$
3-(4-Chlorophenoxy)-1,2-propanediol.
Adermykon; Mycil. Antifungal. mp = 77-79°; poorly soluble in H_2O (< 1 g/100 ml). *BDH Laboratory Supplies.*

1014   Ciclopirox
29342-05-0   2325   249-577-2

$C_{12}H_{17}NO_2$
6-Cyclohexyl-1-hydroxy-4-methyl-2-(1H)-pyridone.
Loprox; HOE-296b. Antifungal. mp = 144°. *Hoechst-Roussel Pharmaceuticals Inc.*

1015   Ciclopirox Olamine
41621-49-2   2325   255-464-9

$C_{14}H_{24}N_2O_3$
6-Cyclohexyl-1-hydroxy-4-methyl-2-(1H)-pyridone compound with 2-aminoethanol (2:1).
Loprox; HOE-296; Batrafen; Brumixol; Ciclochem; Micoxolamina; Mycoster; Terit. Antifungal. LD_{50} (mus orl) = 2858 mg/kg, (rat orl) = 3290 mg/kg. *Hoechst-Roussel Pharmaceuticals Inc.*

Antifungals

1016 Cilofungin
79404-91-4
$C_{49}H_{71}N_7O_{17}$
(4R,5R)-4,5-Dihydroxy-N^2-[p-(octoyloxy)benzoyl]-L-ornithyl-L-threonyl-trans-4-hydroxy-L-prolyl-(S)-4-hydroxy-4-(p-hydroxyphenyl)-L-threonyl-L-threonyl-(3S,4S)-3-hydroxy-4-methyl-L-proline cyclic (6→1)-peptide.
LY-121019. Antifungal. *Eli Lilly & Co.*

1017 Cisconazole
104456-79-3

$C_{19}H_{15}F_3N_2OS$
2-(±)-cis-1-[[3-[(2,6-Difluorobenzyl)-oxy]-5-fluoro-2,3-dihydrobenzo[b]-thien-2-yl]methyl]imidazole.
Sch-35852. Antifungal. *Schering Corp.*

1018 Climbazole
38083-17-9

$C_{15}H_{17}ClN_2O_2$
1-(p-Chlorophenoxy)-1-imidazol-1-yl-3,3-dimethyl-2-butanone.
Antifungal agent.

1019 Clotrimazole
23593-75-1 2478 245-764-8

$C_{22}H_{17}ClN_2$
1-(o-Chloro-α,α-diphenylbenzyl)-imidazole.
Femcare; Gyne-Lotrimin; Lotrimin; Lotrimin AF Cream; Lotrimin AF Solution; Lotrimin Jock-Itch Cream; Lotrimin Jock-Itch Lotion; Mycelex; Mycelex 7; Mycelex G; Mycelex OTC; Mycelex Troche; Veltrim; BAY 5907; Canesten; Canifug; Empecid; Monobaycuten; Mycofug; Mycosporin; Pedisafe; Rimazole; Tibatin; Trimysten; component of: Lotrimax, Lotrisone, Otomax. Antifungal. mp = 147-149°; slighlty soluble in H_2O, C_6H_6, C_7H_8; soluble in Me_2CO, $CHCl_3$, EtOAc, DMF; LD_{50} (mmus orl) = 923 mg/kg, (rat orl) = 708 mg/kg; [hydrochloride]: mp = 159°. 311e; *Schering Corp.; Lemmon Co.; Bayer AG; Bayer Animal Health; Key Pharmaceuticals; C.M. Industries.*

1020 Cloxyquin
130-16-5 2483 204-978-1

C_9H_6ClNO
5-Chloro-8-quinolol.
Chlorisept. Antibacterial and antifungal. mp = 130°; sparingly soluble in cold dilute HCl; [hydrochloride]: mp = 256-258°.

1021 Coparaffinate
8001-60-3   2582
isopar. A mixture of H₂O-insoluble isoparafffinic acids partially neutralized with hydroxybenzyl dialiphatic amines. Marketed as a 17% ointment with 4% TiO₂ in an ointment base. Antifungal. d = 0.970 - 0.980; imiscible with H₂O, soluble in EtOH.

1022 Croconazole
77175-51-0   2429

$C_{18}H_{15}ClN_2O$
[1-[1-[o-[(m-Chlorobenzyl)oxy]-phenyl]vinyl]imidazole.
croconazole. Antifungal. mp = 72-73°; soluble in EtOAC. *Shionogi & Co., Ltd.*

1023 Croconazole Monohydrochloride
77174-66-4   2429
$C_{18}H_{16}Cl_2N_2O$
[1-[1-[o-[(m-Chlorobenzyl)oxy]-phenyl]vinyl]imidazole hydrochloride.
croconazole hydrochloride; 710674-S; Pilzcin. Antifungal. mp = 148.5-150°; LD_{50} (rat sc) = 7000 mg/kg, (rat orl) = 2500 mg/kg. *Shionogi & Co., Ltd.*

1024 Cuprimyxin
28069-65-0

$C_{26}H_{18}CuN_4O_8$
Bis(6-methoxy-1-phenazinol 5,10-dioxidato)copper.
Unitop; Ro-7-4488/1. Antifungal. *Hoffmann-LaRoche Inc.*

1025 Democonazole
70161-09-0

$C_{19}H_{15}Cl_3N_2O_2$
(E)-1-[2,4-Dichloro-β-[2-(p-chlorophenoxy)ethoxy]styryl]imidazole. Antifungal agent.

1026 Denofungin
11056-13-6
U-28009. Antibiotic produced by *Streptomyces hygroscopicus* vairant. Antibacterial and antifungal. *Pharmacia & Upjohn, Inc.*

1027 Dermostatin
11120-15-3   2960

Dermostatin A R = CH₃
Dermostatin B R = CH₂CH₃

$C_{41}H_{66}O_{11}$
Dermastatin.
Virdofulvin, Dermastatin. Antifungal.

Antifungals

Mixture of dermostatin A (43%) and dermostatin B (57%). A polyene antibiotic produced by *streptomyces viridogriseus*. Sinters at 180°, darkens at 200°; $[\alpha]_D = -82°$ (c = 0.2 MeOH); λ_m = 383, 282, 223 nm ($E_{1\,cm}^{1\%}$ 1000, 212, 130); soluble in aq. MeOH; [acetate]: mp = 146-147°; $[\alpha]_D^{23} = -59.8°$ (c = 1.37 $CHCl_3$).

1028 Diamthazole Dihydrochloride
136-96-9   3033   205-270-5

$C_{15}H_{24}ClN_3OS$
6-(2-Diethylaminoethoxy)-2-dimethylaminobenzothiazole dihydrochloride.
Dimazole dihydrochloride; Asterol dihydrochloride; Atelor; Ro-2-2453. Antifungal. mp = 240-243°; pH (5% aqueous solution) ~ 2; freely soluble in H_2O, MeOH, EtOH. *Hoffmann-LaRoche Inc.*

1029 Dipyrithione
3696-28-4   223-024-5

$C_{10}H_8N_2O_2S_2$
2,2'-Dithiopyridine 1,1'-dioxide.
OMDS. Antibacterial and antifungal. mp = 205°.

1030 Doconazole
59831-63-9

$C_{26}H_{22}Cl_2N_2O_3$
cis-1-[[4-[(4-Biphenyloxy)methyl]-2-(2,4-dichlorophenyl)-1,3-dioxolan-2-yl]methyl]imidazole.
R-34000. Antifungal. *Janssen Pharmaceutical, Belgium.*

1031 Ebselen
60940-34-3

$C_{13}H_9NOSe$
2-Phenyl-1,2-benzisoselenazolin-3-one.
Antifungal, antioxidant.

1032 Econazole
27220-47-9   3550   248-341-6

$C_{18}H_{15}Cl_3N_2O$
1-[2,4-Dichloro-β-[(p-chlorobenzyl)oxy]phenethyl]imidazole.
Antifungal. mp = 86.8°. *Janssen Pharmaceutical, Belgium; C.M. Industries.*

Antifungals

1033 Econazole Nitrate
24169-02-6   3550   246-053-5

$C_{18}H_{16}Cl_3N_3O_4$
1-[2,4-Dichloro-β-[(p-chlorobenzyl)-oxy]phenethyl]imidazole nitrate.
R-14827; Epi-Pevaryl; Gyno-Pevaril; Ifenec; Micofugal; Micogin; Palavale; Pargin; Pevaryl; Spectazole. Antifungal. mp = 162°; slightly soluble in H_2O, common organic solvents; LD_{50} (mus orl) = 462.7 mg/kg, (rat orl) = 667.7 mg/kg. *Janssen Pharm, Belgium.*

1034 Econazole Nitrate (±)
68797-31-9   3550   272-295-6
$C_{18}H_{16}Cl_3N_3O_4$
(±)-1-[2,4-Dichloro-β-[(p-chlorobenzyl)oxy]phenethyl]imidazole nitrate.
Ecostatin; Spectazole; SQ-13050. Antifungal. *Bristol-Myers Squibb Co.; Ortho Pharmaceutical; C.M. Industries.*

1035 Enilconazole
35554-44-0   3622   252-615-0

$C_{14}H_{14}Cl_2N_2O$
(±)-1-[β-(Allyloxy)-2,4-dichlorophenethyl]imidazole.
R-23979; imazalil; Clinafarm; Imaverol. Antifungal. Insoluble in H_2O, slightly soluble in organic solvents. *Janssen Pharmaceutical, Belgium.*

1036 Ethonam Nitrate
15037-55-5

$C_{16}H_{19}N_3O_5$
Ethyl 1-(1,2,3,4-tetrahydro-1-naphthyl)-imidazole-5-carboxylate mononitrate.
R-10.100. Antifungal. *Janssen Pharmaceutical, Belgium.*

1037 Exalamide
53370-90-4   3955   258-504-3

$C_{13}H_{19}NO_2$
o-(Hexyloxy)benzamide.
HBA; Hyperan. Derivative of salicylamide. Antifungal (topical). mp = 71°; soluble in MeOH, Me_2CO, $CHCl_3$, C_6H_6; slightly soluble in Et_2O; nearly insoluble in H_2O.

1038 Fenticonazole
72479-26-6   4047

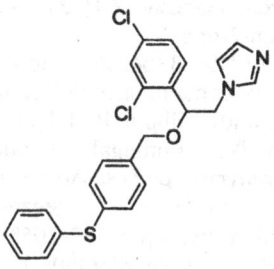

$C_{24}H_{20}Cl_2N_2OS$
(±)-1-[2,4-Dichloro-β-[[p-(phenylthio)-benzyl]oxy]phenethyl]imidazole.
Antifungal. *Recordati Industria Chimica.*

Antifungals

1039 Fenticonazole Nitrate
73151-29-8   4047   277-302-6

$C_{24}H_{21}Cl_2N_3O_4S$
(±)-1-[2,4-Dichloro-β-[[p-(phenylthio)-benzyl]oxy]phenethyl]imidazole mononitrate.
Rec-15/1476; Falvin; Fentiderm; Lomexin. Antifungal. mp = 136°; λ_m = 252 nm (ε 13894); soluble in H_2O (< 0.01 g/100 ml), Et_2O (< 0.01 g/100 ml), EtOH (3 g/100 ml), MeOH (10 g/100 ml), $CHCl_3$ (30 g/100 ml), DMF (60 g/100 ml); LD_{50} (mus ip) = 1191 mg/kg, (mrat ip) = 440 mg/kg, (frat ip) = 309 mg/kg, (mus, rat orl) > 3000 mg/kg. *Recordati Industria Chimica.*

1040 Filipin
11078-21-0   4123
$C_{35}H_{58}O_{11}$
4,6,8,10,12,14,16,27-Octahydroxy-3-(1-hydroxyethyl)-17,28-dimethyl-oxacyclooctacosa-17,19,21,23,25-pentaen-2-one.
U-5956; NSC-3364. Polyene antibiotic complex containing mainly three pure compounds: Filipin II, Filipin III and Filipin IV. Antifungal. Produced by *Streptomyces* species. Also used as a sterol probe in freeze-fracture cytochemistry. mp = 195-205°; $[\alpha]_D^{22}$ = -148.3° (c = 0.89 MeOH); λ_m = 322, 338, 355 nm ($E_{1\ cm}^{1\%}$ 910, 1360, 1330 MeOH); freely soluble in DMG, C_5H_5N; soluble in MeOH, EtOH, BuOH, iPrOH, Et_2O, AcOH; insoluble in H_2O, $CHCl_3$.

1041 Filipin III
480-49-9   4123

$C_{35}H_{58}O_{11}$
4,6,8,10,12,14,16,27-Octahydroxy-3-(1-hydroxyethyl)-17,28-dimethyloxa-cyclooctacosa-17,19,21,23,25-pentaen-2-one.
15-deoxylagosin. Major constituent of Filipin; isomeric with Filipin IV. Antifungal. mp = 163-180°; $[\alpha]_D^{25}$ = -245° (c = 0.8 DMF); λ_m = 243, 308, 321, 337, 354 nm ($E_{1\ cm}^{1\%}$ 62, 413, 851, 1368, 1343, MeOH).

1042 Fluconazole
86386-73-4   4158

$C_{13}H_{12}F_2N_6O$
2,4-Difluoro-α,α-bis(1H-1,2,4-triazol-1-ylmethyl)benzyl alcohol.
Diflucan; UK-49858; Biozolene; Elazor; Triflucan. Antifungal. mp = 138-140°. *Roerig Div., Pfizer Pharmaceuticals.*

Antifungals

1043 Flucytosine
2022-85-7   4161   217-968-7

$C_4H_4FN_3O$
4-Amino-5-fluoro-2(1H)-pyrimidinone. 5-Fluorocytosine; 5-FC; Ancobon; Ro-2-9915; Ancotil; Alcobon. Antifungal. mp = 295-297°; λ_m = 285 nm (ε 8900 0.1N HCl); soluble in H_2O (1.5 g/100 ml at 25°); LD_{50} (mus orl, sc) > 2000 mg/kg, (mus ip) = 1190 mg/kg, (mus iv) = 500 mg/kg. Hoffmann-LaRoche Inc.

1044 Flutrimazole
119006-77-8   4247

$C_{22}H_{16}F_2N_2$
1-[o-Fluoro-α-(p-fluorophenyl)-α-phenylbenzyl]imidazole.
UR-4056. Antifungal (topical). mp = 164-167°, 161-163°; LD_{50} (mmus orl) > 1000 mg/kg, (mmus ip) > 2000 mg/kg, (fmus orl) > 1000 mg/kg, (fmus ip) > 2000 mg/kg, mrat orl) = 808 mg/kg, (mrat ip) = 1079 mg/kg, (frat orl) = 1214 mg/kg, (frat ip) = 1446 mg/kg. Uriach.

1045 Fungichromin
6834-98-6   4312   229-913-4

$C_{35}H_{58}O_{12}$
15-Hydroxyfilipin III.
Antibiotic A 246; cogomycin; lagosin; pentamycin; Cantricin. Polyene macrolide antibiotic, related to Filipin. Antifungal. mp = 157-162°; $[\alpha]_D^{20}$ = -227.7° (c = 0.53 DMF); λ_m = 357, 338, 322 nm ($E_{1\ cm}^{1\%}$ 1231, 1250, 786, MeOH); LD_{50} (mus orl) = 1624 mg/kg, (mus ip) = 33.3 mg/kg.

1046 Fungimycin
1404-87-1
NC-1968; WX-2412. Antibiotic produced by *Streptomyces coelicolo var. aminopholus*. Antifungal. Parke-Davis.

1047 Griseofulvin
126-07-8   4571   204-767-4

$C_{17}H_{17}ClO_6$
7-Chloro-2',4,6-trimethoxy-6'β-methylspiro[benzofuran-2(3H),1'-[2]cyclohexene]-3,4'-dione.
Fulvicin Bolus; Fulvicin-P/G; Fulvicin-U/F; Grifulvin V; Grisactin; Gris-PEG; Fulvidex; Grysio; amudane; Curling factor; Fulcin; Fulvicin; Grifulvin; Griséfulin; Grisovin; Lamoryl; Likuden; Neo-Fulcin; Polygris; Poncyl-FP; Spirofulvin; Sporostatin. Antifungal. mp

= 220°; $[\alpha]_D^{17}$ = 370° (CHCl$_3$, saturated); λ_m = 286, 325 nm; soluble in DMF (12-14 g/100 ml); slightly soluble in MeOH, EtOH, Me$_2$CO, C$_6$H$_6$, CHCl$_3$, EtOAc, AcOH; insoluble in H$_2$O, petroleum ether. *Schering-Plough Animal Health; Schering Corp.; Ortho Pharmaceutical Corp.; Wyeth-Ayerst Labs.; Allergan Herbert.*

1048 Hachimycin
1394-02-1   4616
Trichomycin; Cabimicina; Trichonat. Antibiotic produced by *Streptomyces hachijoensis*. Antifungal and antiprotozoal. Yellow crystals; forms a water-soluble sodium salt; LD$_{50}$ (mus ip) = 5 mg/kg.

1049 Halethazole
15599-36-7   4622

C$_{19}$H$_{21}$ClN$_2$OS
5-Chloro-2-[p-(2-diethylaminoethoxy)-phenyl]benzothiazole.
haletazole; Episol. Antiseptic and antifungal. mp = 93-94°; [citrate]: mp = 167°. *Crookes Healthcare ltd.*

1050 Hamycin
1403-71-0   4641
Primamycin. Antibiotic produced by *Streptomyces pimprina*. Antifungal. Dec 160°; $[\alpha]_D^{25}$ = 216°; λ_m = 383 nm (E$_{1\,cm}^{1\%}$ 916 MeOH); soluble in C$_5$H$_5$N, collidine; insoluble in H$_2$O and other organic solvents; LD$_{50}$ (mus iv) = 6.16 mg/kg, 1.20 mg/kg; [Hamycin A]: mp > 300°; $[\alpha]_D^{24}$ = 181.1° (c = 0.6 DMF); λ_m = 380 nm (E$_{1\,cm}^{1\%}$ 989). *Hindustan Antibiotics Ltd.*

1051 Hexetidine
141-94-6   4741   205-513-5

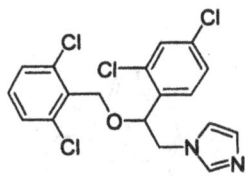

C$_{21}$H$_{45}$N$_3$
5-Amino-1,3-bis(2-ethylhexyl)-hexahydro-5-methylpyrimidine.
Sterisil; Glypesin; Hexigel; Hexocil; Hexoral; Hextril; Oraldene; Steri/Sol. Antifungal. Liquid; d_{20}^{20} = 0.8889; bp$_{0.4}$ = 160°; soluble in petroleum Et$_2$O, MeOH, C$_6$H$_6$, Me$_2$CO, EtOH, C$_6$H$_{14}$, CHCl$_3$. *Parke-Davis.*

1052 Isoconazole
27523-40-6   5176   248-508-3

C$_{18}$H$_{14}$Cl$_4$N$_2$O
1-[2,4-Dichloro-β-[(2,6-dichlorobenzyl)oxy]phenethyl]imidazole.
Antibacterial and antifungal. *Janssen Pharmaceutical, Belgium; C.M. Industries.*

1053 Isoconazole Nitrate
24168-96-5   5176   246-051-4
C$_{18}$H$_{15}$Cl$_4$N$_3$O$_4$
1-[2,4-Dichloro-β-[(2,6-dichlorobenzyl)oxy]phenethyl]imidazole nitrate.
R-15454; Fazol; Gyno-Travogen; Travogen; Travogyn. Antibacterial and antifungal. mp = 182-183°. *Janssen Pharmaceutical, Belgium; C.M. Industries.*

Antifungals

1054 Itraconazole
84625-61-6   5262

$C_{35}H_{38}Cl_2N_8O_4$
(±)-1-sec-Butyl-4-p-[4-[p-[[(2R*,4S*)-2-(2,4-dichlorophenyl)-2-(1H-1,2,4-triazol-1-ylmethyl)-1,3-dioxolan-4-yl]methoxy]phenyl]-1-piperazinyl]-phenyl]-Δ^2-1,2,4-triazolin-5-one.
Sporanox; oriconazole; R-51211; Itrizole; Triasporin. Antifungal. Orally active. Structurally related to ketoconazole. mp = 166.2°; insoluble in H_2O; LD_{50} (14 day) (mus orl) > 320 mg/kg, (rat orl) > 320 mg/kg, (dog orl) > 200 mg/kg. Janssen Pharmaceutical, Belgium.

1055 Kalafungin
11048-15-0

$C_{16}H_{12}O_6$
3,3a,5,11b-Tetrahydro-7-hydroxy-5-methyl-2H-furo[3,2-b]naphtho[2,3-d]-pyran-2,6,11-trione.
U-19718; NSC-137443. Antibiotic produced by *Streptomyces tanashiensis* strain kala. Antifungal.

1056 Ketoconazole
65277-42-1   5313   265-667-4

$C_{26}H_{28}Cl_2N_4O_4$
(±)-cis-1-Acetyl-4-[p-[[2-(2,4-dichlorophenyl)-2-(imidazol-1-ylmethyl)-1,3-dioxolan-4-yl]methoxy]phenyl]-piperazine.
Nizoral, R-41400; Ketoisdin; Fungarest; Fungoral; Ketoderm; Orifungal M; Panfungol. Antifungal. Orally active, broad-spectrum antimycotic. mp = 146°; LD_{50} (mus iv) = 44 mg/kg, (mus orl) = 702 mg/kg, (rat iv) = 86 mg/kg, (rat orl) = 227 mg/kg, (gpg iv) = 28 mg/kg, (gpg orl) = 202 mg/kg, (dog iv) = 49 mg/kg, (dog orl) = 780 mg/kg. Janssen Pharmaceutical, Belgium.

1057 Lanoconazole
101530-10-3   5370

$C_{14}H_{10}ClN_3S_2$
(±)-α-[(E)-4-(o-Chlorophenyl)-1,3-dithiolan-2-ylidene]imidazole-1-acetonitrile.
latoconazole; TJN-318; NND-318; Astat. Antifungal. mp = 141.5°; LD_{50}

Antimalarials

(mmus orl) = 3224 mg/kg, (mmus ip) = 2158 mg/kg, (fmus orl) = 2715 mg/kg, (fmus ip) = 1743 mg/kg, (mrat orl) = 993 mg/kg, (mrat ip) = 1655 mg/kg, (frat orl) = 652 mg/kg, (frat ip) = 2596 mg/kg, mus, rat sc) > 5000 mg/kg. *Nihon Nohyaku.*

1058 Loflucarban
790-69-2   5589   212-336-7

$C_{13}H_9Cl_2FN_2S$
3,5-Dichloro-4'-fluorothiocarbanilide. Fluonilid. Antifungal. mp = 148°; soluble in ethyl oleate, isopropyl myristate. *Madan.*

1059 Lomofungin
26786-84-5

$C_{15}H_{10}N_2O_6$
Methyl 6-formyl-4,7,9-trihydroxy-1-phenazinecarboxylate.
Antibiotic produced by *Streptomyces lomonodensis* var. *lomondensis*. Antifungal.

1060 Lucensomycin
13058-67-8   5621   235-950-7

$C_{36}H_{53}NO_{13}$
lucimycin; Antibiotic Fl 1163; Fl-1163; Etruscomicina; Etruscomycin. Antibiotic produced by *Streptomyces lucensis*. Antifungal. $[\alpha]_D^{20}$ = 296° (C_5H_5N), 50° (MeOH - 0.1N HCl); λ_m = 218, 278, 290, 303, 318 nm ($E_{1\,cm}^{1\%}$ 300, 370, 780, 1170, 1098); insoluble in H_2O, EtOH, non-polar solvents; soluble in C_5H_5N, DMF; LD_{50} (mus orl) = 1163 mg/kg. *Farmitalia.*

1061 Lydimycin
10118-85-1

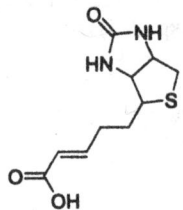

$C_{10}H_{14}N_2O_3S$
5-(Hexahydro)-2-oxo-1H-thieno[3,4-d]imidazol-4-yl-2-pentenoic acid.
U-15965. Antibiotic produced by *Streptomyces lydicus*. Antifungal.

1062 Mepartricin
11121-32-7   5891

mixture (≅ 1:1) of mepartricin A and mepartricin B; SPA-S-160; SN-654; Partricin methyl ester; methylpartricin; Ipertrofan; Orofungin; Tricandil; Tricangine. Antifungal and antiprotozoal; also used to treat benign prostatic hypertrophy. Methyl ester of the heptaene macrolide antibiotic complex, partricin. λ_m = 401, 378, 359, 340 nm; slightly soluble in H_2O, Et_2O, C_6H_6, petroleum ether; soluble in ROH, C_5H_5N, DMF, DMSO, Me_2CO; LD_{50} (mus orl) > 2000 mg/kg, (mus ip) = 200 mg/kg.

1063 Mepartricin A
62534-68-3   5891

$C_{60}H_{88}N_2O_{10}$
40-Demethyl-3,7-dideoxo-3,7-dihydroxy-N^{47}-methyl-5-oxocandicidin D methyl ester cyclic 15,19-hemiacetal gedamycin methyl ester.
Antifungal and antiprotozoal; also used to treat benign prostatic hypertrophy. mp = 145-149° (dec); λ_m = 400, 377, 357, 339, 287, 240, 234, 204 nm (ε 79326, 92454, 68094, 51685, 14199, 24612, 26505, 16092 MeOH).

1064 Mepartricin B
62534-69-4   5891

$C_{59}H_{86}N_2O_{19}$
SPA-S-222 [as sodium lauryl sulfate complex]; Montricin [as sodium lauryl sulfate complex]. Antifungal and antiprotozoal; also used to treat benign prostatic hypertrophy. mp = 154-158°; λ_m 402, 379, 359, 340, 285. 233. 204 nm (ε 81101, 94729, 64171, 41558, 16196, 23835, 21696, MeOH).

1065 Mercurobutol
498-73-7   207-869-7

$C_{10}H_{13}ClHgO$
4-tert-Butyl-2-chloromercuriphenol. Antifungal. Antifungal agent.

1066 Metacresol
108-39-4 2645 203-577-9

C_7H_8O
3-Hydroxytoluene.
3-methylphenol. Topical antiseptic and antifungal. d_4^{20}= 1.034; mp = 11-12°; bp = 202°; soluble in H_2O (2.5 g/100 ml), EtOH, $CHCl_3$, Et_2O; LD_{50} (rat orl) = 2020 mg/kg.

1067 Metipirox
29342-02-7

$C_7H_9NO_2$
1-Hydroxy-4,6-dimethyl-2(1H)-pyridone.
Antimycotic pyridone derivative.

1068 Miconazole
22916-47-8 6266 245-324-5

$C_{18}H_{14}Cl_4N_2O$
1-[2,4-Dichloro-β-[(2,4-dichlorobenzyl)oxy]phenethyl]imidazole.
Monistat IV. Antifungal. Janssen Pharmaceutical, Belgium; C.M. Industries.

1069 Miconazole Nitrate
22832-87-7 6266 245-256-6

$C_{18}H_{15}Cl_4N_3O_4$
1-[2,4-Dichloro-β-[(2,4-dichlorobenzyl)oxy]phenethyl]imidazole nitrate.
R-14889; Antifungal Cream; Lotrimin AF Powder; Lotrimin AF Powder Aerosol; Lotrimin AF Spray Liquid; Loptrimin AF Jock-Itch Powder Aerosol; Micatin; Monistat Cream and Suppositories; Monistat-Derm; Zeasorb-AF; Aflorix; Albistat; Andergin; Brentan; Conoderm; Conofite; Daktar; Daktarin; Deralbine; Dermonistat; Epi-Monistat; Florid; Fungiderm; Fungisdin; Gyno-Daktarin; Gyno-Monistat; Miconal; Ecobi; Micotef; Monistat; Prilagin; Vodol. Antifungal. mp = 170.5, 184-185°; [(+)-form nitate]: mp = 135.3°; $[\alpha]_D^{20}$ = 59° (MeOH); [(-)-form nitate]: mp = 135°; $[\alpha]_D^{20}$ = - 58° (MeOH). Carrington Labs., Inc.; Janssen Pharmaceutical, Belgium; Lemmon Co.; Schering-Plough HealthCare Products; Ortho Pharmaceutical Corp.; Stiefel Labs., Inc.; C.M. Industries.

1070   Monensin
17090-79-8   6329   241-154-0

$C_{36}H_{62}O_{11}$
2-[2-Ethyloctahydro-3'-methyl-5'-[tetrahydro-6-hydroxy-6-(hydroxymethyl)-3,5-dimethyl-2H-pyran-2-yl][2,2'-bifuran-5-yl]]-9-hydroxy-β-methoxy-α,σ,2,8-tetramethyl-1,6-dioxapsiro[4.5]decan-7-butanoic acid.
A-3823A; 63714; monensic acid. Antibiotic produced by *Streptomyces cinnamonensis*. Antifungal, antibiotic and antiprotozoal. mp = 103-105°; $[α]_D$ = 47.7°; slightly soluble in H_2O, more soluble in hydrocarbons, very soluble in organic solvents; LD_{50} (mus orl) = 43.8 ± 5.2 mg/kg, (chicks orl) = 284 ± 47 mg/kg. *Eli Lilly & Co.*

1071   Monensin Sodium
22373-78-0   6329   244-941-7

$C_{36}H_{61}NaO_{11}$
Sodium 2-[2-ethyloctahydro-3'-methyl-5'-[tetrahydro-6-hydroxy-6-(hydroxymethyl)-3,5-dimethyl-2H-pyran-2-yl][2,2'-bifuran-5-yl]]-9-hydroxy-β-methoxy-α,σ,2,8-tetramethyl-1,6-dioxapsiro[4.5]decan-7-butanoate.
Rumensin; Romensin; Coban. Antibiotic produced by *Streptomyces cinnamonensis*. Antifungal, antibiotic and antiprotozoal. mp = 267-269°; $[α]_D$ = 57.3°; slightly soluble in H_2O, more soluble in hydrocarbons, very soluble in organic solvents. *Eli Lilly & Co.*

1072   Naftifine
65472-88-0   6442

$C_{21}H_{21}N$
(E)-N-Cinnamyl-N-methyl-1-naphthalenemethylamine.
Exoderil; Naftin; Naftifungin. Antifungal. $bp_{0.015}$ = 162-167°. *Sandoz Pharmaceuticals Corp.; Allergan Herbert; C.M. Industries.*

1073   Naftifine Hydrochloride
65473-14-5   6442
$C_{21}H_{22}ClN$
(E)-N-Cinnamyl-N-methyl-1-naphthalenemethylamine hydrochloride.
AW-105-843; SN-105-843; Exoderil; Naftin. Antifungal. mp = 177°. *Sandoz Pharmaceuticals Corp.; Allergan Herbert; C.M. Industries.*

1074   Natamycin
7681-93-8   6513   231-683-5

$C_{33}H_{47}NO_{13}$
22-[(3-Amino-3,6-dideoxy-β-D-mannopyranosyl)oxy]-1,3,26-trihydroxy-12-methyl-10-oxo-6,11,28-trioxatricyclo[22.3.1.0^{5,7}]-octacosa-8,14,16,18,20-pentaene-25-carboxylic acid.

Natacyn; CL-12625; Antibiotic A-5283; Pimaricin; tennecetin; Mycophyt; Myuprozine; Pimafucin; Synogil. Antifungal. Dec 280-300°; $[\alpha]_D^{20} = 278°$ (c = 1 AcOH); λ_m = 220, 280, 290, 303, 318 nm (ϵ 21300, 26630, 52930, 83220, 76230, MeOH/AcOH); insoluble in most organic solvents; LD_{50} (mrat orl) = 2730 mg/kg, (frat orl) = 4670 mg/kg. *American Cyanamid; Alcon Labs.*

1075 Neomycin Undecylenate
1406-04-8   6543   215-793-0
Neomycin undecenate.
component of: Otalgine. Antibacterial and antifungal. *Penick; Purdue Pharma L.P.*

1076 Neticonazole
130726-68-0

$C_{17}H_{22}N_2OS$
(E)-1-[(2-(Methylthio)-1-[o-(pentyloxy)-phenyl]vinyl]imidazole.
SS-717. Antifungal.

1077 Nifuratel
4936-47-4   6623   225-576-2

$C_{10}H_{11}N_3O_5S$
5-[(Methylthio)methyl]-3-[(5-nitrofur-furylidene)amino]-2-oxazolidinone.
Macmiror; Magmilor; Pilmiror; Tydantil; methylmercadone; Inimur; Omnes. Antibacterial, antiprotozoal and antifungal. mp = 182°. *Polichimica Sap.*

1078 Nifurmerone
5579-95-3

$C_6H_4ClNO_4$
Chloromethyl 5-nitro-2-furyl ketone.
NF-71. Antifungal.

1079 Nitralamine
71872-90-7

$C_{10}H_{13}ClN_2O_2S$
2-[[o-Chloro-α-(nitromethyl)benzyl]-thio]ethylamine.
Antifungal. *Searle, G.D., & Co.*

1080 Nitralamine Hydrochloride
1432-75-3
$C_{10}H_{14}Cl_2N_2O_2S$
2-[[o-Chloro-α-(nitromethyl)benzyl]-thio]ethylamine monohydrochloride.
SC-12350. Antifungal. *Searle, G.D., & Co.*

1081 Nystatin
1400-61-9   6834   215-749-0
Mycostatin; Mycostatin Pastilles; Nystex; O-V Statin; Fungicidin; Biofanal; Diastatin; Candex; Candio-Hermal; Moronal; Nystavescent; component of: Mycolog II, Myco-Triacet II, Mytrex, Nystaform, Nystaform HC, Panolog Cream, Terrastatin. Mixture of Nystatin A_1, A_3 and A_2, biologivcally active polyene antibiotics. Antifungal. Dec 250°; $[\alpha]_D^{25}$ = -10° (AcOH), 21° (C_5H_5N), 12° (DMF), -7° (0.1N HCl/EtOH); λ_m = 290, 307, 322 nm; soluble in H_2O (0.4 g/100 ml), MeOH (1.12 g/100 ml), EtOH (0.12 g/100 ml), CCl_4 (0.123 g/100 ml), $CHCl_3$ (0.048 g/100 ml), C_6H_6 (0.028 g/100 ml), ethylene glycol

(0.875 g/100 ml); LD_{50} (mus ip) ≅ 200 mg/kg. *Lederle Labs.; Apothecon; Bristol-Myers Oncology; Bristol-Myers Squibb Co.; Lemmon Co.; Savage Labs.; Bayer AG; Solvay Animal Health, Inc.; Pfizer Inc.*

1082 Nystatin A_1
34786-70-4   6834

$C_{46}H_{75}NO_{17}$
Major component of Nystatin. Antifungal. *Lederle Labs.; Apothecon; Bristol-Myers Oncology; Bristol-Myers Squibb Co.; Lemmon Co.; Savage Labs.; Bayer AG; Solvay Animal Health, Inc.; Pfizer Inc.*

1083 Octanoic Acid
124-07-2   1808   204-677-5

$C_8H_{16}O_2$
n-Octanoic acid.
caprylic acid. Antifungal. mp = 6.7°; bp = 239.7°; d_4^{20} = 0.910; slightly soluble in H_2O (0.068 g/100 ml); freely soluble in EtOH, $CHCl_3$, Et_2O, CS_2, AcOH, petroleum ether; LD_{50} (rat orl) = 10080 mg/kg. *Crookes Healthcare Ltd.; Standard Oil Co., Indiana.*

1084 Oligomycin A
579-13-5   6970   209-437-3

$C_{45}H_{74}O_{11}$
One of four major components of the macrolide antibiotic complex produced by *Streptomyces diastatochromogenes*. Possibly antifungal. mp = 140-141° and 150-151°; λ_m = 225 nm (ε 20,000 EtOH); soluble in H_2O (0.002 g/100 ml), Et_2O (28 g/100 ml), C_6H_6 (6 g/100 ml), petroleum ether (0.02 g/100 ml), EtOH (25 g/100 ml), AcOH (37.5 g/100 ml), Me_2CO (85 g/100 ml). *Wisconsin Alumni Research Foundation.*

1085 Oligomycin B
11050-94-5   6970   234-275-5
$C_{45}H_{72}O_{12}$
28-oxooligomycin A. One of four major components of the macrolide antibiotic complex produced by *Streptomyces diastatochromogenes*. Possibly antifungal. *Wisconsin Alumni Research Foundation.*

1086 Oligomycin C
11052-72-5   6970   234-276-0
$C_{45}H_{74}O_{10}$
12-deoxyoligomycin A. One of four major components of the macrolide antibiotic complex produced by *Streptomyces diastatochromogenes*. Possibly antifungal. *Wisconsin Alumni Research Foundation.*

Antifungals

1087 Oligomycin D
1404-59-7   6970
$C_{44}H_{72}O_{11}$
26-demethyloligomycin A; rutamycin; A-272; RR-32705. One of four major components of the macrolide antibiotic complex produced by *Streptomyces diastatochromogenes*. Antifungal. mp = 116-119°; $[\alpha]_D^{20}$ = -62° (c = 1.36 $CHCl_3$). Wisconsin Alumni Research Foundation.

1088 Omoconazole
74512-12-2   6978

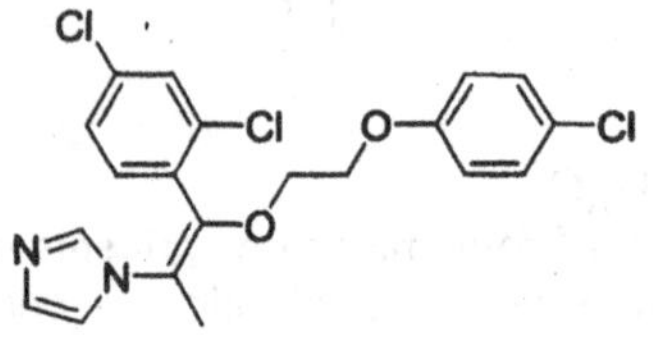

$C_{20}H_{17}Cl_3N_2O_2$
(Z)-1-[2,4-Dichloro-β-[2-(p-chlorophenoxy)ethoxy]-α-methylstyryl]-imidazole.
CM-8282. Antifungal. mp = 89-90°. Siegfried AG.

1089 Omoconazole Nitrate
83621-06-1   6978
$C_{20}H_{18}Cl_3N_3O_5$
(Z)-1-[2,4-Dichloro-β-[2-(p-chlorophenoxy)ethoxy]-α-methylstyryl]-imidazole mononitrate.
10 80 07; Sgd-12878; Fangorex; Fongarex. Antifungal. mp = 118-120°, 122.5°. Siegfried AG.

1090 Orconazole
66778-37-8

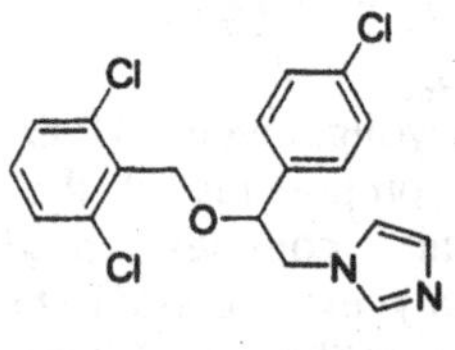

$C_{18}H_{15}Cl_3N_2O$
(±)-1-[p-Chloro-β-[(2,6-dichlorobenzyl)oxy]phenethyl]imidazole.
Antifungal. *Janssen Pharmaceutical, Belgium.*

1091 Orconazole Nitrate
66778-38-9
$C_{18}H_{16}Cl_3N_3O_4$
(±)-1-[p-Chloro-β-[(2,6-dichlorobenzyl)oxy]phenethyl]imidazole mononitrate.
R-15556. Antifungal. *Janssen Pharmaceutical, Belgium.*

1092 Oxiconazole Nitrate
64211-46-7   7071   264-730-3

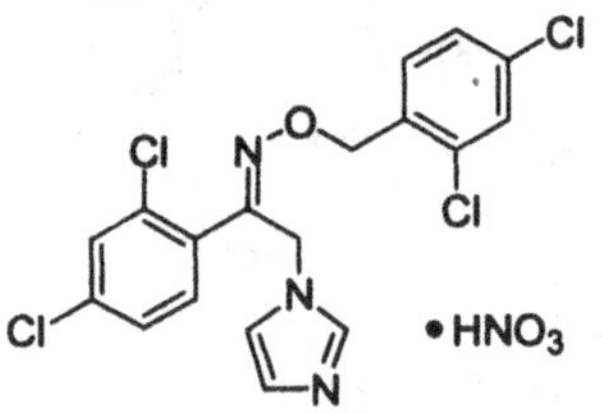

$C_{18}H_{14}Cl_4N_4O_4$
2',4'-Dichloro-2-imidazol-1-yl-acetophenone (Z)-[O-(2,4-dichlorobenzyl)oxime] mononitrate.
Oxistat; Sgd-301-76; Ro-13-8996; ST-813; Gyno-Myfungar; Myfungar; Oceral; Oxistat. Antifungal. mp = 137-138°. *Glaxo Wellcome, UK; Siegfried AG.*

1093 Oxifungin
64057-48-3

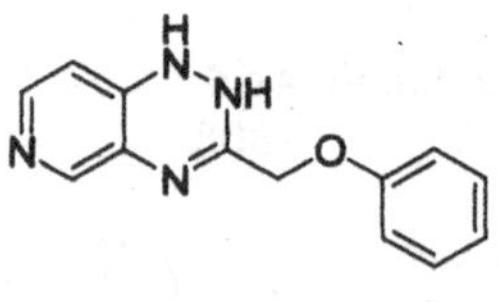

$C_{13}H_{12}N_4O$
1,2-Dihydro-3-(phenoxymethyl)-pyrido[3,4-e]as-triazine.
Antifungal.

1094 Oxifungin Hydrochloride
55242-74-5
$C_{13}H_{13}ClN_4O$
1,2-Dihydro-3-(phenoxymethyl)pyrido-[3,4-e]as-triazine monohydrochloride.
EU-3421. Antifungal.

1095 Parconazole
61400-59-7

$C_{17}H_{16}Cl_2N_2O_3$
cis-1-[[2-(2,4-Dichlorophenyl)-4-[(2-propynyloxy)methyl]-1,3-dioxolan-2-yl]methyl]imidazole.
Antifungal. *Janssen Pharmaceutical, Belgium.*

1096 Parconazole Hydrochloride
62973-77-7   263-777-7
$C_{17}H_{17}Cl_3N_2O_3$
cis-1-[[2-(2,4-Dichlorophenyl)-4-[(2-propynyloxy)methyl]-1,3-dioxolan-2-yl]methyl]imidazole monohydrochloride.
R-39500. Antifungal. *Janssen Pharmaceutical, Belgium.*

1097 Pecilocin
19504-77-9   7193   243-116-9

$C_{17}H_{25}NO_3$
[R-(E,E,E)]-1-(8-Hydroxy-6-methyl-1-oxo-2,4,6-dodecatrienyl)-2-pyrrolidone.
Supral; Variotin. Antibiotic obtained from cultures of *Paecyllomyces varioti Banier var. antibioticus*. Antifungal. $[\alpha]_D^{28}$ = -5.68° (MeOH); freely soluble in MeOH, EtOH, Me$_2$CO, EtOAc, C$_6$H$_6$, Et$_2$O, CHCl$_3$, C$_5$H$_5$N, dioxane, AcOH, slightly soluble in H$_2$O, petroleum ether; λ_m = 318, 324 nm ($E_{1\ cm}^{1\%}$ 1198 MeOH); [monohydrate]: mp = 41.5-42.5°; λ_m = 320 nm (ε 46000). *Nippon Kayaku.*

1098 Perimycin
11016-07-2   7310   234-247-2

Perimycin A

Aminomycin; fungimycin; WX-2412; NC-1968. Polyene antifungal antibiotic complex isoated from *Streptomyces coelicolo var. aminophilus*. A mixture of three active components, perimycins A, B, and C. Contains as a major component Perimycin A ($C_{59}H_{88}N_2O_{17}$). Antifungal. Dec slowly with darkening on heating. λ_m = 383 nm ($E_{1\ cm}^{1\%}$ 1000 MeOH); soluble in aqueous Me$_2$CO, C$_5$H$_5$N; THF and dioxane, MeOH, DMF, DMSO; insoluble in H$_2$O, petroleum ether, EtOAc, C$_6$H$_6$. *Warner Lambert.*

Antifungals

1099   Pirtenidine
103923-27-9

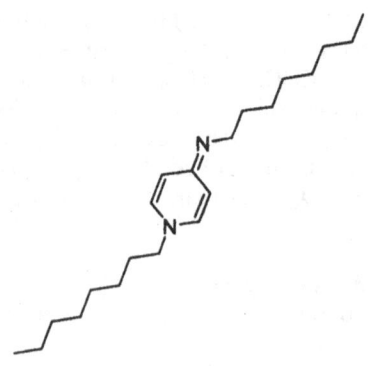

$C_{21}H_{38}N_2$
1,4-Dihydro-1-octyl-4-(octylimino)-pyridine.
Used in the treatment of candidiasis. May have use in inhibiting dental plaque. Antimicrobial.

1100   Potash Sulfurated
39365-88-3   7762
(K_2S_x)
Mixture of potassium and sulfides.
liver of sulfur; sulfurated potassa; hepar sulfuris. Sulfide source (skin diseases). Decomposes on exposure to air; soluble in H_2O; slightly soluble in alcohol.

1101   Potassium Iodide
7681-11-0   7809   231-659-4
IK
Iodic acid potassium salt.
Thyro-Block; Jodid; Thyrojod; component of: Mudrane Tablets, Mudrane-2 Tablets, quadrinal. Antifungal and expecxtorant. mp = 680°, d = 3.12; soluble in H_2O (142 g/100 ml at 25°, 200 g.100 ml at 100°,), EtOH (4.5 g/100 ml at 25°, 12.5 g/100 ml at 76°), MeOH (12.5 g/100 ml), Me_2CO (1.3 g/100 ml), glycerol (50 g/100 ml), ethylene glycol (40 g/100 ml). *Wallace Labs.; ECR Pharmaceuticals; Knoll Pharmaceutical Co.*

1102   Proclonol
14088-71-2   237-934-5
$C_{16}H_{14}Cl_2O$
Bis(p-chlorophenyl)cyclopropyl-methanol.
R-8284. Antifungal and anthelmintic. *Janssen Pharmaceutical, Belgium.*

1103   Propionic Acid
79-09-4   8010   201-176-3
$C_3H_6O_2$
Propionic acid.
methylacetic acid; ethylformic acid. Antifungal. mp = -21.5°; bp = 141.1°; miscible with H_2O, soluble in organic solvents; LD_{50} (rat orl) = 4290 mg/kg. *E. I. Du Pont de Nemours Inc.*

1104   Pyrithione
1121-30-8   8178   214-328-9
C_5H_5NOS
1-Hydroxy-2(1H)-pyridinethione.
PTO; Omadine. Antifungal. *Olin Mathieson; Procter & Gamble Pharmaceuticals, Inc.*

1105   Pyrithione Zinc
13463-41-7   8178   236-671-3
$C_{10}H_8N_2O_2S_2Zn$
Bis[1-hydroxy-2(1H)-pyridinethionato]zinc.
Zinc omadine; Danex; Sebulon Shampoo; ZNP Bar; Zinc pyrithione; Zinc pyridinethione; Desquaman; component of: Head and Shoulders. Antifungal. *Allergan Herbert; Westwood-Squibb Pharmaceuticals, Inc.; Olin Research Ctr.; Stiefel Labs., Inc.*

1106   Pyrrolnitrin
1018-71-9   8202   213-812-7
$C_{10}H_6Cl_2N_2O_2$
3-Chloro-4-(3-chloro-2-nitrophenyl)pyrrole.
52230; NSC-107654; Pyroace; PN. Antifungal. mp = 124.5°; λ_m = 252 nm (ε 7500); slightly soluble in H_2O, petroleum ether, $C_6H=71_2$; soluble in MeOH, EtOH, BuOH, Me_2CO, EtOAC, C_6H_6, $CHCl_3$, CCl_4, C_5H_5N, AcOH; LD_{50} (rat ip) = 68 mg/kg, (rbt ip) = 105 mg/kg. *Eli Lilly & Co.*

Antifungals

1107 Rilopirox
104153-37-9

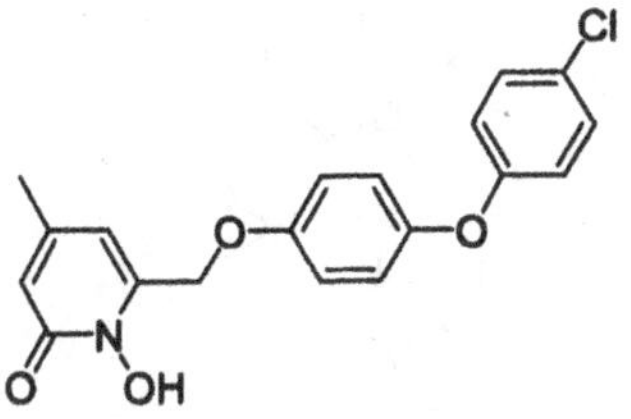

$C_{19}H_{16}ClNO_4$
6-[[p-(p-Chlorophenoxy)phenoxy]methyl]-1-hydroxy-4-methyl-2(1H)-pyridone.
Antimycotic hydroxypyridone derivative. Antifungal.

1108 Rutamycin
1404-59-7
$C_{44}H_{72}O_{11}$
Oligomycin D; A-272; RR No. 32705; 26-demethyloligomycin A. Antibiotic produced by *Streptomyces rutgersensis*. Antifungal. mp = 140-141° and 150-151°; λ_m = 225 nm (ε 20,000 EtOH); soluble in H_2O (0.002 g/100 ml), Et_2O (28 g/100 ml), C_6H_6 (6 g/100 ml), petroleum ether (0.02 g/100 ml), EtOH (25 g/100 ml), AcOH (37.5 g/100 ml), Me_2CO (85 g/100 ml).

1109 Salicylanilide
87-17-2   8482   201-727-8

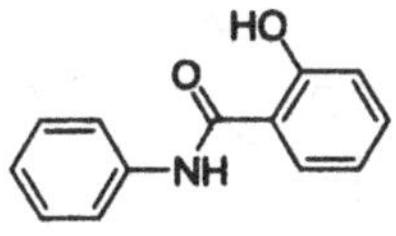

$C_{13}H_{11}NO_2$
2-Hydroxy-N-phenylbenzamide.
Salinidol. Topical antifungal. mp = 135.8-136.2°; slightly soluble in H_2O; freely soluble in EtOH, Et_2O, $CHCl_3$, C_6H_6. *Dow Chemical U.S.A.*

1110 Sanguinarium Chloride
5578-73-4

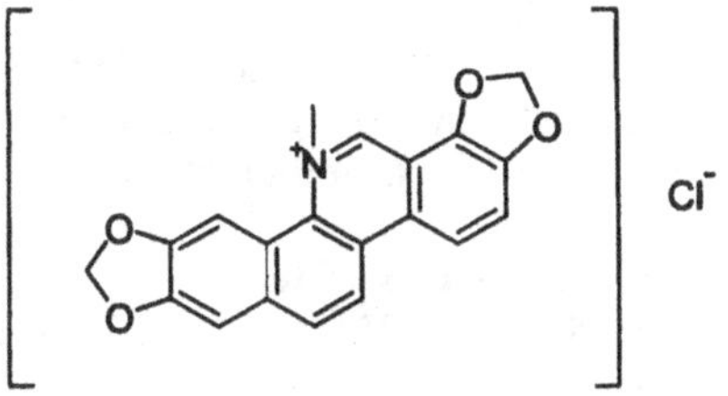

$C_{20}H_{14}ClNO_4$
13-Methyl-[1,3]benzodioxolo[5,6-c]-1,3-dioxolo[4,5-I]phenthridinium chloride.
Sanguinarine chloride. Antifungal, antiinflammatory and antimicrobial. *Atrix Labs.*

1111 Saperconazole
110588-57-3   8510

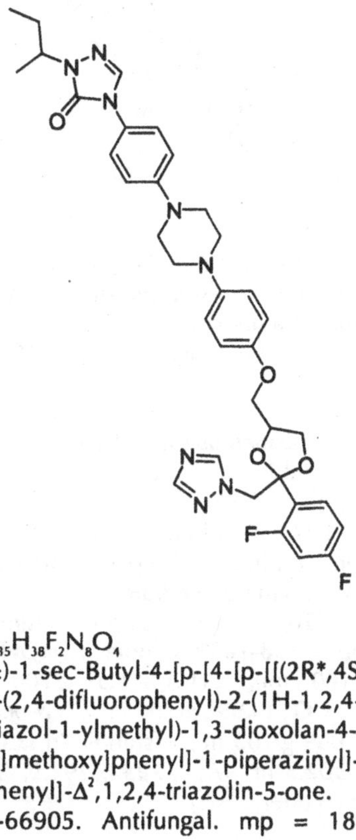

$C_{35}H_{38}F_2N_8O_4$
(±)-1-sec-Butyl-4-[p-[4-[p-[[(2R*,4S*)-2-(2,4-difluorophenyl)-2-(1H-1,2,4-triazol-1-ylmethyl)-1,3-dioxolan-4-yl]methoxy]phenyl]-1-piperazinyl]-phenyl]-Δ^2,1,2,4-triazolin-5-one.
R-66905. Antifungal. mp = 189.5°,

Antifungals

poorly soluble in H_2O. *Janssen Pharmaceutical, Belgium.*

1112 Scopafungin
11056-18-1
U-29479; NSC-107041. Antibiotic produced by *Streptomyces hygroscopicus* variant. Antifungal.

1113 Selenium Sulfide
7488-56-4   8580   231-303-8
SeS_2
Selenium disulfide.
Exsel; Seleen; Selsun; Selsun Blue. Antifungal and antiseborrheic. Insoluble in H_2O and in 0.01N HCl; LD_{50} (rat orl) = 138 mg/kg. *Allergan Herbert; Abbott Labs.; Ross Products.*

1114 Sertaconazole
99592-32-2   8610

$C_{20}H_{15}Cl_3N_2OS$
(±)-1-[2,4-Dichloro-β-[(7-chloro-benzo[b]thien-3-yl]piperidino]ethyl]-2-imidazolidinone.
FI-7045. Antifungal. mp = 146-147°. *Ferrer.*

1115 Sertaconazole Nitrate
99592-39-9   8610
$C_{20}H_{16}Cl_3N_4O_4S$
(±)-1-[2,4-Dichloro-β-[(7-chloro-benzo[b]thien-3-yl]piperidino]ethyl]-2-imidazolidinone nitrate.
FI-7056; Dermofix; Zalain. Antifungal. mp = 158-160°; soluble in EtOH (1.7 g/100 ml), $CHCl_3$ (1.5 g/100 ml); Me_2CO (0.95 g/100 ml), n-octanol (0.069 g/100 ml); insoluble in H_2O; λ_m = 302.3 nm ($A_{1\,cm}^{1\%}$ 79.8), 292.9, 260.3 nm. *Ferrer.*

1116 Siccanin
22733-60-4   8630

$C_{22}H_{30}O_3$
(13aS)-1,2,3,4,4aβ,5,6,6a,11bβ,13bβ-Decahydro-4,4,6aβ,9-tetramethyl13H-benzo[a]furo[2,3,4-mn]xanthen-11-ol. Tackle. Obtained from the cultured broth of *Helminthosporium siccans* Drechsler. Antifungal. mp = 139-140°; $[\alpha]_D^{20}$ = -136° (c = 2 $CHCl_3$); λ_m = 210, 285 nm (ε 45690, 171 EtOH); very soluble in $CHCl_3$, DMF, C_6H_6; soluble in Me_2CO, Et_2O, EtOAc, EtOH; insoluble in H_2O; LD_{50} (mus orl) > 6000 mg/kg, (mus sc,ip) > 3000 mg/kg, (rat orl) > 1000 mg/kg, (rat sc,ip) >600 mg/kg. *Sankyo.*

1117 Sinefungin
58944-73-3

$C_{15}H_{23}N_7O_5$
6,9-Diamino-1-(6-amino-9H-purin-9-yl)-1,5,6,7,8,9-hexadeoxy-β-D-ribodecafuranuroic acid.
compound 57926. Antibiotic produced by *Streptomyces grisolus*. Antifungal. *Eli Lilly & Co.*

Antifungals

1118 Sodium Propionate
137-40-6   8816   205-290-4

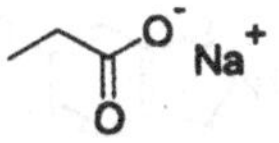

C₃H₅NaO₂
Propionic acid sodium salt, anhydrous. component of: Prophyllin. Antifungal. Soluble in H₂O (100 g/100 ml at 25°, 153.8 g/100 ml at 100°), EtOH (4.16 g/100 ml at 25°). *Rystan Co., Inc.*

1119 Sulbentine
350-12-9   9061   206-497-2

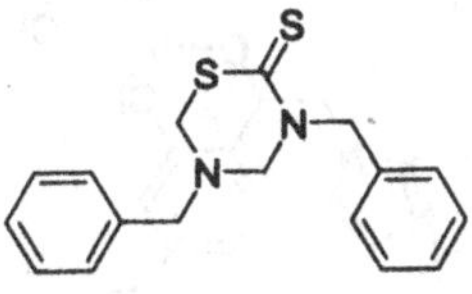

C₁₇H₁₈N₂S₂
3,5-Dibenzyltetrahydro-2H-1,3,5-thiadiazine-2-thione.
D 47; Fungiplex; dibenzthione; Refungine. Antifungal. mp = 101-102°.

1120 Sulconazole
61318-90-9   9062

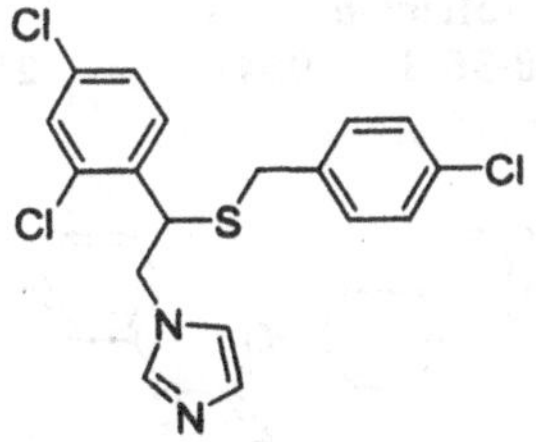

C₁₈H₁₅Cl₃N₂S
(±)-1-[2,4-Dichloro-β-[(p-chlorobenzyl)yhio]phenethyl]imidazole. Antifungal. *Syntex Labs. Inc.; C.M. Industries.*

1121 Sulconazole Nitrate
61318-91-0   9062
C₁₈H₁₆Cl₃N₃O₃S
(±)-1-[2,4-Dichloro-β-[(p-chlorobenzyl)yhio]phenethyl]imidazole mononitrate.
Exelderm; RS-44872; RS-44872-00-10-3; Myk; Sulcosyn. Antifungal. mp = 130.5-132°. *Syntex Labs. Inc.; C.M. Industries.*

1122 Tenonitrozole
3810-35-3   9292   223-282-9

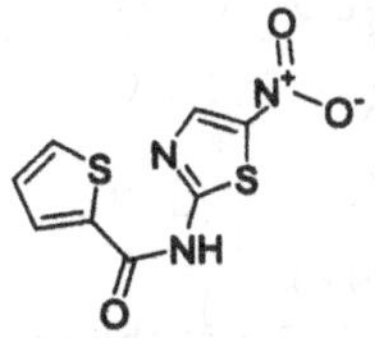

C₈H₅N₃O₃S₂
N-(5-Nitro-2-thiazolyl)-2-thiophenecarboxamide.
TC-109; thenitrazole; Atrican; Moniflagon. Antifungal and antiprotozoal. mp = 255-256°. *Chantereau.*

1123 Terbinafine
91161-71-6   9299

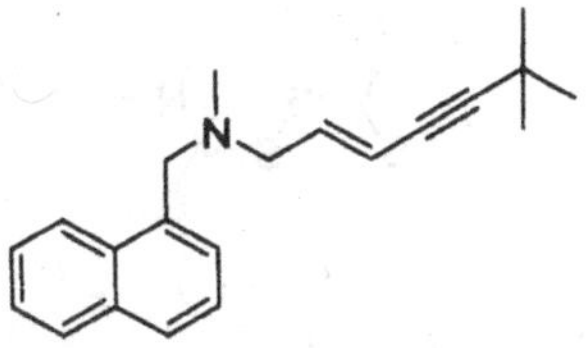

C₂₁H₂₅N
(E)-N-(6,6-Dimethyl-2-hepten-4-ynyl)-N-methyl-1-naphthalenemethylamine.
Lamasil; SF-86-327. Antifungal. [hydrochloride]: mp = 195-198°; LD₅₀ (mus orl) = 4000 mg/kg, (mus iv) = 393 mg/kg, (rat orl) = 4000 mg/kg, (rat iv) = 213 mg/kg. *Sandoz Pharmaceuticals Corp.*

Antifungals

1124 Terconazole
67915-31-5   9303   267-751-6

$C_{26}H_{31}Cl_2N_5O_3$
cis-1-[p-[[2-(2,4-Dichlorophenyl)-2-(1H-1,2,4-triazol-4-ylmethyl)-1,3-dioxolan-4-yl]methoxy]phenyl]-4-isopropylpiperazine.
Terazol Cream & Suppositories; Triaconazole; R-42470; Fungistat; Gyno-Terazol; Terazol; Tercospor. Antifungal. mp = 126.3°. *Janssen Pharmaceutical, Belgium; Ortho Pharmaceutical Corp.*

1125 Thiram
137-26-8   9510   205-286-2

$C_6H_{12}N_2S_4$
Bis(dimethylthiocarbamoyl) disulfide.
Rezifilm; SQ-1489; NSC-1771; TMTD; ENT-987; Thiurad; Thylate; Fernasan; Nomersan; Pomarsol; Tersan; Tuads, Arasan. Antifungal. mp = 155-156°; d = 1.29; insoluble in H_2O; soluble in EtOH, Et_2O (0.2 g/100 ml), Me_2CO (1.2 g/100 ml), C_6H_6 (2.5 g/100 ml); LD_{50} (rat orl) = 640 mg/kg. *Bristol-Myers Squibb Co.*

1126 Ticlatone
70-10-0

C_7H_4ClNOS
6-Chloro-1,2-benzisothiazolin-3-one.
FER-1443. Antibacterial and antifungal.

1127 Tioconazole
65899-73-2   9595   265-973-8

$C_{16}H_{13}Cl_3N_2OS$
1-[2,4-Dichloro-β[(2-chloro-3-thenyl)oxy]phenethyl]imidazole.
Vagistat; Vagistat-1; UK-20349; Fungibacid; Gyno-Trosyd; Trosyd; Trosyl; Zoniden. Antifungal. [hydrochloride $(C_{16}H_{14}Cl_4N_2OS)$]: mp = 168-170°. *Pfizer Inc.; Mead Johnson Nutritionals.*

1128 Tolciclate
50838-36-3   9647   256-792-5

$C_{20}H_{21}NOS$
O-(1,2,3,4-Tetrahydro-1,4-methanonaphthalen-6-yl) m,N-dimethylthiocarbanilate.
K 9147; Fungifos; Kilmicen; Tolmicen. Antifungal. mp = 92-94°; soluble in

C6H14 (1.49 g/100 ml), n-octanol (2.39 g/100 ml); insoluble in H$_2$O; LD$_{50}$ (mus orl) = 4000 mg/kg, (rat orl) = 6000 mg/kg, (dog orl) = 5000 mg/kg. *Farmitalia Carlo Erba SpA.*

1129 Tolindate
27877-51-6   9652

C$_{18}$H$_{19}$NOS
O-5-Indanyl m,N-dimethylthiocarbanilate.
Dalnate. Antifungal. mp = 94-95°. *U.S. Vitamin.*

1130 Tolnaftate
2398-96-1   9656   219-266-6

C$_{19}$H$_{17}$NOS
O-2-Naphthyl m,N-dimethylthiocarbanilate.
Aftate; Dr. Scholl's Athlete's Foot Spray; Tinactin; Tritin; Sch-10144; component of: Tinavet; naphthiomate T; Sch-10144; Chinofungin; Dungistop; Hi-Alarzin; Sporiline; Timoped; Tonoftal; Tniaderm. Antifungal. mp = 110.5-111.5°; insoluble in H$_2$O; sparingly soluble in MeOH, EtOH; soluble in CHCl$_3$ (66 g/100 ml), Me$_2$CO (12.5 g/100 ml), CCl$_4$ (10 g/100 ml); LD$_{50}$ (mus orl) > 10000 mg/kg, (mus sc) > 6000 mg/kg, (rat oprl) > 6000 mg/kg, (rat sc) > 4000 mg/kg. *Schering-Plough HealthCare Products.*

1131 Triacetin
102-76-1   9721   203-051-9

C$_9$H$_{14}$O$_6$
Glyceryl triacetate.
Enzactin; Fungacetin. Antifungal. d$_4^{25}$ = 1.1562; mp = -78°; bp = 258-260°; bp$_{40}$ = 172°; soluble in H$_2$O (7.1 g/100 ml); miscible with EtOH, Et$_2$O, CHCl$_3$; slightly soluble in CS$_2$; LD$_{50}$ (mus iv) = 1600 ± 81 mg/kg. *Eastman Chemical Co.; Whitehall-Robins.*

1132 Triafungin
55242-77-8

C$_{13}$H$_{10}$N$_4$
3-Benzylpyriso[3,4-c]-as-triazine.
EU-3325. Antifungal.

1133 Tubercidin
69-33-0   9936   200-703-4

C$_{11}$H$_{14}$N$_4$O$_4$
7-β-D-Ribofuranosyl-7H-pyrrolo[2,3-d]pyrimidin-4-amine.
7-deazaadenosine; sparsamycin A;

U-10071. Antibiotic produced in *Streptomyces tubericidus*. Antifungal and tuberculostatic antibacterial. mp = 247-248° (dec); $[\alpha]_D^{17}$ = -67° (50% AcOH); λ_m = 270 nm (ε 12100 0.01N NaOH); soluble in H_2O (0.3 g/100 ml), MeOH (0.5 g/100 ml), EtOH (0.05 g/100 ml); insoluble in Me_2CO, $CHCl_3$, C_6H_6, petroleum ether; LD_{50} (mus iv) = 45 mg/kg.

1134 Ujothion
1219-77-8   9978

$C_{12}H_{14}N_2O_2S_2$
5-Benzyldihydro-6-thioxo-1,3,5-thiadiazine-3(4H)-acetic acid.
Antifungal. mp = 152°.

1135 Undecylenic Acid
112-38-9   9983   203-965-8

$C_{11}H_{20}O_2$
10-Undecenoic acid.
Declid; Renselin; Sevinon; component of: Fulvidex. Antifungal. d_4^{24} = 0.9072, d_{25}^{25} = 0.9102, d_{45}^{45} = 0.8993, $d_4^{79.9}$ = 0.8653; mp = 24.5°; bp = 275°, bp_{182} = 232-235°, bp_{130} = 230-235°, bp_{100} = 213.5°, bp_{90} = 198-200°, bp_{15} = 168.3°; bp_{10} = 131°; insoluble in H_2O; soluble in EtOH, $CHCl_3$, Et_2O; LD_{50} (mus orl) = 8150 mg/kg, (mus ip) = 960 mg/kg. Schering-Plough Animal Health.

1136 Valconazole
56097-80-4

$C_{16}H_{18}Cl_2N_2O_2$
(±)-2-(2,4-Dichlorophenoxy)-1-imidazol-1-yl-4,4-dimethyl-3-pentanone.
Broad-spectrum triazole antifungal.

1137 Viridin
3306-52-3   10144   221-987-6

$C_{20}H_{16}O_6$
1β-Hydroxy-2+[b-methoxy-18-nor-androsta-5,8,11,13-tetraeno[6,5,4-bc]-furan-3,7,17,trione.
Antifungal. mp = 245° (dec), 222-224°, 200-205° (dec); $[\alpha]_D^{19}$ = -224°; λ_m = 242, 300 nm (log ε 4.49 4.22); soluble in H_2O, $CHCl_3$; sparingly soluble in CS_2, CCl_4; insoluble in Et_2O; [β-isomer]: mp = 240-245° (dec); $[\alpha]_D^{16}$ = -224°; λ_m = 243, 300 nm (log ε 4.45, 4.25).

1138 Viridofulvin
1405-00-1
Antibiotic derived from *Streptomyces viridogriseus*. Antifungal.

1139 Zinc Propionate
557-28-8   10286   209-167-6
$C_6H_{10}O_4Zn$
Propionic acid zinc salt.
Antifungal. Used as fungicide on adhesive tape. Soluble in H_2O (32 g/100 ml at 15°), EtOH (2.8 g/100 ml at 15°, 17.2 g/100 ml at 76°.

1140   Zinc Undecylenate
557-08-4   9983   209-155-0

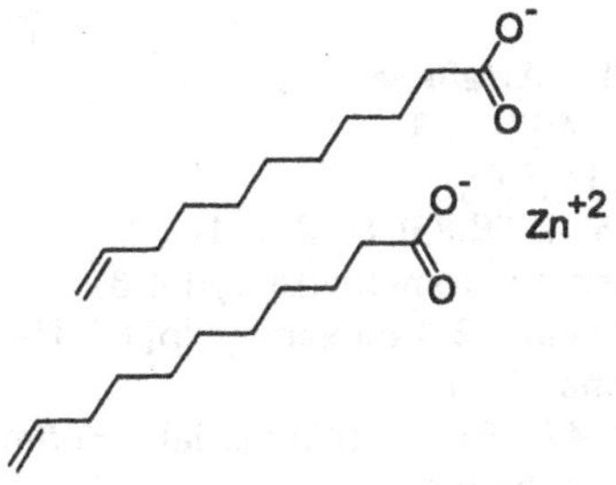

$C_{22}H_{38}O_4Zn$
Zinc 10-undecenoate.
Antifungal. mp = 115-116°.

1141   Zinoconazole
84697-21-2

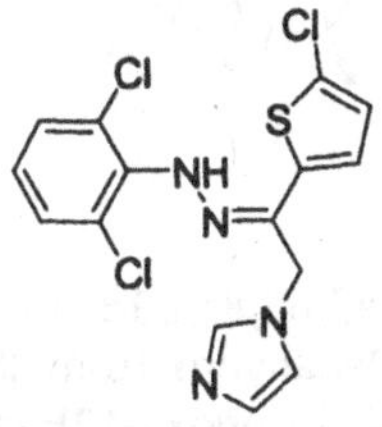

$C_{15}H_{11}Cl_3N_4S$
5-Chloro-2-thienylimidazolylmethyl ketone.
Antifungal. *Searle, G.D., & Co.*

1142   Zinoconazole Hydrochloride
80168-44-1

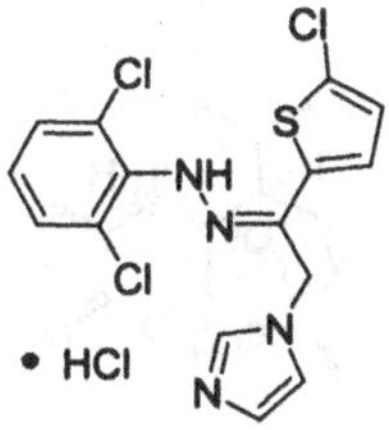

$C_{15}H_{12}Cl_4N_4S$
5-Chloro-2-thienylimidazolylmethyl ketone hydrochloride.
SC-38390. Antifungal. *Searle, G.D., & Co.*

Antimalarials

1143   Acedapsone
77-46-3   20   201-028-8

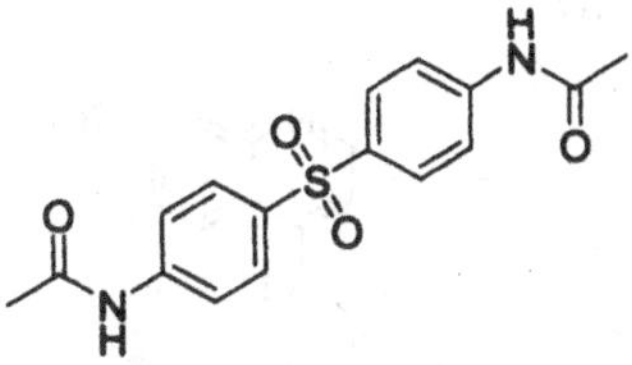

$C_{16}H_{16}N_2O_4S$
4',4'-Sulfonylbis[acetanilide].
Hansolar; CI-556; CN-1883; DADDS; PAM-MR-1165; Rodilone; diacetyldapsone; sulfadiamine; 1399F. Antimalarial and leprostatic. mp = 289-292°; λ_m = 256, 284 nm (ε 25500, 36200 MeOH); soluble in H_2O (0.3 g/100 ml). *Parke-Davis*.

1144   Amodiaquine
86-42-0   609   201-669-3

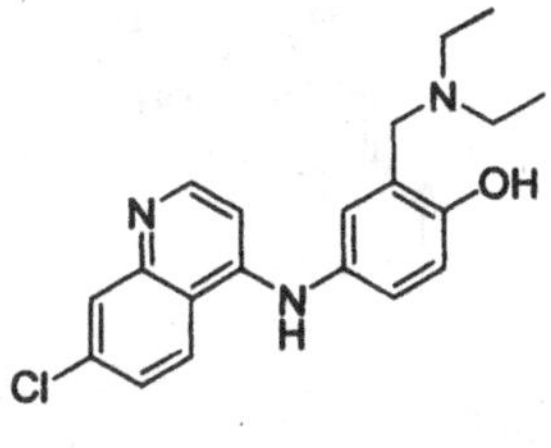

$C_{20}H_{22}ClN_3O$
4-[(7-Chloro-4-quinolyl)amino]-α-(diethylamino)-o-cresol.
SN-10751. Antimalarial and antiprotozoal. mp = 208° (dec). *Parke-Davis*.

1145   Amodiaquine Dihydrochloride Dihydrate
6398-98-7   609
$C_{20}H_{24}Cl_3N_3O \cdot 2H_2O$
4-[(7-Chloro-4-quinolyl)amino]-α-(diethylamino)-o-cresol dihydrochloride dihydrate.
CAM-AQ1; Camoquin; Flavoquine; Miaquin. Antimalarial and antiprotozoal. Dec 150-160°; λ_m = 342 nm ($E^{1\%}_{1\,cm}$ 349, MeOH), 341.5 nm ($E^{1\%}_{1\,cm}$ = 389 0.1N HCl), 342 nm ($E^{1\%}_{1\,cm}$ 396

0.1N NaOH); soluble in H$_2$O; sparingly soluble in EtOH; insoluble in Et$_2$O, CHCl$_3$, C$_6$H$_6$. *Parke-Davis*.

1146 Amopyroquine
550-81-2

C$_{20}$H$_{20}$ClN$_5$
4-[(7-Chloro-4-quinolyl)amino]-α-1-pyrrolidinyl-o-cresol.
Antimalarial agent.

1147 Amquinate
17230-85-2

C$_{18}$H$_{24}$N$_2$O$_3$
Methyl 7-(diethylamino)-4-hydroxy-6-propyl-3-quinolinecarboxylate.
Antimalarial.

1148 Arteether
75887-54-6   853

C$_{17}$H$_{28}$O$_5$
[3R-(3α,5aβ,6β,8aβ,9α,10α,12β,-12aR*)]-10-Ethoxydecahydro-3,6,9-trimethyl-3,12-epoxy-12H-pyrano-[4,3-j]-1,2-benzodioxepin.
dihydroartemisinin ethyl ether; SM-227; dihydroqinghaosu ethyl ether. Antimalarial. mp = 80-82°; [α]$_D^{21}$ = 154.5° (c = 1.0 CHCl$_3$).

1149 Arteflene
123407-36-3
C$_{19}$H$_{18}$F$_6$O$_3$
(1S,4R,5R,8S)-4-[(Z)-2,4-Bis(trifluoromethyl)styryl]-4,8-dimethyl-2,3-dioxabicyclo[3.3.1]-nonan-7-one.
Ro-42-1611. Antimalarial. *Hoffmann-LaRoche Inc*.

1150 Artemether
71963-77-4   854

C$_{16}$H$_{26}$O$_5$
[3R-(3α,5aβ,6β,8aβ,9α,10α,12β,-12aR*)]-Decahydro-10-methoxy-3,6,9-trimethyl-3,12-epoxy-12H-pyrano-[4,3-j]-1,2-dibenzidioxepin.
dihydroartemisinin methyl ether; SM-224. Antimalarial. mp = 86-88°; [α]$_D^{19.5}$ = 171° (c = 2.59 CHCl$_3$); LD$_{50}$ (mus im) = 263 mg/kg.

1151 Artemisinin
63968-64-9   856

C$_{15}$H$_{22}$O$_5$
(3R,5aS,6R,8aS,9R,12S,12aR)-Octahydro-3,6,9-trimethyl-3,12-epoxy-12H-pyrano[4,3-j]-1,2-benzodiozepin-10(3H)-one.
artemisine; arteannuin; huanghua-

haosu; QHS; qinghaosu; qing hau sau. Antimalarial. mp = 156-157°; $[\alpha]_D^{17}$ = 66.3° (c = 1.64 $CHCl_3$); soluble in aprotic solvents; LD_{50} (mus orl) = 5105 mg/kg, 4228 mg/kg, (mus im) = 2800 mg/kg, 3840 mg/kg, (mus ip) = 1558 mg/kg, (rat orl) = 5576 mg/kg, (rat im) = 2571 mg/kg.

1152 Artesunate
88495-63-0   857

$C_{19}H_{28}O_8$
(3R,5aS,6R,8aS,9R,10S,12R,12aR)-Decahydro-3,6,9-trimethyl-3,12-epoxy-12H-pyrano[4,3-j]-1,2-benzodiozepin-10-ol hydrogen succinate.
artesunic acid; dihydroqinghasu hemsuccinate. Antimalarial. [sodium salt (SM-804)]: LD_{50} (mus iv) = 520 mg/kg, (mus im) = 475 mg/kg.

1153 Atovaquone
95233-18-4   898

$C_{22}H_{19}ClO_3$
2-[trans-4-(p-Chlorophenyl)-cyclohexyl]-3-hydroxy-1,4-naphthoquinone.
Mepron; 566C80; BW-566C; BW-566C-80; Acuvel; Wellvone. Antimalarial and antipneumocystic. mp = 216-219°. *Glaxo Wellcome Inc.*

1154 Bebeerine
477-60-1   1042

$C_{36}H_{38}N_2O_6$
1'-α-6,6'-Dimethoxy-2,2'-dimethyltubocuraran-7',12'-diol.
d-bebeerine; chondodendrine; pelosine. Antimalarial. mp = 215°; $[\alpha]_D^{20}$ = 345.7° (c = 0.4 1N HCl); soluble in C_6H_6, $CHCl_3$, C_5H_5N; [hydrochloride]: mp = 260°; $[\alpha]_D^{20}$ = 294° (c = 0.7); soluble in H_2O, EtOH.

1155 Berberine
2086-83-1   1192   218-229-1

$[C_{20}H_{18}NO_4]^+$
5,6-dihydro-9,10-dimethoxybenzo[g]-1,3-benzodioxolo[5,6-a]quinolizinium. Antimalarial. mp = 145°; λ_m = 265, 343 nm; [sulfate trihydrate]: LD_{50} (mus ip) = 24.3 mg/kg.

1156 Chirata
2104
Chiretta; chirayita; bitter stick; East Indian Balmony. Extract from the dired plant *Swertia (Ophelia) chirata*. Antimalarial.

Antimalarials

1157 Chlorguanide
500-92-5   2138   207-915-6

$C_{11}H_{16}ClN_5$
1-(p-Chlorophenyl)-5-isopropylbiguanide.
chloroguanide; proguanil. Antimalarial. mp = 129°. *Rhône-Poulenc Rorer Pharmaceuticals Inc.*

1158 Chlorguanide Hydrochloride
637-32-1   2138   211-283-7
$C_{11}H_{17}Cl_2N_5$
1-(p-cClorophenyl)-5-isopropylbiguanide hydrochloride.
Paludrine; M-4888; RP-3359; SN-12837; Diguanyl; Drinupal; Guanatol; Palusil; Tirian. Antimalarial. mp = 243-244°; λ_m = 259 nm (EtOH); soluble in EtOH; slightly soluble in H_2O; insoluble in $CHCl_3$, Et_2O; LD_{50} (rat orl) = 200 mg/kg. *Eli Lilly & Co.; Zeneca Pharmaceuticals.*

1159 Chloroquine
54-05-7   2215   200-191-2

$C_{18}H_{26}ClN_3$
7-Chloro-4-[[4-(diethylamino)-1-methylbutyl]amino]quinoline.
Aralen; SN-7618; RP-3377; Artrichin; Bemaphate; Capquin; Nivaquine B; Resoquine; Reumachlor; Sanoquin; nivaquine [as sulfate]. Antiamebic, antimalarial. mp = 87°. *Sterling Winthrop, Inc.*

1160 Chloroquine Dihydrochloride
3545-67-3   2215   222-592-1
$C_{18}H_{28}Cl_3N_3$
7-Chloro-4-[[4-(diethylamino)-1-methylbutyl]amino]quinoline dihydrochloride.
Aralen hydrochloride. Antiamebic, antimalarial. *Sterling Winthrop, Inc.*

1161 Chloroquine Diphosphate
50-63-5   2215   200-055-2
$C_{18}H_{32}ClN_3P_2O_8$
7-Chloro-4-[[4-(diethylamino)-1-methylbutyl]amino]quinoline diphosphate.
Aralen phosphate; Arechin; Avloclor; Imagon; Malaquin; Resochin; Tresochin. Antiamebic, antimalarial and antirheumatic. Also has activity as a lupus erythematosus suppressant. mp = 193-195°, 215-218°; soluble in H_2O, less soluble at neutral or alkaline pH, insoluble in organic solvents; pH (1% aqueous solution) = 4.5. *Sterling Winthrop, Inc.*

1162 Chlorproguanil
537-21-3   2237   208-660-3

$C_{11}H_{15}Cl_2N_5$
1-(3,4-Dichlorophenyl)-5-isopropylbiguanide.
M-5943. Antimalarial. *ICI.*

1163 Chlorproguanil Hydrochloride
15537-76-5   2237
$C_{11}H_{16}Cl_3N_5$
1-(3,4-Dichlorophenyl)-5-isopropylbiguanide hydrochloride.
Lapudrine. Antimalarial. mp = 246-247°; soluble in H_2O (1 g/100 ml). *ICI.*

1164 Cinchona
2343
Calisaya bark; Peruvian bark; Cinchona bark; Jesuit's bark. Antimalarial. Dried bark of *cinchocha* species. Consists of about 35% alkaloids.

1165 Cinchonidine
485-71-2   2345   207-622-3

$C_{19}H_{22}N_2O$
(8α,9R)-Cinchonan-9-ol.
cinchovatine; α-quinidine. Antimalarial. mp = 210°; $[α]_D^{20}$ = -109.2° (EtOH); soluble in EtOH, $CHCl_3$; moderately soluble in Et_2O; LD_{50} (rat ip) = 206 mg/kg.

1166 Cinchonine
118-10-5   2346   204-234-6

$C_{19}H_{22}N_2O$
(9S)-Cinchonan-9-ol.
Antimalarial. mp = 265°; $[α]_D$ = 229° (EtOH); insoluble in H_2O; soluble in EtOH (1.67 g/100 ml at 25°, 4 g/100 ml at 76°), $CHCl_3$ (0.91 g/100 ml), Et_2O (0.2 g/100 ml); LD_{50} (rat ip) = 152 mg/kg.

1167 Clociguanil
3378-93-6

$C_{12}H_{15}Cl_2N_5O$
4,6-Diamino-1-[(3,4-dichlorobenzyl)-oxy]-1,2-dihydro-2,2-dimethyl-s-triazine.
Antimalarial.

1168 Cycloguanil
516-21-2   2790

$C_{11}H_{14}ClN_5$
4,6-Diamino-1-(p-chlorophenyl)-1,2-dihydro-2,2-dimethyl-s-triazine.
chlorazine; chlorguanide triazine; TCl; M-10580; D-20. Antimalarial. mp = 146°; $λ_m$ = 241 nm (log ε 4.11 H_2O). *Parke-Davis.*

1169 Cycloguanil Pamoate
609-78-9   2790

$C_{45}H_{44}Cl_2N_{10}O_6$
4,6-Diamino-1-(p-chlorophenyl)-1,2-dihydro-2,2-dimethyl-s-triazine compound (2:1) with 4,4'-methylene-bis[3-hydroxy-2-naphthoic acid].

cycloguanil embonate; CI-501; CN-14,329-23A; PAM-MR-807-23a; NSC-77830; Camolar. Antimalarial. mp = 231-234°; soluble in H₂O (0.003 g/100 ml). *Parke-Davis.*

1170 Enpiroline Phosphate
66364-74-7

$C_{19}H_{21}F_6N_2O_5P$
(±)-(R*,R*)-α-[2-(trifluoromethyl)-6-(α,α,α-trifluoro-p-tolyl)-4-pyridyl]-2-piperidinemethanol phosphate (1:1) (salt).
WR-180409. Antimalarial. *Walter Reed Army Inst. of Res.*

1171 Gentiopicrin
20831-76-9   4403   244-070-2

$C_{16}H_{20}O_9$
(5R-trans)-5-Ethenyl-6-(β-D-glucopyranosyloxy)-5,6-dihydro-1H,3H-pyrano[3,4-c]pyran-1-one. gentiopicroside. Antimalarial. Isolated from *Gentiana lutea* L., Gentianaceae. mp = 191°; $[\alpha]_D^{20}$ = -199° (RtOH); λ_m = 270 nm (log ε 3.96, EtOH).

1172 Halofantrine
69756-53-2   4626   274-104-1

$C_{26}H_{30}Cl_2F_3NO$
1,3-Dichloro-α-[2-(dibutylamino)-ethyl]-6-(trifluoromethyl)-9-phenanthrenemethanol.
Halfan. Antimalarial. [β-glycerophosphate]: mp = 60-65°. *SmithKline Beecham Pharmaceuticals; Walter Reed Army Inst. of Res.*

1173 Halofantrine Hydrochloride
36167-63-2   4626   252-895-4
$C_{26}H_{31}Cl_3F_3NO$
1,3-Dichloro-α-[2-(dibutylamino)-ethyl]-6-(trifluoromethyl)-9-phenanthrenemethanol hydrochloride.
WR-171669; SKF-102886; Halfan. Antimalarial. mp = 93-96°, 203-204°. *SmithKline Beecham Pharmaceuticals; Walter Reed Army Inst. of Res.*

1174 Hydroxychloroquine
118-42-3   4863   204-249-8

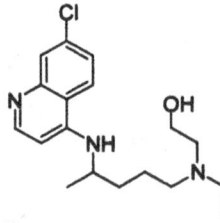

$C_{18}H_{26}ClN_3O$
2-[[4-[(7-Chloro-4-quinolyl)amino]-pentyl]ethylamino]ethanol.
oxychloroquine; oxichloroquine. Antimalarial and lupus erythematosus suppressant. mp = 89-91°. *Apothecon; Sterling Winthrop, Inc.*

1175 Hydroxychloroquine Sulfate
747-36-4   4863   212-019-3
$C_{18}H_{28}ClN_3O_5S$
2-[[4-[(7-Chloro-4-quinolyl)-amino]pentyl]ethylamino]ethanol sulfate (1:1) (salt).
Plaquenil Sulfate; Ercoquin; Quensyl. Antimalarial and lupus erythematosus suppressant. mp = 198°, 240°; freely soluble in H_2O; insoluble in EtOH, $CHCl_3$, Et_2O. *Apothecon; Sterling Winthrop, Inc.*

1176 Mefloquine
53230-10-7   5845

$C_{17}H_{16}F_6N_2O$
(DL-Erythro-α-2-piperidyl-2,8-bis(trifluoromethyl)-4-quinoline-methanol.
WR-142490; Ro-21-5998. Antimalarial. *Hoffmann-LaRoche Inc.; Walter Reed Army Inst. of Res.*

1177 Mefloquine Hydrochloride
51773-92-3   5845

$C_{17}H_{17}ClF_6N_2O$
(DL-Erythro-α-2-piperidyl-2,8-bis(trifluoromethyl)-4-quinoline-methanol hydrochloride.
Lariam; Ro-21-5998/001; Fansimef [with sulfadoxine and pyrimethamine]. Antimalarial. mp = 259-260° (dec); slightly soluble in H_2O; soluble in EtOH, EtOAc. *Hoffmann-LaRoche Inc.; Walter Reed Army Inst. of Res.*

1178 Menoctone
14561-42-3

$C_{24}H_{32}O_3$
2-(8-Cyclohexyloctyl)-3-hydroxy-1,4-naphthoquinone.
Win-11530; NSC-103336. Antimalarial. *Sterling Winthrop, Inc.*

1179 3-Methylarsacetin
25384-21-8   6102

$C_9H_{12}AsNO_4$
[4-(Acetylamino)-3-methylphenyl]-arsonic acid.
Orsudan. Antimalarial. Dec 306°; soluble in hot H_2O, MeOH; poorly soluble in EtOH, other organic solvents.

1180 Mirincamycin
31101-25-4

$C_{19}H_{35}ClN_2O_5S$
Methyl 7-chloro-6,7,8-trideoxy-6-(cis-4-pentyl-L-2-pyrrolidinecarboxamido)-1-thio-L-threo-α-D-galacto-octapyranoside mixture with methyl 7-chloro-6,7,8-trideoxy-6-(trans-4-pentyl-L-2-pyrrolidinecarboxamido)-1-thio-L-threo-α-D-galacto-octapyranoside. Antibacterial and antimalarial.

1181 Mirincamycin Hydrochloride
8063-91-0
$C_{19}H_{36}Cl_2N_2O_5S$
Methyl 7-chloro-6,7,8-trideoxy-6-(cis-4-pentyl-L-2-pyrrolidinecarboxamido)-1-thio-L-threo-α-D-galacto-octapyranoside monohydrochloride mixture with methyl 7-chloro-6,7,8-trideoxy-6-(trans-4-pentyl-L-2-pyrrolidinecarboxamido)-1-thio-L-threo-α-D-galacto-octapyranoside monhydrochloride.
U-24729A. Antibacterial; antimalarial.

1182 Pamaquine
491-92-9   7134   211-224-5

$C_{19}H_{29}N_3O$
N^1,N^1-Diethyl-N^4-(6-methoxy-8-quinolinyl)-1,4-pentanediamine.
Plasmochin; Aminoquin; Praequine; Béprochine; Gamefar; Quipenyl; Plasmoquine. Antimalarial. $bp_{0.03}$ = 175-180°; bp_1 = 182-194°.

1183 Pentaquine
86-78-2
$C_{18}H_{27}N_3O$
8-(5-Isopropylaminoamylamino)-6-methoxyquinoline.
Antimalarial.

1184 Pentaquine Phosphate
5428-64-8

$C_{18}H_{30}N_3O_5P$
8-(5-Isopropylaminoamylamino-6-methoxy quinoline phosphate.
An 8-aminoquinoline. Antimalarial.

1185 Plasmocid
551-01-9   7680

$C_{17}H_{25}N_3O$
N,N-Diethyl-N'-(6-methoxy-8-quinolinyl)-1,3-propanediamine.
710-F; SN-3115; Fourneau 710; Antimalarine; Rhodoquine. Antimalarial. $bp_{1.0}$ = 182°; d_4^{24} = 1.0569; [dihydrochloride]: mp = 218-220°; [diphosphate]: mp = 169-171°.

1186 Primaquine
90-34-6   7925   201-987-2

$C_{15}H_{21}N_3O$
8-[(4-Amino-1-methylbutyl)amino]-6-methoxyquinoline.
SN-13272. Antimalarial. bp_{02} = 175-179°; soluble in Et_2O; [oxalate]: mp = 182.5-185°.

1187 Primaquine Diphosphate
63-45-6   7925   200-560-8

$C_{15}H_{27}N_3O_9P$
8-[(4-Amino-1-methylbutyl)amino]-6-methoxyquinoline phosphate.

Antimalarial. mp = 197-198°; moderately soluble in H$_2$O.

1188 Pyrimethamine
58-14-0   8169   200-364-2

C$_{12}$H$_{13}$ClN$_4$
2,4-Diamino-5-(p-chlorophenyl)-6-ethylpyrimidine.
RP-4753; Chloridin; Malocide; Tindurin; Daraprim; Fansidar. Antimalarial and antiprotozoal. mp = 233-234°; soluble in EtOH 0.9 g/100 ml at 25°, 2.5 g/100 ml at 76°, dil. HCl (0.5 g/100 ml). *Glaxo Wellcome Inc.; Hoffmann-LaRoche Inc.*

1189 Quinacrine
83-89-6   8225   201-508-7

C$_{23}$H$_{30}$ClN$_3$O
6-Chloro-9-[[4-(diethylamino)-1-methylbutyl]amino]-2-methoxyacridine.
Mepacrine; Atabrine. Anthelmintic and antimalarial. *Sterling Winthrop, Inc.*

1190 Quinacrine Dihydrochloride Dihydrate
6151-30-0   8225
C$_{23}$H$_{31}$Cl$_2$N$_3$O.2H$_2$O
6-Chloro-9-[[4-(diethylamino)-1-methylbutyl]amino]-2-methoxyacridine dihydrochloride dihydrate.

Atabrine hydrochloride; RP-866; SN-390. Anthelmintic and antimalarial. Dec 248-250°; soluble in H$_2$O (2.8 g/100 ml); slightly soluble in EtOH, MeOH; insoluble in C$_6$H$_6$, Et$_2$O, Me$_2$CO. *Sterling Winthrop, Inc.*

1191 Quinacrine Methanesulfonate Hydrate
6598-46-5   8225
C$_{25}$H$_{38}$ClN$_3$O$_7$S$_2$.H$_2$O
6-Chloro-9-[[4-(diethylamino)-1-methylbutyl]amino]-2-methoxyacridine methanesulfonate monohydrate.
Anthelmintic and antimalarial. Soluble in H$_2$O (33 g/100 at 15°), EtOH (2.7 g/100 ml at 15°); pH (2% w/v solution in H$_2$O) = 3.0-5.0. *Sterling Winthrop, Inc.*

1192 Quinidine
56-54-2   8244   200-279-0

C$_{20}$H$_{24}$N$_2$O
(8R,9S)-6'-Methoxycinchonan-9-ol.
conquinine; pitayine; β-quinine. Antimalarial. A dextrorotatory stereoisomer of quinine. Found in cinchona bark (0.25-3.0%). mp = 174-175°; triboluminiscent; $[\alpha]_D^{15}$ = 230° (c = 1.8 CHCl$_3$), $[\alpha]_D^{17}$ = 258° (EtOH), $[\alpha]_D^{17}$ = 322° (c = 1.6 2M HCl); soluble in H$_2$O (0.05 g/100 ml at 20°, 0.12 g/100 ml at 100°), EtOH (2.8 g/100 ml), Et$_2$O (1.8 g/100 ml), CHCl$_3$ (62.5 g/100 ml); very soluble in MeOH; insoluble in petroleum ether; LD$_{50}$ (rat iv) = 30 mg/kg, (rat orl) = 263 mg/kg. *Eli Lilly & Co.; Merrell Pharmaceuticals Inc.; Parke-Davis.*

Antimalarials

1193 Quinine
130-95-0   8245   205-003-2

$C_{20}H_{24}N_2O_2$
(8S,9R)-6'-Methoxycinchonan-9-ol.
Skeletal muscle relaxant and antimalarial. An alkaloid found in cinchona bark (~0.8-4%). mp = 177° (some dec); triboluminescent (blue fluorescence is strong in dilute H_2SO_4); $[\alpha]_D^{15}$ = -169° (c = 2 97% EtOH), $[\alpha]_D^{17}$ = -117° (c = 1.5 $CHCl_3$), $[\alpha]_D^{15}$ = -285° (c = 0.4M 0.1N H_2SO_4); soluble in H_2O (0.05 g/100 ml at 25°, 0.13 g/100 ml at 100°), EtOH (125 g/100 ml), C_6H_6 (1.25 g/100 ml at 25°, 5.5 g/100 ml at 50°), $CHCl_3$ (83.3 g/100 ml), Et_2O (0.4 g/100 ml), glycerol (5 g/100 ml); insoluble in petroleum ether.

1194 Quinine Sulfate Dihydrate
6119-70-6   8245   200-046-3
$C_{40}H_{50}N_4O_8S \cdot 2H_2O$
(8α,9R)-6'-Methoxycinchonan-9-ol sulfate (2:1) (salt) dihydrate.
Coco-Quinine; Quine; Quinate; Quinsan component of: Quinamm. Antimalarial. $[\alpha]_D^{15}$ = -220° (c = 5 0.5N HCl); soluble in H_2O (0.12 g/100 ml at 20°, 3.12 g/100 ml at 100°), EtOH (0.83 g/100 ml at 20°, 10 g/100 ml at 75°); slightly soluble in $CHCl_3$, Et_2O. *Eli Lilly & Co.; Merrell Pharmaceuticals Inc.; Parke-Davis.*

1195 Quinine Tannate
1407-83-6   215-805-4
Quinine tannate.
Less bitter than quinine sulfate. Antimalarial.

1196 Quinocide
525-61-1   8252

$C_{15}H_{21}N_3O$
8-[(4-Aminopentyl)amino]-6-methoxyquinoline.
chinocide; khinocyde. Antimalarial. bp_{10} = 183-186°; mp = 46°; [hydrochloride]: mp = 224-224,.5°; [dihydrochloride]: mp = 227-227.5°; [diphosphate]: mp = 174-176°.

1197 Quinoline
91-22-5   8253   202-051-6

C_9H_7N
Benzo[b]pyridine.
Leucoline; chinoleine; 1-benzazine. Antimalarial. mp = -15°; bp = 237.7°, bp_{100} = 163.2°, bp_{40} = 136.7°, bp_{20} = 119.8°, bp_{10} = 103.8°, bp_5 = 89.6°, bp_1 = 59.7°; moderately soluble in H_2O, EtOH, Et_2O, CS_2; LD_{50} (rat orl) = 460 mg/kg.

1198 Sodium Arsenate Dibasic
7778-43-0   8720   231-902-4

$AsHNa_2O_4$
Disodium arsenate.
Formerly used as an antimalarial. [heptahydrate]: mp = 57°; d = 1.87; soluble in H_2O 76.9 g/100 ml), glycerol, slightly soluble in EtOH; LD_{75} (rat ip) = 14-18 mg/kg.

1199 Tebuquine
74129-03-6

$C_{26}H_{25}Cl_2N_3O$
3-[(tert-Butylamino)methyl]-4'-chloro-5-[(7-chloro-4-quinolyl)amino]-2-biphenylol.
CI-897; WR-228258. Antimalarial. *Parke-Davis.*

Antipneumocystic Agents

1200 Atovaquone
95233-18-4   898

$C_{22}H_{19}ClO_3$
2-[trans-4-(p-Chlorophenyl)-cyclohexyl]-3-hydroxy-1,4-naphthoquinone.
Mepron; 566C80; 566C; BW-566C; BW-556C-80; Acuvel; Wellvone. Antiprotozoal (toxoplasma) and antimalarial. Used to treat pneumocystis. mp = 216-219°. *Glaxo Wellcome Inc.*

1201 Eflornithine
67037-37-0   3564

$C_6H_{12}F_2N_2O_2$
2-(Difluoromethyl)-DL-ornithine.
DFMO; RFI-71782. Antipneumocystic. Antineoplastic and antiprotozoal (trypanosoma). *Marion Merrell Dow Inc.*

1202 Eflornithine Hydrochloride Monohydrate
96020-91-6   3564
$C_6H_{13}ClF_2N_2O_2 \cdot H_2O$
2-(Difluoromethyl)-DL-ornithine hydrochloride monohydrate.
Ornidyl; MDL-71782A. Antipneumocystic. Antineoplastic and antiprotozoal (trypanosoma). mp = 183°. *Marion Merrell Dow Inc.*

1203 Pentamidine
100-33-4   7254   202-841-0

$C_{19}H_{24}N_4O_2$
4,4'-(Pentamethylenedioxy)-dibenzamidine.
4,4'-diamidino-α,ω-diphenoxypentane. Antipneumocystic. Also used as antiprotozoal (trypanosoma, leishmania). Dec 186°. *Fujisawa USA, Inc.; Rhône-Poulenc Rorer Pharmaceuticals Inc*

1204 Pentamidine Dimethanesulfonate
6823-79-6   7254   229-898-4
$C_{23}H_{36}N_4O_{10}S_2$
4,4'-(Pentamethylenedioxy)-dibenzamidine isethionate.
Nebupent; Pentacarinat; Pentam 300; MB-800; RP-2512; M&B-800; Aeropent; Banambax; NebuPent; Pneumopent. Antipneumocystic. mp = 180°; soluble in H_2O (10 g/100 ml at 25°, 25 g/100 ml at 100°); soluble in glycerol; slightly soluble in EtOH; insoluble in Et_2O, Me_2CO, $CHCl_3$. *Fujisawa USA, Inc.; Rhône-Poulenc Rorer Pharmaceuticals Inc.*

1205 Sulfamethoxazole
723-46-6   9086   211-963-3

$C_{10}H_{11}N_3O_3S$
N^1-(5-Methyl-3-isoxazolyl)-sulfanilamide.
Gantanol; Ro-4-2130; Sinomin; sulfisomezole; component of: Azo Gantanol, Bactrim, Cotrim, Septra, SMZ/TMP, Sulfatrim. Antibacterial, used in the treatment of pneumocystis. mp = 167°; LD_{50} (mus orl) = 3662 mg/kg. *Apothecon; Glaxo Wellcome Inc.; Hoffmann-LaRoche Inc.; Lemmon Co.*

Antiprotozoals

1206 Acetarsone
97-44-9   49   202-582-3

$C_8H_{10}AsNO_5$
N-Acetyl-4-hydroxy-m-arsanilic acid.
3-acetamido-4-hydroxybenzenearsonic acid; Stovarsol; acetarsol; acetphenarsine; Ehrlich 594; Fourneau 190; F-190; Amarsan; Arsaphen; Dynarsan; Goyl; Kharophen; Limarsol; Malagride; Gynoplix; Oralcid; Devegan; Orarsan; Osarsal; Osvarsan; Paroxyl; Sanogyl; Spirocid; S.V.C.; Monargan; Ginarsol; Stovarsolan; Realphene [as calcium salt], Bistovol [as bismuth salt]. Antiprotozoal against Trichomonas. Dec 240-250°; slightly soluble in H_2O; MLD (rbt orl) = 125-150 mg/kg, (cat orl) = 150-175 mg/kg. *Abbott Labs.; Rhône-Poulenc Rorer Pharmaceuticals Inc.*

1207 Acetarsone Diethylamine Salt
534-33-8   49   208-597-1
$C_{12}H_{21}AsN_2O_5$
N-Acetyl-4-hydroxy-m-arsanilic acid diethylamine salt.
Acetarsin; Acetilarsano; Acetylarsan; Arsaphenan; Golarsyl; Syntharsol. Antiprotozoal against Trichomonas. *Abbott Labs.; Rhône-Poulenc Rorer Pharmaceuticals Inc.*

1208 Acranil
1684-42-0   123   216-868-0

• 2 HCl

$C_{21}H_{28}Cl_3N_3O_2$
1-[(6-Chloro-2-methoxy-9-acridinyl)amino]-3-(diethylamino)-2-propanol dihydrochloride.
SKF-16214-A2; SN-186. Antiprotozoal against Giardia. mp = 237-239° (dec); soluble in H_2O; [free base ($C_{21}H_{26}ClN_3O_2$)]: mp = 105-107°; sparingly soluble in Et_2O. *SmithKline Beecham Pharmaceuticals.*

1209 Aminitrozole
140-40-9   430   205-414-7

$C_5H_5N_3O_3S$
N-(5-Nitro-2-thiazolyl)acetamide.
CL-5279; acinitrazole; Tritheon; Trichorad; Trichoral; Gynofon; Enheptin-A; Pleocide. Antiprotozoal against Trichomonas. mp = 264-265°; soluble in aqueous NH_3, NaOH. *American Cyanamid.*

1210 Amodiaquine
86-42-0   609   201-669-3

$C_{20}H_{22}ClN_3O$
4-[(7-Chloro-4-quinolinyl)amino]-α-(diethylamino)-o-cresol.
SN-10751. Antimalarial and antiprotozoal against Toxoplasma. mp = 208° (dec). *Parke-Davis.*

1211 Amodiaquine Hydrochloride
69-44-3   609   200-706-0
$C_{20}H_{23}Cl_2N_3O$
4-[(7-Chloro-4-quinolinyl)amino]-α-(diethylamino)-o-cresol hydrochloride.
Camoquin hydrochloride; CAM-AQ1; Flavoquine, Miaquin. Antimalarial and antiprotozoal against Toxoplasma. Dec 150-160°; λ_m = 342 nm ($E_{1cm}^{1\%}$ 349 MeOH), 341.5 nm ($E_{1cm}^{1\%}$ = 389 H_2O), 342 nm ($E_1^{1\%}$ 396 0.1N HCl); soluble in H_2O; sparingly soluble in EtOH; very slightly soluble in C_6H_6, $CHCl_3$, Et_2O;

[diihydrochloride hemihydrate]: mp = 243°, slightly soluble in H_2O, EtOH. *Parke-Davis.*

1212 Anisomycin
22862-76-6   708   245-269-7

$C_{14}H_{19}NO_4$
1,4,5-Trideoxy-1,4-imino-5-(4-methoxyphenyl)-D-xylo-pentitol 3-acetate.
Flagecidin. Antiprotozoal against Trichomonas. mp = 140-141°; $[\alpha]_D^{23}$ = -30° (MeOH); λ_m = 224, 277, 283 nm (ε 10800. 1800, 1600); soluble in H_2O, EtOH, MeOH, EtOAc, Me_2CO, $CHCl_3$; insoluble in C_6H_6; [hydrochloride ($C_{14}H_{20}ClO_4$)]: mp = 187-188°; very soluble in H_2O; [deacetylanisomycin ($C_{12}H_{17}NO_3$)]: mp = 176-179°; $[\alpha]_D^{25}$ = -20.0° (MeOH). *Pfizer Inc.*

1213 Atovaquone
95233-18-4   898

$C_{22}H_{19}ClO_3$
2-[trans-4-(p-Chlorophenyl)cyclohexyl]-3-hydroxy-1,4-naphthoquinone.
Mepron; 566C80; BW-566C; BW-566C-80; Acuvel; Wellvone. Antimalarial and antipneumocystic. Antiprotozoal against Toxoplasma. mp = 216-219°. *Glaxo Wellcome Inc.*

Antiprotozoals

1214 Azanidazole
62973-76-6   930

$C_{10}H_{10}N_6O_2$
(E)-2-Amino-4-[2-(1-methyl-5-nitro-imidazol-2-yl)vinyl]pyrimidine.
nitromidine; F-4; Triclose. Antiprotozoal against Trichomonas. mp = 232-235°; soluble in DMF, DMSO; slightly soluble in dioxane, Me$_2$CO; LD$_{50}$ (mus orl) = 5100 mg/kg, (mus ip) = 590 mg/kg, (rat orl) = 7600 mg/kg, (rat ip) = 860 mg/kg. *Chemoterapico*.

1215 Bamnidazole
31478-45-2   250-650-6

$C_7H_{10}N_4O_4$
2-Methyl-5-nitroimidazole-1-ethanol carbamate.
RP-20578. Antiprotozoal against Trichomonas. *Rhône-Poulenc Rorer Pharmaceuticals Inc.*

1216 Benznidazole
22994-85-0   1114

$C_{12}H_{12}N_4O_3$
N-Benzyl-2-nitroimidazole-1-acetamide.
Ro-7-1051; Radanil. Antiprotozoal against Trypanosoma. mp = 188.5-190°; λ_m = 313 nm (ε 7600 EtOH); soluble in H$_2$O (0.04 g/100ml at 37°). *Hoffmann-LaRoche Inc.*

1217 Carnidazole
42116-76-7   1897   255-663-0

$C_8H_{12}N_4O_3S$
O-Methyl [2-(2-methyl-5-nitro-imidazol-1-yl)ethyl]thiocarbamate.
R-25831; Spartrix. Antiprotozoal against Trichomonas. mp = 142.4°. *Janssen Pharmaceutical, Belgium.*

1218 Chlortetracycline Bisulfate
              2245
7-Chloro-4-(dimethylamino)-1,4,4a,5,5a,6,11,12a-octahydro-3,6,10,12,12a-pentahydroxy-6-methyl-1,11-dioxo-2-naphthacenecaroxamide bisulfate.
Antibacterial and antiamebic.

1219 Chlortetracycline Hydrochloride
64-72-2   2245   200-591-7

$C_{22}H_{24}Cl_2N_2O_8$
7-Chloro-4-(dimethylamino)-1,4,4a,5,5a,6,11,12a-octahydro-3,6,10,12,12a-pentahydroxy-6-methyl-1,11-dioxo-2-naphthacenecaroxamide monohydrochloride.
Aureomycin; Fermycin Soluble. Antibacterial and antiamebic. Dec > 210°; $[\alpha]_D^{23}$ = 240°; soluble in H$_2$O (0.86 g/100 ml), MeOH (1.74 g/100 ml), EtOH (0.17 g/100 ml); insoluble in

Me$_2$CO, Et$_2$O, CHCl$_3$, dioxane; LD$_{50}$ (rat orl) = 10300 mg/kg. *Fermenta Animal Health Co.; Lederle Labs.*

1220 Doxycycline Calcium
94088-85-4   3496   302-088-9
C$_{44}$H$_{46}$CaN$_2$O$_8$
[4S-(4α,4aα,5α,5aα,6α,12aα)]-4-(Dimethylamino)-1,4,4a,5,5a,6,11,12a-octahydro3,5,10,12,12a-pentahydroxy-6-methyl-1,11-dioxo-2-naphthacenecarboxamide calcium (2:1) (salt).
Antibacterial and antiamebic.

1221 Eflornithine
67037-37-0   3564

C$_6$H$_{12}$F$_2$N$_2$O$_2$
2-(Difluoromethyl)-L-ornithine.
Antiprotozoal against Trypanosoma. *Marion Merrell Dow Inc.*

1222 Eflornithine Hydrochloride Monohydrate
96020-91-6   3564
C$_6$H$_{13}$ClF$_2$N$_2$O$_2$·H$_2$O
2-(Difluoromethyl)-L-ornithine Monohydrochloride Monohydrate.
Ornidyl; MDL-71782A. Antiprotozoal against Trypanosoma. mp = 183°. *Marion Merrell Dow Inc.*

1223 Ethylstibamine
1338-98-3   3896

C$_{10}$H$_{19}$N$_2$O$_3$Sb
Dihydroxyphenylstibine oxide compound with diethylamine.
Bayer 693; Neostibosan; Stibosamine; Astaril. Antiprotozoal against Trypanosoma. Freely soluble in H$_2$O.

1224 Flubendazole
31430-15-6   4154   250-624-4

C$_{16}$H$_{12}$FN$_3$O$_3$
Methyl 5-(p-fluorobenzoyl)-2-benzimidazolecarbamate.
R-17889; Flubenol; Flumoxal; Flumoxane; Fluvermal. Anthelmintic and antiprotozoal. mp = 260°; LD$_{50}$ (mus, rat, gpg orl) > 2560 mg/kg. *Janssen Pharmaceutical, Belgium.*

1225 Flunidazole
4548-15-6

C$_{11}$H$_{10}$FN$_3$O$_3$
2-(p-Fluorophenyl)-5-nitroimidazole-1-ethanol.
Anthelmintic and antiprotozoal. *Merck & Co., Inc.*

1226 Furazolidone
67-45-8   4320   200-653-3

C$_8$H$_7$N$_3$O$_5$
3-[(5-Nitrofurfurylidene)amino]-2-oxazolidinone.
Fiurox Aerosol Powder; Furoxone. Antiprotozoal against Trichomonas. mp = 256-257°; soluble in H$_2$O (0.004

Antiprotozoals

g/100 ml). *Roberts Pharmaceutical Corp.; Solvay Animal Health, Inc.*

1227 Hachimycin
1394-02-1   4616
Trichomycin; Cabimicina; Trichonat. Heptaene macrolide antibiotic produced by *Streptomyces hachijoensis*. Antifungal and antiprotozoal against Trichomonas. Yellow crystals; forms a water-soluble sodium salt; LD_{50} (mus ip) = 5 mg/kg.

1228 Halofuginone Hydrobromide
64924-67-0   4627

$C_{16}H_{18}Br_2ClN_3O_3$
(±)-trans-7-Bromo-6-chloro-3-[3-(3-hydroxy-2-piperidyl)-acetonyl]-4(3H)-quinazolinone monohydrobromide. Stenorol; RU-19110. Antiprotozoal - coccidiostat mp = 247° (dec). *Roussel-UCLAF.*

1229 Hydroxystilbamidine
495-99-8   4892   207-811-0

$C_{16}H_{16}N_4O$
2-Hydroxy-4,4'-stilbene-dicarboxamidine.
Antiprotozoal against Leishmania. mp = 235°; LD_{50} (mus iv) = 27 mg/kg, (mus sc) = 140 mg/kg. *May & Baker Ltd.*

1230 Hydroxystilbamidine Isethionate
533-22-2   4892   208-557-3
$C_{20}H_{28}N_4O_9S$
2-Hydroxy-4,4'-stilbene-dicarboxamidine bis(2-hydroxyethanesulfonate) (salt).
Antiprotozoal against Leishmania. mp = 286° (dec); soluble in H_2O, EtOH (1.0 g/100 ml); insoluble in Et_2O. *May & Baker Ltd.*

1231 Imidocarb
27885-92-3   4951   248-711-7

$C_{19}H_{20}N_6O$
3,3'-di-2-Imidazolin-2-ylcarbanilide.
Antiprotozoal against Babesia. *Wander Pharma.*

1232 Imidocarb Hydrochloride
5318-76-3   4951   226-179-7
$C_{19}H_{21}ClN_6O$
3,3'-di-2-Imidazolin-2-ylcarbanilide hydrochloride.
4A65; imizol [dipropionate]; Imizad Equine Injection [dipropionate]. Antiprotozoal against Babesia. mp = 350° (dec); LD_{50} (mus sc) = 107 mg/kg, (rat sc) = 150 mg/kg. *Wander Pharma.*

1233 Ipronidazole
14885-29-1   5095   238-957-3

$C_7H_{11}N_3O_2$
2-Isopropyl-1-methyl-5-nitroimidazole.
Ipropran; Ro-7-1554; NSC-109212. Antiprotozoal against Histomonas. mp = 60°; LD_{50} (poult orl) = 640 ± 25

mg/kg; [hydrochloride]: mp = 177-182°; soluble in H₂O. *Hoffmann-LaRoche Inc.*

1234 Lauroguadine
135-43-3   5398

$C_{20}H_{36}N_6O$
1,1'-[4-(Dodecyloxy)-m-phenylene]-diguanidine.
P7. Antiprotozoal against Trichomonas. [dihydrochloride monohyrate ($C_{20}H_{38}Cl_2N_6O \cdot 2H_2O$; P-7; Farmidril)]: dec 250°; soluble in H₂O (0.2 g/100 ml at 25°, 10 g/100 ml at 100°), MeOH (84.2 g/100 at 25°). *Farmitalia.*

1235 Levofuraltadone
3795-88-8

$C_{13}H_{16}N_4O_6$
(-)-5-(Morpholinomethyl)-3-[(5-nitrofurfurylidene)amino]-2-oxazolidinone.
NF-602; NSC-527986. Antiprotozoal and antibacterial.

1236 Melarsomine
128470-15-5
$C_{13}H_{21}AsN_8S_2$
bis(2-Aminoethyl) p-[(4,6-diamino-s-triazin-2-yl)amino]dithiobenzenearsonite.
RM 340 [as dihydrochloride]; Cymelarsan [as dihydrochloride]; CyMel [as dihydrochloride]. A melaminophenyl arsenical trypanocide (veterinary). Antiprotozoal.

1237 Melarsonyl
37526-80-0

$C_{13}H_{13}AsN_6O_4S_2$
2-[p-[(4,6-Diamino-s-triazin-2-yl)-amino]phenyl]-1,3,2-dithiarsolane-4,5-dicarboxylic acid.
A melaminophenyl arsenical trypanocide (veterinary). Antiprotozoal.

1238 Melarsonyl Potassium
13355-00-5   236-405-6

$C_{13}H_{11}AsK_2N_6O_4S_2$
Potassium 2-[p-[(4,6-diamino-s-triazin-2-yl)amino]phenyl]-1,3,2-dithiarsolane-4,5-dicarboxylate.
RP-9955; mel W; trimelarsan. A melaminophenyl arsenical trypanocide (veterinary). Antiprotozoal.

1239 Melarsoprol
494-79-1 5856 207-793-4

$C_{12}H_{15}AsN_6OS_2$
2-[p-(4,6-Diamino-s-triazin-2-yl-amino)phenyl]-1,3,2-dithiarsolane-4-methanol.
RP-3854; Mel B; Arsobal. Antiprotozoal against Trypanosoma. Soluble in propylene glycol; insoluble in H_2O, MeOH, EtOH.

1240 Mepartricin
11121-32-7 5891

Mepartricin A R = CH_3
Mepartricin B R = H

mixture (≅ 1:1) of mepartricin A and mepartricin B; SPA-S-160; SN-654; Partricin methyl ester; methylpartricin; Ipertrofan; Orofungin; Tricandil; Tricangine. Antiprotozoal against Trichomonas. λ_m = 401, 378, 359, 340 nm; slightly soluble in H_2O, Et_2O, C_6H_6, petroleum ether; soluble in ROH, C_5H_5N, DMF, DMSO, Me_2CO; LD_{50} (mus orl) > 2000 mg/kg, (mus ip) = 200 mg/kg.

1241 Mepartricin A
62534-68-3 5891 263-584-8
$C_{60}H_{88}N_2O_{19}$
40-Demethyl-3,7-dideoxo-3,7-dihydroxy-N^{47}-methyl-5-oxocandicidin D methyl ester cyclic 15,19-hemiacetal gedamycin methyl ester.
Antiprotozoal against Trichomonas. mp = 145-149° (dec); λ_m = 400, 377, 357, 339, 287, 240, 234, 204 nm (ε 79326, 92454, 68094, 51685, 14199, 24612, 26505, 16092 MeOH).

1242 Mepartricin B
62534-69-4 5891
$C_{59}H_{86}N_2O_{19}$
SPA-S-222 [sodium lauryl sulfate complex]; Montricin [sodium lauryl sulfate complex]. Antiprotozoal. Antifungal and antiprotozoal; also used to treat benign prostatic hypertrophy. mp = 154-158°; λ_m = 402, 379, 359, 340, 285, 233, 204 nm (ε 81101, 94729, 64171, 41558, 16196, 23835, 21696 MeOH).

1243 Metronidazole
443-48-1 6242 207-136-1

$C_6H_9N_3O_3$.
2-Methyl-5-nitroimidazole-1-ethanol.
Metro Cream & Gel; Protostat; Satric; Bayer 5360; RP-8823; NSC-50364; Arilin; Clont; Deflamon; Elyzol; Flagyl; Fossyol; Gineflavir; Klion; MetroGel; Metrolag; Metrolyl; Metrotop; Orvagil;

Rathimed; Sanatrichom; Trichazol; Tricocet; Trichocide; Tricho Cordes; Tricho-Gynaedron; Trivazol; Vagilen; Vagimid; Zadstat; component of: Flagyl I.V. RTU, Metro I.V. Antiprotozoal against Trichomonas. Anti-amebic and antibacterial. mp =158-160°; soluble in H_2O (1.0 g/100 ml), EtOH (0.5 g/100 ml), Et_2O (< 0.05 g/100 ml), $CHCl_3$ (< 0.05 g/100 ml); sparingly soluble in DMF. *Bayer Corp., Pharmaceutical Div.; Elkins-Sinn; Galderma Labs., Inc.; Lemmon Co.; Kendall McGaw Inc.; Ortho Pharmaceutical Corp.; Savage Labs.; SCS Pharmaceuticals.*

1244 Metronidazole Hydrochloride
69198-10-3   6242
$C_6H_{10}ClN_3O_3$
2-Methyl-5-nitroimidazole-1-ethanol. Flagyl I.V.; SC-326421. Antiprotozoal against Trichomonas. Anti-amebic and antibacterial. *SCS Pharmaceuticals.*

1245 Metronidazole Phosphate
73334-05-1
$C_6H_{10}N_3O_6P$
2-Methyl-5-nitroimidazole-1-ethanol dihydrogen phosphate (ester).
U-54555. Antiprotozoal against Trichomonas. Anti-amebic and antibacterial.

1246 Misonidazole
13551-87-6   236-931-6

$C_7H_{11}N_3O_4$
α-(Methoxymethyl)-2-nitroimidazole-1-ethanol.
Ro-7-0582. Antiprotozoal against Trichomonas. *Hoffmann-LaRoche Inc.*

1247 Monensin
17090-79-8   6329   241-154-0

$C_{36}H_{62}O_{11}$
2-[2-Ethyloctahydro-3'-methyl-5'-[tetrahydro-6-hydroxy-6-(hydroxymethyl)-3,5-dimethyl-2H-pyran-2-yl][2,2'-bifuran-5-yl]]-9-hydroxy-β-methoxy-α,σ,2,8-tetramethyl-1,6-dioxaspiro[4.5]decan-7-butanoic acid.
A-3823A; 63714; monensic acid. Antibiotic produced by *Streptomyces cinnamonensis*. Antifungal, antibiotic and antiprotozoal. mp = 103-105°; $[\alpha]_D$ = 47.7°; slightly soluble in H_2O, more soluble in hydrocarbons, very soluble in organic solvents; LD_{50} (mus orl) = 43.8 ± 5.2 mg/kg, (chicks orl) = 284 ± 47 mg/kg. *Eli Lilly & Co.*

1248 Monensin Sodium
22373-78-0   6329   244-941-7

$C_{36}H_{61}NaO_{11}$
Sodium 2-[2-ethyloctahydro-3'-methyl-5'-[tetrahydro-6-hydroxy-6-(hydroxymethyl)-3,5-dimethyl-2H-pyran-2-yl][2,2'-bifuran-5-yl]]-9-hydroxy-β-methoxy-α,σ,2,8-tetramethyl-1,6-dioxapsiro[4.5]decan-7-butanoate.
Rumensin; Romensin; Coban. Antibiotic produced by *Streptomyces*

cinnamonensis. Antifungal, antibiotic and antiprotozoal. mp = 267-269°; $[\alpha]_D$ = 57.3°; slightly soluble in H_2O, more soluble in hydrocarbons, very soluble in organic solvents. Eli Lilly & Co.

1249 Moxipraquine
23790-08-1

$C_{24}H_{38}N_4O_2$
4-[6-[(6-Methoxy-8-quinolyl)amino]-hexyl]-α-methyl-1-piperazinepropanol. 349-C59. A novel 8-aminoquinolone compound with antitrypanosomal activity and significant fetal toxicity in rats and rabbits. Antiprotozoal.

1250 Moxnidazole
52279-59-1

$C_{11}H_{16}N_6O_5$
3-[[(1-Methyl-5-nitroimidazol-2-yl)-methylene]amino]-5-(morpholinomethyl)-2-oxazolidinone. SH-240. Antiprotozoal against Trichomonas. Schering AG.

1251 Nifuratel
4936-47-4   6623   225-576-2

$C_{10}H_{11}N_3O_5S$
5-[(Methylthio)methyl]-3-[(5-nitrofur-furylidene)amino]-2-oxazolidinone. Macmiror; Magmilor; Polmiror; Tydantil; Omnes; methylmercadone; Inimur. Antibacterial, antifungal and antiprotozoal, against Trichomonas. mp = 182°. Polichimica Sap.

1252 Nifuroxime
6236-05-1   6627   228-349-6

$C_5H_4N_2O_4$
5-Nitro-2-furaldehyde oxime. Mycofur. Antiprotozoal against Trichomonas. mp = 156°, 163-164°; soluble in H_2O (0.1 g/100 ml at 25°), MeOH (8.9 g/100 ml), EtOH (3.9 g/100 ml). Norwich Eaton.

1253 Nifursemizone
5579-89-5

$C_8H_{10}N_4O_4$
5-Nitro-2-furaldehyde 2-ethylsemicarbazone. NF-161. Antihistomonad. Used for poultry.

Antiprotozoals

1254 Nifursol
16915-70-1   240-963-6

$C_{12}H_7N_5O_9$
3,5-Dinitrosalicylic acid (5-nitrofurfurylidene(hydrazide).
Antihistomonad. Used for poultry.

1255 Nifurtimox
23256-30-6   6630   245-531-0

$C_{10}H_{13}N_3O_5S$
4-[(5-Nitrofurfurylidene)amino]-3-methylthiomorpholine 1,1-dioxide.
Bayer 2502; Lampit. Antiprotozoal against Trypanosoma. mp = 180-182°; LD_{50} (mus gav) = 3720 mg/kg, (rat gav) = 4050 mg/gk. *Bayer AG.*

1256 Nimorazole
6506-37-2   6644   229-394-4

$C_9H_{14}N_4O_3$
4-[2-(5-Nitroimidazol-1-yl)ethyl]-morpholine.
K-1900; Acterol; Esclama; Naxofem; Naxogin; Nulogyl. Antiprotozoal against Trichomonas. mp = 110-111°; soluble in H_2O, EtOH, Me_2CO, $CHCl_3$; LD_{50} (mus orl) = 1530 mg/kg. *Merck & Co., Inc.*

1257 Nitarsone
98-72-6   6659   202-695-8

$C_6H_6AsNO_5$
p-Nitrobenzenearsonic acid.
NSC-5085. Antihistomonad. Dec 298-300°; slightly soluble in H_2O, EtOH at 25°; more soluble in warm H_2O, EtOH. *U.S. Government.*

1258 N-Methylglucamine Antimonate
133-51-7   6154   228-506-9

$C_7H_{18}NO_8Sb$
1-Deoxy-1-(methylamino)-D-glucitol antimonate.
RP-2168; Glucantim; Glucantime; Protostib. Antiprotozoal against Leishmania. Soluble in H_2O (35 g/100 ml); insoluble in EtOH, Et_2O, $CHCl_3$. *Rhône-Poulenc Rorer Pharmaceuticals Inc.*

1259 Oxophenarsine Hydrochloride
538-03-4   7082   208-682-3

$C_6H_7AsClNO_2$
2-Amino-4-arsenosophenol hydrochloride.
Mapharsen; Ehrlich 5; Arseno 39; Arsenoxide; Maspharside; Mapharsal; Fontarsan; Arsenosan; Oxiarsolan. Antiprotozoal against Trypanosoma. Soluble in H_2O, EtOH, MeOH. *Parke-Davis.*

1260 Partricin
11096-49-4   7181

Partricin A R = CH₃
Partricin B R = H

Ayfactin; SPA-S-132. Heptaene macrolide antibiotic complex produced by *Streptomyces Aureofaciens* NRRL 3878. Antiprotozoal. SPA.

1261 Pentamidine
100-33-4   7254   202-841-0

$C_{19}H_{24}N_4O_2$
4,4'-(Pentamethylenedioxy)-dibenzamidine.
Antipneumocystic. Antifungal and anti-protozoal; targets Leishmania, Trypanosoma. Dec 186°; [dihydrochloride $(C_{19}H_{26}Cl_2N_4O_2)$: mp = 232-234°; LD_{50} (mus iv) = 28 mg/lg, (mus sc) = 64 mg/kg. *Fujisawa USA, Inc.; May & Baker Ltd.; Rhône-Poulenc Rorer Pharmaceuticals Inc.*

1262 Pentamidine Dimethanesulfonate
6823-79-6   7254   229-898-4
$C_{21}H_{32}N_4O_8S_2$
4,4'-(Pentamethylenedioxy)dibenzamidine dimethanesulfonate.
pentamidine mesylate; Lomodine. Antipneumocystic. Antifungal and antiprotozoal, targets Leishmania, Trypanosoma. *Fujisawa USA, Inc.; May & Baker Ltd.; Rhône-Poulenc Rorer Pharmaceuticals Inc.*

1263 Pentamidine Isethionate
140-64-7   7254   205-424-1
$C_{23}H_{36}N_4O_{10}S_2$
4,4'-(Pentamethylenedioxy)dibenzamidine isethionate.
M&B-800, RP-2512; Aeropent; Banambax; NebuPent; Pentacarinat; Pentam; Pneumopent. Antipneumocystic. Antifungal and antiprotozoal, targets Leishmania, Trypanosoma. mp = 180°; soluble in H_2O (10 g/100 ml at 25°, 25 g/100 ml at 100°); soluble in glycerol; slightly soluble in EtOH; insoluble in Et_2O, Me_2CO, $CHCl_3$. *Fujisawa USA, Inc.; May & Baker Ltd.; Rhône-Poulenc Rorer Pharmaceuticals Inc.*

1264 Propamidine
104-32-5   7981   203-195-2

$C_{17}H_{20}N_4O_2$
4,4'-[1,3-Propanediylbis(oxy)]-bisbenzene-carboximidamide.
Topical anti-infective. Used as an

antiprotozoal against Trypanosoma and Babesia and an anti-amebic. *May & Baker Ltd.*

1265 Propamidine Isethionate
140-63-6 7981 205-423-6
$C_{21}H_{32}N_4O_{10}S_2$
4,4'-[1,3-Propanediylbis(oxy)]-bisbenzenecarboximidamide isthionate.
M&B-782; Brolene Drops. Topical anti-infective. Used as an antiprotozoal against Trypanosoma and Babesia and an anti-amebic. mp ~ 235°; pH (5% w/v aqueous solution) = 4.5 – 6.5. soluble in H_2O (20 g/100 ml), EtOH (3 g/100 ml), glycerol; insoluble in Et_2O, $CHCl_3$. *May & Baker Ltd.*

1266 Puromycin
53-79-2 8130

$C_{22}H_{29}N_7O_5$
(S)-3'-[[2-Amino-3-(4-methoxyphenyl)-1-oxopropyl]amino]-3'-deoxy-N,N-dimethyladenosine.
CL-13900; P-638; 3123-L; Stylomycin. Antineoplastic. Antiprotozoal against Trypanosoma. mp = 175.5-177°; $[\alpha]_D^{25}$ = -11° (EtOH); λ_m = 275 nm (ε 20300 0.13N NaOH), 267.5 nm (ε 19500 0.1N HCl); LD_{50} (mus iv) = 350 mg/kg, (mus ip) = 525 mg/kg, (mus orl) = 675 mg/kg. *American Cyanamid.*

1267 Pyrimethamine
58-14-0 8169 200-364-2

$C_{12}H_{13}ClN_4$
2,4-Diamino-5-(p-chlorophenyl)-6-ethylpyrimidine.
Daraprim; Chloridin; Malocide; Tinduring; RP-4753; component of: Fansidar. Antimalarial and antiprotozoal, targeting Toxoplasma. mp = 233-234°, 240-242°; insoluble in H_2O; soluble in EtOH (0.9 g/100 ml at 25°, 2.5 g/100 ml at 75°), dilute HCl (0.5 g/100 ml); sparingly soluble in propylene glycol, dimethylacetamide at 70°. *Glaxo Wellcome Inc.; Hoffmann-LaRoche Inc.; Rhône-Poulenc Rorer Pharmaceuticals Inc.*

1268 Quinapyramine
20493-41-8 8234
$C_{17}H_{22}N_6$
4-Amino-6-[(2-amino-1,6-dimethyl-4(1H)-pyrimidinylidene)amino]-1,2-dimethylquinolinium
conjugate monoacid.
M-7555; Antrycide. Antiprotozoal against Trypanosoma. *ICI.*

1269 Quinapyramine Chloride
23609-65-6 8234 245-784-7

$C_{17}H_{22}Cl_2N_6$
4-Amino-6-[(2-amino-1,6-dimethyl-4(1H)-pyrimidinylidene)amino]-1,2-dimethylquinolinium dichloride.
Antiprotozoal against Trypanosoma. Trypanosoma. mp = 316-317° (dec); LD_{50} (mus iv) = 10-15 mg/kg. *ICI.*

Antiprotozoals

1270 Quinapyramine Sulfate
23609-66-7   8234
$C_{19}H_{28}N_6O_8S_2$
4-Amino-6-[(2-amino-1,6-dimethyl-4(1H)-pyrimidinylidene)amino]-1,2-dimethylquinolinium dimethosulfate.
Antiprotozoal against Trypanosoma. Trypanosoma. mp = 255-256°; freely soluble in H_2O; LD_{50} (mus iv) = 10-15 mg/kg. *ICI.*

1271 Ronidazole
7681-76-7   8413   231-675-1

$C_6H_8N_4O_4$
1-Methyl-7-nitroimidazole-2-methanol carbamate ester.
MCMN; Dugro; Ridzol. Antimicrobial, antiprotozoal. mp = 167-169°; soluble in H_2O (0.29 g/100 ml at 25°); freely soluble in Me_2CO; soluble in MeOH, EtOH, $CHCl_3$, EtOAc. *Merck & Co., Inc.*

1272 Secnidazole
3366-95-8   8562   222-134-0

$C_7H_{11}N_3O_3$
α,2-Dimethyl-5-nitroimidazole-1-ethanol.
PM-185184; RP-14539; Flagentyl. Antiamebic and antiprotozoal against Trichomonas. mp = 76°. *Rhône-Poulenc Rorer Pharmaceuticals Inc.*

1273 Silver Picrate
146-84-9   8670   205-682-5

$C_6H_2AgN_3O_7$
2,4,67-Trinitrophenol silver salt.
silver trinitrophenolate; Picragol; Picrotol. Antiprotozoal against Trichomonas. Soluble in H_2O (2 g/100 ml), sparingly soluble in EtOH, Me_2CO, glycerol; insoluble in $CHCl_3$, Et_2O.

1274 Sodium Antimonylgluconate
16307-91-5
$C_6H_8NaO_7Sb$
Triostam. Sodium salt of a trivalent antimony derivative of gluconic acid. Antileishmanial (antiprotozoal); anti-schistosomal (anthelmintic).

1275 Sodium Stibogluconate
16037-91-5   742
$C_{12}H_{17}Na_3O_{17}Sb_2 \cdot 9H_2O$
2,4:2',4'-O-(Oxydistibylidyne)bis[D-gluconic acid] Sb,Sb'-dioxide trisodium salt nonahydrate.
Pentostam; Solustibosan. Antiprotozoal against Leishmania. Freely soluble in H_2O. *Glaxo Wellcome Inc.*

1276 Stilbamidine
122-06-5   8970   204-519-5

$C_{16}H_{16}N_4$
4,4'-(1,2-Ethanediyl)bisbenzenecarboximidamide.
4,4'-stilbenedocarboxamidine. Anti-

protozoal against Leishmania and Trypanosoma. [monohydrate]: mp = 170°; insoluble in H_2O; soluble in common organic solvents; [dihydrochloride ($C_{16}H_{18}Cl_2N_4$)]: LD_{50} (mus iv) = 31 mg/kg, (mus sc) = 180 mg/kg. *May & Baker Ltd.*

1277 Stilbamidine Isethionate
140-59-0   8970

$C_{20}H_{28}N_4O_8S_2$
4,4'-(1,2-Ethanediyl)bisbenzenecarboximidamide isethionate.
M&B-744. Antiprotozoal against Leishmania and Trypanosoma. Dec 290°; discolored by light; λ_m = 330 nm ($E_{1\ cm}^{1\%}$ = 750); soluble in H_2O (33-40 g/100 ml), MeOH (1.5 g/100 ml). *May & Baker Ltd.*

1278 Sulnidazole
51022-76-5

$C_9H_{14}N_4O_3S$
O-Methyl [2-(2-ethyl-5-nitroimidazol-1-yl)ethyl]thiocarbamate.
R-26412. Antiprotozoal against Trichomonas. *Cilag-Chemie.*

1279 Suramin Sodium
129-46-4   9181   204-949-3

$C_{51}H_{34}N_6Na_6O_{23}S_6$
Hexasodium 8,8'-[ureylenebis[m-phenylenecarbonylimino(4-methyl-m-phenylene)carbonylimino]]di-1,3,5-naphthalenetrisulfonate.
Bayer 205; Fourneau 309; Antrypol; Germanin; Moranyl; Naganol; Naphuride. Antineoplastic and antiviral. Anthelmintic against nematodes and antiprotozoal against Trypanosoma. Freely soluble in H_2O; sparingly soluble in EtOH; insoluble in C_6H_6, Et_2O, $CHCl_3$; LD_{50} (mus iv) = 620 mg/kg. *Parke-Davis.*

1280 Tenonitrozole
3810-35-3   9292   223-282-9

$C_8H_5N_3O_3S_2$
N-(5-Nitro-2-thiazolyl)-2-thiophenecarboxamide.
TC-109; Atrican; Moniflagon. Antifungal and antiuprotozoal against Trichomonas. mp = 255-256°. *Chantereau.*

Antirickettsials

1281 Tinidazole
19387-91-8   9588   243-014-4

$C_8H_{13}N_3O_4S_2$
1-[2-(Ethylsulfonyl)ethyl]-2-methyl-5-nitroimidazole.
Fasigyn; Simplotan; CP-12574. Antiamebic, antifungal and antiprotozoal against Giardia and Trichomonas. mp = 127-128°; LD_{50} (mus orl) > 3600 mg/kg, (mus ip) > 2000 mg/kg. Pfizer Inc.

1282 Trypan Red
574-64-1   9924   209-372-0

$C_{32}H_{19}N_6Na_5O_{15}S_5$
4,4'-[(3-Sulfo[1,1'-biphenyl]-4,4'-diyl)-bis(azo)]bis[3-amino-2,7-naphthalene-disulfonic acid] pentasodium salt.
CI-22850. Antiprotozoal against Trypanosoma. Has been used as a trypanocide. Soluble in H_2O, insoluble in EtOH.

1283 Tryparsamide
554-72-3   9925   209-070-9

$C_8H_{10}AsN_2NaO_4$
[4-[(2-Amino-2-oxoethyl)amino]-phenyl]arsonic acid monosodium salt.
Glyphenarsine; Tryparsone; Tryponarsyl; Trypothane. Antiprotozoal against Trypanosoma. Soluble in H_2O (50 g/100 ml); slightly soluble in EtOH; insoluble in Et_2O, $CHCl_3$.

1284 Urea Stibamine
1340-35-8   10010

$C_7H_{12}N_3O_4Sb$
sym-Diphenylcarbamido-4,4-distibinic acid.
Carbostibamide. Anthelmintic, targeting nematodes and Schistosoma; antiprotozoal against Leishmania. Chemical composition uncertain. Soluble in H_2O; partially soluble in EtOH, Et_2O.

Antirickettsials

1285 p-Aminobenzoic Acid
150-13-0   443

$C_7H_7NO_2$
4-Aminobenzoic acid.
para-aminobenzoic acid; vitamin B_x; bacterial vitamin H^1; chromotrichia factor; antichromotrichia factor; trichochromogenic factor; anticantic vitamin; PABA; Amben; Paraminol;

Sunbrella; component of: Pabanol, PreSun. Ultra-violet screen; antirickettsial (formerly). A naturally occuring B complex factor. Found in baker's yeast (5-6 ppm) and brewer's yeast (10-100 ppm). mp = 187.0-187.5°; pKa = 4.65, 4.80; pH (0.5%) = 3.5; λ_m = 2.66 nm ($E^1_{1\,cm}$ 1070 H_2O); soluble in H_2O, alcohol, Et_2O, EtOAc, glacial acetic acid; slightly soluble in C_6H_6; nearly insoluble in petroleum ether; LD_{50} (mus orl) = 2.85 g/kg, (rat orl) > 6.0 g/kg, (rbt orl) = 1.83 g/kg, (rbt iv) = 2.0 g/kg. *California Research Co.; DuPont Merck Pharmaceutical Co.; Heyden Chemical.*

1286 Chloramphenicol
56-75-7 2120 200-287-4

$C_{11}H_{12}Cl_2N_2O_5$
[R-(R*,R*)]-2,2-Dichloro-N-[2-hydroxy-1-(hydroxymethyl)-2-(4-nitrophenyl)ethyl]acetamide.
Ak-Chlor; Amphicol; Anacetin; Aquamycetin; Chemicetina; Chloramex; Chlorasol; Chloricol; Chlorocid; Chloromycetin; Chloroptic; Cloramfen; Clorocyn; Enicol; Farmicetina; Fenicol; Globenicol; Intramycetin; Kemicetine; Leukomycin; Micoclorina; Mychel; Mycinol; Novomycetin; Ophthochlor; Pantovernil; Paraxin; Quemicetina; Ronphenil; Sintomicetina; Sno Phenicol; Synthomycetin; Tevcocin; Tifomycine; Veticol; Viceton. Antibacterial; antirickettsial. A broad spectrum antibiotic obtained from cultures of the soil bacterium *streptomyces venezuelae*. mp = 150.5-151.5°; sublimes in high vacuum; $[\alpha]_D^{27}$ = +18.6° (c = 4.86 in EtOH); $[\alpha]_D^{25}$ = -25.5° (EtOAc); λ_m = 278 mn (E 298); fairly soluble in H_2O, propylene glycol, Et_2O; very soluble in alcohol,. *Allergan, Inc; Chinoin; Parke-Davis; TechAmerica.*

1287 Chloramphenicol Arginine Succinate
982-57-0 2120
$C_{21}H_{30}Cl_2N_6O_{10}$
[R-(R*,R*)]-2,2-Dichloro-N-[2-hydroxy-1-(hydroxymethyl)-2-(4-nitrophenyl)-ethyl]acetamide monosuccinate arginine.
chloramphenicol monosuccinate arginine salt; Paraxin Succinate A. Antibacterial; antirickettsial. A broad spectrum antibiotic obtained from cultures of the soil bacterium *streptomyces venezuelae*. mp = 135-145° (dec). *Chinoin.*

1288 Chloramphenicol Palmitate
530-43-8 2120 208-477-9

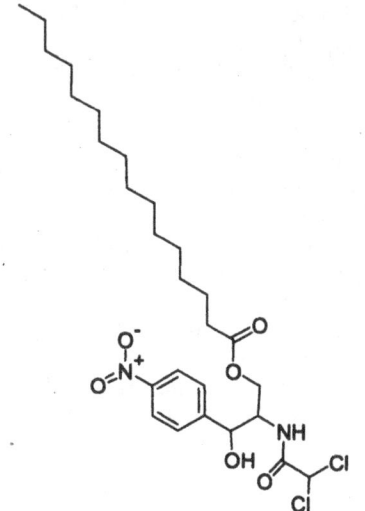

$C_{27}H_{42}Cl_2N_2O_6$
[R-(R*,R*)]-2,2-Dichloro-N-[2-hydroxy-1-(hydroxymethyl)-2-(4-nitrophenyl) propyl ester hexadecanoic acid.
Chlorambon; Chloropal; Chlorolifarina. Antibacterial; antirickettsial. A broad spectrum antibiotic obtained from cultures of the soil bacterium *streptomyces venezuelae*. mp = 90°; $[\alpha]_D^{27}$ = +24.6° (c = 5 EtOH); λ_m (EtOH) = 271 nm (E 179); very slightly soluble in H_2O, petroleum ether; freely soluble in alcohol, $CHCl_3$, Et_2O, C_6H_6. *Chinoin.*

1289 Chloramphenicol Pantothenate Complex
313342-36-6   2120
$C_{62}H_{80}CaCl_8N_{10}O_{30}$
N-(2,4-Dihydroxy-3,3-dimethyl-1-oxobutyl)-β-alanine calcium salt (2:1) with [R-(R*,R*)]-2,2-Dichloro-N-[2-hydroxy-1-(hydroxymethyl)-2-(4-nitrophenyl)-ethyl]acetamide (1:4).
chloramphenicol pantothenate calcium complex (4:1); Pantofenicol. Antibacterial; antirickettsial. A broad spectrum antibiotic obtained from cultures of the soil bacterium *streptomyces venezuelae*. Chinoin; Pluriquimica.

1290 Chloramphenicol Sodium Succinate [sterile]
982-57-0   2120   213-568-1
$C_{15}H_{15}Cl_2N_2NaO_8$
[R-(R*,R*)]-2,2-Dichloro-N-[2-hydroxy-1-(hydroxymethyl)-2-(4-nitrophenyl)ethyl]acetamide monosuccinate sodium.
chloramphenicol monosuccinate sodium salt; Protophenicol. Antibacterial; antirickettsial. A broad spectrum antibiotic obtained from cultures of the soil bacterium *streptomyces venezuelae*. Freely soluble in H_2O. Chinoin.

1291 Oxytetracycline Hydrochloride
2058-46-0   7111   218-161-2

$C_{22}H_{25}ClN_2O_9$
4-(Dimethylamino)-1,4,4a,5,5a,6,11,12a-octahydro-3,5,6,10,12,12a-hexahydroxy-6-methyl-1,11-dioxo-2-napthacenecarboxamide monohydrochloride.
Alamycin; Aquacycline; Bio-Mycin; Duphacycline; Engemycin; Geomycin; Gynamousse; Macocyn; Medamycin; Occrycetin; Oxlopar; Oxybiocycline; Oxybiotic; Oxycyclin; Oxy-Dumocyclin; Oxyject; Oxylag; Oxypan; Oxytetracid; Oxytetrin; Terrafungine; Terraject; Terramycin Hydrochloride; Tetramel; Tetran; Tetra-Tabilinen; Toxinal; Vendarcin; component of: Terra-Cortril. Antibacterial; antirickettsial. Very soluble in H_2O; soluble in absolute ethanol; 95% EtOH. *Fermenta Animal Health Co.; Parke-Davis; Pfizer Inc.; TechAmerica.*

1292 Tetracycline
60-54-8   9337   200-481-9

$C_{22}H_{24}N_2O_8$
(4S,4aS,5aS,6S,12aS)-4-(Dimethylamino)-1,4,4a,5,5a,6,11,12a-octahydro-3,6,10,12,12a-pentahydroxy-6-methyl-1,11-dioxo-2-naphthacenecarboxamide.
Liquamycin; Mysteclin-F; Talsutin; tsiklomitsin; Abricycline; Ambramycin; Bio-Tetra; Cyclomycin; Dumocyclin; Tetradecin. Antiamebic, antibacterial and antirickettsial. mp = 170-175° (dec); $[\alpha]_D^{25}$ = -257.9° (0.1 N HCl), -239° (MeOH); λ_m = 220, 268, 355 nm (ε 13000, 18040, 13320 0.1N HCl); soluble in H_2O (1.7 mg/ml), MeOH (> 20 mg/ml); LD_{50} (rat orl)= 707mg/kg, (mus orl)= 808 mg/kg. *Pfizer Inc.; Bristol-Myers Squibb Co.*

Antiseptics

1293 Acetomeroctol
584-18-9   63   209-534-0

$C_{16}H_{24}HgO_3$
(Acetato-O)[2-hydroxy-5-(1,1,3,3-tetramethylbutyl)phehyl]mercury.
Merbak. Antiseptic; topical anti-infective. A phenol derivative. mp = 158°; nearly insoluble in H_2O; soluble in alcohol, $CHCl_3$; sparingly soluble in C_6H_6.

1294 Alexidine
22573-93-9   231   245-096-7

$C_{26}H_{56}N_{10}$
1,1-Hexamethylenebis[5-(2-ethylhexyl)biguanide].
Win-21904; compound 904; Sterwin 904; Bisguanidine. Antibacterial; antiseptic. A guanidine derivative. [dihydrochloride]: mp = 220.6-223.4°. *Sterling Research Labs.*

1295 Aluminum Acetate Solution
139-12-8   332   205-354-1

$C_6H_9AlO_6$
Acetic acid aluminum salt.
Burow's solution; Buro-Sol Concentrate; Domeboro; component of: Otic Domeboro. Antiseptic (topical); astringent. Colorless liquid; d 1.002; pH (1:20 aqueous solution) = 4.2. *Doak Pharmacal Co.; Miles.*

1296 Aluminum Subacetate Solution
142-03-0   380   205-518-2
$C_4H_7AlO_5$
Bis(acetato-O)hydroxyaluminum.
Essigsäure Tonerde; basic aluminum acetate. Antiseptic (topical); astringent. Also used as mordant in fabric dyeing, fireproofing, and printing; used in antiperspirantes and embalming fluids. CAUTION: Ingestion may cause severe nausea, vomiting, diarrhea, melena, hematemesis. Colorless liquid; d = 1.045; gradually becomes turbid and colloidal; basic salt precipitates out.

1297 Aluminum Sulfate
10043-01-3   381   233-135-0
$Al_2O_{12}S_3$
Aluminum sulfate (2:3).
alunogenite; cake alum [as octadecahydrate]; patent alum [as octadecahydrate]; component of: Bluboro. Antiseptic. Soluble in H_2O; nearly insoluble in alcohol. *Herbert.*

1298 Amantanium Bromide
58158-77-3   390
$C_{25}H_{46}BrNO_2$
Decyl(2-hydroxyethyl)dimethylammonium bromide 1-adamantanecarboxylate.
Amantol. Antiseptic. Quaternary

ammonium compound. mp = 182-184°; LD_{50} (mus orl) = 910 mg/kg. Lever Brothers; Rotta Pharm.

1299 Ambazone
6011-12-7   395   208-713-0

$C_8H_{11}N_7S$
p-Benzoquinone amidinohydrazone thiosemicarbazone hydrate.
Inversal; Primal; Promassol. Antibacterial; antiseptic. Guanidine. Dec 195°; sparingly soluble in H_2O; moderately soluble in alcohol, Me_2CO; freely soluble in DMF, dilute acids. Bayer AG.

1300 3-Amino-4-hydroxybutyric Acid
589-44-6   463

$C_4H_9NO_3$
γ-Hydroxy-β-aminobutyric acid.
GOBAB. Antiseptic; anti-inflammatory; antifungal. mp = 216°, 228°, 233°. Kaken.

1301 Aminoquinuride
3811-56-1   496

$C_{21}H_{20}N_6O$
1,3-Bis(4-amino-2-methyl-6-quinolyl)-urea.
aminoquincarbamide; aminochinuride; aminokinuride; Surfen. Antiseptic. Quinoline. Dec 255° (effervescence). I.G. Farben.

1302 Ammonium Benzoate
1863-63-4   521   217-468-9

$C_7H_9NO_2$
Benzoic acid ammonium salt.
Used in medicine as a urinary anti-infective. Also used as a preservative for latex and glue. mp = 198°; d = 1.26; soluble in H_2O (0.21 g/ml), less soluble in organic solvents; incompatible with ferric salts, alkali hydroxides, carbamates. Hooker Chemical.

1303 Balsam of Peru
8007-00-9   232-352-8
Peruvian balsam; Indian balsam; China oil; Black balsam; Honduras balsam; Surinam balsam. An oleoresin obtained from the bark of Myroxylon pereinaeg. It contains esters of cinnamic and benzoic acids. Antiseptic, used in medicine and perfumery.

1304 Benzalkonium Chloride
8001-54-5   1086   264-151-6

R varies from C_8H_{17} to $C_{18}H_{37}$

Alkylbenzyldimethylammonium chloride.
Benirol; BTC; Capitol; Cequartyl; Drapolene; Drapolex; Enuclen; Germinol; Germitol; ; Osvan; Paralkan; Roccal; Rodalon; Zephiran Chloride; Zephirol. Antiseptic. A mixture of alkyldimethylbenzylammonium chlorides used as a topical antiseptic and udder wash (veterinary). Very soluble

in H$_2$O, alcohol, Me$_2$CO; slightly soluble in C$_6$H$_6$; almost insoluble in Et$_2$O; LD$_{50}$ (rat orl) = 400 mg/kg; incompatible with anionic detergents and nitrates. *Alcon Labs.; Ortho Pharmaceutical Corp.; Sterling Winthrop, Inc.*

1305 Benzethonium Chloride
121-54-0   1103   204-479-9

C$_{27}$H$_{42}$ClNO$_2$
Benzyldimethyl[2-[2-[p-(1,1,3,3-tetramethylbutyl)phenoxy]ethoxy]ethyl]-ammonium chloride.
Phemerol Chloride. Topical antiseptic (veterinary); topical anti-infective. Quaternary ammonium compound. CAUTION: Ingestion may cause vomiting, collapse, convulsions, coma. mp = 164-166°; soluble in H$_2$O, alcohol, Me$_2$CO, CHCl$_3$; incompatible with soap, anionic detergents; LD$_{50}$ (rat) = 420 mg/kg. *Parke-Davis.*

1306 Benzoxiquine
86-75-9   1143   201-697-6

C$_{16}$H$_{11}$NO$_2$
8-Quinolol benzoate.
benzoxyline; NSC-3951; Dioxyline. Antiseptic. Quinoline. mp = 118-120°; soluble in alcohol, Et$_2$O. *UCB.*

1307 Benzoxonium Chloride
19379-90-9   1144   243-008-1

C$_{23}$H$_{42}$ClNO$_2$
Benzyldodecylbis(2-hydroxyethyl)ammonium chloride.
D-301; ZY-15021; Absonal V; Bialcol; Bradophen; Orofar. Antiseptic. Quaternary ammonium compound. mp = 107-109°; soluble in H$_2$O, alcohol, C$_6$H$_6$, C$_7$H$_8$, C$_6$H$_6$. LD$_{50}$ (rat orl) = 750 mg/kg. *Ciba plc.*

1308 Bisdiqualinium Chloride

52951-36-7   1288
C$_{40}$H$_{58}$Cl$_2$N$_4$
1,1'-Decamethylene-4,4'-(1,10-decamethylenediimino)bis[quinaldinium chloride].
Salvizol. Antiseptic; disinfectant. Quaternary ammonium compound.

1309 Bismuth Iodide Oxide
7787-63-5   1309   232-126-9
BiIO
Bismuth oxyiodide.
basic bismuth iodide; bismuthyl iodide; bismuth subiodide; iodooxobismuthine. Antiseptic. Halogen

containing compound. Reddish powder or crystals; d = 7.92; nearly insoluble in H_2O, alcohol, $CHCl_3$; soluble in HCl.

1310 Bismuth Iodosubgallate
138-58-9   1310   205-333-7
$C_7H_6BiIO_6$
Hydroxyiodo[(3,4,5-trihydroxybenzoyl)oxy]bismuthine.
(gallato)hydroxyiodobismuth; bismuth oxyiodogallate; Airoform; Airogen. Antiseptic; anti-infective. Halogen containing compound. Decomposed by H_2O, acids; nearly insoluble in alcohol, Et_2O, $CHCl_3$; soluble in solutions of alkali hydroxides; light sensitive.

1311 Bismuth Tribromophenate
5175-83-7   1333   225-958-9
$C_{18}H_6BiBr_9O_3$
Bismuth tris(2,4,6-tribromophenoxide). bismuth tribromophenol; tribromophenobismuth; Sigmaform; Xeroform. Antiseptic; anti-infective. Halogen containing compound. Stable below 120°; slightly soluble in H_2O, alcohol, $CHCl_3$, vegetable oils; decomposed by strong alkalies and strong acid.

1312 Bithionol
97-18-7   1343   202-565-0

$C_{12}H_6Cl_4O_2S$
2,2'-thiobis(4,6-dichlorophenol).
XL-7; Actamer; Bithin; Lorothidol. Topical anti-infective, used in veterinary medicine as an anthelmintic and antiseptic. mp = 188°; d_4^{25} = 1.73; insoluble in H_2O, soluble in organic solvents. *I.G. Farben; Sterling Winthrop, Inc.*

1313 Bithionol Sodium
6385-58-6   1343

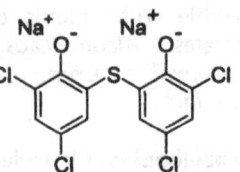

$C_{12}H_6Cl_4Na_2O_2S$
2,2'-thiobis(4,6-dichlorophenol) sodium salt.
bithionate sodium; Vancide BN. Topical anti-infective. *I.G. Farben.*

1314 Bithionol Sulfoxide
1343
$C_{12}H_6Cl_4 2O_3S$
2,2'-thiobis(4,6-dichlorophenol) sulfoxide.
BTS; Bitin-s; Disto-5. Topical anti-infective. *I.G. Farben.*

1315 Boric Acid
10043-35-3   1364   233-139-2
H_3BO_3
Orthoboric acid.
boracic acid; Borofax. Antiseptic; astringent. mp 171°; somewhat soluble in H_2O; more soluble in alcohol; LD_{50} (rat orl) = 5.14 g/kg.

1316 Bornyl Chloride
464-41-5   1369   207-350-5

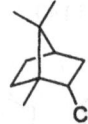

$C_{10}H_{17}Cl$
endo-2-Chloro-1,7,7-trimethyl-bicyclo[2.2.1]heptane.
pinene hydrochloride; terpene hydrochloride; turpentine camphor. Antiseptic. Halogen containing compound. mp = 132°; bp = 207-208°; nearly insoluble in H_2O; soluble in alcohol, Et_2O.

1317 Broxyquinoline
521-74-4   1474   208-317-8

$C_9H_5Br_2NO$
5,7-Dibromoquinolin-8-ol.
Brodiar; Broxykinolin; Colepur; Fenilor; Intensopan. Antiseptic. Quinoline. mp = 196°; d = 2.189; soluble in $CHCl_3$, alcohol, C_6H_6, AcOH; slightly soluble in Et_2O; nearly insoluble in H_2O.

1318 Cadexomer Iodine
94820-09-4   1646

Iodosorb. Antiseptic; antiulcerative; vulnerary. Product of reaction of dextrin with epichlorohydrin coupled with ion-exchange groups and iodine. Perstorp AB.

1319 Cadmium Salicylate
19010-79-8   1661   242-749-8

$C_{14}H_{10}CdO_6$
Cadmium disalicylate.
Antiseptic. Phenol. mp = 242° (dec); slightly soluble in cold H_2O, MeOH, EtOH; soluble in boiling H_2O.

1320 Calcium Iodate
7789-80-2   1719   232-191-3

CaI_2O_6
Iodic acid calcium salt.
Laurarite. Antiseptic. Nutritional source of iodine in foods and feedstuffs. Stable below 540°; d_4^{14} = 4.519; sensitive to reducing agents; slightly soluble in H_2O; more soluble in aqueous solutions of iodides and amino acids; soluble in nitric acid; insoluble in alcohol.

1321 Calcium Peroxide
1305-79-9   1736   215-139-4

CaO_2
Calcium dioxide.
Antiseptic. Peroxide. Also used as a stabilizer for rubber. Commercial product usually contains 60% CaO_2 with some $Ca(OH)_2$ and $CaCO_3$. Dec in moist air; slightly soluble in H_2O; soluble in acids with formation of H_2O_2. Dupont.

1322 Camphor
76-22-2   1779   200-945-0

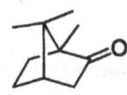

$C_{10}H_{16}O$
1,7,7-Trimethylbicyclo[2.2.1]heptan-2-one.
gum camphor; 2-camphanone; 2-bornanone; 2-keto-1,7,7-trimethyl norcamphane; Japan camphor; Formosa camphor; laurel camphor; component of: Campho-Phenique, Sarna. Antipruritic; antiseptic (topical). Medicine, plasticizer for cellulose nitrate, other explosives and lacquers, insecticides, moth and mildew proofing, tooth powders, flavoring, embalming, pyrotechnics, intermediate. CAUTION: Ingestion or injection may cause nausea, vomiting, vertigo, mental confusion, delirium, clonic convulsions, coma, respiratory failure, death. mp = 179.75°; bp = 204°; d_4^{25} = 0.992; $[\alpha]_D^{25}$ = 41° (c=10, EtOH); soluble in H_2O (1 g/800 ml), soluble in organic solvents; LD_{50} (mus ip) = 3000 mg/kg. Sterling Winthrop, Inc.; Stiefel Labs., Inc.

Antiseptics

1323 Carvacrol
499-75-2 1923 207-889-6

$C_{10}H_{14}O$
2-Methyl-5-(1-methylethyl)-phenol.
isothymol. Used as an antiseptic. Also used in organic synthesis. Phenol found in the oil of origanum, thyme, marjoram, and summer savory. An essential oil. mp 0°; bp_{760} = 237-238°; bp_{18} = 118-122°; bp_3 = 93°; d_4^{20} = 0.976; d_{25}^{25} = 0.9751; n_D^{20} = 1.52295; λ_m = 277.5 (log ε 3.262 in EtOH); volatile with steam; nearly insoluble in H_2O; soluble in alcohol, Et_2O; LD_{50} (rbt orl) = 100 mg/kg.

1324 Cetalkonium Chloride
122-18-9 2059 204-526-3

$C_{25}H_{46}ClN$
Benzylhexadecyldimethylammonium chloride.
cetyldimethylbenzylammonium chloride; Acetoquate CDAC; Acquat CDAC; Ammonyx G; Ammonyx T; Banicol; Cetol; Zettyn. Anti-infective, topical. Quaternary ammonuim compound. mp = 59°; soluble in H_2O, alcohol, Me_2CO, EtOAc, propylene glycol, sorbitol solutions, glycerol, Et_2O, CCl_4; pH of aqueous solutions 7.2. *I.G. Farben; ICI; Sterling Winthrop, Inc.; Zeeland Chemicals.*

1325 Cethexonium Chloride
58703-78-9

$C_{24}H_{50}ClNO$
Hexadecyl(2-hydroxycyclohexyl)-dimethylammonium chloride.
Antiseptic. Quaternary ammonuim compound.

1326 Cethexonium Bromide
1794-74-7 2061

$C_{24}H_{50}BrNO$
Hexadecyl(2-hydroxycyclohexyl)-dimethylammonium bromide.
Biocidan. Antiseptic. Quaternary ammonuim compound. mp = 75°; soluble in H_2O, alcohol, $CHCl_3$; practically insoluble in petroleum ether.

1327 Cetylpuridinium Chloride
6004-24-6 2074

$C_{21}H_{40}ClNO$
1-Hexadecylpyridinium chloride monohydrate.
Halset. Antiseptic (topical); disinfectant. Quaternary ammonuim compound. mp = 77-78°; soluble in H_2O, alcohol, $CHCl_3$; slightly soluble in C_6H_6, Et_2O; LD_{50} (rat sc) = 250 mg/kg, (rat ip) = 6 mg/kg, (rat iv) = 30 mg/kg, (rat orl) = 200 mg/kg.

1328 Cetylpuridinium Chloride [anhydrous]
123-03-5 2074 204-593-9
$C_{21}H_{38}ClN$
1-Hexadecylpyridinium chloride.
Ceepryn; Cepacol; Dobendan; Medilave; Merocet; Pristacin; Pyrisept. Antiseptic; disinfectant. Quaternary ammonuim compound. *Mauvernay; Marion Merrell Dow Inc.*

1329 Chlorhexidine
77146-42-0 2140 200-238-7

$C_{22}H_{30}Cl_2N_{10}$
1,1-Hexamethylenebis[5-(p-chlorophenyl)biguanide].
Antiseptic; disinfectant. A bisbiguanide with bacteriostatic activity. mp = 134°; strong alkaline reaction; soluble in H_2O at 20°. *ICI.*

1330 Chlorhexidine Acetate
56-95-1 2140 200-302-4
$C_{26}H_{38}Cl_2N_{10}O_4$
1,1-Hexamethylenebis[5-(p-chlorophenyl)biguanide] diacetate.
Chlorasept 2000; Nolvasan. Antiseptic; disinfectant. A bisbiguanide with bacteriostatic activity. mp = 154-155°; neutral reaction; soluble in H_2O at 20° (1.9 g/100 ml); aqueous solutions decompose above 70°; soluble in alcohol, glycerol; propylene glycol; polyethylene glycols; LD_{50} (mus orl) = 2 g/kg. *ICI.*

1331 Chlorhexidine Gluconate
18472-51-0 2140 242-354-0
$C_{34}H_{54}Cl_2N_{10}O_{14}$
1,1-Hexamethylenebis[5-(p-chlorophenyl)biguanide] di-D-gluconate.
Chlorhexamed; Bacticlens; Corsodyl; Gingisan; Hibiclens; Hibidil; Hibiscrub; Hibital; Hibitane; Peridex; pHiso-Med; Plac Out; Rotersept; Secalan; Sterilon; Unisept; component of: Hibistat. Antiseptic; disinfectant. A bisbiguanide with bacteriostatic activity. Soluble in H_2O at 20°; LD_{50} (mus iv) 22 mg/kg, (mus orl) 1800 mg/kg. *Boots Pharmaceuticals Inc.; Stuart; ICI.*

1332 Chlorhexidine Hydrochloride
3697-42-5 2140 223-026-6
$C_{22}H_{32}Cl_4N_{10}$
1,1-Hexamethylenebis[5-(p-chlorophenyl)biguanide] dihydrochloride.
AY-5312; Lisium. Anti-infective (topical). A bisbiguanide with bacteriostatic activity. Dec 260-262°; soluble in H_2O at 20° (0.06 g/100 ml). *ICI.*

1333 Chloroazodin
502-98-7 2171 207-955-4

$C_2H_4Cl_2N_6$
N,N''-Dichlorodiazenedicarboximidamide.
α,α-azobis[chloroformamidine]; chlorazodin; dichloroazodicarbonamidine; Azochloramine. Antiseptic. Local anesthetic (veterinary). Dec explosively at 155°; dec is accelerated by contact with metals; sparingly soluble in H_2O, alcohol; slightly soluble in other organic solvents; practically insoluble in CCl_4, liquid petrolatum; all solutions decompose on exposure to light.

1334 Chlorocresol
59-50-7   2184   200-431-6

C_7H_7ClO
4-Chloro-m-cresol.
3-methyl-4-chlorophenol; parachlorometacresol; 6-chloro-m-cresol. Antiseptic; disinfectant. mp = 55.5°; bp = 235°; somewhate soluble in H_2O; more soluble in hot H_2O; Freely soluble in organic solvents. *Kalle B.V.*

1335 Chloroxylenol
88-04-0   2228   201-793-8

C_8H_9ClO
4-Chloro-3,5-xylenol.
parametaxylenol; Benzytol; Dettol. Antiseptic (topical). Phenol. mp = 115°; bp = 246°; volatile with steam; slightly soluble in H_2O; more soluble in organic solvents.

1336 Chlorquinaldol
72-80-0   2243   200-789-3

$C_{10}H_7Cl_2NO$
5,7-Dichloro-2-methylquinolin-8-ol.
hydroxydichloroquinaldinol; chloroquinaldol; Afungil; Quesil; Siogène; Gyno-Sterosan; Gynotherax; Saprosan; Sterosan; Steroxin; Siosteran. Antiseptic. Quinoline. mp = 114-115° (with slight decomposition); λ_m = 326 nm ($A_{1\ cm}^{1\ \%}$ 170 EtOH); nearly insoluble in H_2O; more soluble in organic solvents. *Ciba-Geigy Corp.*

1337 Clofucarban
369-77-7   2438   206-724-5

$C_{14}H_9Cl_2F_3N_2O$
N-(4-Chlorophenyl)-N'-[4-chloro-3-(trifluoromethyl)phenyl]urea.
halocarban; Irgasan CF3; Irgosan CF3. Antiseptic; disinfectant. Halogen containing compound. mp = 214-215°; insoluble in H_2O; soluble in organic solvents. *American Cyanamid; Ciba-Geigy Corp.*

1338 Clorophene
120-32-1   2469   204-385-8

$C_{13}H_{11}ClO$
2-Benzyl-4-chlorophenol.
clorofene; NSC-59989; Septiphene; Santophen 1. Antiseptic. Phenol. Used in disinfectant preparations. mp = 48.5°; $bp_{3.5}$ = 160-162°; $d_{15.5}^{55}$ = 1.186-1.190. *Deutsche Hydrierwerke.*

1339 Cloxyquin
130-16-5   2483   204-978-1

C_9H_6ClNO
5-Chloroquinolin-8-ol.
cloxiquine; Chlorisept. Antiseptic; antifungal; antibacterial. Quinoline. mp = 130°; sparingly soluble in dilute HCl.

1340 Creosote, Coal Tar
8001-58-9   2641   232-287-5
Coal tar creosote.
coal tar; wash oil. Disinfectant. Also used as a wood preservative and insecticide. Distillate of coal tar produced by the high temperature carbonization of bituminous coal. It consists primarily of aromatic hydrocarbons, tar acids and tar bases. CAUTION: Readily absorbed through GI tract and skin. Overexposure can cause GI irritation and congestion. Direct contact may cause irritation, burning, itching, erythema, papular and vesicular eruptions, keratoconjunctivitis. Systemic poisoning can cause salivation, vomiting, respiratory difficulties, vertigo, headache, loss of pupillary reflexes, hypothermia, cyanosis, mild convulsions. Carcinogenic. Translucent brown to black oily liquid; flammable; flash point = 165°F (75°C); ignition temperature = 637°F (335°C); practically insoluble in H_2O.

1341 Creosote, Wood
8021-39-4   2642   232-419-1
Wood creosote.
wood creosote; beechwood creosote; Creosote. Antiseptic; expectorant. Liquid obtained from wood tars by distillation; composed mainly of guaiacol and creosol. Colorless or yellow oily liquid; D_{25}^{25} > 1.076; bp 203-220°; somewhat soluble in H_2O; soluble in glycerol, glacial acetic acid, fixed alkali hydroxied solutions; incompatible with acacia, albumin, oxidizers, and cupric, ferric, gold and silver salts.

1342 Cresol
1319-77-3   2645   215-293-2

C_7H_8O
Cresylic acid.

cresylol; tricresol. Antiseptic; disinfectant. A mixture of three isomeric cresols in which the m-isomer predominates. Obtained from coal tar. CAUTION: Poisonous. Has corrosive action on tissues. Potential symptoms of overexposure are CNS effects; skin and eye burns; dermatitis; liver, kidney and lung damage. Acute exposure can lead to muscular weakness, gastroenteric disturbances, severe depression, collapse, and death. Liquid; d_{25}^{25} = 1.030-1.038; distills between 195-205°; slightly soluble in H_2O; miscible with alcohol, C_6H_6, Et_2O, glycerol, petroleum ether; soluble in fixed alkali hydroxide solutions; [m-cresol]: LD_{50} (rat orl) = 2.02 g/kg.

1343 m-Cresyl Acetate
122-46-3   2651

$C_9H_{10}O_2$
Acetic acid 3-methylphenyl ester.
m-tolyl acetate; acetic acid ester; acetic acid m-cresol ester; acetylmetacresol; metacresol acetate; Cresatin; Cresatin Metacresylacetate; Cresatin-Sulzberger; Metacresylacetate-Sulzberger; Kresatin. Antiseptic (topical); antifungal. Oily liquid; bp = 212°; bp_{13} = 99°; d_4^{26} = 1.048; volatile with steam; λ_m + 262.5, 269.5 nm (in MeOH); practically insoluble in H_2O, glycerol; miscible with alcohol, H_2O, $CHCl_3$, petroleum ether, C_6H_6; soluble in petrolatum (5%), cottonseed oil.

1344 Cupric Sulfate
7758-99-8   2722
$H_{10}CuO_9S$
Copper (II) sulfate (1:1) pentahydrate. Antiseptic; antifungal(topical); antidote to phosphorus. Occurs as the mineral hydrocyanite. Dec above 560°; d = 3.6; hygroscopic; soluble in H_2O; practically insoluble in alcohol.

1345 Cupric Sulfate [anhydrous]
7798-98-7   2722
CuO_4S
Copper (II) sulfate (1:1).
bluestone; blue vitriol; Roman vitriol; Salzburg vitriol. Antiseptic; antifungal (topical); antidote to phosphorus. Occurs as the mineral chalcanthite. Loses $2H_2O$ at 30°, 2 more at 110°, and becomes anhydrous by 250°; $d_4^{15.6}$ = 2.286; soluble in H_2O, MeOH, glycerol; slightly soluble in EtOH; LD_{50} (rat orl) = 960 mg/kg.

1346 Dequalinium Chloride
522-51-0   2959   208-330-9

$C_{30}H_{40}Cl_2N_4$
1,1'-(1,10-Decanediyl)bis[4-amino-2-methylquinolinium chloride].
BADQ-10; decamine; dekamiln; Decatylen; Dekadin; Dequadin Chloride; Dequafungen; Dequavet; Dequavagyn; Eriosept; Evazol; Grocreme; Labosept; Optipect; Phylletten; Polycidine; Sorot; component of: Efisol, Gargilon, Gramipan, Hexalyse, Micrin. Antiseptic; disinfectant. Quaternary ammonuim compound. mp = 326° (dec); soluble in H_2O (1 g/200 ml at 25°). *Allen & Hanbury.*

1347 Dibromopropamidine
496-00-4   3073

$C_{17}H_{18}Br_2N_4O_2$
4,4'-(Trimethylenedioxy)-bis(3-bromobenzamidine).
dibrompropamidine.   Antiseptic; antiamebic. Used as a preservative in cosmetics. *May & Baker Ltd.*

1348 Dibromopropamidine Isethionate
614-87-9   3073   210-399-5

$C_{21}H_{30}Br_2N_4O_{10}S_2$
2-Hydroxyethanesulfonic acid compound with 4,4'-[1,3-propanediylbis(oxy)]bis[3-bromobenzenecarboximidamide] (2:1).
dibrompropamidine isetionate; Brolene Ointment; Brulidine. Antiseptic; antiamebic. Used as a preservative in cosmetics. mp = 226°; soluble in H_2O, glycerol; practically insoluble in Et_2O, $CHCl_3$, liquid petrolatum, fixed oils; incompatible with chlorides, sulfates, organic anions. *May & Baker Ltd.*

1349 Disiquonium Chloride
68959-20-6   273-403-4

$C_{27}H_{60}ClNO_3$
Didecylmethyl[3-(trimethoxysilyl)-propyl]ammonium chloride.
Antiseptic. Quaternary ammonuim compound.

1350 Dodecarbonium Chloride
100-95-8   3466   202-904-2

$C_{23}H_{41}ClN_2O$
N-[2-(Dodecylamino)-2-oxoethyl]-N,N-dimethylbenzenemethanaminium chloride.
Straminol; Urolocide. Antiseptic; disinfectant. Quaternary ammonuim compound. mp = 147-148°; soluble in H_2O, alcohol; insoluble in Et_2O, Me_2CO, C_6H_6; LD_{50} (rat orl) = 100 mg/kg. Sola/Barnes-Hind.

1351 Domiphen Bromide
538-71-6   3474   208-702-0

$C_{22}H_{40}BrNO$
Dodecyldimethyl(2-phenoxyethyl)-ammonium bromide.
NSC-39415; PDDB; phenododecinium bromide; Bradosol Bromide; Oradol;

Modicare; Neo-Bradoral. Antiseptic; anti-infective (topical). Quaternary ammonuim compound. mp = 112-113°; Freely soluble in warm H_2O; Soluble in EtOH, Me_2CO, EtOAc, $CHCl_3$; very slightly soluble in C_6H_6; incompatible with soap. Ciba plc.

1352 Ethylhydrocupreine
522-60-1   3855   208-333-5

$C_{21}H_{28}N_2O_2$
(8α,9R)-6'-Ethoxy-10,11-dihydro-cinchonan-9-ol.
hydrocupreine ethyl ether; Numoquin, Optoquine. Antiseptic. Quinoline. mp = 123-128°; $[\alpha]_D^{25}$ = -136° (EtOH); insoluble in H_2O; soluble in organic solvents.

1353 Ethylhydrocupreine Hydrochloride
3413-58-9   3855   222-302-3
$C_{21}H_{29}ClN_2O_2$
(8α,9R)-6'-Ethoxy-10,11-dihydro-cinchonan-9-ol monohydrochloride.
Neumolisina. Antiseptic. Quinoline. mp = 252-1254sg; $[\alpha]_D^{21}$ = -123.6° (H_2O); soluble in H_2O, alcohol, $CHCl_3$; sparingly soluble in dry Me_2CO; practically insoluble in Et_2O; light sensitive.

1354 Ethylparaben
120-47-8   3883   204-399-4

$C_9H_{10}O_3$
Ethyl p-hydroxybenzoate.
Nipagin A; Ethyl Parasept; Solbrol A. Antifungal; antiseptic. Used as a

preservative for pharmaceuticals. mp = 116°; bp = 297-298°; soluble in alcohol, Et$_2$O, H$_2$O.

1355 Euprocin
1301-42-4   3950

C$_{24}$H$_{34}$N$_2$O$_2$
(8α,9R)-10,11-Dihydro-6'-(3-methylbutoxy)cinchonan-9-ol.
hydrocupreine isopentyl ether; isoamylhydrocupreine; isopentylhydrocupreine; eucupreine; Eucupin. Antiseptic; local anesthetic. Quinoline. mp = 152°; soluble in alcohol, Et$_2$O, CHCl$_3$; practically insoluble in H$_2$O.

1356 Euprocin Hydrochloride
18984-80-0   3950
C$_{24}$H$_{38}$Cl$_2$N$_2$O$_3$
(8α,9R)-10,11-Dihydro-6'-(3-methylbutoxy)cinchonan-9-ol dihydrochloride monohydrate.
isopentylhydrocupreinedihydrochloride; Wl-287; component of: Otodyne. Antiseptic; local anesthetic. Quinoline. Soluble in 15 parts H$_2$O; freely soluble in alcohol. *Schering AG.*

1357 Fenticlor
97-24-5   4046   202-568-7

C$_{12}$H$_8$Cl$_2$O$_2$S
2,2'-Thiobis[4-chlorophenol].
S-7; NSC-4112; 2,2'-dihydroxy-5,5'-dichlorodiphenyl sulfide; Novex. Anti-infective (topical). Phenol used as a fungicide, especially against *Monosporidium apiospermum*. mp = 175°; soluble in aqueous NaOH solutions, alcohol, hot C$_6$H$_6$. *I.G. Farben.*

1358 Fludazonium Chloride
53597-28-7

C$_{26}$H$_{20}$Cl$_5$FN$_2$O$_2$
1-[2,4-Dichloro-β-[(2,4-dichlorobenzyl)oxy]phenethyl]-3-(p-fluorophenacyl)imidazolium chloride.
R-23633. Antiseptic. *Janssen Pharmaceutical Inc.*

1359 Fluorosalan
4776-06-1   4216   225-322-0

C$_{14}$H$_8$Br$_2$F$_3$NO$_2$
3,5-Dibromo-2-hydroxy-N-[3-(trifluoromethyl)phenyl]benzamide.
flusalan; Fluorophene. Antiseptic; disinfectant.

1360 Furazolidone
67-45-8   4320   200-653-3

$C_8H_7N_3O_5$
3-[5-Nitrofurfurylideneamino]-2-oxazolidone.
NF-180; Furovag; Furox; Furoxane; Furoxone; Giarlam; Giardil; Medaron; Neftin; Nicolen; Nifulidone; Ortazol; Roptazol; Tikofuran; Topazone; component of: Tricofuron. Antiseptic (topical); nitrofuran antiprotozoal (topical) used against trichomonas. mp = 256-257°; soluble in H_2O; decomposed by alkali. *Norwich Eaton; SmithKline Beecham Animal Health.*

1361 Fursalan
15686-77-8

$C_{12}H_{13}Br_2NO_3$
3,5-Dibromo-N-(tetrahydrofurfuryl)-salycylamide.
Disinfectant.

1362 Gallacetophenone
528-21-2   4360   208-430-2

$C_8H_8O_4$
1-(2,3,4-Trihydroxyphenyl)ethanone.
Alizarine yellow C. Antiseptic. mp = 173°; λ_m (MeOH) = 237,296 (ε 8560,

12500); soluble in H_2O, alcohol, Et_2O, solution of sodium acetate. *Eastman Kodak.*

1363 Halimide®
19014-05-2   4624   242-754-5

$C_{22}H_{40}ClN$
Dodecylbenzyltrimethylammonium chloride.
Antiseptic; disinfectant; cationic surface active agent. Quaternary ammonuim compound. *California Research Co.*

1364 Halquinol
8067-69-4   4637

5,7-Dichloro-8-quinolinol mixture with 5-chloro-8-quinolinol and 7-chloro-8-quinolinol.
chlorquinol; SQ-16401; CHQ; Halquivet; Quinolor; Quixalin; Quixalud; Tarquinor. Anti-infective (topical). Quinoline. *Olin Mathieson.*

1365 Hexachlorophene
70-30-4   4716   200-733-8

$C_{13}H_6Cl_6O_2$
2,2'-Methylenebis[3,4,6-trichlorophenol].
AT-7; G-11; Bilevon; Dermadex;

Exofene; Hexosan; pHisohex; Soy-Dome; Surgi-Cen; Surofene. Antiseptic; disinfectant; anthelmintic (flukicide, veterinary). Phenol used mainly in the manufacture of soaps. mp = 164-165°; practically insoluble in H_2O; soluble in common organic solvents; LD_{50} (mrat orl) = 66 mg/kg, (frat orl) = 57 mg/kg. *Sterling Winthrop, Inc.; Miles.*

1366 Hydrargaphen
14235-86-0   4805   238-107-1

$C_{31}H_{24}Hg_2O_6S_2$
Phenylmercuric 3,3'-methylene bis(2-naphthalenesulfonate).
phenylmercuric Fixtan; Conotrane; Fibrotan; Hydraphen; Penotrane; P.M.F.; Versotrane; Septotan. Antiseptic; anti-infective (topical). Mercurial compound. Practically insoluble in H_2O; forms colloidal solutions in alkali methal dinaphthylmethane sulfonates; colloid tends to absorb at interfaces and form charged hydrated aggregates; LD_{50} (mus orl) = 80 mg/kg. *Ward, Blenkinsop.*

1367 Hydrastine
118-08-1   4806   204-233-0

$C_{21}H_{21}NO_6$
[S-(R*,S*)]-6,7-Dimethoxy-3-(5,6,7,8-tetrahydro-6-methyl-1,3-dioxolo-[4,5-g]isoquinolin-5-yl)-1(3H)-isobenzofuranone.
l-β-hydrastine. Antiseptic. A quinoline naturally occuring in l-β-form in *Hydrastitis canadensis L.* Ranunculaceae together with berberine and canadine. Hydrochloride formerly used as a uterine hemostatic. mp = 132°; mp [hydrochloride] = 116°; $[\alpha]_D^{20}$ = -50° (c = 0.3 abs alcohol); λ_m = 202, 218, 238, 298, 316 mn (log ε 4.79, 4.53, 4.15, 3.86, 3.63 EtOH); pK = 7.8; soluble in Me_2CO, C_6H_6; insoluble in H_2O; hydrochloride is very soluble in H_2O.

1368 Hydrogen Peroxide
7722-84-1   4839   231-765-0
H_2O_2
Hydrogen dioxide.
hydroperoxide; Albone; Hioxyl; Lensan A; Mirasept; Oxysept; Pegasyl. Antiseptic (topical). Peroxide. Marketed as a solution in H_2O in concentrations of 3-90% by weight. Also used in rocket propulsion, as a dough conditioner, and as a maturing and bleaching agent in food. CAUTION: Symptoms of overexposure include irritation of eyes, nose and throat; corneal ulceration; erythema, vesicles on skin; bleaching of hair.

1369 8-Hydroxyquinoline
148-24-3   4890   205-711-1

C_9H_7NO
8-Quinolol.
oxoquinoline; hydroxybenzopyridine; oxybenzopyridine; phenopyridine; oxychinolin; oxine. Antiseptic. Quinoline. Also used as a fungistat, a chelating agent in the determination of trace metals. mp = 76°; bp 267°; nearly insoluble in H_2O, Et_2O; soluble in Me_2CO, alcohol, $CHCl_3$, C_6H_6, aqueous mineral acids; LD_{50} (mus ip) = 48 mg/kg.

1370 8-Hydroxyquinoline Sulfate
134-31-6   4890   205-137-1

$C_{18}H_{16}N_2O_6S$
8-Quinolol sulfate (2:1) salt.
Chinosol. Antiseptic. Quinoline. Also used as a fungistat, a chelating agent in the determination of trace metals. mp = 175-178°; soluble in H_2O; slightly soluble in glycerol, alcohol; insoluble in Et_2O.

1371 8-Hydroxyquinoline Aluminum Sulfate
153-77-5   4890
$C_{27}H_{24}AlN_3O_{15}S_3$
8-Quinolol aluminum sulfate.
Nyxolan; Aloxyn. Anthelmintic. Used as antiperspirant, deodorant.

1372 Ichthammol
8029-68-3   4929   232-439-0
Ammonium bituminosulfonate.
ammonium bithiolcium; ammonium ichthosulfonate; ammonium sulfobituminate; ammonium sulfoichthyolate; bitumol; bituminol; ichthammonium; ichthosulfol; Amsubit; Bitulan; Ichthosauran; Ichthymall; Hirathiol; Ichden; Ichtammon; Ichthadone; Ichthymall; Ichthyol; Ichthysalle; Ichthalum; Ichthium; Ichthosan; Ichthosauran; Ichthynat; Ichthyopon; Ichtopur; Leukochthol; Lithol; Petrosulpho; Perichthol; Piscarol; Pisciol; Adnexol [injectable form].
Antiseptic (topical). A product of a distillate from mineral deposits (bituminous schists); contains saturated and unsaturated hydrocarbons, nitrogenous acids, thiophene derivatives. Miscible with H_2O, glycerol, propylene glycol, fats, oils, carbowaxes, lanolin; partially soluble in alcohol, Et_2O. *Mallinckrodt, Inc.*

1373 Ictasol
12542-33-5
$C_{28}H_{36}Na_2O_6S_3$ (tentative)
Ictasol.
Disinfectant. A product of a distillate from mineral deposits (bituminous schists).

1374 Iodic Acid
7782-68-5   5032   231-962-1
HIO_3
Iodic acid.
Antiseptic. Halogen containing compound. mp = 110° (dec); d_4^0 = 4.629; soluble in nitric acid, dilute alcohol; insoluble in absolute alcohol, Et_2O, $CHCl_3$; darkens on exposure to light.

1375 Iodine
7553-56-2   5034   231-442-4
I_2
Iodine.
Antiseptic (topical); antyhyperthyroid. Halogen. CAUTION: Symptoms of overexposure include irritation of eyes and nose, lacrimation, headache, tight chest, skin burns or rash, cutaneous hypersensitivity. Highly corrosive on the GI tract. mp = 113.60°; bp = 185.24°; d (solid, 25°) = 4.93; incompatible with tannis, alkaloids, starch.

1376 Iodine Monochloride
7790-99-0   5038   232-236-7
CII
Iodine chloride.
Wijs' chloride. Anti-infective (topical). Halogen containing compound. CAUTION: Attacks the skin, forming dark, painful patches. mp [α form]: = 27.2°; mp [β form]: = 13.9°; bp [β form]: = 97° (dec); d_4^{29}[β form]: = 3.10; soluble in H_2O, alcohol, Et_2O, CS_2, AcOH.

1377 Iodine Trichloride
865-44-1   5041   212-739-8
Cl₃I
Iodine chloride.
Anti-infective (topical). Halogen containing compound. Also used as a chlorinating and oxidizing agent. CAUTION: Corrosive to human skin. Concentrated solutions are strongly irritating. mp 33°; d^{-4} = 3.203; volatile at room temperature.

1378 Iodochlorhydroxyquin
130-26-7   5052   204-984-4
C₉H₅ClINO
5-Chloro-7-iodoquinolin-8-ol.
clioquinol; chloroiodoquin; iodochlorohydroxyquinoline; iodochloroxyquinoline; Amebil; Alchloquin; Amoenol; Bactol; Barquinol; Budoform; Chinoform; Clioquinol; Cliquinol; Eczecidin; Enteroquinol; Entero-Septol; Entero-Vioform; Enterozol; Entrokin; Hi-Ente. Anti-infective (topical); anti-amebic. Quinoline. Dec 178-179°; λ_m = 266 nm ($A_{1cm}^{1\%}$ 1120 in 0.1 N MeOH NaOH), = 255 nm ($A_{1cm}^{1\%}$ 1570 EtOH); slightly soluble in CHCl₃, AcOH; nearly insoluble in H₂O, cold alcohol, Et₂O; LD₅₀ (cat orl) = 400 mg/kg.

1379 Iodoform
75-47-8   5054   200-874-5
CHI₃
Triiodomethane.
Antiseptic (topical). Halogen containing compound. mp 120°; dec at high temperature with the evolution of iodine; volatile with steam; slightly soluble in H₂O; more soluble in common organic solvents; LD₅₀ (mus sc) = 1.6 mmoles/kg.

1380 Isomerol [a]
7256-12-6

C₇H₆HgO
2-Methyl-7-oxa-8-mercurabicyclo-[4.2.0]octa-1,3,5-triene.
Parahydrecin; component: of Unguentine. Antiseptic. Norwich Eaton.

1381 Isomerol [b]
7256-12-7

C₇H₆HgO
4-Methyl-7-oxa-8-mercurabicyclo-[4.2.0]octa-1,3,5-triene.
Parahydrecin; component: of Unguentine. Antiseptic. Norwich Eaton.

1382 Jothion
Calisaya bark; Peruvian bark; Cinchona bark. Dried stem or bark of various species of cinchona. Contains up to 35 alkaloids such as quinine, cinchotannic, quinic and quinovic acids. Used as an antimalarial.

1383 Lauralkonium Chloride
19486-61-4   205-351-5

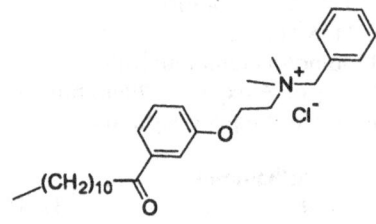

C₂₉H₄₄ClNO₂
Benzyl[2-[p-(lauroyl)phenoxy]ethyl]-dimethylammonium chloride.
Antiseptic.

1384 Laurolinium Acetate
146-37-2   5399   205-668-9

C₂₄H₃₈N₂O₂
4-Amino-1-dodecylquialdinium acetate.
Laurodin. Antiseptic. Quaternary

ammonuim compound. mp = 170-171°; soluble in H_2O; LD_{50} (mus orl) = 131± 36.2 mg/kg, (mus sc) = 30.2 ± 5.6 mg/kg, (mus ip) = 2.3 ± 0.2 mg/kg. *Allen & Hanbury.*

1385 Magnesium Peroxide
14452-57-4   5717   238-438-1
MgO_2
Magnesium dioxide.
Magnesium Perhydrol; Magnesium Superoxol. Antiseptic; antacid. Peroxide. The commercial product contains 15-25% MgO_2, the balance being $Mg(OH)_2$. Insoluble in H_2O; gradually dec in H_2O with liberation of O_2; soluble in dilute acids, forming H_2O_2.

1386 Mecetronium Ethylsulfate
3006-10-8   221-106-5

$C_{22}H_{49}NO_4S$
Ethylhexadecyldimethylammonium ethyl sulfate.
mecetronium etilsulfate. Antiseptic. *Bacillofabrik Dr. Bode & Co.*

1387 Meralein Sodium
4386-35-0   5912   224-498-6

$C_{19}H_9HgI_2NaO_5$
(3',6'-Dihydroxy-2',7'-diiodospiro[3H-2,1-benzoxathiole-3,9'-[9H]xanthen]-4'-yl)hydroxymercury S,S-dioxide monosodium salt.
sodium meralein; Merodicein.

Antiseptic (topical). Mercurial compound. Soluble in H_2O. *Hynson, Westcott & Dunning.*

1388 Merbromin
129-16-8   5914   204-933-6

$C_{20}H_8Br_2HgNa_2O_6$
(2',7'-Dibromo-3',6'-dihydroxy-3-oxospiro[isobenzofuran-1(3H),9'-[9H]xanthen]-4'-yl)hydroxymercury disodium salt.
mercurochrome; dibromohydroxy-mercurifluorescein disodium salt; no. 220 sol; Mercurochrome-220 Soluble; Chromargyre; Planochrome; Flavurol; D.M.O.F.; Mercurophage; Mercurocol; Gallochrome; Gynochrome; Mercurome; Asceptichrome; Mercuranine. Anti-bacterial; antiseptic (veterinary). Mercurial compound. Soluble in H_2O; incompatible with acids, alkaloidal salts, most local anesthetics. *Hynson, Westcott & Dunning.*

1389 Mercufenol Chloride
90-03-9   5920   201-962-6

C_6H_5ClHgO
Chloro(o-hydroxyphenyl)mercury.
Salicresin Fluid; Myringacaine Drops; 2-chloromercuriophenol; U-7743; component of: Mercresin. Anti-infective (topical); disinfectant. Prepared from phenol and mercuric

acetate. CAUTION: poisonous. mp = 150-152°; slightly soluble in cold H_2O; moderately soluble in boiling H_2O; freely soluble in alcohol, hot C_6H_6; sparingly soluble in $CHCl_3$. *Upjohn Ltd.*

1390   Mercuric Chloride
7487-94-7   5926   231-299-8
Cl_2Hg
Mercury bichloride.
mercury chloride; mercury dichloride; corrosive sublimate; mercury perchloride; corrosive mercury chloride. Antiseptic (topical); disinfectant. Mercurial compound. CAUTION: *Violent poison.* May be fatal if swallowed. mp = 277°; d = 5.4; volatilizes at 300°; soluble in H_2O and many other common solvents; incompatible with formates, sulfites, albumin, gelatin, alkalies, alkaloid salts, ammonia, lime H_2O, antimony, arsenic, bromides, borax, carbonates, reduced iron, copper, iron, lead, silver salts, tannic acid, vegetable astringents.

1391   Mercuric Sulfide, Red
1344-48-5   5945   215-696-3
HgS
Mercury (II) sulfide.
vermillion; Chinese red; C.I. Pigment Red; C.I. 77766. Antiseptic. Mercurial compound that occurs in nature as the mineral cinnabar. Prepared from mercuric acetate, ammonium thiocyanate, glacial acetic acid and hydrogen sulfide. Blackens on exposure to light; practically insoluble in H_2O.

1392   Mercurophen
52486-78-9   5947

$C_6H_4HgNNaO_4$
Sodium 4-(hydroxymercuri)-2-nitrophenolate.
Antiseptic; disinfectant. Mercurial compound. CAUTION: *Poisonous.* Soluble in hot H_2O.

1393   Mercurous Acetate
631-60-7   5948   211-161-3
$C_4H_6Hg_2O_4$
Dimercury di(acetate).
mercury acetate. Antiseptic. Mercurial compound. Somewhat soluble in H_2O, dilute AcOH; insoluble in alcohol, Et_2O; aqueous solutions decompose quickly in light and heat.

1394   Mercurous Chloride
10112-91-1   5951   233-307-5
Hg_2Cl_2
Dimercury dichloride.
calomel; mild mercury chloride; mercury monochloride; mercury subchloride; precipité blanc; Calogreen. Antiseptic; cathartic; diuretic; antisyphilitic. Mercurial compound. CAUTION: Excessive doses can cause mercury poisoning. Sublimes at 400-500°; d = 7.15; practically insoluble in H_2O; insoluble in alcohol, Et_2O; incompatible with bromides, iodides, alkali chlorides, sulfates, sulfites, carbonates, hydroxides, lime H_2O, acacia, ammonia, golden antimony sulfide, cocaine, suanides, copper salts, hydrogen peroxide, iodine, iodoform, lead salts, silver salts, soap, sulfides.

1395   Mercurous Iodide
15385-57-6   5953   239-409-6
Hg_2I_2
Dimercury diiodide.
yellow mercury iodide; mercury protoiodide. Antiseptic; antibacterial. Mercurial compound. CAUTION: Mercury yellow or green when combined with a soluble iodide forms a highly *poisonous* mercuric iodide. mp = 290°; d = 7.70; insoluble in H_2O, alcohol, Et_2O; soluble in solutions of mercurous or mercuric nitrates; incompatible with soluble iodides; sensitive to light.

1396 Metabromsalan
2577-72-2   219-933-1

$C_{13}H_9Br_2NO_2$
3,5-Dibromosalicylanilide.
NSC-526280. Disinfectant.

1397 Methenamine Tetraiodine
12001-65-9   6043
$C_6H_{12}I_4N_4$
Hexamethylenetetramine tetraiodide.
Iodoformine; Mirion; Siomine. Antiseptic; Iodine source. Used in iodine therapy (veterinary). Prepared from potassium mercuric iodide and methenamine. Reddish powder; deflagrates at 138°; nearly insoluble in H_2O; slightly soluble in alcohol, $CHCl_3$, Et_2O, carbon disulfide; soluble in aqueous solutions of sodium or potassium iodides, sodium thiosulfate, dilute HCl; decomposition likely in aqueous solution.

1398 2-(Methoxymethyl)-5-nitrofuran
586-84-5   6075   209-586-4

$C_6H_7NO_4$
2-Nitro-2-furfurylmethyl ether.
Furbenal; Furaspor. Antiseptic; antifungal. A nitrofuran. Prepared through nitration of furfuryl mether ether in acetic anhydride. Oily liquid; $bp_3 = 104$-$105°$; $bp_4 = 114$-$117°$; $d^{20}_{20} = 1.283$; $n^{20}_D = 1.5325$-1.5343; miscible with EtOH; soluble in H_2O.

1399 Methylbenzethonium Chloride
1320-44-1   6103   246-675-7

$C_{28}H_{45}ClNO_4$
Benzyldimethyl[2-[2-[[4-(1,1,3,3-tetra-methylbutyl)tolyl]ethoxy]ethyl]-ammonium chloride monohydrate.
Delvan; Diaparene chloride; Hyamine 10X. Anti-infective (topical). Quaternary ammonuim compound. mp = 161-163°; freely soluble in H_2O, alcohol, Cellosolve; $CHCl_3$; hot C_6H_6. Miles; Sterling Winthrop, Inc.

1400 Myrtol
     6423
Gelomyrtol.
Fraction of the volatile oil from *Myrtus communis L, Myrtaceae* distilling between 160-180°, consisting chiefly of eualyptol and *dextro*-pinene with some camphor. Liquid; d 0.895; $[\alpha]^{20}_D = +10°$; n^{20}_D 1.465; freely soluble in alcohol, Et_2O.

1401 1-Naphthyl Salicylate
550-97-0   6501
$C_{17}H_{12}O_3$
2-Hydroxybenzoic acid 1-naphthalenyl ester.
Alphol. Antiseptic; anti-inflammatory. Phenol. mp = 83°; insoluble in H_2O; soluble in alcochol, Et_2O, oils.

1402 2-Naphthyl Salicylate
613-78-5   6502   210-355-5
$C_{17}H_{12}O_3$
2-Hydroxybenzoic acid 2-naphthalenyl ester.
Betol; Naphthalol; Naphthosalol; Salinaphthol. Antiseptic; anti-

inflammatory. Phenol. mp = 95°; insoluble in H₂O, glycerol; sparingly soluble in cold alcohol; soluble in C₆H₆, Et₂O, boiling alcohol.

1403 Negatol®
9011-02-3   6531

Hydroxymethylbenzenesulfonic acid polymer with formaldehyde.
Albocresil; Albothyl; Negatan. Antiseptic. High molecular weight colloidal product prepared by reacting sulfonated m-cresol and formaldehyde. Soluble in H₂O forming colloidal solutions; pH (5% w/v) 1.0. *Eli Lilly & Co.*

1404 Nidroxyzone
405-22-1   6615   206-970-3

$C_8H_{10}N_4O_5$
5-Nitro-furaldehyde-2-(2-hydroxyethyl)semicarbazone.
NF-67; Furadroxyl. Antiseptic. Nitrofuran. mp = 214-216° (dec); slightly soluble in H₂O (1:2000). *Norwich Eaton.*

1405 Nifuroxime
6236-05-1   6627   228-349-6

$C_5H_4N_2O_4$
5-Nitro-2-furaldehyde oxime.
Micofur; component of: Tricofuron. Topical anti-infective; antiprotozoal (trichomonas). Nitrofuran. mp = 156°, 163-164°; soluble in H₂O, MeOH, 95% EtOH. *Norwich Eaton.*

1406 Nitrofurazone
59-87-0   6697   200-443-1

$C_6H_6N_4O_4$
5-Nitro-2-furaldehyde semicarbazone.
Aldomycin; Amifur; Chemofuran; Coxistat; Furacin; Furacinetten; Furacoccid; Furaplast; Furazol W; Furesol; Mammex; Nefco; Nifuzon; Nitrozone; Vabrocid; component of: Furacort, Furadex, Furea. Anti-infective (topical). Nitrofuran. Dec 236-240°; λ_m = 260, 375 nm; slightly soluble in H₂O (1:4200), alcohol (1:590), propylene glycol (1:350); soluble in alkaline solutions; insoluble in Et₂O; pH (saturated aqueous solution) 6.0-6.5; LD₅₀ (rat orl) = 590 mg/kg, (rat sc) = 3000 mg/kg. *Norwich Eaton.*

1407 Nitromersol
133-58-4   6707   205-112-5

$C_7H_5HgNO_3$
5-Methyl-2-nitro-7-oxa-8-mercurabicyclo[4.2.0]octa-1,3,5-triene.
Metaphen. Antiseptic; anti-infective (topical). Mercurial compound. Anhydride of 4-nitro-3-hydroxymercuri-o-cresol. Insoluble in H₂O; nearly insoluble in Me₂CO, alcohol, Et₂O, aqueous sodium carbonate solutions; soluble in alkali, ammonia by opening anhydride ring and forming a salt; soluble in boiling glacial acetic acid.

1408 Noxythiolin
15599-39-0 6822 239-679-5

C_3H_8OS
1-Hydroxymethyl-3-methyl-2-thiourea.
noxytiolin; Noxyflex-S. Antiseptic. mp = 88-90°; soluble in H_2O (10 g/100 ml); LD_{50} (mus orl) > 3 g/kg. *E. Geistlich Sohne.*

1409 Octenidine
71251-02-0 6852

$C_{36}H_{62}N_4$
N,N'-(1,10-Decanediyldi-1(4H)-pyridinyl-4-ylidene)bis[1-octanamine]. Win-41464; Win-41464-6 [as disaccharin]. Antiseptic. *Sterling Winthrop, Inc.*

1410 Octenidine Hydrochloride
70775-75-6 6852 274-861-8
$C_{36}H_{64}Cl_2N_4$
N,N'-(1,10-Decanediyldi-1(4H)-pyridinyl-4-ylidene)bis[1-octanamine] dihydrochloride.
Win-41464-2; Neo Kodan; Octeniderm; Octenisept. Antiseptic. mp = 215-217°. *Sterling Winthrop, Inc.*

1411 Ornidazole
16773-42-5 7000 240-826-0

$C_7H_{10}ClN_3O_3$
α-(Chloromethyl)-2-methyl-5-nitro-1H-imidazole-1-ethanol.
Ro-7-0207; Madelen; Ornidal; Tiberal. Anti-infective. mp = 77-78°; λ_m = 288, 312 nm (ε 3720, 9150 in 2-propanol); pKa = 2.4 ± 0.1; LD_{50} (mus orl) > 2000 mg/kg, (mus ip) > 2000 mg/kg. *Hoffmann-LaRoche Inc.*

1412 Oxychlorosene
8031-14-9 7090
$C_{20}H_{35}ClO_4S$
Monoxychlorosene.
Clorpactin; Clorpactin XCB. Antiseptic. A buffered organic hypochlorous acid derivative with slightly acid pH. Halogen containing compound. Aqueous solutions are unstable and should be freshly prepared. *United-Guardian Labs.*

1413 Oxychlorosene Sodium
52906-84-0 7090
$C_{20}H_{35}ClO_4NaS$
Monoxychlorosene sodium.
Clorpactin WCS. Antiseptic. Halogen containing compound. *United-Guardian Labs.*

1414 Parachlorophenol
106-48-9 2206 203-402-6

C_6H_5ClO
4-Chlorophenol.
p-chlorophenol. Antiseptic. CAUTION: Irritating to skin. May cause tremors,

convulsions, dyspnea, coma. mp = 43.2-43.7°; bp = 220°; d_4^{78} = 1.2238; n_D^{50} = 1.5419; n_D^{40} = 1.5579; sparingly soluble in H_2O, liquid petrolatum; soluble in alcohol, glycerin, Et_2O, $CHCl_3$, fixed and volatile oils; LD_{50} (rat orl) = 670 mg/kg. *Dow Chemical U.S.A.; Merrell Pharmaceuticals Inc.*

1415 Parachlorophenol, Camphorated
8003-18-7
Anti-infective, topical (dental).

1416 Phenoctide
78-05-7   7389   201-078-0

$C_{27}H_{42}ClNO$
N,N-Diethyl-N-[2-[4-(1,1,3,3-tetramethylbutyl)phenoxy]ethyl]benzenemethanaminium chloride.
Octaphen. Anti-infective (topical). Quaternary ammonuim compound. mp = 112-114°, 95°. *Ward, Blenkinsop.*

1417 Phenoline
Carbolic camphor. Phenol with camphor (*phenol cum camphorae B.P.*).

1418 Phenosalyl
$C_{21}H_{29}NO_3 \cdot HCl$
1-(3-Hydroxy-3-phenylpropyl)-4-phenyl-4-piperidine carboxylic acid ethyl ester hydrochloride.
Lealgin; Operidine. Analgesic and narcotic.

1419 2-Phenoxyethanol
122-99-6   7410   204-589-7

$C_8H_{10}O_2$
1-Hydroxy-2-phenoxyethane.
ethylene glycol monophenyl ether; β-hydroxyethyl phenyl ether; Phenoxethol; Phenoxetol; Phenyl Cellosolve. Antiseptic. Oily liquid; d_{20}^{20} = 1.1094; d_4^{22} = 1.102; mp = 14°; bp_{80} = 165°; bp_{25} = 137°; n_D^{20} = 1.534; flash point = 250°; soluble in H_2O; freely soluble in alcohol, Et_2O, NaOH solutions; LD_{50} (rat orl) = 1.26 mg/kg.

1420 Phenylmercuric Borate
102-98-7   7456   203-068-1

$C_6H_7BHgO_3$
(Dihydrogen borato)phenylmercury.
phenylmercuric borate; phenylmercury borate; Famosept; Merfen. Antiseptic, topical. mp = 112-113°; soluble in H_2O, alcohol, glycerol.

1421 Phenylmercuric Nitrate, Basic
55-68-5   7455
$C_{12}H_{11}Hg_2NO_4$
Nitratophenylmercury.
merphenyl nitrate; (nitrato-O)-phenylmercury; Phe-Mer-Nite; Phenmerzyl Nitrate. Antiseptic. Pharmaceutic aid; bactericide; germicide. mp = 187-190° (dec); moderately soluble in H_2O, alcohol, glycerol; practically insoluble in organic solvents; LD_{50} = (mus sc) 0.045 mg/kg, (mus iv) 0.027 mg/kg. *Marion Merrell Dow Inc.; Schering AG.*

1422 Picloxydine
5636-92-0   7553   227-084-3

$C_{24}H_{32}Cl_2N_{10}$
1,1'-[1,4-Piperazinediyl-bis(imido-carbonyl)]bis[3-(p-chlorophenyl)-guanidine].
Antibacterial (topical); antiseptic. Heterocyclic biguanidine with antibacterial activity. *Nicholas Labs. Ltd.*

1423 Plastosol
The specific substance derived from plasma. It is an inactive form of plasmin which, when activated, by natural activators such as streptokinase or urokinase, has the property of lysing fibrinogen, fibrin, and other proteins.

1424 Potassium Permanganate
7722-64-7   7824   231-760-3
$KMnO_4$
Permanganic potassium salt.
chameleon mineral. Anti-infective (topical). Permanganate. CAUTION: Explosive when brought into contact with organic or other readily oxidizable substances, either in solution or dry state. Dilute solutions are mildly irritating; concentrated solutions are caustic. Dec 240°; d = 2.7; soluble in H_2O; decomposed by alcohol and many other organic solvents, concentrated acids, reducing agents; incompatible with alcohol, arsenites, bromides, iodides, hydrochlorid acid, charcoal, organic substances, ferrous or mercuic salts, hypophosphites, hyposulfites, sulfites, peroxides, oxalates; LD_{50} (rat orl) = 1090 mg/kg.

1425 Potassium Tetraiododimercurate(II)
7783-33-7   7862   231-990-4
HgI_4K_2
Dipotassium tetraiodomercurate. mercuric potassium iodide. Anti-infective (topical); disinfectant. CAUTION: *Poisonous.* Soluble in H_2O, alcohol, Et_2O, Me_2CO.

1426 Potassium Triiododimercurate(II) Solution
22330-18-3   7870   244-913-4
Potassium triiodomercurate.
Mercuric potassium iodide solution; potassium mercuriiodide solution; solution potassium iodohydrargyrate; Channing's solution; Thoulet's solution. Antiseptic. Mercurial compound. Also used reagent for alkaloids. CAUTION: *Poisonous.*

1427 Povidone-Iodine
25655-41-8   7880
$(C_6H_9NO)_n \cdot xI$
1-Vinyl-2-pyrrolidinone polymer compound with iodine.
Betadine; Betaisodona; Braunol; Braunosan H Disadine DP; Disphex; Efodine; Inadine; Isodine; Proviodine; Traumasept; Videne; PVP-I; PVP-Iodine; PVP-Iodine, 30-06. Anti-infective, topical. An iodophor. Soluble in alcohol, H_2O; practically insoluble in $CHCl_3$, CCl_4, Et_2O, solvent hexane, Me_2CO. k457; *International Specialty Products; Purdue Pharma L.P.*

1428 Propamidine
104-32-5   7981   203-195-2

$C_{17}H_{20}N_4O_2$
4,4'-(Trimethylenedioxy)dibenzamidine.

Antiseptics

Antiprotozoal (Trypanosoma); anti-amebic; anti-infective (topical, veterinary). *May & Baker Ltd.*

1429 Propamidine Isethionate
140-63-6   7981   205-423-6
$C_{21}H_{32}N_4O_{10}S_2$
4,4'-(Trimethylenedioxy)-dibenzamidine ethanesulfonic acid.
M&B-782; Brolene Drops. Antiprotozoal (Trypanosoma); antiamebic. mp 235°; soluble in H_2O, glycerol, 95% alcohol; practically insoluble in Et_2O, $CHCl_3$, oils. *May & Baker Ltd.*

1430 β-Propiolactone
57-57-8   8005   200-340-1

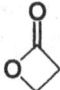

$C_3H_4O_2$
2-Oxetanone.
NSC-21626; hydracrylic acid β-lactone; β-propionolactone; propanolide; Betaprone. Disinfectant. A versatile reagent in organic synthesis. CAUTION: Overexposure can cause skin irritation, blistering and burns; corneal opacity; dysuria; hematuria. May be a carcinogen. Liquid; mp = -33.4°; bp_{760} = 150° (dec); bp_{20} = 60°; bp_{10} = 51°; d_4^{20} = 1.1420; n_D^{20} = 1.4131; flash point = 70° (158°F); soluble in H_2O; miscible with alcohol, Me_2CO, Et_2O, $CHCl_3$. *Forest Pharmaceuticals Inc.*

1431 Silver Bromide
7785-23-1   8649   232-076-8
AgBr
Silver bromide.
Topical anti-infective; astringent. Silver compound. mp = 432°; d = 6.47; slightly soluble in H_2O (0.135 mg/l); insoluble in alcohol, most acids; sensitive to light.

1432 Silver Fluoride
7775-41-9   8657   231-895-8
AgF
Silver monofluride.
argentous fluoride. Antiseptic. Silver compound. d = 5.852; mp = 435°; bp 1150°; soluble in H_2O when freshly prepared; becomes insoluble in moist air because of basic fluoride formation; forms several hydrates; soluble in HF, NH_3, CH_3CN.

1433 Silver Lactate
128-00-7   8660

$C_3H_5AgO_3$
2-Hydroxypropanoic acid silver salt.
Topical anti-infective; astringent. Silver compound. Soluble in H_2O; slightly soluble in alcohol; light sensitive.

1434 Silver Nitrate
7761-88-8   8661   231-853-9
$AgNO_3$
Nitric acid silver salt.
Antiseptic. CAUTION: Poisonous. mp = 212°; d = 4.35; dec 440°; soluble in boiling H_2O, boiling alcohol, NH_3; slightly soluble in alcohol, Me_2CO, Et_2O; pH (aqueous solution) = 6.

1435 Silver Protein
9015-51-4   8671
Group of compounds characterized as colloidal combinations of silver and protein. Argentoproteinum; protargin; silver proteinate; silver nucleate; silver nucleinate; argentum vitellinum [mild]; Argyrol [mild]; Silvol [mild]; albumose silver [strong]; Protargol [strong]. Antiseptic. Silver compound(s) prepared from a silver salt with gelatin, serum albumin, casein or peptone. Soluble in H_2O; nearly insoluble in alcohol, Et_2O, $CHCl_3$. *Iolab.*

1436 Silver Sulfadiazine
22199-08-2 244-834-5
$C_{10}H_9AgN_4O_2S$
N^1-2-Pyrimidinylsulfanilamide monosilver(1+) salt.
Silvadene; component of: Boots SSD. Anti-infective (topical). *Boots Pharma. Inc.; Marion Merrell Dow Inc.*

1437 Sodium Borate
1303-964 8733 232-160-4
$B_4Na_2O_7$
Sodium diborate.
sodium pyroborate; sodium tetraborate; component of: Collyrium Eye Wash. Antiseptic (vet); detergent (vet); astringent (vet); pharmaceutic aid (alkalizer). Bright orange crystals. Used as an oxidizing agent in synthetic chemistry. Also used as a topical anti-infective. Slowly soluble in H_2O. *Wyeth-Ayerst Labs.*

1438 Sodium Hypochlorite
8007-59-8 8773 231-668-3
ClNaO
Sodium hypochlorite.
aqueous solution: Eau de Labarraque, Clorox, Dazzle; diluted soda solution: modified Dakin's solution. Anti-infective; antiseptic, topical (vet). A diluted soda solution used as an antiseptic for wound irrigation (vet). Halogen containing compound. mp = 18°; decomposed by CO_2 in air; anhydrous form is explosive; soluble in H_2O; remarkably stable in aqueous solution.

1439 Sodium Iodate
7681-55-2 8776 231-672-5
$INaO_3$
Sodium iodate.
Antiseptic (mucous membranes). Halogen containing compound. d = 4.28; soluble in H_2O; insoluble in alcohol.

1440 Strontium Peroxide
1314-18-7 9010 215-224-6
O_2Sr
Strontium peroxide.
Antiseptic. Peroxide. Nearly insoluble in H_2O; forms hydrogen peroxide with dilute acids; gradually dec on exposure to air.

1441 Sulfadimethoxine
122-11-2 9073 204-523-7

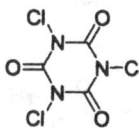

$C_{12}H_{14}N_4O_4S$
N^1-(2,6-Dimethoxypyrimidin-4-yl)-sulfanilamide.
Agribon; Albon; Arnosulfan; Bactrovet; Diasulfa; Madribon; Maxulvet; Neostreptal; Sudine; Suldixine; Sulfabon; Sulxin; Sumbio; Ultrasulfon; component of: Rofenaid, Maxutrim, Prazil, Trivalbon. Antibacterial. A sulfonamide. mp = 201-203°; soluble in dilute HCl, aqueous sodium carbonate solutions, H_2O, LD_{50} (mus orl) > 10 g/kg. *Hoffmann-LaRoche Inc.; ICI; Oesterreiche Stickstoffwerke.*

1442 Symclosene
87-90-1 9188 201-782-8

$C_3Cl_3N_3O_3$
1,3,5-Trichloro-s-triazine-2,4,6(1H,3H,5H)-trione.
trichloroiminocyanuric acid; trichloroisocyanuric acid; NSC-405124; ACL-85; Chloreal. Anti-infective (topical). Halogen containing compound. A chlorinating agent, disinfectant, and industrial deodorant. component of: household cleaners. CAUTION: Irritating to eyes, skin, mucous membranes. mp = 246-247° (dec); pH 4.4; slightly soluble in H_2O; soluble in chlorinated and highly polar solvents. *Grace, W.R. & Co.; Monsanto Co.*

1443 α-Terpineol
98-55-5   9316   202-680-6

$C_{10}H_{18}O$

α,α,4-Trimethyl-3-Cyclohexene-1-methanol.
p-menth-1-en-8-ol. Antiseptic. One of three isomers of terpineol. Liquid; [dl-form]: bp_3 = 85°; d^{15} = 0.9386; n_4^{20} = 1.4831.

1444 Thimerfonate Sodium
5964-24-9   9450   227-741-4

$C_8H_9HgNaO_3S_2$
Ethyl(hydrogen p-mercaptobenzene-sulfonato)mercury sodium salt.
Sulfo-Merthiolate. Anti-infective (topical). Mercurial compound. Soluble in H_2O. *Eli Lilly & Co.*

1445 Thimerosol
54-64-8   9451   200-210-4

$C_9H_9HgNaO_2S$
Ethyl(sodium o-mercaptobenzoato)-mercury.
sodium ethylmercurithiosalicylate; thiomersalate; mercurothiolate; Mer-thiolate; Merzonin; Vitaseptol; component of: Collyrium Eye Wash. Anti-infective (topical); pharmaceutic aid (preservative). Mercurial compound. Soluble in H_2O; less soluble in alcohol; practically insoluble in Et_2O, C_6H_6. *Eli Lilly & Co.; Wyeth-Ayerst Labs.*

1446 Thiosalan
15686-78-9

$C_{13}H_8Br_3NOS$
3,4,5'-Tribromo-2-mercapto-benzanilide.
Disinfectant.

1447 Tibezonium Iodide
54663-47-7   9565   259-284-1

$C_{28}H_{32}IN_3S_2$
Diethylmethyl[(2-[[4-[p-(phenylthio)-phenyl]-3H-1,5-benzodiazepin-2-yl]-thio]ethyl]ammonium iodide.
thiabenzazonium iodide; Rec-15-0691; Antoral. Antibacterial. Quaternary ammonuim compound. mp = 162°; LD_{50} (mus olr) > 10000 mg/kg, (rat orl) = 9000 mg/kg; (mus ip) = 42 mg/kg, (rat ip) = 35 mg/kg. *Recordati Industria Chimica.*

1448 Tibrofan
15686-72-3

$C_{11}H_6Br_3NOS$
4,4'-Tribromo-2-thiophene-carboxyanilide.
Disinfectant.

1449 2,4,6-Tribromo-m-cresol
4619-74-3   9742   204-278-6

$C_7H_5Br_3O$
2,4,6-Tribromo-3-methylphenol.
Micatex. Antiseptic. Phenol. mp = 84°.

1450 Tribromsalan
87-10-5   9747   201-723-6

$C_{13}H_8Br_3NO_2$
3,4',5-Tribromosalicylanilide.
TBS; Temasept IV; Tuasol. Disinfectant; bacteriostat. mp = 227-228°; practically insoluble in H_2O; soluble in hot Me_2CO, DMF. *Dow Chemical U.S.A.; Lever Brothers; Unilever.*

1451 3',4',5'-Trichlorosalicylanilide
642-84-2   9775   211-391-4

$C_{13}H_8Cl_3NO_2$
5-Chloro-N-(3,4-dichlorophenyl)-2-hydroxybenzamide.
Anobial. Phenol used as an antiseptic and deodorant in soaps and cosmetics. mp = 246-248°; forms a H_2O soluble sodium salt. *Ciba-Geigy Corp.*

1452 Triclobisonium Chloride
79-90-3   9785   201-232-7

$C_{36}H_{74}Cl_2N_2$
N,N,N',N'-Tetramethyl-N,N'-bis[1-methyl-3-(2,2,6-trimethylcyclohexyl)-propyl]-1,6-hexanediaminium dichloride.
Ro-5-0810/1; Triburon. Antiseptic. Quaternary ammonuim compound. mp =243-253° (dec); soluble in H_2O, $CHCl_3$, alcohol. *Hoffmann-LaRoche Inc.*

1453 Triclosan
3380-34-5   9790   222-182-2

$C_{12}H_7Cl_3O_2$
5-Chloro-2-(2,4-dichlorophenoxy)-phenol.
CH-3635; Aquasept; Gamophen; Irgasan DP 300; Sapoderm; SterZac. Antiseptic; disinfectant. Halogen containing compound. mp = 54-57.3°; pKa = 7.9; insoluble in H_2O; soluble in alkaline solutions and many organic solvents. *Ciba-Geigy Corp.*

1454 Troclosene Potassium
2244-21-5   9896   218-828-8

C₃Cl2KN₃O₃
1,3-Dichloro-s-triazine-2,4,6(1H,3H,5H)trione potassium salt.
potassium troclosene; potassium dichloroisocyanurate; potassium salt of dichloroisocyanuric acid; ACL-59. Anti-infective (topical). Halogen containing compound. Source of Cl in solid bleach and detergent formulations. *Monsanto Co.*

1455 Urea Hydrogen Peroxide
124-43-6   10007   204-701-4
CH₆N₂O₃
Urea compound with hydrogen peroxide.
carbamide peroxide; hydrogen peroxide carbamide; Debrox; Exterol; Gly-Oxide; Hyperol; Ortizon [obsolete]; Perhydrit; Perhydrol-Urea. Antiseptic. Usually contains 35% H₂O₂. Dec in air to urea, oxygen and H₂O; soluble in H₂O; partly decomposed by alcohol or Et₂O to H₂O₂ and urea.

1456 Yellow Precipitate
21908-53-2   5936   244-654-7
HgO
Mercuric oxide.
mercuric oxide, yellow. Antiseptic, topical (opthalmic). CAUTION: poisonous. Incompatible with reducing agents; light sensitive.

1457 Zinc Permanganate
23414-72-4   10281   245-646-6
Mn₂O₈Zn
Permanganic acid zinc salt.
Antiseptic; astringent. Permanganate. Deteriorates on exposure to light, air; soluble in H₂O; decomposed by alcohol.

1458 Zinc Peroxide
1314-22-3   10282   215-226-7
O₂Zn
Zinc peroxide.
ZPO; zinc superoxide. Antiseptic (topical); astringent. Dec above 150°; soluble in dilute acids, liberating H₂O₂; insoluble in but decomposed by H₂O.

1459 Zinc Salicylate
16283-36-6   10288   240-380-7

C₁₄H₁₀O₆Zn
2-Hydroxybenzoic acid zinc salt.
zinc disalicylate. Antiseptic (topical); astringent. Soluble in H₂O.

1460 Zinc Tannate
8011-65-2   10295   232-377-4
Zinc oxide and tannins.
sal barnit. Astringent; antiseptic. Practically insoluble in H₂O; soluble in dilute acids.

Antisyphilitics

1461 Acetarsone
97-44-9   49   202-582-3

C₈H₁₀AsNO₅
N-Acetyl-4-hydroxy-m-arsanilic acid.
Stovarsol; acetarsol; acetphenarsine; Ehrlich 594; Fourneau 190; F-190; Amarsan; Arsaphen; Dynarsan; Goyl; Kharophen; Limarsol; Malagride; Gynoplix; Oralcid; Devegan; Orarsan; Osarsal; Osvarsan; Paroxyl; Sanogyl; Spirocid; S.V.C.; Monargan; Ginarsol; Stovarsolan. Antisyphilitic and antiprotozoal against Trichomonas. Dec 240-250°; slightly soluble in H₂O;

MLD (rbt orl) = 125-150 mg/kg, (cat orl) = 150-175 mg/kg. *Abbott Labs.; Rhône-Poulenc Rorer Pharmaceuticals Inc.*

1462 Acetarsone Diethylamine Salt
534-33-8   49   208-597-1
$C_{12}H_{21}AsN_2O_5$
N-Acetyl-4-hydroxy-m-arsanilic acid diethylamine salt.
Acetarsin; Acetilarsano; Acetylarsan; Arsaphenan; Golarsyl; Syntharsol. Antisyphilitic and antiprotozoal against Trichomonas. *Abbott Labs.; Rhône-Poulenc Rorer Pharmaceuticals Inc.*

1463 Arsacetin
618-22-4   829   210-541-6

$C_8H_{10}AsNO_4$
[4-(Acetylamino)phenyl]arsonic acid. N-acetylarsanilic acid. Antisyphilitic. [sodium salt tetrahydrate ($C_8H_9AsN-NaO_4 \cdot 4H_2O$)]: soluble in H_2O (10 g/100 ml at 25°, 33.3 g/100 ml at 100°); LD_{50} (rbt iv) = 550 mg/kg.

1464 Arsphenamine
139-93-5   851   205-386-6

$C_{12}H_{14}As_2Cl_2N_2O_2$
4,4'-(1,2-Diarsenediyl)bis[2-aminophenol] dihydrochloride.
Ehrlich 606; Arsaminol; Kharsivan; Salvarsan; Sanluol. Used formerly as an antisyphilitic. Soluble in H_2O, EtOH, glycerol; slightly soluble in $CHCl_3$, Et_2O; LD_{100} (rat iv) = 140 mg/kg. *Hoechst.*

1465 Bismuth Butylthiolaurate
53897-25-9   1301
$C_{16}H_{33}BiO_4S$
2-(Butylthio)dodecanoic acid bismuth basic salt.
Bisspecia; Neocardyl. Used formerly as an antisyphilitic. Insoluble in H_2O, soluble in oils.

1466 Bismuth Chloride Oxide
7787-59-9   1303   232-122-7
BiClO
Bismuth oxychloride.
basic bismuth chloride; bismuthyl chloride; bismuth subchloride; pearl white; blanc d'Espagne; blanc de perle; Chlorbismol. Antisyphilitic. d = 7.72; melts at low red heat; insoluble in H_2O; soluble in HCl, HNO_3.

1467 Bismuth Ethyl Camphorate
52951-37-8   1304

$C_{36}H_{57}BiO_{12}$
d-Camphoric acid ethyl ester bismuth salt.
bismuth(III) salt of d-camphoric acid ethyl ester. Used formerly as an antisyphilitic. mp = 61-67°; insoluble in H_2O; soluble in $CHCl_3$, Et_2O, ethylene dichloride; MLD (rat mi) = 250 mg/kg.

1468 Bismuth Potassium Tartrate
5798-41-4   1318   227-345-1
Potassium bismuth tartrate.
potassium bismuthotartrate; potassium bismuthyl tartrate; tartaric acid bismuth complex potassium salt. Used formerly as an antisyphilitic. Soluble in H_2O (50 g/100 ml), insoluble in organic solvents. *Searle, G.D., & Co.*

Antisyphylitics

1469 Bismuth Sodium Tartrate
31586-77-3   1321   250-719-0
Sodium bismuth tartrate.
sodium bismuthyl tartrate; tartaric acid bismuth complex, sodium salt; Natrol; Tartrol. Used formerly as an antisyphilitic. Soluble in H_2O (33 g/100 ml), insoluble in organic solvents. *Searle, G.D., & Co.*

1470 d-Camphocarboxylic Acid Basic Bismuth salt
4154-53-4   1778   242-404-1
$C_{33}H_{46}Bi_2O_{11}$
Basic bismuth d-camphocarboxylate. Angimuth. Used formerly as an antisyphilitic. Insoluble in H_2O; soluble in MeOH, Et_2O, C_6H_6. *Abbott Labs.*

1471 Dichlorophenarsine
455-83-4   3121

$C_6H_6AsCl_2NO$
3-Amino-4-hydroxyphenyl-dichloroarsine.
Used formerly as an antisyphilitic. *Parke-Davis.*

1472 Dichlorophenarsine Hydrochloride
536-29-8   3121
$C_6H_7AsCl_3NO$
3-Amino-4-hydroxyphenyl-dichloroarsine hydrochloride.
Dichlor-Mapharsen; dichlorophenarsinammonium chloride. Used formerly as an antisyphilitic. mp = 200°; readily soluble in H_2O LD_{50} (mus ip) = 41 mg/kg. *Parke-Davis.*

1473 Ethanearsonic Acid
507-32-4   3768
$C_2H_7AsO_3$
Ethylarsonic acid.
ethylarsinic acid. Used formerly as an antisyphilitic. mp = 99.5°; soluble in H_2O (70 g/100 ml at 27°, 112 g/100 ml at 40°), 95% EtOH (39.4 g/100 ml at 25°).

1474 Ethanearsonic Acid Disodium Salt
5982-55-8   3768
$C_2H_5AsNa_2O_3$
Sodium ethylarsonate.
Mon-Arsone. Used formerly as an antisyphilitic. Very soluble in H_2O.

1475 Mercuric Benzoate
583-15-3   5924   209-499-1

$C_{14}H_{10}HgO_4$
Mercury(II) benzoate.
Used formerly as an antisyphilitic. Soluble in H_2O (1.1 g/100 ml at 25°, 2.5 g/100 ml at 100°), slightly soluble in EtOH.

1476 Mercurous Chloride
10112-91-1   5951   233-307-5
Cl_2Hg_2
Mercury(I) chloride.
Calomel; mild mercury chloride, mercury monochloride; mercury protochloride; mercury subchloride; precipité blanc; Calogreen. Cathartic, laxative, diuretic and antisyphilitic. d = 7.15; sublimes at 400° without melting; insoluble in H_2O, organic solvents.

1477 Sodium Arsanilate
127-85-5   8719   204-869-9
$C_6H_7AsNNaO_3$
(p-Aminophenyl)arsonic acid sodium salt.
arsanilic acid sodium salt; sodium aminarsonate; sodium anilarsonate; Arsamin; Atoxyl; Nuarsol; Protoxyl; Soamin; Sonate; Piglet Pro-Gen V; Trypoxyl. Used formerly as an antisyphilitic. Soluble in H_2O (16.6 g/100 ml), EtOH (1 g/100 ml).

1478 **Sodium Arsphenamine**
1936-28-3   8722
$C_{12}H_{10}As_2N_2Na_2O_2$
4,4'-Arsenobis[2-aminophenol] disodium salt.
arsphenamine sodium. Used formerly as an antisyphilitic. Freely soluble in H_2O.

1479 **Sozoiodole-Mercury**
515-43-5   8881
$C_6H_2HgI_2O_4S$
4-Hydroxy-3,5-diiodobenzenesulfonic acid mercury salt.
Used formerly as an antisyphilitic. Orange-yellow powder, insoluble in H_2O, EtOH, Et_2O, glycerol; soluble in NaCl or KI solutions.

1480 **Sulfarsphenamine**
618-82-6   9111   210-564-1

$C_{14}H_{14}As_2N_2Na_2O_8S_2$
[1,2-Diarsenediylbis[(6-hydroxy-3,1-phenylene)imino]]bismethanesulfonic acid disodium salt.
sulfarsenobenzene; Karsulphan; Myosalvarsan; Myarsenol; Metarsenobillon; Thiosarmine. Used formerly as an antisyphilitic. Very soluble in H_2O, slightly soluble in EtOH.

Antivirals

1481 **Abacavir**
136470-78-5
$C_{14}H_{18}N_6O$
4-[2-Amino-6-(cyclopropylamino)-9H-purin-9-yl]-2-cyclopentene-1-methanol (1S, cis).
Antiviral agent. *Glaxo Wellcome Inc.*

1482 **Abacavir Succinate**
168146-84-7
$C_{18}H_{24}N_6O_5$
4-[2-Amino-6-(cyclopropylamino)-9H-purin-9-yl]-2-cyclopentene-1-methanol (1S, cis) butanedioate (1:1) (salt).
Antiviral agent. *Glaxo Wellcome Inc.*

1483 **Acedoben**
556-08-1   209-114-7

$C_9H_9NO_3$
p-Carboxyacetanilide.
p-(acetamino)benzoic acid; 4-(acetylamino)benzoic acid; N-acetyl-p-aminobenzoic acid. Examined as an antiviral agent.

1484 **Acemannan**
110042-95-0
polymanoacetate. Antiviral agent. From mucilage of *Aloe barbadensis*. *Carrington Labs., Inc.*

1485 **Acyclovir**
59277-89-3   148   261-685-1

$C_8H_{11}N_5O_3$
2-Amino-1,9-dihydro-9-[(2-hydroxyethoxy)methyl]-6H-purin-6-one.
Azone; Acycloguanosine; BW-248U; Wellcome 248U; Aciclofal; Cargosil; Laurocapram; Poviral; Virorax; Zovirax; Vipral; Aciclovir; Acyclo-V; Zyclir. Antiviral agent. Antiviral used in treatment of herpes virus. A nucleoside analog that is preferentially taken up by infected cells and then inhibits viral

DNA synthesis by interfering with transcription. mp = 256.5-257°; LD_{50} (mus orl) >10,000 mg/kg. *Glaxo Wellcome Inc.*

1486 Acyclovir Sodium
69657-51-8   148

$C_8H_{10}N_5NaO_3$
2-Amino-1,9-dihydro-9-[(2-hydroxyethoxy)methyl]-6H-purin-6-one monosodium salt.
Antiviral agent. *Glaxo Wellcome Inc.*

1487 Adefovir Dipivoxil
142340-99-6
$C_{20}H_{32}N_5O_8P$
[[[2-(6-Amino-9H-purin-9-yl)ethoxy]methyl]phosphinylidene]bis(oxymethylene) 2,2-dimethylpropanoate.
Antiviral agent. *Gilead Sciences, Inc.*

1488 Afovirsen
151356-08-0
$C_{192}H_{250}N_{57}O_{107}P_{19}S_{19}$
2'-Deoxy-P-thiocytidylyl-(5'→3')-P-thiothymidylyl-(5'→3')-2'-deoxy-P-thioguanylyl-(5'→3')-2'-deoxy-P-thiocytidylyl-(5'→3')-P-thiothymidylyl-(5'→3')-2'-deoxy-P-thiocytidylyl-(5'→3')-2'-deoxy-P-thiocytidylyl-(5'→3')-P-thiothymidylyl-(5'→3')-P-thiothymidylyl-(5'→3')-2'-deoxy-P-thiocytidylyl-(5'→3')-P-thiothymidylyl-(5'→3')-2'-deoxy-P-thioadenylyl-(5'→3')-2'-deoxy-P-thiocytidylyl-(5'→3')-(5'→3')-2'-deoxy-P-thiocytidylyl-(5'→3')-P-thiothymidylyl-(5'→3')-P-thiothymidylyl-(5'→3')-2'-deoxy-P-thiocytidylyl-(5'→3')-2'-deoxy-P-thioguanylyl-(5'→3')-P-thiothymidylyl-(5'→3')-thymidine.
An antisense phosphorothioate oligodeoxynucleotide with antiviral properties.

1489 Alferon
76543-88-9   5016
Alpha interferon.
alfa interferon; IFN-α; LeIF; leukocyte interferon; lymphoblastoid interferon. Antiviral agent. Alpha interferon, natural (injectable form); used for the treatment of genital warts. *Interferon Sciences, Inc.*

1490 Almurtide
61136-12-7

$C_{18}H_{30}N_4O_{11}$
2-Acetamido-3-O-[[[(1S)-1-[[(1R)-1-carbamoyl-3-carboxypropyl]carbamoyl]ethyl]carbamoyl]methyl]-2-deoxy-D-glucopyranose.
Compound with some antiviral properties. Reported to prevent viral oncogenesis.

1491 Alovudine
25526-93-6

$C_{10}H_{13}FN_2O_4$
3'-Deoxy-3'-fluorothymidine.
Antiviral agent.

1492 Alvircept Sudotox
137487-62-8
$C_{2600}H_{4130}N_{748}O_{812}S_{10}$
Antiviral agent. Synthetic protein of 59,187 daltons.

Antivirals

1493 Amantadine
768-94-5   389   212-201-2

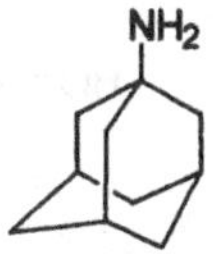

$C_{10}H_{17}N$
Tricyclo[3.3.1.1^{3,7}]decan-1-amine.
Antiviral agent. *Apothecon; DuPont Merck Pharmaceutical Co.; Solvay.*

1494 Amantadine Hydrochloride
665-66-7   389   211-560-2
$C_{10}H_{18}ClN$
Tricyclo[3.3.1.1^{3,7}]decan-1-amine hydrochloride.
Symmadine; Symmetrel. Antiviral agent. *Apothecon; DuPont Merck Pharmaceutical Co.; Solvay.*

1495 Amidapsone

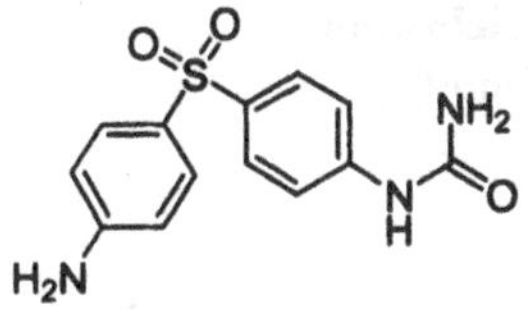

3569-77-5
$C_{13}H_{13}N_3O_3S$
(p-Sulfanilylphenyl)urea.
Antiviral for poultry.

1496 Aranotin
19885-51-9

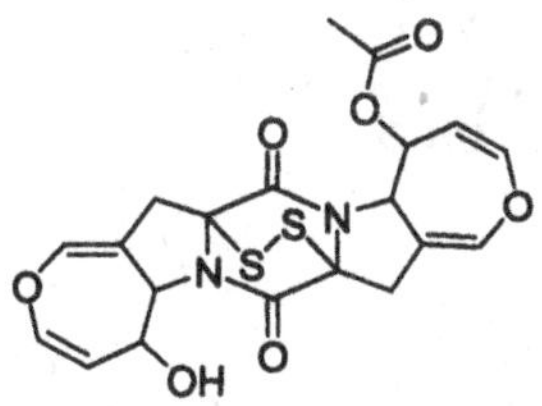

$C_{20}H_{18}N_2O_7S_2$
5-(Acetyloxy)-5,5a,13,13a-tetrahydro-13-hydroxy-8H,16H-7a,15a-epidithio-7H,15H-bisoxepino[3',4':4,5]pyrrolo-[1,2-a:1',2'-d]pyrazine-7,15-dione.
Antiviral agent. *Eli Lilly & Co.*

1497 Arildone
56219-57-9   260-066-3

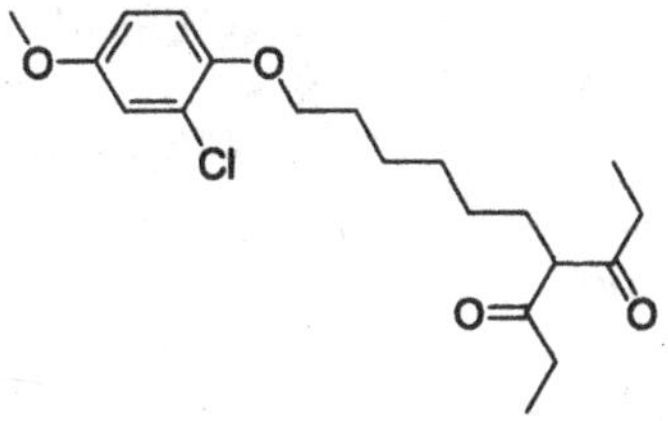

$C_{20}H_{29}ClO_4$
4-[6-(2-Chloro-4-methoxyphenoxy)-hexyl]-3,5-heptanedione.
Win-38020. Antiviral agent. *Sterling Winthrop, Inc.*

1498 Atevirdine
136816-75-6

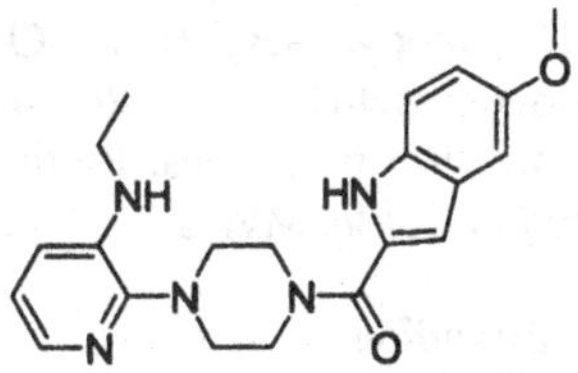

$C_{21}H_{25}N_5O_2$
1-[3-(Ethylamino)-2-pyridinyl]-4-[(5-methoxy-1H-indol-2-yl)carbonyl piperazine.
Antiviral agent.

1499 Atevirdine Mesylate

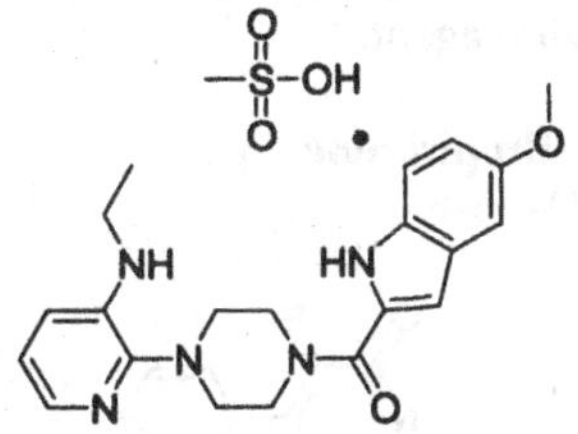

138540-32-6
$C_{22}H_{29}N_5O_5S$
1-[3-(Ethylamino)-2-pyridinyl]-4-[(5-methoxy-1H-indol-2-yl)carbonyl piperazine monomethanesulfonate.
U-87201E. Antiviral agent.

1500 Avridine
35607-20-6

$C_{41}H_{90}N_2O_2$
2,2'-[[3-(Dioctadecylamino)propyl]-imino]bisethanol.
CP-20961. Antiviral agent. *Pfizer Inc.*

1501 Betasizofiran
39464-87-4   254-464-6
$(C_{24}H_{40}O_{20})_n$
Scleroglucan.
poly[→3(O-β-D-glucopyranosyl-(1→3)-O-[β-D-glucopyranosyl-(1→6)-O-β-D-glucopyranosyl-(1→3)-O-β-D-glucopyranosyl-(1→]. Reported to have antiviral properties. Produced by *Sclerotium rolfsii*. MW ≅ 5 x 10⁶.

1502 Brivudine
69304-47-8

$C_{11}H_{11}BrN_2O_5$
(E)-5-(2-Bromovinyl)-2'-deoxyuridine.
Antiviral agent.

1503 Bropirimine
56741-95-8

$C_{10}H_8BrN_3O$
2-Amino-5-bromo-6-phenyl-4(3H)-pyrimidinone.
U-54461. Antiviral agent. *Upjohn Ltd.*

1504 Buciclovir
86304-28-1

$C_9H_{13}N_5O_3$
(R)-9-(3,4-Dihydroxybutyl)guanine.
An antiviral agent.

1505 Celgosivir Hydrochloride
141117-12-6
$C_{12}H_{22}ClNO_5$
Octahydro-1,7,8-trihydroxy-6-indolizinyl butanoate hydrochloride.
Antiviral agent. *Hoechst Marion Roussel Inc.*

1506 Cicloxolone
52247-86-6

$C_{38}H_{56}O_7$
3β-Hydroxy-11-oxoolean-12-en-30-oic acid hydrogen cis-1,2-cyclohexanedicarboxylate.
Investigated for its antiviral activity.

1507 Cidofovir
149394-66-1

$C_8H_{14}N_3O_6P \cdot 2H_2O$
[[2-(4-Amino-2-oxo-1(2H)-pyrimidinyl)-1-(hydroxymethyl)-ethoxy]methyl] phosphonic acid dihydrate (S) dihydrate.
Antiviral agent. *Gilead Sciences, Inc.*

1508 Cidofovir [anhydrous]
113852-37-2   2329

$C_8H_{14}N_3O_6P$
[[2-(4-Amino-2-oxo-1(2H)-pyrimidinyl)-1-(hydroxymethyl)-ethoxy]methyl] phosphonic acid. (S)-HPMPC; (S)-1-[3-hydroxy-2-(phosphonylmethoxy)propyl]cytosine; GS-504; Vistide. Antiviral agent. DNA synthesis inhibitor. Active against cytomegalovirus and herpe simplex virus. mp = 260° (dec); $[\alpha]_D^{2-} = -97.3°$ (H$_2$O, c = 0.8); [Monohydrate (pH 2)]: λ_m = 279 nm (ε 13000). *Gilead Sciences, Inc.*

1509 Cipamfylline
132210-43-6
$C_{13}H_{17}N_5O_2$
8-Amino-1,3-bis(cyclopropylmethyl)-3,7-dihydro-1H-purine-2,6-dione.
Antiviral agent. *SmithKline Beecham Pharmaceuticals.*

1510 Citenazone
21512-15-2

$C_7H_6N_4S_2$
5-Formyl-2-thiophenecarbonitrile thiosemicarbazone.
HOE-105. Antiviral developed as chemoprophylactic against smallpox, chicken pox. *Hoechst.*

1511 Cytarabine
147-94-4   2853   205-705-9

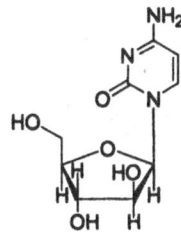

$C_9H_{13}N_3O_5$
4-Amino-1-β-D-arabinofuranosyl-2(1H)-pyrimidinone.
1-β-D-arabinofuranosylcytosine; β-cytosine arabino-side; CHX-3311; U-19920; Alexan; Arabitin; Aracytidine; Aracytine; Ara-C; Cytosar; Cytosar U; Erpalfa; Iretin; Udicil. Antiviral agent. mp = 212-213°; $[\alpha]_D^{23}$ = 158° (c = 0.5, H$_2$O); λ_m = 281, 212.5 nm (ε 13171, 10230, pH 2). *Pharmacia & Upjohn, Inc.; Ciba-Geigy Corp.*

1512 Cytarabine Hydrochloride
69-74-9   2853   200-713-9
$C_9H_{13}N_3O_5$
4-Amino-1-β-D-arabinofuranosyl-2(1H)-pyrimidinone.
NSC-63878. Antiviral agent. A cytotoxic drug. Also has antiviral activity. *Pharmacia & Upjohn, Inc.*

1513 Cytosar-U
147-94-4   2853   205-705-9
$C_9H_{13}N_3O_5$
4-Amino-1-β-D-arabinofuranosyl-2(1H)-pyrimidinone.
1-β-D-arabinofuranosylcytosine; β-cytosine arabino-side; CHX-3311; U-19920; Alexan; Arabitin; Aracytidine; Aracytine; Ara-C; Cytosar; Erpalfa; Iretin; Udicil. Antiviral agent. mp = 212-213°; $[\alpha]_D^{23}$ = 158° (c = 0.5, H_2O); λ_m = 281, 212.5 nm (ε 13171, 10230, pH 2). *Ciba-Geigy Corp.*

1514 Delavirdine
136817-59-9   2929

$C_{22}H_{28}N_6O_3S$
1-[3-[(1-Methylethyl)amino]-2-pyridinyl]-4-[5-[(methylsulfonyl)amino]-1H-indol-2-yl]carbonyl-piperazine.
U-90152. Antiviral agent. mp = 226-228°.

1515 Delavirdine Mesylate
147221-93-0   2929

$C_{23}H_{32}N_6O_6S_2$
1-[3-[(1-Methylethyl)amino]-2-pyridinyl]-4-[5-[(methylsulfonyl)amino]-1H-indol-2-yl]carbonyl-piperazine monomethanesulfonate.
U-90152S; Rescriptor. Antiviral agent. *Bristol-Myers Squibb HIV Products.*

1516 Dendrid
54-42-2   4934   200-207-8

$C_9H_{11}IN_2O_5$
2'-Deoxy-5-iodouridine.
Herplex; Stoxil; Emanil; Idexur; Herpe-Gel; Herplex; Idoxene; Idulea; Iduridin; Kerecid; Ophthalmadine; Virudox. Antiviral agent. mp = 160° (dec), 190-195°, 240°; $[\alpha]_D^{25}$ = 7.4° (H_2O, c = 0.108); λ_m = 288 nm (log ε 3.87, H_2O); LD_{50} (mus ip) = 1800 mg/kg. *Allergan, Inc.; SmithKline Beecham Pharmaceuticals.*

1517 Denotivir
51287-57-1
$C_{18}H_{14}ClN_3O_2S$
5-Benzamido-4'-chloro-3-methyl-4-isothiazolecarboxanilide.
Antiviral agent.

1518 Desciclovir
84408-37-7

$C_8H_{11}N_5O_2$
2-[(2-Amino-9H-purin-9-yl)methoxyethanol.
BW-A515U. Antiviral agent.

1519 Didanosine
69655-05-6   3148

$C_{19}H_{35}NO_2$
2',3'-Dideoxyinosine.
Videx. Antiviral agent. mp = 160-163°;
λ_m = 248 nm (pH 2), 254 nm (pH 12).
Bristol-Myers Squibb HIV Products.

1520 Disoxaril
87495-31-6

$C_{20}H_{26}N_2O_3$
5-[7-[4-(4,5-Dihydro-2-oxazolyl)-
phenoxy]heptyl]-3-methylisoxazole.
Win-51711. Antiviral agent. Sterling
Winthrop, Inc.

1521 Droxinavir
159910-86-8

$C_{29}H_{51}N_5O_4$
N-Methylglycyl-N-[3-[[[(1,1-dimeth-
ylethyl)amino]carbonyl](3-methyl-
butyl)amino]-2-hydroxy-1-(phenyl-
methyl)propyl]-3-methyl-L-valinamide.
Antiviral agent.

1522 Droxinavir Hydrochloride
155662-50-3
$C_{29}H_{52}ClN_5O_4$
N-Methylglycyl-N-[3-[[[(1,1-di-
methylethyl)amino]carbonyl](3-
methylbutyl)amino]-2-hydroxy-1-
(phenylmethyl)propyl]-3-methyl-L-
valinamide monohydrochloride.
Antiviral agent.

1523 Edoxudine
15176-29-1   3561   239-226-1

$C_{11}H_{16}N_2O_5$
2'-Deoxy-5-ethyluridine.
EDU; EUDR; RWJ-15817; ORF-15817;
Aedurid; Edurid. Antiviral agent. Active
against Herpes Simplex. mp = 152-
153°; λ_m = 267 nm (ε 9610, pH 2), 267
nm (ε 7280 pH 1). Ortho
Pharmaceutical, Canada.

1524 Enviradene
80883-55-2

$C_{19}H_{21}N_3O_2S$
1-[(1-Methylethyl)sulfonyl]-6-(1-
phenyl-1-propenyl)-1H-benzimidazol-
2-amine.
Antiviral agent. Eli Lilly & Co.

1525 Enviroxime
72301-79-2   3637

$C_{17}H_{18}N_4O_3S$
6-[(Hydroxyimino)phenylmethyl]-1-[(1-methylethyl)sulfonyl]-1H-benzimidazol-2-amine.
LY-122772. Antiviral agent. Inhibitor of rhinovirus propagation. mp = 198-199°; λ_m = 254, 285 nm (ε 20800, 13200, MeOH). *Eli Lilly & Co.*

1526 Epervudine
60136-25-6

$C_{12}H_{18}N_2O_5$
2'-Deoxy-5-isopropylurisine. Antiviral.

1527 Famciclovir
104227-87-4   3971

$C_{14}H_{19}N_5O_4$
2-[2-(2-Amino-9H-purin-9-yl)ethyl]-1,3-propanediol diacetate (ester).
Famvir; FCV; BRL-42810. Antiviral agent. mp = 102-104°; λ_m 222, 244, 309 nm (ε 27500, 4890, 7160 MeOH); soluble in H_2O (>25 g/100 ml), Me_2CO, MeOH; less soluble in EtOH, iPrOH. *SmithKline Beecham.*

1528 Famotine
18429-78-2

$C_8H_{15}N_7O_2S_3$
1-[(4-Chlorophenoxy)methyl]-3,4-dihydroisoquinoline.
Pepcid; Pepcid PM; Amfamox; Pepcidine; YM-11170; MK-208; Amfamox; Dispromil; Famodil; Famodine; Famosan; Famoxal; Fanosin; Fibonel; Ganor; Gaster; Gastridin; Gastropen; Ifada; Lecedil; Motiax; Muclox; Nulcerin; Pepcidina; Pepdine; Pepdul; Peptan; Ulcetrax; Ulfamid; Ulfinol. Antiviral agent.

1529 Famotine Hydrochloride
10500-82-0
$C_{16}H_{15}Cl_2NO$
1-[(4-Chlorophenoxy)methyl]-3,4-dihydroisoquinoline monohydrochloride.
UK-2054. Antiviral agent.

1530 Felvizumab
167747-20-8
immunoglobulin G1 (human-mouse monoclonal), γ chain anti-respiratory syncitial virus. Antiviral agent. Monoclonal antibody.

1531 Fiacitabine
69123-90-6

$C_9H_{11}FIN_3O_4$
4-Amino-1-(2-deoxy-2-fluoro-β-D-arabinofuranosyl)-5-iodo-2(1H)-pyrimidinone.
Antiviral agent. *Oclassen Pharmaceuticals, Inc.*

Antivirals

1532 Fialuridine
69123-98-4   4114

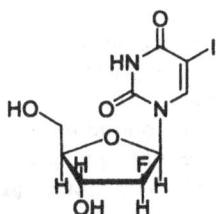

$C_9H_{10}FIN_2O_5$
1-(2-Deoxy-2-fluoro-β-D-arabinofuranosyl)-5-iodo-2,4(1H,3H)-pyrimidinedione.
FIAU. Antiviral agent. Active against hepatitis B. mp = 216-217°.

1533 Floxuridine
50-91-9   4148

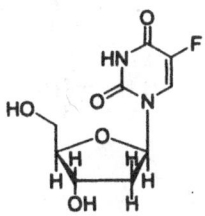

$C_9H_{11}FN_2O_5$
2'-Deoxy-5-fluorouridine.
FUDR; NSC-26740. Antiviral and antineoplastic agent. mp = 150-151°; λ_m = 268 nm (ε 7570, pH 7.2), 270 nm (ε 6480, pH 14); $[\alpha]_D$ = 37° (H_2O), 48.6° (DMF). *Hoffmann-LaRoche Inc.*

1534 Fomivirsen
144245-52-3
Antiviral agent. Antisense antiviral agent used in treatment of cytomegalovirus. *Isis Pharmaceuticals, Inc.*

1535 Fomivirsen Sodium
160369-77-7
Antiviral agent. Antisense antiviral agent used in treatment of cytomegalovirus. *Isis Pharmaceuticals, Inc.*

1536 Fosarilate
73514-87-1   277-523-8

$C_{17}H_{28}ClO_5P$
6-(2-Chloro-4-methoxyphenoxy)hexyl-phosphonic acid diethyl ester.
Antiviral agent. *Sterling Research Labs.*

1537 Foscarnet Sodium
63585-09-1   4277

$C_{17}H_{28}ClO_5P$
Dihydroxyphosphinecarboxylic acid oxide trisodium salt.
trisodium phosphonoformate; Foscavir; Triapten; EHB-776. Antiviral agent. mp > 250°; LD_{50} (mus ip) = 384-768 mg/kg. *Astra USA, Inc.; Lederle Labs.*

1538 Fosfonet Disodium [anhydrous]
36983-81-0   253-297-6
$C_2H_3Na_2O_5P$
Phosphonoacetic acid disodium salt.
Abbott 38642. Antiviral agent.

1539 Fosfonet Disodium Monohydrate

54870-27-8
$C_2H_3Na_2O_5P \cdot H_2O$
Phosphonoacetic acid disodium salt monohydrate.
Abbott 38642. Antiviral agent.

Antivirals

1540 Fosfonoacetic Acid
4408-78-0   224-558-1

[structure]

$C_2H_3Na_2O_5P$
Phosphonoacetic acid.
Antiviral agent. *Abbott Labs.*

1541 Ganciclovir
82410-32-0   4374

[structure]

$C_9H_{13}N_5O_4$
2-Amino-1,9-dihydro-9-[[2-hydroxy-1-(hydroxymethyl)ethoxy]methyl]-6H-purin-6-one.
Cytovene; RS-21592; BW-759U. Antiviral agent. mp = 248-249° (dec); λ_m = 254 nm (ε 12880 MeOH); soluble in H_2O (0.43 g/100 ml at pH 7); LD_{50} (mus ip) = 1000-2000 Mg/kg. *Syntex International, Ltd.*

1542 Ganciclovir Sodium
107910-75-8   4374
$C_9H_{12}N_5NaO_4$
2-Amino-1,9-dihydro-9-[[2-hydroxy-1-(hydroxymethyl)ethoxy]methyl]-6H-purin-6-one monosodium salt.
RS-21592 sodium. Antiviral agent. *Syntex International, Ltd.*

1543 Herpid
67-68-5   3308   200-664-3
C_2H_6OS
Dimethyl sulfoxide.
DMSO; SQ-9453; DMS-70; DMS-90; Demavet; Demeso; Dolicur; Domoso; Dromisol; Gamasol 90; Hyadur; Kemsol; Rimso-50; Sclerosol; Somipront; Syntexan. Antiviral agent.

mp = 18.5°; bp = 189°; soluble in H_2O, organic solvents; LD_{50} (rat orl) = 19690 mg/kg.

1544 Herplex Liquifilm®
54-42-2   4934   200-207-8
$C_9H_{11}IN_2O_5$
2'-Deoxy-5-iodouridine.
idoxuridine. Antiviral agent. mp = 160° (dec), 190-195°, 240°; $[\alpha]_D^{25}$ = 7.4° (H_2O, c = 0.108); λ_m = 288 nm (log ε 3.87, H_2O); LD_{50} (mus ip) = 1800 mg/kg.

1545 Ibacitabine
611-53-0   210-269-8

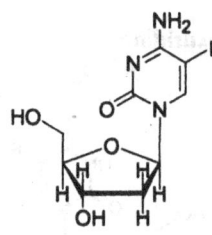

$C_9H_{12}IN_3O_4$
2'-Deoxy-5-iodocytidine.
Antiviral, antiherpes agent.

1546 Idoxuridine
54-42-2   4934   200-207-8

[structure]

$C_9H_{11}IN_2O_5$
2'-Deoxy-5-iodouridine.
Herplex; Stoxil; Allergan 211; 5IUDR; IDU; SK&F-14287; NSC-39661. Antiviral agent. *Allergan, Inc.; SmithKline Beecham Pharmaceuticals.*

1547 Indinavir
180683-37-8

$C_{36}H_{47}N_5O_4 \cdot H_2O$
2,3,5-Trideoxy-N-(2,3-dihydro-2-hydroxy-1H-inden-1-yl)-5-[2-[[(1,1-dimethylethyl)amino]carbonyl]-4-(3-pyridinylmethyl)-1-piperazinyl]-2-(phenylmethyl)-D-erythropentonamide monohydrate.
Antiviral agent. *Merck & Co., Inc.*

1548 Indinavir Sulfate
157810-81-6   4979
$C_{36}H_{47}N_5O_4 \cdot H_2O$
2,3,5-Trideoxy-N-(2,3-dihydro-2-hydroxy-1H-inden-1-yl)-5-[2-[[(1,1-dimethylethyl)amino]carbonyl]-4-(3-pyridinylmethyl)-1-piperazinyl]-2-(phenylmethyl)-D-erythropentonamide monohydrate sulfate (1:1) salt.
Crixivan; MK-639; L-735,524. Antiviral agent. mp = 153-154°, 167.5-168°; $[\alpha]_D^{22}$ = 24.1° (CHCl$_3$ c = 0.0133); soluble in H$_2$O (> 0.15 g/100 ml pH 4). *Merck & Co., Inc.*

1549 Inosine Pranobex
36703-88-5   5006   253-162-1

$C_{52}H_{78}N_{10}O_{17}$
Inosine mono[4-(acetylamino)-benzoate] compound with 1-(dimethylamino)-2-propanol (1:3). Inosiplex; Methisoprinol; NP-113; NPT-10381; Aviral; Delimmun; Imunoviral; Isoprinosin; Isoprinosina; Isoprinosine; Isoviral; Modimmunal; Pranosina; Pranosine; Viruxan. Antiviral agent and immunomodulator. Soluble in H$_2$O; LD$_{50}$ (mus, rat orl) > 4000 mg/kg.

1550 Kethoxal
27762-78-3   5310

$C_6H_{12}O_4$
1,1-Dihydroxy-3-ethoxy-2-butanone. U-2032. Antiviral agent. bp = 145°; soluble in H$_2$O, C$_6$H$_6$, EtOH. *Upjohn Ltd.*

1551 Lamivudine
134678-17-4   5365

$C_8H_{11}N_3O_3S$
4-Amino-1-[2-(hydroxymethyl)-1,3-oxathiolan-5-yl]-2(1H)pyrimidinone (2R, cis).
Epivir; GR-109714X. Antiviral agent. mp = 160-162°; $[\alpha]_D^{21}$ = -132° (MeOH, c = 1.08). *Glaxo Wellcome Inc.*

1552 Lobucavir
127759-89-1

$C_{11}H_{15}N_5O_3$
[1R-(1α,2β,3α)]-2-Amino-9-[2,3-bis(hydroxymethyl)cyclobutyl]-1,9-dihydro-6H-purin-6-one.
BMS-180194; SQ-34514. Antiviral

Antivirals

agent. *Bristol-Myers Squibb HIV Products.*

1553 Loviride
147362-57-0
$C_{17}H_{16}Cl_2N_2O_2$
(±)-2-(6-Acetyl-m-toluidino)-2-(2,6-dichlorophenyl)acetamide.
R-89439. Antiviral agent. *Janssen Pharmaceutical Inc.*

1554 Lysozyme Chloride
9001-63-2   5671   232-620-4

N-Acetylmuramide glycanohydrolase hydrochloride.
muramidase hydrochloride; Acdeam; Antalzyme; Immunozima; Lanzyme; Leftose; Likinozym; Lisozima; Murazyme; Neutase; Neuzyme; Toyolysom-DS. Mucolytic enzyme, acts as an antiviral agent.

1555 Mantadine®
665-66-7   389   212-201-2

$C_{10}H_{18}ClN$
Tricyclo[3.3.1.1^{3,7}]decan-1-amine hydrochloride.
amantadine hydrochloride. Antiviral agent. *Pfizer International.*

1556 Memotine
18429-69-1

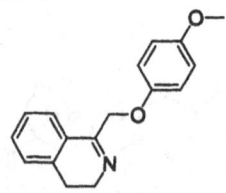

$C_{17}H_{17}NO_2$
3,4-Dihydro-1-(4-methoxyphenoxy)-methyl isoquinoline.
Antiviral agent. *Pfizer Inc.*

1557 Memotine Hydrochloride
10540-97-3
$C_{17}H_{18}ClNO_2$
3,4-Dihydro-1-(4-methoxyphenoxy)-methyl isoquinoline dihydrochloride.
UK-2371. Antiviral agent. *Pfizer Inc.*

1558 Methisazone
1910-68-5   6057   217-616-2

$C_{10}H_{10}N_4OS$
2-(1,2-Dihydro-1-methyl-2-oxo-3H-indol-3-ylidene) hydrazine-carbothioamide.
BW-33-T-57; NSC-69811; N-methyl-isatin 3-thiosemicarbazone; Marboran; Viruzona. Antiviral agent. mp = 245°.

1559 Moroxydine
3731-59-7   6354   223-093-1

$C_6H_{13}N_5O$
4-Morpholinecarboximidoylguanidine.
SKF-8898-A; ABOB; Virusmin. Antiviral agent.

1560 Nelfinavir
159989-64-7

$C_{32}H_{45}N_3O_4S$
N-(1,1-Dimethylethyl)decahydro-2-[2-hydroxy-3-[(3-hydroxy-2-methylbenzoyl)amino]-4-(phenylthio)-butylisoquinoline carboxamide.
Antiviral agent.

1561 Nelfinavir Mesylate
159989-65-8
$C_{33}H_{49}N_3O_7S_2$
N-(1,1-Dimethylethyl)decahydro-2-[2-hydroxy-3-[(3-hydroxy-2-methylbenzoyl)amino]-4-(phenylthio)-butylisoquinoline carboxamide monomethanesulfonate.
Antiviral agent.

1562 Netivudine
84558-93-0

$C_{12}H_{16}N_2O_6$
1-β-D-Arabinofuranosyl-5-(1-propynyl)uracil.
882C87. Antiviral agent.

1563 Nevirapine
129618-40-2   6573

$C_{15}H_{14}N_4O$
11-Cyclopropyl-5,11-dihydro-4-methyl-6H-dipyrido[3,2-b:2',3'-e][1,4]-diazepin-6-one.
Viramune. Antiviral agent. Non-nucleoside reverse transcriptase inhibitor, specific to HIV-1. mp = 247-249°; soluble in H_2O at pH < 3, almost insoluble at pH 7. Boehringer Ingelheim Pharmaceuticals, Inc.

1564 Palinavir
154612-39-2

$C_{41}H_{52}N_6O_5$
[2S-[1[1R*(R*),2S*]-2α,4α-N-[1-[[[3-[2-[[(1,1-Dimethylethyl)amino]carbonyl]-4-(4-pyridinylmethoxy)-1-piperidinyl]-2-hydroxy-1-(phenylmethyl)propyl]amino]carbonyl]-2-methylpropyl]-2-quinoline-carboxamide .
BILA 2011 BS. Antiviral agent. Boehringer Ingelheim Pharmaceuticals, Inc.

Antivirals

1565 Penciclovir
39809-25-1   7210

$C_{10}H_{15}N_5O_3$
2-Amino-1,9-dihydro-9-[4-hydroxy-3-(hydroxymethyl)butyl]-6H-purin-6-one. BRL-39123. Antiviral agent. Carba analog of ganciclovir. Active against several herpes viruses. mp = 275-277°; λ_m = 253 nm (ε 11500, H_2O); soluble in H_2O (0.17 g/100 ml at 20°, pH 7). *SmithKline Beecham Pharmaceuticals.*

1566 Pirodavir
124436-59-5

$C_{21}H_{27}N_3O_3$
4-[2-[1-(6-Methyl-3-pyridazinyl)-4-piperidinyl]ethoxy]benzoic acid ethyl ester.
R-77975. Antiviral agent. *Janssen Pharmaceutical Inc.*

1567 Podophyllotoxin
518-28-5   208-250-4

$C_{22}H_{22}O_8$
[5R-(5α,5aβ,8aα,9α)]-5,8,8a,9-Tetrahydro-9-hydroxy-5-(3,4,5-trimethoxyphenyl)-furo[3',4':6,7]-naphtho[2,3-d]-1,3-dioxol-6(5aH)-one. Podofilox. Antiviral agent. mp = 175-177°; $[\alpha]_D^{20}$ = -110.70 (c = 1, $CHCl_3$); soluble in H_2O (0.012 g/100 ml), more soluble in organic solvents; LD_{50} (rat ip) = 15 mg/kg.

1568 Raluridine
119644-22-3
$C_9H_{10}ClFN_2O_4$
5-Chloro-2',3'-dideoxy-3'-fluorouridine.
935U83. Antiviral agent. *Glaxo Wellcome Inc.*

1569 Retrovir
30516-87-1   10252

$C_{10}H_{13}N_5O_4$
3'-Azido-3'-deoxythymidine. azidothymidine; Zidovudine; AZT; BW-A509U; Compound S; Aztec. Antiviral agent. Pyrimidine nucleoside analog. Reverse transcriptase inhibitor. mp = 106-112°; $[\alpha]_D^{25}$ = 99° (c = 0.5 H_2O); λ_m = 266.5 nm (ε 11650 H_2O); soluble in H_2O (1-5 g/100 ml), more

soluble in organic solvents; LD_{50} (rat orl) = 3084 mg/kg. *Glaxo Wellcome Inc.*

1570 Ribavirin
36791-04-5   8365

$C_8H_{12}N_4O_5$
1-β-D-Ribofuranosyl-1H-1,2,4-triazole-3-carboxamide.
Virazole. Antiviral agent. A broad spectrum antiviral nucleoside. mp = 166-168°, 174-176°; $[\alpha]_D^{25}$ = -36.5° LD_{50} (mus ip) = 1300 mg/kg, (rat orl) = 5300 mg/kg. *ICN Pharmaceuticals, Inc.*

1571 Rimantadine
13392-28-4   8390

$C_{12}H_{21}N$
α-Methyl-tricyclo[3.3.1.1^{3,7}]-decane-1-methanamine.
Antiviral agent.

1572 Rimantadine Hydrochloride
1501-84-4   8390

$C_{12}H_{22}ClN$
α-Methyl-tricyclo[3.3.1.1^{3,7}]-decane-1-methanamine hydrochloride.
EXP-126; Flumadine; Meradan; Meradane; Roflual. Antiviral agent. mp = 373-375°.

1573 Ritonavir
155213-67-5   8402

$C_{37}H_{48}N_6O_5S_2$
10-Hydroxy-2-methyl-5-(1-methylethyl)-1-[2-(1-methylethyl)-4-thiazolylmethyl ester of 2,4,7,12-tetraazatridecan-13-oic acid. Norvir; A-84538; Abbott 84538; ABT-538. Antiviral agent. *Abbott Labs.*

1574 Rociclovir
108436-80-2

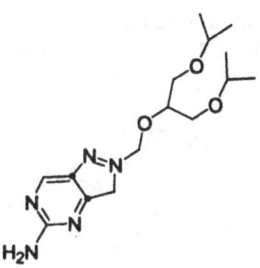

$C_{15}H_{25}N_5O_3$
2-Amino-9-[[2-isopropoxy-1-(isopropoxymethyl)ethoxy]methyl]purine. Antiviral agent.

Antivirals

1575 Saquinavir
127779-20-8   8516

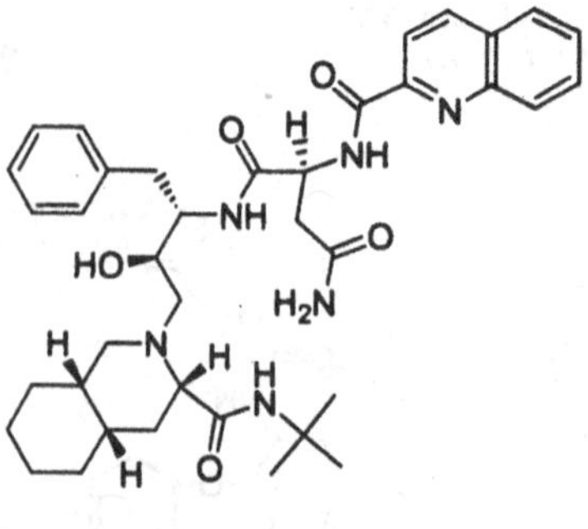

$C_{38}H_{50}N_6O_5$
N^1-[3-[3-[[(1,1-Dimethylethyl)amino]-carbonyl]octahydro-2(1H)-isoquinolin-yl]-2-hydroxy-1-(phenylmethyl)propyl]-2-[(2-quinolinylcarbonyl)amino]-butanediamide.
Invirase. Antiviral agent. $[\alpha]_D^{20} = -55.9°$ (MeOH, c = 0.5); soluble in H_2O (0.22 g/100 ml at 21°). *Hoffmann-LaRoche Inc.*

1576 Saquinavir Mesylate
149845-06-7   8516
$C_{39}H_{54}N_6O_8S$
N^1-[3-[3-[[(1,1-Dimethylethyl)amino]-carbonyl]octahydro-2(1H)-isoquinolin-yl]-2-hydroxy-1-(phenylmethyl)propyl]-2-[(2-quinolinylcarbonyl)amino]bu-tanediamide monomethanesulfonate.
Ro-31-8959/003; Invirase. Antiviral agent. *Hoffmann-LaRoche Inc.*

1577 Somantadine
79594-24-4

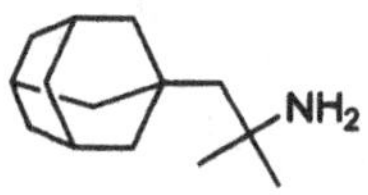

$C_{14}H_{25}N$
α,α-Dimethyl tricyclo[3.3.1.1^{3,7}]decan-1-amine.
Antiviral agent. *Fisons plc, Pharmaceuticals Div.*

1578 Somantadine Hydrochloride
68693-30-1
$C_{14}H_{26}ClN$
Antiviral agent. *Fisons plc, Pharmaceuticals Div.*

1579 Sorivudine
77181-69-2   8875

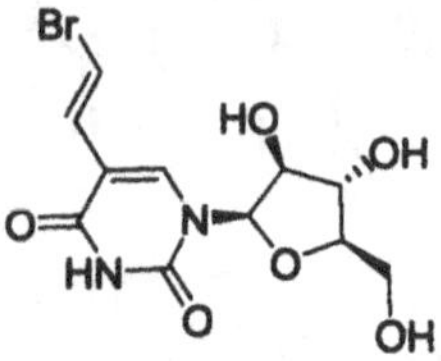

$C_{11}H_{13}BrN_2O_6$
1-β-D-Arabinofuranosyl-5-(2-bromo-ethenyl)-2,4(1H,3H)-pyrimidinedione.
5-bromovinyl-araU; Brovavir; Bravavir; BV-araU; BVAU; YN-72; SQ-32756; Usevir. Antiviral agent. mp = 182°, 195-200° (dec); $[\alpha]_D^{25} = 0.5°$ (1N NaOH); LD_{50} (mus ip) = 3300 mg/kg, (mus sc) > 5000 mg/kg, (mus orl) > 10,000 mg/kg. *Bristol-Myers Squibb HIV Products.*

1580 Statolon
11006-77-2   8957
Vistatolon; NSC-71901. Antiviral agent. Polysaccharide antiviral substance. *Eli Lilly & Co.*

1581 Stavudine
3056-17-5   8958

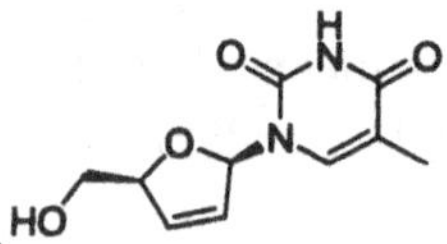

$C_{10}H_{12}N_2O_4$
2',3'-Dihydro-3'-deoxythymidine.
d4T; BMY-27857; Zerit. Antiviral agent. mp = 165-166°; $[\alpha]_D^{25} = -39.4°$ (H_2O c = 0.701); λ_m = 266 nm (ε 10149 H_2O). *Bristol-Myers Squibb HIV Products.*

1582 Steffimycin
11033-34-4

U-20661; Antibiotic with antiviral activity, produced by *Streptomyces steffisburgensis*. Upjohn Ltd.

1583 Stoxil
54-42-2   4934   200-207-8

$C_9H_{11}IN_2O_5$
2'-Deoxy-5-iodouridine.
Herplex; Dendrid. Antiviral agent. mp = 160° (dec), 190-195°, 240°; $[\alpha]_D^{25}$ = 7.4° (H_2O, c = 0.108); λ_m = 288 nm (log ε 3.87, H_2O); LD_{50} (mus ip) = 1800 mg/kg.

1584 Symmetrel®
665-66-7   389   211-560-2

$C_{10}H_{18}ClN$
Tricyclo[3.3.1.1^{3,7}]decan-1-amine hydrochloride.
amantadine hydrochloride. Antiviral agent.

1585 Telinavir
143224-34-4
$C_{33}H_{44}N_6O_5$
[1S-[1R*(R*),2S*]]-N^1-[3-[[[(1,1-Dimethylethyl)amino]carbonyl](2-methylpropyl)amino]-2-hydroxy-1-(phenylmethyl)propyl]-2-[(2-quinolin-ylcarbonyl)amino]butanediamide.
SC-52151. Antiviral agent. *GD Searle*.

1586 Tilorone
27591-97-5   9581

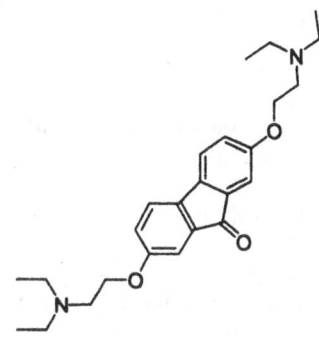

$C_{25}H_{34}N_2O_3$
2,7-Bis[2-(diethylamino)ethoxy]-9H-fluoren-9-one.
bis-DEAE-fluorenone. Antiviral agent. *Marion Merrell Dow Inc*.

1587 Tilorone Hydrochloride
27591-69-1   9581
$C_{25}H_{36}Cl_2N_2O_3$
2,7-Bis[2-(diethylamino)ethoxy]-9H-fluoren-9-one dihydrochloride.
NSC-143969. Antiviral agent. mp = 235-237°; λ_m = 269 nm ($E_{1\,cm}^{1\%}$ = 1600, H_2O); LD_{50} (mus orl) = 959 mg/kg, (mus ip) = 145 mg/kg, (rat orl) = 852 mg/kg, (rat ip) = 244 mg/kg.

1588 Tivirapine
137332-54-8
$C_{16}H_{20}ClN_3S$
(S)-8-Chloro-4,5,6,7-tetrahydro-5-methyl-6-(3-methyl-2-butenyl)imidazo-[4,5,1-jk][1,4]benzodiazepine-2(1H)-thione.
TIBO-R-86183. Non-nucleoside reverse transcriptase inhibitor.

1589 Trecovirsen Sodium
170274-79-0
$C_{16}H_{15}ClN_2OS$
Gem91. Antiviral agent. *Hybridon Inc.*

1590 Tromantadine
53783-83-8   9901   258-770-0

$C_{16}H_{28}N_2O_2$
N-1-Adamantyl-2-[2-(dimethylamino)ehoxy]acetamide. Antiviral agent.

1591 Trovirdine
149488-17-5
$C_{13}H_{13}BrN_4S$
1-(5-Bromo-2-pyridyl)-3-[2-(2-pyrdiyl)-ethyl]-2-thiourea.
LY-300046-HCl. HIV reverse transcriptase non-nucleoside inhibitor.

1592 Valacyclovir
124832-26-4   10039

$C_{17}H_{21}NO_3$
2-[(2-Amino-1,6-dihydro-6-oxo-9H-purin-9-yl)methoxy ethyl ester of L-valine.
256U87; valACV; valaciclovir. Antiviral agent. Prodrug of acyclovir. *Glaxo Wellcome Inc.*

1593 Valacyclovir Hydrochloride
124832-27-5   10039
$C_{17}H_{22}ClNO_3$
2-[(2-Amino-1,6-dihydro-6-oxo-9H-purin-9-yl)methoxy ethyl ester of L-valine monohydrochloride.
256U87 hydrochloride; 256U; BW-256U87; BW-256; Valtrex. Antiviral agent. λ_m = 252.8 nm (ε 8250, H_2O); soluble in H_2O (17.4 g/100 ml). *Glaxo Wellcome Inc.*

1594 Vidarabine
24356-66-9

$C_{10}H_{13}N_5O_4 \cdot H_2O$
9-β-D-Arabinofuranosyl-9H-purin-6-amine monohydrate.
Vira-A. Antiviral agent. *Parke-Davis.*

1595 Vidarabine Anhydrous
5536-17-4   10113   226-893-9

$C_{10}H_{14}N_5O_7P$
9-β-D-Arabinofuranosyl-9H-purin-6-amine.
arabinosyladenine; adenine arabinoside; spongoadenosine; ara-A; CI-673; Arasena-A; Vira-A. Antiviral agent. mp = 257-257.5°; $[\alpha]_D^{27}$ = -0.5° (c = 0.25); λ_m = 259 nm (ε 13400 pH 7); LD_{50} (mus ip) = 4677 mg/kg, (mus orl) > 7950 mg/kg. *Parke-Davis.*

1596 Vidarabine Phosphate
29984-33-6   249-990-8
$C_{10}H_{13}N_5O_4$
9-β-D-Arabinofuranosyl-9H-purin-6-amine phosphate.
CI-808. Antiviral agent. *Parke-Davis.*

1597 Vidarabine Sodium Phosphate
71002-10-3
$C_{10}H_{13}N_5O_4$
9-β-D-Arabinofuranosyl-9H-purin-6-amine phosphate disodium salt.

Cl-808 sodium. Antiviral agent. *Parke-Davis*.

1598 Xenazoic Acid
1174-11-4   10204

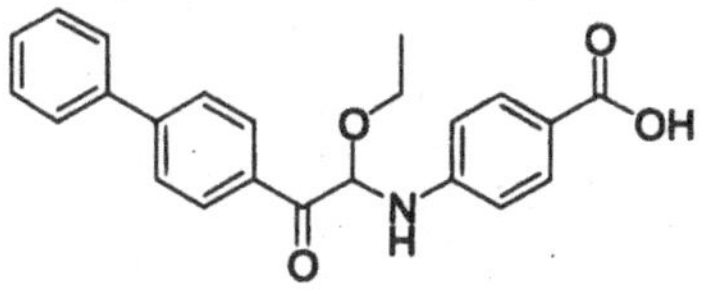

$C_{23}H_{21}NO_4$
p-[(α-Ethoxy-p-phenylphenacyl)-amino]benzoic acid.
CV-58903; SKF-8318; xanalamine; CV-58903; SKF-8318; Xenovis. Antiviral agent. mp = 192° (dec).

1599 Zalcitabine
7481-89-2   10242

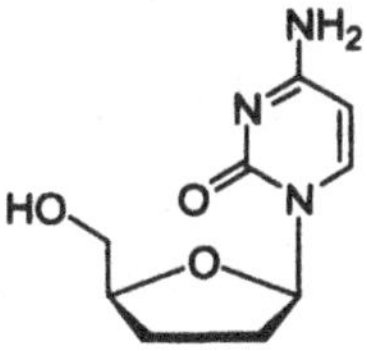

$C_9H_{13}N_3O_3$
2',3'-Dideoxycytidine.
Hivid; NSC-606170. Antiviral agent. mp = 215-217°; $[\alpha]_D^{25}$ = 81° (H_2O, c = 0.635); λ_m = 280 nm (ε 17720 0.1N HCl), 270 nm (ε 8410 0.1N NaOH). *Hoffmann-LaRoche Inc*.

1600 Zanamivir
139110-80-8
$C_{12}H_{20}N_4O_7$
5-(Acetylamino)-4-[(aminoiminomethyl)amino]-2,6-anhydro-3,4,5-trideoxy-D-glycero-D-galacto-non-2-enonic acid.
GR-121167X. Antiviral agent. *Glaxo Wellcome, UK*.

1601 Zidovudine
30516-87-1   10252

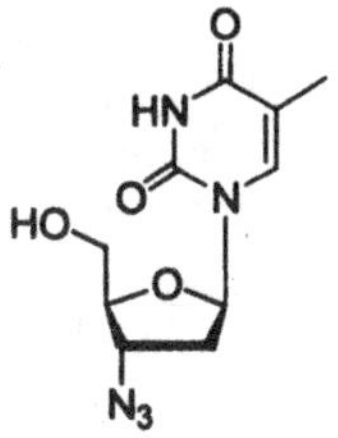

$C_{10}H_{13}N_5O_4$
3'-Azido-3'-deoxythymidine.
AZT; BW-A509U; Compound S; 3'-Azidothymidine; Zidovudine; Retrovir; Azidothymidine; ZVD; ZDV; 3-azido-3-deoxythymidine. Antiviral agent. mp = 106-112°; soluble in H_2O (1-5 g/100 ml at 17°). *Glaxo Wellcome Inc*.

1602 Zinviroxime
72301-78-1
$C_{17}H_{18}N_4O_3S$
6-[(Hydroxyimino)phenylmethyl]-1-[(1-methylethyl)sulfonyl]-1H-benzimidazol-2-amine.
Viroxime. Antiviral agent. *Eli Lilly & Co*.

PART II

INDEXES

CAS REGISTRY NUMBER INDEX

CAS RN	Name	Record No.
50-59-9	Cephaloridine	358
50-63-5	Chloroquine Diphosphate	100, 1161
50-65-7	Niclosamide	55
50-91-9	Floxuridine	1533
53-79-2	Puromycin	1266
54-05-7	Chloroquine	98, 1159
54-35-3	Penicillin G Procaine	433
54-42-2	Dendrid	1516
54-42-2	Herplex Liquifilm®	1544
54-42-2	Idoxuridine	1546
54-42-2	Stoxil	1583
54-64-8	Thimerosol	1445
54-85-3	Isoniazid	935
55-68-5	Phenylmercuric Nitrate	1421
56-23-5	Carbon Tetrachloride	24
56-54-2	Quinidine	1192
56-75-7	Chloramphenicol	210, 1286
56-95-1	Chlorhexidine Acetate	1330
57-57-8	β-Propiolactone	1430
57-62-5	Chlortetracycline	102, 880
57-67-0	Sulfaguanidine	808
57-68-1	Sulfamethazine	817
57-92-1	Streptomycin	203, 952
57-92-1	Streptomycin	952
58-14-0	Pyrimethamine	1188, 1267
58-71-9	Cephalothin Sodium	361
59-01-8	Kanamycin A	184
59-40-5	Sulfaquinoxaline	848
59-50-7	Chlorocresol	1334
59-87-0	Nitrofurazone	585, 1406
60-54-8	Tetracycline	135, 907, 1292
61-24-5	Cephalosporin C	359
61-32-5	Methicillin	405
61-33-6	Benzylpenicillinic Acid	245
61-57-4	Niridazole	57
63-45-6	Primaquine Diphosphate	1187
63-74-1	Sulfanilamide	836
63-75-2	Arecoline	12
64-72-2	Chlortetracycline Hydrochloride	103, 881
		1219
64-73-3	Demeclocycline Hydrochloride	884
64-75-5	Tetracycline Hydrochloride	136, 908
65-49-6	p-Aminosalicylic Acid	910
66-79-5	Oxacillin	415
66-86-4	Neomycin C	193
67-20-9	Nitrofurantoin	584
67-45-8	Furazolidone	1226, 1360
67-68-5	Herpid	1543
68-35-9	Sulfadiazine	797

CAS Registry Number Index

CAS Number	Name	Page
68-41-7	Cycloserine	600, 924
69-33-0	Tubercidin	963, 1133
69-44-3	Amodiaquine Hydrochloride	1211
69-52-3	Ampicillin Sodium	230
69-53-4	Ampicillin	229
69-57-8	Benzylpenicillin Sodium	244
69-74-9	Cytarabine Hydrochloride	1512
70-10-0	Ticlatone	640, 1126
70-30-4	Hexachlorophene	1365
72-14-0	Sulfathiazole	852
72-80-0	Chlorquinaldol	1336
74-55-5	Ethambutol	929
75-47-8	Iodoform	1379
76-22-2	Camphor	1322
77-46-3	Acedapsone	498, 862, 1143
78-05-7	Phenoctide	1416
79-09-4	Propionic Acid	1103
79-57-2	Oxytetracycline Dihydrate	899
79-90-3	Triclobisonium Chloride	1452
80-03-5	Acediasulfone	863
80-08-0	Dapsone	502, 865
80-32-0	Sulfachlorpyridazine	792
80-35-3	Sulfamethoxypyridazine	823
80-74-0	Acetyl Sulfisoxazole	771
83-73-8	Iodoquinol	119
83-89-6	Quinacrine	74, 1189
84-12-8	Phanquone	124
85-73-4	Phthalylsulfathiazole	785
86-42-0	Amodiaquine	1144, 1210
86-75-9	Benzoxiquine	1306
86-78-2	Pentaquine	1183
87-08-1	Penicillin V	439
87-09-2	Penicillin O	436
87-10-5	Tribromsalan	1450
87-17-2	Salicylanilide	1109
87-90-1	Symclosene	1442
88-04-0	Chloroxylenol	596, 1335
89-83-8	Thymol	87
90-03-9	Mercufenol Chloride	1389
90-34-6	Primaquine	1186
90-89-1	Diethylcarbamazine	29
91-20-3	Naphthalene	52
91-22-5	Quinoline	1197
91-71-4	Thiocarbamizine	137
93-47-0	Verazide	965
94-19-9	Sulfaethidole	807
97-18-7	Bithionol	1312
97-23-4	Dichlorophen	28
97-24-5	Fenticlor	1357
97-27-8	Chlorbetamide	97
97-44-9	Acetarsone	1206, 1461
97-44-9	Acetarsone	1461
98-55-5	α-Terpineol	1443
98-72-6	Nitarsone	1257
98-96-4	Pyrazinamide	947
100-33-4	Pentamidine	1203, 1261
100-95-8	Dodecarbonium Chloride	1350
100-97-0	Methenamine	616
101-71-3	Diphenane	32
102-76-1	Triacetin	1131
102-98-7	Phenylmercuric Borate	1420
103-12-8	Sulfamidochrysoidine	830
104-06-3	Thiacetazone	958
104-22-3	Benzylsulfamide	772
104-29-0	Chlorphenesin	1013
104-32-5	Propamidine	126, 1264, 1428
106-48-9	Parachlorophenol	1414
108-39-4	Metacresol	1066
110-85-0	Piperazine	66
112-38-9	Undecylenic Acid	1135
112-46-3	m-Cresyl Acetate	1343
113-73-5	Gramicidin S	669
113-98-4	Penicillin G Potassium	432
114-07-8	Erythromycin	523
115-02-6	Azaserine	991
115-68-4	Sulfadicramide	800
116-42-7	Sulfaproxyline	844
116-43-8	Succinylsulfathiazole	787
116-44-9	Sulfapyrazine	845
116-45-0	Sulfabromomethazine	789
116-49-4	Glycobiarsol	117
118-08-1	Hydrastine	1367
118-10-5	Cinchonine	1166
118-42-3	Hydroxychloroquine	1174
118-79-6	2,4,6-Tribromo-m-cresol	1449
119-04-0	Neomycin B	190
119-96-0	Arsthinol	91
120-02-5	Thiocarbarsone	138
120-32-1	Clorophene	1338
120-34-3	N-Sulfanilyl-3,4-Xylamide	840
120-47-8	Ethylparaben	1354
121-19-7	Roxarsone	631
121-54-0	Benzethonium Chloride	1305
121-55-1	Subathizone	955
121-57-3	Sulfanilic Acid	872
121-59-5	Carbarsone	95

CAS Registry Number Index

CAS Number	Name	Page
122-06-5	Stilbamidine	1276
122-11-2	Sulfadimethoxine	801, 1441
122-16-7	Sulfanitran	841
122-18-9	Cetalkonium Chloride	1324
122-99-6	2-Phenoxyethanol	1419
123-03-5	Cetylpuridinium Chloride [anhydrous]	1328
124-07-2	Octanoic Acid	1083
124-28-7	Dymanthine	35
124-43-6	Urea Hydrogen Peroxide	1455
126-07-8	Griseofulvin	1047
127-18-4	Tetrachloroethylene	84
127-33-3	Demeclocycline	883
127-52-6	Chloramine B	773
127-57-1	Sulfapyridine Sodium Salt Monohydrate	847
127-58-2	Sulfamerazine Sodium Salt	815
127-65-1	Chloramine T	774
127-69-5	Sulfisoxazole	860
127-71-9	Sulfabenzamide	788
127-79-7	Sulfamerazine	814
127-85-5	Sodium Arsanilate	1477
128-00-7	Silver Lactate	1433
128-12-1	Acetosulfone Sodium	499
128-12-1	Acetosulfone Sodium	864
128-45-0	Streptomycin B	204
128-46-1	Dihydrostreptomycin	168 925
129-16-8	Merbromin	1388
129-46-4	Suramin Sodium	83, 1279
130-16-5	Cloxyquin	1020, 1339
130-26-7	Clioquinol	106
130-26-7	Iodochlorhydroxyquin	1378
130-95-0	Quinine	1193
131-69-1	Phthalylsulfacetamide	784
132-92-3	Methicillin Sodium	407
132-98-9	Penicillin V Potassium	443
133-09-5	p-Aminosalicylic Acid Potassium Salt	912
133-11-9	Phenyl Aminosalicylate	945
133-51-7	N-Methylglucamine Antimonate	1258
133-58-4	Nitromersol	1407
133-65-3	Solasulfone	507, 868
134-31-6	8-Hydroxyquinoline Sulfate	1370
134-36-1	Erythromycin Propionate	529
135-19-3	2-Naphthol	53
135-43-3	Lauroguadine	1234
136-77-6	4-Hexylresorcinol	42, 54
136-96-9	Diamthazole Dihydrochloride	1028
137-26-8	Thiram	1125
137-40-6	Sodium Propionate	1118
138-37-4	Mafenide Hydrochloride	780
138-39-6	Mafenide	778
138-58-9	Bismuth Iodosubgallate	1310
139-12-8	Aluminum Acetate Solution	1295
139-91-3	Furaltadone	556
139-93-5	Arsphenamine	1464
140-40-9	Aminitrozole	1209
140-59-0	Stilbamidine Isethionate	1277
140-63-6	Propamidine Isethionate	127, 1265, 1429
140-64-7	Pentamidine Isethionate	1263
140-87-4	Cyacetacide	923
141-94-6	Hexetidine	1051
142-03-0	Aluminum Subacetate Solution	1296
142-88-1	Piperazine Adipate	67
144-29-6	Piperazine Citrate	68
144-74-1	Sulfathiazole Sodium	853
144-75-2	Sulfoxone Sodium	509, 876
144-80-9	Sulfacetamide	790
144-82-1	Sulfamethizole	819
144-83-2	Sulfapyridine	846
146-37-2	Laurolinium Acetate	1384
146-84-9	Silver Picrate	1273
147-52-4	Nafcillin	412
147-55-7	Phenethicillin Potassium	445
147-94-4	Cytarabine	1511
147-94-4	Cytosar-U	1513
148-24-3	8-Hydroxyquinoline	1369
148-79-8	Thiabendazole	85
149-17-7	Ftivazide	932
150-13-0	p-Aminobenzoic Acid	1285
152-47-6	Sulfalene	810
153-61-7	Cephalothin	360
153-77-5	8-Hydroxyquinoline Aluminum Sulfate	1371
154-21-2	Lincomycin	515
300-08-3	Arecoline Hydrobromide	13
305-97-5	Anthiolimine	7
316-42-7	Emetine Dihydrochloride	113
343-55-5	Dicloxacillin Sodium	378

CAS Registry Number Index

350-12-9	Sulbentine	1119	536-29-8	Dichlorophenarsine	
369-77-7	Clofucarban	1337		Hydrochloride	1472
389-08-2	Nalidixic Acid	743	536-33-4	Ethionamide	931
405-22-1	Nidroxyzone	1404	537-20-2	Benzoylpas Sodium Salt	916
443-48-1	Metronidazole	1243	537-21-3	Chlorproguanil	1162
455-83-4	Dichlorophenarsine	1471	538-03-4	Oxophenarsine	
459-67-6	Hydnocarpic Acid	506		Hydrochloride	1259
464-41-5	Bornyl Chloride	1316	538-71-6	Domiphen Bromide	1351
473-30-3	Thiazolsulfone	877	539-54-8	Antimony Sodium	
473-34-7	Dichloramine T	775		Thioglycollate	10
477-60-1	Bebeerine	1154	546-43-0	Alantolactone	1
480-49-9	Filipin III	1041	547-32-0	Sulfadiazine Sodium	
481-06-1	α-Santonin	78		Salt	799
483-17-0	Cephaeline	96	547-36-4	Succisulfone	
483-18-1	Emetine	112		2,2'-Iminodiethanol	
485-41-6	Sulfachrysoidine	794		Salt	870
485-71-2	Cinchonidine	1165	547-44-4	Sulfanilylurea	839
487-79-6	Kainic Acid	45	547-52-4	N^4-Sulfanilylanilamide	838
493-75-4	Bialamicol	93	547-53-5	4'-(Methylsulfamoyl)-	
494-79-1	Melarsoprol	1239		sulfaniliamide	782
495-84-1	Salinazid	951	547-91-1	8-Hydroxy-7-iodo-5-	
495-99-8	Hydroxystilbamidine	1229		quinolinesulfonic	
496-00-4	Dibromo-			Acid	118
	propamidine	108, 1347	548-57-2	Lucanthone	
498-73-7	Mercurobutol	1065		Hydrochloride	50
499-75-2	Carvacrol	25, 1323	548-62-9	Gentian Violet	41
500-92-5	Chlorguanide	1157	550-24-3	Embelin	37
502-98-7	Chloroazodin	1333	550-81-2	Amopyroquine	1146
507-32-4	Ethanearsonic Acid	1473	550-97-0	1-Naphthyl Salicylate	1401
512-85-6	Ascaridole	15	551-01-9	Plasmocid	1185
514-73-8	Dithiazanine Iodide	33	551-27-9	Propicillin	461
515-43-5	Sozoiodole-Mercury	1479	554-18-7	Glucosulfone	
515-49-1	Sulfathiourea	854		Sodium	505, 867
515-59-3	Sulfamethylthiazole	826	554-72-3	Tryparsamide	1283
515-64-0	Sulfisomidine	859	555-84-0	Nifuradine	559
515-76-4	Difetarsone	110	556-08-1	Acedoben	1483
516-21-2	Cycloguanil	1168	556-12-7	Furalazine	555
518-28-5	Podophyllotoxin	1567	557-08-4	Zinc Undecylenate	1140
519-40-4	Aspidinol	17	557-28-8	Zinc Propionate	1139
521-74-4	Broxyquinoline	1317	564-25-0	Doxycycline	885
522-51-0	Dequalinium Chloride	1346	574-64-1	Trypan Red	1282
522-60-1	Ethylhydrocupreine	1352	575-52-0	Penicillin G	
525-61-1	Quinocide	1196		Chloroprocaine	430
525-94-0	Penicillin N	435	575-74-6	Buclosamide	1000
526-08-9	Sulfaphenazole	843	576-97-6	Noprylsulfamide	783
527-75-3	Berythromycin	92, 518	578-20-1	Thymol N-Isoamyl-	
528-21-2	Gallacetophenone	1362		carbamate	88
530-43-8	Chloramphenicol		579-13-5	Oligomycin A	1084
	Palmitate	213	579-38-4	Diloxanide	111
533-22-2	Hydroxystilbamidine		583-15-3	Mercuric Benzoate	1475
	Isethionate	1230	584-18-9	Acetomeroctol	1293
534-33-8	Acetarsone Diethyl-		584-28-1	Aspidin	16
	amine Salt	1207, 1462	584-69-0	Ditophal	504

CAS Registry Number Index

CAS Number	Name	Page
586-84-5	2-(Methoxymethyl)-5-nitrofuran	1398
587-23-5	Methenamine Mandelate	619
589-44-6	3-Amino-4-hydroxybutyric Acid	1300
599-79-1	Sulfasalazine	849
599-88-2	Sulfaperine	842
609-78-9	Cycloguanil Pamoate	1169
611-53-0	Ibacitabine	1545
613-78-5	2-Naphthyl Salicylate	1402
614-87-9	Dibromopropamidine Isethionate	109, 1348
618-22-4	Arsacetin	1463
618-82-6	Sulfarsphenamine	1480
631-60-7	Mercurous Acetate	1393
632-00-8	Sulfasomizole	850
635-05-2	Pamaquine	1182
636-47-5	Stallimycin	636
637-32-1	Chlorguanide Hydrochloride	1158
642-78-4	Cloxacillin	373
642-84-2	3',4',5'-Trichlorosalicylanilide	1451
643-22-1	Erythromycin Stearate	530
651-06-9	Sulfameter	816
665-66-7	Amantadine Hydrochloride	1494
665-66-7	Symmetrel®	1584
723-46-6	Sulfamethoxazole	821, 1205
729-99-7	Sulfamoxole	834
738-70-5	Trimethoprim	150
747-36-4	Hydroxychloroquine Sulfate	1175
751-84-8	Penicillin G Benethamine	425
751-94-0	Fusidate Sodium	608
751-97-3	Rolitetracycline	903
768-94-5	Amantadine	1493
768-94-5	Mantadine®	1555
777-11-7	Haloprogin	610
790-69-2	Loflucarban	1058
795-13-1	N²-Formylsulfisomidine	776
808-26-4	Sancycline	906
808-71-9	Penethamate Hydriodide	423
844-26-8	Bithionoloxide	22
847-25-6	DL-Thiamphenicol	217
852-19-7	Sulfazamet	858
859-07-4	Cefaloram	260
865-28-1	Tyrocidine B	705
865-44-1	Iodine Trichloride	1377
897-61-0	Penicillin O Potassium	437
910-86-1	Tiocarlide	959
914-00-1	Methacycline	893
952-54-5	Morphazinamide	942
965-52-6	Nifuroxazide	572
982-57-0	Chloramphenicol Monosuccinate Sodium Salt	212
982-57-0	Chloramphenicol Arginine Succinate	1287
982-57-0	Chloramphenicol Sodium Succinate [sterile]	1290
983-85-7	Penamecillin	422
985-16-0	Nafcillin Sodium	413
992-21-2	Lymecycline	890
1018-71-9	Pyrrolnitrin	1106
1037-50-9	Sulfadimethoxine Sodium Salt	803
1066-17-7	Colistin	658
1070-11-7	Ethambutol Dihydrochloride	930
1088-92-2	Nifurtoinol	581
1110-80-1	Pipacycline	902
1121-30-8	Pyrithione	1104
1134-98-1	Sulfarside	131
1161-88-2	Sulfatolamide	856
1173-88-2	Oxacillin Sodium	416
1174-11-4	Xenazoic Acid	1598
1177-30-6	Fenbenicillin Potassium Salt	382
1181-54-0	Clomocycline	882
1219-77-8	Ujothion	1134
1220-83-3	Sulfamonomethoxine	833
1245-44-9	Propicillin Potassium	462
1263-89-4	Paromomycin Sulfate	123, 198
1264-72-8	Colistin Sulfate	660
1301-42-4	Euprocin	1355
1303-964	Sodium Borate	1437
1305-79-9	Calcium Peroxide	1321
1314-18-7	Strontium Peroxide	1440
1314-22-3	Zinc Peroxide	1458
1319-77-3	Cresol	1342
1320-44-1	Methylbenzethonium Chloride	1399
1336-20-5	Tetracycline Phosphate Complex	909
1338-98-3	Ethylstibamine	1223
1340-35-8	Urea Stibamine	90, 1284
1344-48-5	Mercuric Sulfide, Red	1391
1362-89-6	Blastomycin	998
1392-21-8	Leucomycins	534
1393-48-2	Thiostrepton	699
1393-87-9	Fusafungine	667

CAS Registry Number Index

CAS Number	Name	Page
1394-02-1	Hachimycin	1048, 1227
1397-89-3	Amphotericin B	989
139-901-3	Furazolium Chloride	557
1400-61-9	Nystatin	1081
1401-79-2	Viomycin Pantothenate Sulfate	711, 967
1402-82-0	Amphomycin	649
1402-84-2	Anthelmycin	650
1403-17-4	Candicidin	1008
1403-66-3	Gentamicin	174
1403-71-0	Hamycin	1050
1404-04-2	Neomycin	188
1404-08-6	Neutramycin	541
1404-26-8	Polymyxin B	676
1404-55-3	Ristocetin	691
1404-59-7	Oligomycin D	1087
1404-59-7	Rutamycin	1108
1404-87-1	Fungimycin	1046
1404-88-2	Tyrothricin	707
1404-90-6	Vancomycin	708
1404-93-9	Vancomycin Hydrochloride	709
1405-00-1	Viridofulvin	1138
1405-10-3	Neomycin B Sulfate	192
1405-20-5	Polymyxin B Sulfate	677
1405-36-3	Capreomycin Disulfate	655, 919
1405-41-0	Gentamicin C Complex Sulfate	176
1405-87-4	Bacitracin	652
1405-88-5	Bacitracin Methylene Disalicylic Acid	653
1405-89-6	Zinc Bacitracin	715
1405-97-6	Gramicidin	668
1406-04-8	Neomycin Undecylenate	194, 1075
1406-06-0	Penicillin G Aluminum	424
1406-07-1	Penicillin G Calcium	429
1406-11-7	Polymyxin	675
1407-83-6	Quinine Tannate	1195
1420-04-8	Niclosamide Ethanolamine Salt	56
1432-75-3	Nitralamine Hydrochloride	1080
1448-23-3	Glaucarubin	116
1473-73-0	Morphazinamide Hydrochloride	943
1481-70-5	Tyrocidinee A	704
1501-84-4	Rimantadine Hydrochloride	1572
1538-09-6	Penicillin G Benzathine	426
1538-11-0	Penicillin G Benzhydralamine	428
1596-63-0	Quinacillin	463
1613-17-8	Dymanthine Hydrochloride	36
1614-20-6	Nifurprazine	576
1642-54-2	Diethylcarbamazine Citrate	30
1673-06-9	Amphotalide	6
1684-42-0	Acranil	1208
1695-77-8	Spectinomycin	633
1707-15-9	Metazide	941
1776-83-6	Quintiofos	77
1794-74-7	Cethexonium Bromide	1326
1863-63-4	Ammonium Benzoate	1302
1900-13-6	Nifurvidine	582
1910-68-5	Methisazone	1558
1926-48-3	Fenbenicillin	381
1926-49-4	Clometicillin	371
1936-28-3	Sodium Arsphenamine	1478
1981-58-4	Sulfamethazine Sodium Salt	818
1984-94-7	Sulfasymazine	851
2013-58-3	Meclocycline	891
2022-85-7	Flucytosine	1043
2030-63-9	Clofazimine	501, 922
2058-46-0	Oxytetracycline Hydrochloride	900, 1291
2066-89-9	Isoniazid 4-Amino-salicylate	936
2086-83-1	Berberine	1155
2244-21-5	Troclosene Potassium	1454
2315-08-4	Salazosulfadimidine	786
2398-96-1	Tolnaftate	1130
2423-66-7	Quindoxin	630
2447-57-6	Sulfadoxine	805
2545-39-3	Clamoxyquin	104
2577-32-4	Sulfamethoxypyridazine Sodium Salt	825
2577-72-2	Metabromsalan	1396
2750-76-7	Rifamide	219
2751-09-9	Troleandomycin	554
2779-55-7	Opiniazide	944
3006-10-8	Mecetronium Ethyl-sulfate	1386
3056-17-5	Stavudine	1581
3105-97-3	Hycanthone	43
3116-76-5	Dicloxacillin	377
3252-29-7	Tyrocidinee C	706
3270-71-1	Nifuraldezone	560
3306-52-3	Viridin	1137
3344-16-9	Penicillin G Hydrabamine	431
3363-58-4	Nifurfoline	566
3366-95-8	Secnidazole	130, 1272

CAS Registry Number Index

3378-93-6	Clociguanil	1167	3922-90-5	Oleandomycin	542
3380-34-5	Triclosan	1453	3947-65-7	Neomycin A	189
3413-58-9	Ethylhydrocupreine Hydrochloride	1353	3963-95-9	Methacycline Hydrochloride	894
3440-28-6	Betamipron	969	4008-48-4	Nitroxoline	622
3460-67-1	Furonazide	933	4015-18-3	Sulfaclomide	795
3485-14-1	Cyclacillin	376	4044-65-9	Bitoscanate	23
3511-16-8	Hetacillin	391	4075-81-4	Calcium Propionate	1006
3521-62-8	Erythromycin Estolate	525	4117-65-1	Aspartocin	651
3545-67-3	Chloroquine Dihydrochloride	99, 1160	4135-11-9	Polymyxin B_1	678
			4154-10-3	Rolitetracycline Compound with Chloramphenicol Succinate	904
3546-41-6	Pyrvinium Pamoate	73			
3563-84-6	Dihydrostreptomycin Pantothenate	169, 926			
3568-43-2	Sulfamethoxypyridazine Acetyl	824	4154-53-4	d-Camphocarboxylic Acid Basic Bismuth salt	1470
3569-77-5	Amidapsone	1495			
3570-75-0	Nifurthiazole	579	4299-60-9	Sulfisoxazole Diethanolamine Salt	861
3572-52-9	Biphenamine	591, 995			
3576-64-5	Chlorphenoxamide	101	4386-35-0	Meralein Sodium	1387
3577-01-3	Cephaloglycin [anhydrous]	357	4393-19-5	p-Sulfanilidobenzylamine	875
3590-05-4	Acetyl Sulfamethoxypyrazine	770	4396-01-4	Pelletierine	64
			4408-78-0	Fosfonoacetic Acid	1540
3624-96-2	Bialamicol Dihydrochloride	94	4434-05-3	Coumermycin	598
			4548-15-6	Flunidazole	1225
3639-19-8	Difetarsone	31	4564-87-8	Carbomycin A	519
3679-64-9	Bromosalicylchloranilide	999	4599-60-4	Penimepicycline	444, 901
			4696-76-8	Bekanamycin	158
3684-46-6	Broxaldine	500	4696-76-8	Kanamycin B	186
3689-76-7	Chlormidazole	1011	4697-14-7	Ticarcillin Disodium	493
3691-74-5	Glyconiazide	934	4697-36-3	Carbenicillin	247
3691-81-4	Sulfoniazide	956	4724-59-8	Clamoxyquin Hydrochloride	105
3696-28-4	Dipyrithione	602, 1029			
3697-42-5	Chlorhexidine Hydrochloride	1332	4776-06-1	Fluorosalan	1359
			4800-94-6	Carbenicillin Disodium	248
3731-59-7	Moroxydine	1559	4803-45-6	Thiphencillin Potassium	489
3736-12-7	Levopropylcillin	398	4914-30-1	Dehydroemetine	107
3772-76-7	Sulfamethomidine	820	4936-47-4	Nifuratel	562, 1077, 1251
3784-99-4	Stilbazium Iodide	82	5036-03-3	Nifurdazil	564
3785-44-2	Bisdequalinium Diacetate	593	5055-20-9	Nifurquinazol	578
			5175-83-7	Bismuth Tribromophenate	1311
3795-88-8	Levofuraltadone	1235			
3804-89-5	Isoniazid Methanesulfonate Sodium	939	5250-39-5	Floxacillin	385
			530-4308	Chloramphenicol Palmitate	1288
3810-35-3	Tenonitrozole	1122, 1280			
3810-74-0	Streptomycin Sesquisulfate	205, 953	5318-76-3	Imidocarb Hydrochloride	1232
3811-56-1	Aminoquinuride	1301	5321-32-4	Hetacillin Potassium	392
3818-50-6	Bephenium Hydroxynaphthoate	21	5355-16-8	Diaveridine	144
			5428-64-8	Pentaquine Phosphate	1184
3847-29-8	Erythromycin Lactobionate	528	5490-27-7	Dihydrostreptomycin Sesquisulfate	170, 927

CAS Registry Number Index

CAS Number	Name	Page
5536-17-4	Vidarabine Anhydrous	1595
5541-67-3	Tiliquinol	642
5560-62-3	Biphenamine Hydrochloride	592, 996
5560-78-1	Teclozan	134
5575-21-3	Cefalonium	259
5578-73-4	Sanguinarium Chloride	1110
5579-89-5	Nifursemizone	1253
5579-95-3	Nifurmerone	570, 1078
5580-25-6	Nifurethazone	565
5585-59-1	Nitrocycline	897
5585-62-6	Symetine Hydrochloride	133
5588-20-5	Chlordantoin	1010
5591-22-0	Becanthone Hydrochloride	19
5631-00-5	Benzoylpas Calcium Salt Pentahydrate	915
5636-92-0	Picloxydine	1422
5667-71-0	Streptonicozid	206, 954
5714-05-6	Quindecamine Acetate	629
5714-73-8	Methenamine Hippurate	618
5714-82-9	Triclofenol Piperazine	89
5798-41-4	Bismuth Potassium Tartrate	1468
5798-94-7	5-Bromosalicylhydroxamic Acid	917
5874-95-3	Amicycline	878
5928-84-7	Penicillin V Benzathine	440
5934-14-5	Succisulfone	508, 869
5964-24-9	Thimerfonate Sodium	1444
5964-62-5	Diathymosulfone	503, 866
5980-31-4	Hexedine	611
5982-55-8	Ethanearsonic Acid Disodium Salt	1474
5984-61-2	Pelletierine Hydrochloride	65
6004-24-6	Cetylpuridinium Chloride	1327
6011-12-7	Ambazone	1299
6011-39-8	Clemizole Penicillin	370
6059-26-3	Isoniazid Methanesulfonate Calcium	938
6101-28-6	Sulfamethylthiazole Sodium Salt	827
6101-32-2	Sulfanilic Acid Monohydrate	873
6101-34-4	Sulfathiourea Sodium Salt	855
6106-22-5	Sulfanilic Acid Sodium Salt Dihydrate	874
6108-19-5	p-Aminosalicylic Acid Sodium Salt Dihydrate	913
6119-70-6	Quinine Sulfate	1194
6130-64-9	Penicillin G Procaine Monohydrate	434
6151-30-0	Quinacrine Dihydrochloride Dihydrate	75, 1190
6153-64-6	Oxytetracycline	898
6190-43-8	Methenamine Anhydromethylenecitrate	617
6202-21-7	4-Sulfanilamidosalicylic Acid	832
6209-17-2	Sulfacetamide Sodium	791
6236-05-1	Nifuroxime	573, 1252, 1405
6385-58-6	Bithionol Sodium	1313
6398-98-7	Amodiaquine Dihydrochloride Dihydrate	1145
6489-97-0	Metampicillin	404
6506-37-2	Nimorazole	1256
6533-54-6	Dihydrostreptomycin Trihydrochloride	171
6533-78-4	Antimony Thioglycollamide	11
6576-51-8	Stallimycin Hydrochloride	637
6591-72-6	Penicillin V Hydrabamine	442
6598-46-5	Quinacrin Methanesulfonate Monohydrate	76, 1191
6696-47-5	Oleandomycin Hydrochloride	543
6707-58-0	Dequalinium Chloride	601
6804-07-5	Carbadox	594
6823-79-6	Pentamidine Dimethanesulfonate	1204, 1262
6834-98-6	Fungichromin	1045
6946-29-8	p-Aminosalicylic acid Hydrazide	911
6981-18-6	Ormetoprim	147
6990-06-3	Fusidic Acid	609
6998-60-3	Rifampin SV	221
7060-74-4	Oleandomycin Phosphate	544
7081-44-9	Cloxacillin Sodium Monohydrate	375
7175-09-9	Tilbroquinol	641
7177-48-2	Ampicillin Trihydrate	231
7177-50-6	Nafcillin Sodium Monohydrate	414
7177-54-0	Penicillin O Sodium	438

CAS Registry Number Index

CAS Number	Name	Page
7179-49-9	Lincomycin Hydrochloride Monohydrate	516
7181-73-9	Bephenium	20
7240-38-2	Oxacillin Sodium Monohydrate	417
7245-75-2	Levopropylcillin Potassium	399
7246-14-2	Methicillin Sodium Monohydrate	406
7256-12-6	Isomerol [a]	1380
7256-12-7	Isomerol [b]	1381
7481-89-2	Zalcitabine	1599
7487-94-7	Mercuric Chloride	1390
7488-56-4	Selenium Sulfide	1113
7527-91-5	Acrosorcin	983
7542-37-2	Paromomycin	122, 197
7553-56-2	Iodine	1375
7681-11-0	Potassium Iodide	1101
7681-55-2	Sodium Iodate	1439
7681-76-7	Ronidazole	1271
7681-93-8	Natamycin	1074
7722-64-7	Potassium Permanganate	1424
7722-84-1	Hydrogen Peroxide	1368
7758-99-8	Cupric Sulfate	1344
7761-88-8	Silver Nitrate	1434
7775-41-9	Silver Fluoride	1432
7778-43-0	Sodium Arsenate Dibasic	1198
7782-68-5	Iodic Acid	1374
7783-33-7	PotassiumTetraiododimercurate(II)	1425
7785-23-1	Silver Bromide	1431
7787-59-9	Bismuth Chloride Oxide	1466
7787-63-5	Bismuth Iodide Oxide	1309
7789-80-2	Calcium Iodate	1320
7790-99-0	Iodine Monochloride	1376
7798-98-7	Cupric Sulfate [anhydrous]	1345
8001-54-5	Benzalkonium Chloride	1304
8001-58-9	Creosote, Coal Tar	1340
8001-60-3	Coparaffinate	1021
8003-18-7	Parachlorophenol, Camphorated	1415
8007-00-9	Balsam of Peru	1303
8007-59-8	Sodium Hypochlorite	1438
8011-61-8	Tyrocidine	703
8011-65-2	Zinc Tannate	1460
8021-39-4	Creosote, Wood	1341
8025-81-8	Spiramycin	550
8029-68-3	Ichthammol	1372
8031-14-9	Oxychlorosene	1412
8052-17-3	Carbol-Fuchsin	1009
8063-07-8	Kanamycin	183
8063-91-0	Mirincamycin Hydrochloride	1181
8064-90-2	Sulfamethoxazole mixture with Trimethoprim	822
8067-69-4	Halquinol	1364
8068-28-8	Colistin Sodium Methanesulfonate	659
9001-63-2	Lysozyme Chloride	1554
9001-73-4	Papain	63
9011-02-3	Negatol	1403
9011-05-6	Polynoxylin	627
9015-51-4	Silver Protein	1435
10004-67-8	Amantocillin	224
10043-01-3	Aluminum Sulfate	1297
10043-35-3	Boric Acid	1315
10072-50-1	Polymyxin D_1	680
10112-91-1	Mercurous Chloride	1394, 1476
10118-85-1	Lydimycin	1061
10118-90-8	Minocycline	895
10206-21-0	Cephacetrile	351
10500-82-0	Famotine Hydrochloride	1529
10540-97-3	Memotine Hydrochloride	1557
11003-38-6	Capreomycin	654, 918
11006-76-1	Mikamycin	671
11006-76-1	Pristinamycin	682
11006-77-2	Statolon	1580
11015-37-5	Bambermycins	157
11016-07-2	Perimycin	1098
11029-70-2	Heliomycin	180
11033-34-4	Steffimycin	1582
11048-15-0	Kalafungin	1055
11050-94-5	Oligomycin B	1085
11051-71-1	Avilamycin	589
11052-72-5	Oligomycin C	1086
11056-13-6	Denofungin	1026
11056-18-1	Scopafungin	1112
11075-36-8	Tuberactinomycin	700, 960
11078-21-0	Filipin	1040
11096-49-4	Partricin	1260
11115-82-5	Enduracidin	663
11120-15-3	Dermostatin	1027
11121-32-7	Mepartricin	1062, 1240
12001-65-9	Methenamine Tetraiodine	1397
12001-72-8	Mafenide Propionate	781
12542-33-5	Ictasol	1373

CAS Registry Number Index

12550-17-3	Sodium Antimonyl-gluconate	79, 1274	15686-83-6	Pyrantel	70
12650-69-0	Mupirocin	621	15769-77-4	Nalidixic Acid Sodium Salt	744
12772-35-9	Butirosin	162	15949-72-1	Prazocillin	460
13009-99-9	Mafenide Acetate	779	16037-91-5	Sodium Stibogluconate	1275
13040-98-7	Guamecycline Hydrochloride	889	16283-36-6	Zinc Salicylate	1459
13058-67-8	Lucensomycin	1060	16307-91-5	Sodium Antimonyl-gluconate	79, 1274
13291-74-2	Gentamicin A	175	16545-11-2	Guamecycline	888
13292-46-1	Rifampin	220, 949	16595-80-5	Levamisole Hydrochloride	49
13355-00-5	Melarsonyl Potassium	1238			
13392-28-4	Rimantadine	1571	16773-42-5	Ornidazole	1411
13411-16-0	Nifurpirinol	575	16846-24-5	Josamycin	532
13412-64-1	Dicloxacillin Sodium Monohydrate	379	16915-70-1	Nifursol	1254
			16915-79-0	Mequidox	615
13447-95-5	Isoniazid Methanesulfonate	937	17086-28-1	Doxycycline Hydrate	887
			17088-72-1	Penoctonium Bromide	623
13463-41-7	Pyrithione Zinc	1105	17090-79-8	Monensin	1070, 1247
13551-87-6	Misonidazole	1246	17162-36-6	Arecoline p-Stibono-benzoic Acid	14
13614-98-7	Minocycline Hydrochloride	896	17230-85-2	Amquinate	1147
13741-18-9	Xibornol	648	17243-38-8	Azidocillin	235
13752-33-5	Panidazole	121	17692-15-8	Furazolium Tartrate	558
13838-08-9	Azidamfenicol	209	17784-12-2	Sulfacytine	796
13898-58-3	Benzoylpas	914	18323-44-9	Clindamycin	510
14058-90-3	Metazamide	940	18429-69-1	Memotine	1556
14088-71-2	Proclonol	1102	18429-78-2	Famotine	1528
14222-60-7	Protionamide	946	18472-51-0	Chlorhexidine Gluconate	1331
14235-86-0	Hydrargaphen	1366			
14376-16-0	Sulfaloxic Acid	812	18857-59-5	Nifurmazole	569
14452-57-4	Magnesium Peroxide	1385	18984-80-0	Euprocin Hydrochloride	1356
14561-42-3	Menoctone	1178			
14698-29-4	Oxolinic Acid	748	19010-79-8	Cadmium Salicylate	1319
14769-73-4	Levamisole	48	19014-05-2	Halimide	1363
14885-29-1	Ipronidazole	1233	19056-26-9	Quindecamine	628
15037-55-5	Ethonam Nitrate	1036	19379-90-9	Benzoxonium Chloride	1307
15176-29-1	Edoxudine	1523			
15179-96-1	Nifurimide	567	19387-91-8	Tinidazole	139, 1281
15318-45-3	Thiamphenicol	216	19388-87-5	Taurolidine	638
15351-04-9	Becanthone	18	19486-61-4	Lauralkonium Chloride	1383
15385-57-6	Mercurous Iodide	1395			
15489-16-4	Stibophen	81	19504-77-9	Pecilocin	1097
15537-76-5	Chlorproguanil Hydrochloride	1163	19561-70-7	Nifuratrone	563
			19562-30-2	Piromidic Acid	756
15599-36-7	Halethazole	1049	19885-51-9	Aranotin	1496
15599-39-0	Noxythiolin	1408	20480-93-7	Methenamine Sulfosalicylate	620
15599-45-8	Symetine	132			
15599-51-6	Apicycline	879	20493-41-8	Quinapyramine	1268
15686-71-2	Cephalexin Monohydrate	353	20831-76-9	Gentiopicrin	1171
			21238-30-2	Carbomycin B	520
15686-72-3	Tibrofan	1448	21411-53-0	Virginiamycin M_1	713
15686-77-8	Fursalan	1361	21512-15-2	Citenazone	1510
15686-78-9	Thiosalan	1446	21593-23-7	Cephapirin	362

CAS Registry Number Index

CAS Number	Name	Page
21649-57-0	Carbenicillin Phenyl Sodium	251
21738-42-1	Oxamniquine	60
21908-53-2	Yellow Precipitate	1456
22164-94-9	Suncillin	479
22189-32-8	Spectinomycin Dihydrochloride Pentahydrate	634
22199-08-2	Sulfadiazine Silver Salt	798
22199-08-2	Silver Sulfadiazine	1436
22202-75-1	Cephaloglycin	356
22204-24-6	Pyrantel Pamoate	71
22330-18-3	Potassium Triiododimercurate(II) Solution	1426
22373-78-0	Monensin Sodium	1071, 1248
22573-93-9	Alexidine	587, 1294
22647-32-1	Azidocillin Potassium Salt	236
22733-60-4	Siccanin	1116
22832-87-7	Miconazole Nitrate	1069
22862-76-6	Anisomycin	1212
22916-47-8	Miconazole	1068
22994-85-0	Benznidazole	1216
23067-13-2	Erythromycin Glucoheptonate	527
23110-15-8	Fumagillin	115
23152-29-6	Virginiamycin S_1	714
23155-02-4	Fosfomycin	605
23239-41-0	Cephacetrile Sodium	352
23256-23-7	Sulfatroxazole	857
23256-30-6	Nifurtimox	580, 1255
23282-55-5	Sulfachlorpyridazine Sodium Salt	793
23325-78-2	Cephalexin	354
23414-72-4	Zinc Permanganate	1457
23444-86-2	Suncillin Sodium	480
23593-75-1	Clotrimazole	1019
23609-65-6	Quinapyramine Chloride	1269
23609-66-7	Quinapyramine Sulfate	1270
23736-58-5	Cloxacillin Benzathine	374
23790-08-1	Moxipraquine	1249
24168-96-5	Isoconazole Nitrate	1053
24169-02-6	Econazole Nitrate	1033
24356-60-3	Cephapirin Sodium	364
24356-66-9	Vidarabine	1594
24390-14-5	Doxycycline Hyclate	886
24632-47-1	Nifurpipone	574
24729-96-2	Clindamycin Phosphate	514
24916-50-5	Spiramycin I	551
24916-51-6	Spiramycin II	552
24916-52-7	Spiramycin III	553
25287-60-9	Etofamide	114
25384-21-8	3-Methylarsacetin	1179
25389-94-0	Kanamycin A Sulfate	185
25389-99-5	Neomycin B Hydrochloride	191
25507-04-4	Clindamycin Palmitate Hydrochloride	513
25526-93-6	Alovudine	1491
25546-65-0	Ribostamycin	199
25655-41-8	Povidone-Iodine	1427
25683-71-0	Terizidone	957
25876-10-2	Gentamicin C_1	177
25876-11-3	Gentamicin C_2	179
25953-19-9	Cefazolin	270
26098-04-4	Gentamicin C_{1a}	178
26309-95-5	Pivampicillin Hydrochloride	457
26328-53-0	Amoscanate	5
26350-39-0	Nifurizone	568
26552-51-2	Thiphencillin	488
26605-69-6	Carbenicillin Indanyl Sodium	249
26631-90-3	Brobactam	970
26657-13-6	Rolitetracycline Nitrate Sesquihydrate	905
26774-90-3	Epicillin	380
26786-84-5	Lomofungin	1059
26787-78-0	Amoxicillin [anhydrous]	227
26973-24-0	Ceftezole	334
27025-49-6	Carbenicillin Phenyl	250
27031-08-9	Sulfaguanole	809
27164-46-1	Cefazolin Sodium	271
27220-47-9	Econazole	1032
27279-76-1	Stibocaptate	80
27523-40-6	Isoconazole	1052
27591-69-1	Tilorone Hydrochloride	1587
27591-97-5	Tilorone	1586
27762-78-3	Kethoxal	1550
27877-51-6	Tolindate	1129
27885-92-3	Imidocarb	1231
28022-11-9	Megalomicin	536
28069-65-0	Cuprimyxin	1024
28300-74-5	Antimony Potassium Tartrate	8
28558-32-9	Thiabendazole Hypophosphite	86
28657-80-9	Cinoxacin	721
29342-02-7	Metipirox	1067
29342-05-0	Ciclopirox	1014
29984-33-6	Vidarabine Phosphate	1596
30034-03-8	Cefamandole Sodium	263
30387-51-0	Asperlin	588
30516-87-1	Retrovir	1569

CAS Registry Number Index

30516-87-1	Zidovudine	1601	35607-20-6	Avridine		1500
31101-25-4	Mirincamycin	1180	35607-66-0	Cefoxitin		313
31342-36-6	Chloramphenicol Pantothenate Calcium Complex (4:1)	214	35834-26-5	Rosaramicin		548
			36025-69-1	Midecamycin A_3		539
			36167-63-2	Halofantrine Hydrochloride		1173
31430-15-6	Flubendazole	1224				
31431-39-7	Mebendazole	51	36531-26-7	Oxantel		61
31431-43-3	Cyclobendazole	26	36590-19-9	Amocarzine		4
31478-45-2	Bamnidazole	1215	36688-78-5	Clindamycin Palmitate		512
31586-77-3	Bismuth Sodium Tartrate	1469	36703-88-5	Inosine Pranobex		1549
			36791-04-5	Ribavirin		1570
31828-50-9	Cephradine Dihydrate	366	36889-15-3	Betamicin		159
31884-76-1	Sulfanilate Zinc	837, 871	36920-48-6	Cefoxazole		312
32385-11-8	Sisomicin	201	36983-81-0	Fosfonet Disodium [anhydrous]		1538
32886-97-8	Amdinocillin Pivoxil	226				
32887-01-7	Amdinocillin	225	37065-29-5	Miloxacin		741
32909-92-5	Sulfametrole	828	37091-65-9	Azlocillin Sodium		239
32986-56-4	Tobramycin	207	37091-66-0	Azlocillin		238
32988-50-4	Viomycin	710, 966	37280-35-6	Capreomycin IA	656,	920
33103-21-8	Tuberactinomycin A	701 961	37321-09-8	Apramycin		153
			37517-28-5	Amikacin		151
33103-22-9	Enviomycin	666, 928	37526-80-0	Melarsonyl		1237
33137-73-4	Tuberactinomycin O	702 962	37661-08-8	Bacampicillin Hydrochloride		242
33368-20-6	Enduracidin A Hydrochloride	664	37693-01-9	Clofoctol		597
			37883-00-4	Viomycin Sulfate	712,	968
33401-94-4	Pyrantel Tartrate	72	38070-41-6	Tiodonium Chloride		643
33445-35-1	Sulfamidochrysoidine Hydrochloride	831	38083-17-9	Climbazole		1018
			38821-53-3	Cephradine		365
33490-33-4	Capreomycin IB	657, 921	39030-72-3	Pivampicillin Pamoate		458
33564-30-6	Cefoxitin Sodium	314	39224-48-1	Nitroclofene		58
33817-20-8	Pivampicillin	456	39295-60-8	Sulfadoxine mixture with Trimethoprim		806
34167-45-8	Polymyxin D_2	681				
34214-51-2	Floxacillin Sodium	386	39365-88-3	Potash Sulfurated		1100
34291-02-6	Butirosin A	163	39464-87-4	Betasizofiran		1501
34291-03-7	Butirosin B	164	39469-82-4	Sulfadimethoxine mixture with Trimethoprim		802
34327-18-9	Chloramphenicol Monosuccinate Arginine Salt	211				
			39685-31-9	Cefuracetime		345
			39809-25-1	Penciclovir		1565
34444-01-4	Cefamandole	261	39831-55-5	Amikacin Sulfate		152
34493-98-6	Dibekacin	166	39878-70-1	Talampicillin Hydrochloride		482
34503-87-2	Polymyxin B_2	679				
34521-09-0	Antimony Sodium Tartrate	9	39978-42-2	Nifurzide		583
34765-98-5	Enduracidin B Hydrochloride	665	40034-42-2	Rosoxacin		758
			40922-77-8	Josamycin Propionate		533
34786-70-4	Nystatin A_1	1082	41342-53-4	Erythromycin Ethylsuccinate		526
34787-01-4	Ticarcillin	490				
35067-47-1	Droxacin	728	41372-02-5	Penicillin G Benzathine Tetrahydrate		427
35334-12-4	Azidocillin Sodium Salt	237				
35457-80-8	Midecamycin A_1	538	41621-49-2	Ciclopirox Olamine		1015
35523-45-6	Fludalanine	604	41744-40-5	Sulbenicillin		474
35531-88-5	Carindacillin	252	41952-52-7	Cefcanel		273
35554-44-0	Enilconazole	1035	42116-76-7	Carnidazole		1217

CAS Registry Number Index

42190-91-0	Pivampicillin Probenate	459
42540-40-9	Cefamandole Nafate	262
42835-25-6	Flumequine	733
43169-50-2	Betamicin Sulfate	160
47747-56-8	Talampicillin	481
47917-41-9	Primycin A_1	545
49745-00-8	Amidantel	3
50832-74-1	Nifurprazine Hydrochloride	577
50838-36-3	Tolciclate	1128
50846-45-2	Bacmecillinam	243
50933-06-7	Sulfalene mixture with Trimethoprim	811
50972-17-3	Bacampicillin	241
51022-76-5	Sulnidazole	1278
51022-98-1	Butirosin Sulfate Dihydrate	165
51025-85-5	Arbekacin	154
51154-48-4	Fibracillin	383
51287-57-1	Denotivir	1517
51481-65-3	Mezlocillin	408
51481-68-6	Megalomicin Potassium Phosphate	537
51627-14-6	Cefatrizine	265
51627-20-4	Cefaparole	264
51762-05-1	Cefroxadine	328
51773-93-2	Mefloquine Hydrochloride	1177
51940-44-4	Pipemidic Acid	754
52093-21-7	Micronomicin	187
52123-49-6	Cefazaflur Sodium	267
52152-93-9	Cefsulodin Sodium	330
52231-20-6	Cefrotil	327
52247-86-6	Cicloxolone	1506
52279-59-1	Moxnidazole	1250
52486-78-9	Mercurophen	1392
52906-84-0	Oxychlorosene Sodium	1413
52951-36-7	Bisdiqualinium Chloride	1308
52951-37-8	Bismuth Ethyl Camphorate	1467
53066-26-5	Lexithromycin	535
53179-09-2	Sisomicin Sulfate	202
53230-10-7	Mefloquine	1176
53274-53-6	N^4-β–D-Glucosylulfanilamide	777
53370-90-4	Exalamide	1037
53597-28-7	Fludazonium Chloride	1358
53643-53-1	Tuberin	646, 964
53783-83-8	Tromantadine	1590
53797-35-6	Ribostamycin Sulfate	200
53808-87-0	Tetroxoprim	148
53861-02-2	Oxetacillin	418
53897-25-9	Bismuth Butyl-thiolaurate	1465
53994-73-3	Cefaclor [anhydrous]	256
54029-12-8	Albendazole Oxide	2
54531-52-1	Polybenzarsol	125
54657-96-4	Nifuralide	561
54663-47-7	Tibezonium Iodide	1447
54783-95-8	Fortimicin B	173
54818-11-0	Cefsumide	331
54870-27-8	Fosfonet Disodium Monohydrate	1539
55162-26-0	Pirbenicillin Sodium	452
55242-74-5	Oxifungin Hydrochloride	1094
55242-77-8	Triafungin	1132
55268-74-1	Praziquantel	69
55268-75-2	Cefuroxime	346
55530-41-1	Rotamicillin	465
55779-06-1	Astromicin	155
55779-06-1	Fortimicin A	172
55881-07-7	Miokamycin	540
55975-92-3	Pirbenicillin	451
56066-63-8	Aditoprim	140
56097-80-4	Valconazole	1136
56187-47-4	Cefazedone	268
56211-43-9	Tameticillin	483
56219-57-9	Arildone	1497
56238-63-2	Cefuroxime Sodium	349
56302-13-7	Satranidazole	129, 632
56391-56-1	Netilmicin	195
56391-57-2	Netilmicin Sulfate	196
56518-41-3	Brodimoprim	142
56689-42-0	Repromicin	546
56741-95-8	Bropirimine	1503
56796-20-4	Cefmetazole	293
56796-39-5	Cefmetazole Sodium	294
57197-43-0	Sulfamoxole mixture with Trimethoprim	835
57363-13-0	Droxacin Sodium	729
57474-29-0	Nifuroquine	571
58001-44-8	Clavulanic Acid	368, 973
58152-03-7	Isepamicin	181
58158-77-3	Amantanium Bromide	1298
58207-19-5	Clindamycin Hydrochloride Monohydrate	511
58580-55-5	Dibekacin Sulfate	167
58665-96-6	Cefazaflur	266
58703-78-9	Cethexonium Chloride	1325
58795-03-2	Apalcillin Sodium	233
58857-02-6	Ambruticin	986
58944-73-3	Sinefungin	1117

CAS Registry Number Index

CAS Number	Name	Page
59070-06-3	Ticarcillin Cresyl Sodium	492
59070-07-4	Ticarcillin Cresyl	491
59277-89-3	Acyclovir	1485
59672-20-7	Sulfaloxic Acid Calcium Salt	813
59703-84-3	Piperacillin Sodium	448
59729-37-2	Fexinidazole	40
59733-86-7	Butikacin	161
59798-30-0	Mezlocillin Sodium	409
59831-63-9	Doconazole	1030
60136-25-6	Epervudine	1526
60207-31-0	Azaconazole	990
60628-96-8	Bifonazole	994
60628-98-0	Lombazole	614
60668-24-8	Alafosfalin	586
60925-61-3	Ceforanide	304
60940-34-3	Ebselen	1031
61036-64-4	Teicoplanin	692
61136-12-7	Almurtide	1490
61270-58-4	Cefonicid	300
61318-90-9	Sulconazole	1120
61318-91-0	Sulconazole Nitrate	1121
61336-70-7	Amoxicillin Trihydrate	228
61379-65-5	Rifapentine	222, 950
61400-59-7	Parconazole	1095
61477-96-1	Piperacillin	446
61622-34-2	Cefotiam	310
62013-04-1	Dirithromycin	522
62265-68-3	Quinfamide	128
62534-68-3	Mepartricin A	1063, 1241
62534-69-4	Mepartricin B	1064, 1242
62587-73-9	Cefsulodin	329
62893-19-0	Cefoperazone	302
62893-20-3	Cefoperazone Sodium	303
62973-76-6	Azanidazole	1214
62973-77-7	Parconazole Hydrochloride	1096
63358-49-6	Aspoxicillin	234
63469-19-2	Apalcillin	232
63521-15-3	Cefazedone Sodium	269
63527-52-6	Cefotaxime	306
63585-09-1	Foscarnet Sodium	1537
63690-57-3	Penicillin V Benzathine Tetrahydrate	441
63749-94-0	Sulfametrole mixture with Trimethoprim	829
63824-12-4	Aliconazole	984
63968-64-9	Artemisinin	1151
64057-48-3	Oxifungin	1093
64058-48-6	Spectinomycin Sulfate Tetrahydrate	635
64211-46-7	Oxiconazole Nitrate	1092
64221-86-9	Imipenem [anhydrous]	393
64224-21-1	Oltipraz	59
64485-93-4	Cefotaxime Sodium	307
64544-07-6	Cefuroxime Axetil	347
64872-76-0	Butoconazole	1004
64872-77-1	Butoconazole Nitrate	1005
64924-67-0	Halofuginone Hydrobromide	1228
64952-97-2	Moxalactam	410
64953-12-4	Moxalactam Disodium	411
65052-63-3	Cefetamet	285
65085-01-0	Cefmenoxime	291
65277-42-1	Ketoconazole	1056
65307-12-2	Cefetrizole	287
65472-88-0	Naftifine	1072
65473-14-5	Naftifine Hydrochloride	1073
65884-46-0	Ciadox	143
65899-73-2	Tioconazole	1127
66148-78-5	Temocillin	486
66258-76-2	Piperacillin Monohydrate	447
66309-69-1	Cefotiam Dihydrochloride	311
66327-51-3	Fuzlocillin	389
66364-74-7	Enpiroline Phosphate	1170
66474-36-0	Cefivitril	288
66508-53-0	Fosmidomycin	607
66592-87-8	Cefadroxil	257
66778-37-8	Orconazole	1090
66778-38-9	Orconazole Nitrate	1091
67037-37-0	Eflornithine	1201, 1221
67182-81-4	Bispyrithione Magsulfex	997
67337-44-4	Sarmoxicillin	469
67814-76-0	Isepamicin Sulfate	182
67915-31-5	Terconazole	1124
68373-14-8	Sulbactam	470, 975
68401-81-0	Ceftizoxime	341
68401-82-1	Ceftizoxime Sodium	342
68693-30-1	Somantadine Hydrochloride	1578
68797-31-9	(±)-Econazole Nitrate	1034
68813-55-8	Oxantel Pamoate	62
68902-57-8	Metioprim	146
68959-20-6	Disiquonium Chloride	1349
69123-90-6	Fiacitabine	1531
69123-98-4	Fialuridine	1532
69198-10-3	Metronidazole Hydrochloride	1244
69304-47-8	Brivudine	1502
69388-79-0	Sulbactam Pivoxil	472, 977
69388-84-7	Sulbactam Sodium	473, 978

CAS Registry Number Index

CAS Number	Name	Page
69402-03-5	Piridicillin Sodium	454
69414-41-1	Piridicillin	453
69655-05-6	Didanosine	1519
69657-51-8	Acyclovir Sodium	1486
69712-56-7	Cefotetan	308
69739-16-8	Cefodizime	298
69756-53-2	Halofantrine	1172
70161-09-0	Democonazole	1025
70288-86-7	Ivermectin	44
70356-03-5	Cefaclor	255
70458-92-3	Pefloxacin	751
70458-95-6	Pefloxacin Methanesulfonate	752
70458-96-7	Norfloxacin	745
70775-75-6	Octenidine Hydrochloride	1410
70797-11-4	Cefpiramide	318
71002-10-3	Vidarabine Sodium Phosphate	1597
71048-88-9	Ceftioxide	340
71251-02-0	Octenidine	1409
71420-79-6	Cefonicid Sodium	301
71872-90-7	Nitralamine	1079
71963-77-4	Artemether	1150
72275-67-3	Astromicin Sulfate	156
72301-78-1	Zinviroxime	1602
72301-79-2	Enviroxime	1525
72479-26-6	Fenticonazole	1038
72559-06-9	Rifabutin	948
72571-82-5	Pipemidic Acid Trihydrate	755
73090-70-7	Epiroprim	145
73151-29-8	Fenticonazole Nitrate	1039
73173-12-3	Tetroxoprim Mixture with Sulfadiazine	149
73231-34-2	Florfenicol	215
73334-05-1	Metronidazole Phosphate	1245
73384-59-5	Ceftriaxone	343
73514-87-1	Fosarilate	1536
73816-42-9	Meclocycline 5-Sulfosalicylate	892
74011-58-8	Enoxacin	730
74014-51-0	Rokitamycin	547
74129-03-6	Tebuquine	1199
74298-63-8	Chlormidazole Hydrochloride	1012
74356-00-6	Cefotetan Disodium	309
74431-23-5	Imipenem Monohydrate	394
74512-12-2	Omoconazole	1088
74682-62-5	Ticarcillin Monosodium	494
74849-93-7	Cefpiramide Sodium	319
75139-05-8	Tetronasin 5930	639
75199-98-3	Buclosamide combination with Salicylic Acid	1001
75481-73-1	Cefminox	296
75498-96-3	Cefminox Sodium Salt	297
75738-58-8	Cefmenoxime Hydrochloride	292
75867-00-4	Fenfluthrin	39
75887-54-6	Arteether	1148
75975-70-1	Cephradine Monohydrate	367
76168-82-6	Ramoplanin	684
76470-66-1	Loracarbef [anhydrous]	400
76497-13-7	Sultamicillin	477, 979
76543-88-9	Alferon	1489
76610-84-9	Cefbuperazone	272
77146-42-0	Chlorhexidine Phosphanilate	595
77146-42-0	Chlorhexidine	1329
77174-66-4	Croconazole Monohydrochloride	1023
77175-51-0	Croconazole	1022
77181-69-2	Sorivudine	1579
77360-52-2	Ceftiolene	339
77495-92-2	Pirlimycin Hydrochloride	625
78110-38-0	Aztreonam	240
78186-33-1	Fumoxicillin	388
78439-06-2	Ceftazidime Pentahydrate	332
78613-35-1	Amorolfine	987
78613-38-4	Amorolfine Hydrochloride	988
78964-85-9	Fosfomycin Tromethamine	606
79350-37-1	Cefixime	289
79404-91-4	Cilofungin	1016
79548-73-5	Pirlimycin	624
79594-24-4	Somantadine	1577
79645-27-5	Tobramycin Sulfate	208
79660-72-3	Fleroxacin	732
80168-44-1	Zinoconazole Hydrochloride	1142
80195-36-4	Cefdaloxime	279
80210-62-4	Cefpodoxime	322
80214-83-1	Roxithromycin	549
80370-57-6	Ceftiofur	336
80621-81-4	Rifaximin	223
80734-02-6	Lenampicillin Hydrochloride	396
80883-55-2	Enviradene	1524
81103-11-9	Clarithromycin	521
81129-83-1	Cilastatin Sodium salt	972
81907-78-0	Batebulast	590

CAS Registry Number Index

CAS Number	Name	Page
81988-87-6	Ramoplanin A$_1$	685
81988-88-7	Ramoplanin A$_2$	687
81988-89-8	Ramoplanin A$_3$	689
82009-34-5	Cilastatin	971
82219-78-1	Cefuzonam	350
82410-32-0	Ganciclovir	1541
82419-36-1	Ofloxacin	746
82509-56-6	Piroxicillin	455
82547-58-8	Cefteram	333
82664-20-8	Flurithromycin	531
83031-43-0	Sulbactam Benzathine	471, 976
83105-70-8	Sultamicillin Tosylate	478, 980
83621-06-1	Omoconazole Nitrate	1089
83905-01-5	Azithromycin [anhydrous]	517
84294-96-2	Enoxacin Sesquihydrate	731
84305-41-9	Cefminox	295
84408-37-7	Desciclovir	1518
84558-93-0	Netivudine	1562
84625-61-6	Itraconazole	1054
84697-21-2	Zinoconazole	1141
84845-57-8	Ritipenem	464
84880-03-5	Cefpimizole	316
84957-29-9	Cefpirome	320
85166-20-7	Ciclotropium Bromide	218
85287-61-2	Cefpimizole Sodium	317
85721-33-1	Ciprofloxacin	722
86273-18-9	Lenampicillin	395
86304-28-1	Buciclovir	1504
86329-79-5	Cefodizime Disodium Salt	299
86386-73-4	Fluconazole	1042
86393-32-0	Ciprofloxacin Monohydrochloride Monohydrate	723
86393-37-5	Amifloxacin	718
86832-68-0	Carumonam Sodium	254
87239-81-4	Cefpodoxime Proxetil	323
87495-31-6	Disoxaril	1520
87638-04-8	Carumonam	253
87726-17-8	Panipenem	421
87901-11-9	Coumermycin Sodium	599
88036-80-0	Amifloxacin Mesylate	719
88040-23-7	Cefepime	283
88495-63-0	Artesunate	1152
88669-04-9	Trospectomycin	644
88851-61-0	Trospectomycin Sulfate Pentahydrate	645
89785-84-2	Tazobactam Sodium	485, 982
89786-04-9	Tazobactam	484, 981
90849-08-4	Oximonam Sodium	420
90850-05-8	Gloximonam	390
90898-90-1	Oximonam	419
91032-26-7	Teicoplanin A$_{2-2}$	694
91032-34-7	Teicoplanin A$_{2-1}$	693
91032-36-9	Teicoplanin A$_{2-3}$	695
91032-37-0	Teicoplanin A$_{2-4}$	696
91032-38-1	Teicoplanin A$_{2-5}$	697
91161-71-6	Terbinafine	1123
91296-86-5	Difloxacin Hydrochloride	727
91524-15-1	Irloxacin	738
91832-40-5	Cefdinir	280
92665-29-7	Cefprozil [anhydrous]	324
93479-96-0	Alteconazole	985
93616-27-4	Teicoplanin A$_{3-1}$	698
94088-85-4	Doxycycline Calcium	1220
94820-09-4	Cadexomer Iodine	1318
95233-18-4	Atovaquone	1153, 1200, 1213
96020-91-6	Eflornithine Hydrochloride Monohydrate	1202, 1222
96036-03-2	Meropenem	402
96128-89-1	Erythromycin Acistrate	524
97275-40-6	Cefcanel Daloxate	274
97468-37-6	Cephapirin Benzathine	363
97519-39-6	Ceftibuten	335
98048-07-8	Fomidacillin	387
98079-51-7	Lomefloxacin	739
98079-52-8	Lomefloxacin Hydrochloride	740
98106-17-3	Difloxacin	726
98753-19-6	Cefpirome Sulfate	321
99592-32-2	Sertaconazole	1114
99592-39-9	Sertaconazole Nitrate	1115
99665-00-6	Flomoxef	384
100490-36-6	Tosufloxacin	764
100680-33-9	Cefuroxime Pivoxetil	348
100986-85-4	(S)-(-)-Ofloxacin	747
101312-92-9	Valnemulin	647
101363-10-4	Rufloxacin	759
101411-70-5	Paldimycin A	673
101411-71-6	Paldimycin B	674
101530-10-3	Lanoconazole	1057
101827-46-7	Butenafine Hydrochloride	1003
101828-21-1	Butenafine	1002
102280-35-3	Baquiloprim	141
102426-96-0	Paldimycin	672
102507-71-1	Tigemonam	495
102916-21-2	Tigemonam Dicholine	496
103060-53-3	Daptomycin	662

CAS Registry Number Index

103337-74-2	Letrazuril	612
103923-27-9	Pirtenidine	626, 1099
103980-44-5	Ceftiofur Hydrochloride	337
104010-37-9	Ceftiofur Sodium	338
104051-69-6	Tosufloxacin Hydrochloride	766
104145-95-1	Cefditoren	281
104153-37-9	Rilopirox	1107
104227-87-4	Famciclovir	1527
104376-79-6	Ceftriaxone Sodium	344
104393-00-2	Pirazmonam Sodium	450
104456-79-3	Cisconazole	1017
105102-20-3	Liroldine	120
105239-91-6	Cefclidin	278
105784-61-0	Temafloxacin Hydrochloride	763
105879-42-3	Cephalexin Hydrochloride	355
105889-45-0	Cefcapene Pivoxil	277
105956-97-6	Clinafloxacin	724
105956-99-8	Clinafloxacin Hydrochloride	725
106017-08-7	Rufloxacin Hydrochloride	760
107910-75-8	Ganciclovir Sodium	1542
108319-06-8	Temafloxacin	762
108319-07-9	Pirazmonam	449
108436-80-2	Rociclovir	1574
110042-95-0	Acemannan	1484
110588-57-3	Saperconazole	1111
110871-86-8	Sparfloxacin	761
112362-50-2	Dalfopristin	661
112893-26-2	Becliconazole	993
113167-61-6	Terdecamycin	487
113359-04-9	Cefozopran	315
113852-37-2	Cidofovir [anhydrous]	1508
116853-25-9	Cefluprenam	290
116876-37-0	Clavulanic Acid Potassium Salt with Ticarcillin Disodium	369, 974
117467-28-4	Cefditoren Pivoxil	282
117704-25-3	Doramectin	34
118443-89-3	Cefquinome Sulfate	326
119006-77-8	Flutrimazole	1044
119478-56-7	Meropenem trihydrate	403
119644-22-3	Raluridine	1568
119914-60-2	Grepafloxacin	735
119922-85-9	Cefadroxil Hemihydrate	258
120138-50-3	Quinupristin	683
120382-07-2	dl-Tosufloxacin	765
120410-24-4	Biapenern	246
120788-07-0	Sulopenem	476
121123-17-9	Cefprozil Monohydrate	325
121584-18-7	Valspodar	497
121961-22-6	Loracarbef Monohydrate	401
122173-74-4	Mideplanin	670
122841-10-5	Cefoselis	305
123171-59-5	Cefepime Hydrochloride	284
123407-36-3	Arteflene	1149
123447-62-1	Prulifloxacin	757
124436-59-5	Pirodavir	1566
124832-26-4	Valacyclovir	1592
124832-27-5	Valacyclovir Hydrochloride	1593
124858-35-1	Nadifloxacin	742
124884-28-2	Ramoplanin A'$_1$	686
124884-29-3	Ramoplanin A'$_2$	688
124884-30-6	Ramoplanin A'$_3$	690
127045-41-4	Pazufloxacin	749
127182-67-6	Cefetecol	286
127294-70-6	Balofloxacin	720
127759-89-1	Lobucavir	1552
127779-20-8	Saquinavir	1575
127785-64-2	Basifungin	992
128470-15-5	Melarsomine	1236
129618-40-2	Nevirapine	1563
130726-68-0	Neticonazole	1076
131643-86-2	Sulfadimethoxine Sodium Salt with Trimethoprim	804
132210-43-6	Cipamfylline	1509
133305-89-2	Eprinomectin	38
134678-17-4	Lamivudine	1551
135889-00-8	Cefcapene	276
136470-78-5	Abacavir	1481
136816-75-6	Atevirdine	1498
136817-59-9	Delavirdine	1514
137332-54-8	Tivirapine	1588
137487-62-8	Alvircept Sudotox	1492
138540-32-6	Atevirdine Mesylate	1499
139110-80-8	Zanamivir	1600
141117-12-6	Celgosivir Hydrochloride	1505
141611-76-9	Sanfetrinem Sodium	467
141646-08-4	Sanfetrinern Cilexetil	468
142340-99-6	Adefovir Dipivoxil	1487
143224-34-4	Telinavir	1585
144245-52-3	Fomivirsen	1534
146863-02-7	dl-Grepafloxacin	736
146961-34-4	Trovafloxacin Hydrochloride	768

CAS Registry Number Index

147059-72-1	Trovafloxacin	767
147059-75-4	Trovafloxacin Methanesulfonate	769
147221-93-0	Delavirdine Mesylate	1515
147362-57-0	Loviride	1553
149394-66-1	Cidofovir	1507
149488-17-5	Trovirdine	1591
149676-40-4	Pefloxacin Methanesulfonate Dihydrate	753
149845-06-7	Saquinavir Mesylate	1576
149951-16-6	Lenapenem	397

EINECS NUMBER INDEX

EINECS No.	Name	Record No.
200-046-3	Quinine Sulfate	1194
200-052-6	Cephaloridine	358
200-055-2	Chloroquine Diphosphate	100, 1161
200-056-8	Niclosamide	55
200-191-2	Chloroquine	98, 1159
200-205-7	Penicillin G Procaine	433
200-207-8	Dendrid	1516
200-207-8	Herplex Liquifilm®	1544
200-207-8	Idoxuridine	1546
200-207-8	Stoxil	1583
200-210-4	Thimerosol	1445
200-214-6	Isoniazid	935
200-238-7	Chlorhexidine	1329
200-262-8	Carbon Tetrachloride	24
200-279-0	Quinidine	1192
200-287-4	Chloramphenicol	210, 1286
200-302-4	Chlorhexidine Acetate	1330
200-340-1	β-Propiolactone	1430
200-341-7	Chlortetracycline	102, 880
200-345-9	Sulfaguanidine	808
200-346-4	Sulfamethazine	817
200-355-3	Streptomycin	203, 952
200-364-2	Pyrimethamine	1188, 1267
200-394-6	Cephalothin Sodium	361
200-411-7	Kanamycin A	184
200-423-2	Sulfaquinoxaline	848
200-431-6	Chlorocresol	1334
200-443-1	Nitrofurazone	585, 1406
200-481-9	Tetracycline	135, 907, 1292
200-501-6	Cephalosporin C	359
200-505-8	Methicillin	405
200-506-3	Benzylpenicillinic Acid	245
200-512-6	Niridazole	57
200-560-8	Primaquine Diphosphate	1187
200-563-4	Sulfanilamide	836
200-565-5	Arecoline	12
200-591-7	Chlortetracycline Hydrochloride	103, 881, 1219
200-592-2	Demeclocycline Hydrochloride	884
200-593-8	Tetracycline Hydrochloride	136, 908
200-613-5	p-Aminosalicylic Acid	910
200-635-5	Oxacillin	415
200-646-5	Nitrofurantoin	584
200-653-3	Furazolidone	1226, 1360
200-664-3	Herpid	1543
200-685-8	Sulfadiazine	797
200-688-4	Cycloserine	600, 924
200-703-4	Tubercidin	963, 1133

EINECS Number Index

EINECS	Name	Page
200-706-0	Amodiaquine Hydrochloride	1211
200-708-1	Ampicillin Sodium	230
200-709-7	Ampicillin	229
200-710-2	Benzylpenicillin Sodium	244
200-713-9	Cytarabine Hydrochloride	1512
200-733-8	Hexachlorophene	1365
200-771-5	Sulfathiazole	852
200-789-3	Chlorquinaldol	1336
200-810-6	Ethambutol	929
200-874-5	Iodoform	1379
200-945-0	Camphor	1322
201-028-8	Acedapsone	498, 862, 1143
201-078-0	Phenoctide	1416
201-176-3	Propionic Acid	1103
201-212-8	Oxytetracycline Dihydrate	899
201-232-7	Triclobisonium Chloride	1452
201-243-7	Acediasulfone	863
201-248-4	Dapsone	502, 865
201-269-9	Sulfachlorpyridazine	792
201-272-5	Sulfamethoxypyridazine	823
201-305-3	Acetyl Sulfisoxazole	771
201-497-9	Iodoquinol	119
201-508-7	Quinacrine	74, 1189
201-516-0	Phanquone	124
201-627-4	Phthalylsulfathiazole	785
201-669-3	Amodiaquine	1144, 1210
201-697-6	Benzoxiquine	1306
201-722-0	Penicillin V	439
201-723-6	Tribromsalan	1450
201-727-8	Salicylanilide	1109
201-782-8	Symclosene	1442
201-793-8	Chloroxylenol	596, 1335
201-944-8	Thymol	87
201-962-6	Mercufenol Chloride	1389
201-987-2	Primaquine	1186
202-023-3	Diethylcarbamazine	29
202-049-5	Naphthalene	52
202-051-6	Quinoline	1197
202-312-4	Sulfaethidole	807
202-565-0	Bithionol	1312
202-567-1	Dichlorophen	28
202-568-7	Fenticlor	1357
202-582-3	Acetarsone	1206, 1461
202-680-6	α-Terpineol	1443
202-695-8	Nitarsone	1257
202-717-6	Pyrazinamide	947
202-841-0	Pentamidine	1203, 1261
202-904-2	Dodecarbonium Chloride	1350
202-905-8	Methenamine	616
203-051-9	Triacetin	1131
203-068-1	Phenylmercuric Borate	1420
203-081-2	Sulfamidochrysoidine	830
203-170-6	Thiacetazone	958
203-186-3	Benzylsulfamide	772
203-192-6	Chlorphenesin	1013
203-195-2	Propamidine	126, 1264, 1428
203-402-6	Parachlorophenol	1414
203-577-9	Metacresol	1066
203-808-3	Piperazine	66
203-965-8	Undecylenic Acid	1135
204-038-0	Penicillin G Potassium	432
204-040-1	Erythromycin	523
204-061-6	Azaserine	991
204-099-3	Sulfadicramide	800
204-140-5	Sulfaproxyline	844
204-141-0	Succinylsulfathiazole	787
204-142-6	Sulfabromomethazine	789
204-143-1	Glycobiarsol	117
204-233-0	Hydrastine	1367
204-234-6	Cinchonine	1166
204-249-8	Hydroxychloroquine	1174
204-278-6	2,4,6-Tribromo-m-cresol	1449
204-292-2	Neomycin B	190
204-361-7	Arsthinol	91
204-385-8	Clorophene	1338
204-387-9	N-Sulfanilyl-3,4-Xylamide	840
204-399-4	Ethylparaben	1354
204-453-7	Roxarsone	631
204-479-9	Benzethonium Chloride	1305
204-480-4	Subathizone	955
204-482-5	Sulfanilic Acid	872
204-484-6	Carbarsone	95
204-519-5	Stilbamidine	1276
204-523-7	Sulfadimethoxine	801, 1441
204-526-3	Cetalkonium Chloride	1324
204-589-7	2-Phenoxyethanol	1419
204-593-9	Cetylpuridinium Chloride [anhydrous]	1328
204-677-5	Octanoic Acid	1083
204-694-8	Dymanthine	35
204-701-4	Urea Hydrogen Peroxide	1455
204-767-4	Griseofulvin	1047
204-825-9	Tetrachloroethylene	84
204-834-8	Demeclocycline	883

EINECS Number Index

EINECS	Name	Page
204-847-9	Chloramine B	773
204-850-5	Sulfapyridine Sodium Salt Monohydrate	847
204-851-0	Sulfamerazine Sodium Salt	815
204-854-7	Chloramine T	774
204-858-9	Sulfisoxazole	860
204-859-4	Sulfabenzamide	788
204-866-2	Sulfamerazine	814
204-869-9	Sodium Arsanilate	1477
204-887-7	Streptomycin B	204
204-888-2	Dihydrostreptomycin	168, 925
204-933-6	Merbromin	1388
204-949-3	Suramin Sodium	83, 1279
204-978-1	Cloxyquin	1020, 1339
204-984-4	Clioquinol	106
204-984-4	Iodochlorhydroxyquin	1378
205-003-2	Quinine	1193
205-035-7	Phthalylsulfacetamide	784
205-083-9	Methicillin Sodium	407
205-086-5	Penicillin V Potassium	443
205-090-7	p-Aminosalicylic Acid Potassium Salt	912
205-092-8	Phenyl Aminosalicylate	945
205-112-5	Nitromersol	1407
205-116-7	Solasulfone	507, 868
205-137-1	8-Hydroxyquinoline Sulfate	1370
205-140-8	Erythromycin Propionate	529
205-182-7	2-Naphthol	53
205-257-4	4-Hexylresorcinol	42, 54
205-270-5	Diamthazole Dihydrochloride	1028
205-286-2	Thiram	1125
205-290-4	Sodium Propionate	1118
205-325-3	Mafenide Hydrochloride	780
205-326-9	Mafenide	778
205-333-7	Bismuth Iodosubgallate	1310
205-351-5	Lauralkonium Chloride	1383
205-354-1	Aluminum Acetate Solution	1295
205-384-5	Furaltadone	556
205-386-6	Arsphenamine	1464
205-414-7	Aminitrozole	1209
205-423-6	Propamidine Isethionate	127, 1265, 429
205-424-1	Pentamidine Isethionate	1263
205-437-2	Cyacetacide	923
205-513-5	Hexetidine	1051
205-518-2	Aluminum Subacetate Solution	1296
205-569-0	Piperazine Adipate	67
205-622-8	Piperazine Citrate	68
205-638-5	Sulfathiazole Sodium	853
205-640-6	Sulfacetamide	790
205-641-1	Sulfamethizole	819
205-642-7	Sulfapyridine	846
205-668-9	Laurolinium Acetate	1384
205-682-5	Silver Picrate	1273
205-690-9	Nafcillin	412
205-691-4	Phenethicillin Potassium	445
205-705-9	Cytarabine	1511
205-705-9	Cytosar-U	1513
205-711-1	8-Hydroxyquinoline	1369
205-725-8	Thiabendazole	85
205-804-7	Sulfalene	810
205-815-7	Cephalothin	360
205-824-6	Lincomycin	515
206-087-3	Arecoline Hydrobromide	13
206-173-0	Anthiolimine	7
206-259-8	Emetine Dihydrochloride	113
206-444-3	Dicloxacillin Sodium	378
206-497-2	Sulbentine	1119
206-724-5	Clofucarban	1337
206-864-7	Nalidixic Acid	743
206-970-3	Nidroxyzone	1404
207-136-1	Metronidazole	1243
207-350-5	Bornyl Chloride	1316
207-462-4	Dichloramine T	775
207-560-7	α-Santonin	78
207-591-6	Cephaeline	96
207-592-1	Emetine	112
207-617-6	Sulfachrysoidine	794
207-622-3	Cinchonidine	1165
207-793-4	Melarsoprol	1239
207-811-0	Hydroxystilbamidine	1229
207-869-7	Mercurobutol	1065
207-889-6	Carvacrol	25, 1323
207-915-6	Chlorguanide	1157
207-955-4	Chloroazodin	1333
208-147-4	Ascaridole	15
208-186-7	Dithiazanine Iodide	33
208-201-7	Sulfathiourea	854
208-203-8	Sulfamethylthiazole	826
208-204-3	Sulfisomidine	859
208-209-0	Difetarsone	110
208-250-4	Podophyllotoxin	1567
208-317-8	Broxyquinoline	1317
208-330-9	Dequalinium Chloride	1346

EINECS Number Index

EINECS	Name	Page
208-333-5	Ethylhydrocupreine	1352
208-384-3	Sulfaphenazole	843
208-430-2	Gallacetophenone	1362
208-477-9	Chloramphenicol Palmitate	213, 1288
208-557-3	Hydroxystilbamidine Isethionate	1230
208-597-1	Acetarsone Diethylamine Salt	1207, 1462
208-628-9	Ethionamide	931
208-660-3	Chlorproguanil	1162
208-682-3	Oxophenarsine Hydrochloride	1259
208-702-0	Domiphen Bromide	1351
208-713-0	Ambazone	1299
208-899-3	Alantolactone	1
208-919-0	Sulfadiazine Sodium Salt	799
208-920-6	Succisulfone 2,2'-Iminodiethanol Salt	870
208-922-7	Sulfanilylurea	839
208-938-4	8-Hydroxy-7-iodo-5-quinolinesulfonic Acid	118
208-951-5	Lucanthone Hydrochloride	50
208-953-6	Gentian Violet	41
208-979-8	Embelin	37
208-995-5	Propicillin	461
209-064-6	Glucosulfone Sodium	505, 867
209-070-9	Tryparsamide	1283
209-114-7	Acedoben	1483
209-155-0	Zinc Undecylenate	1140
209-167-6	Zinc Propionate	1139
209-271-1	Doxycycline	885
209-372-0	Trypan Red	1282
209-390-9	Buclosamide	1000
209-437-3	Oligomycin A	1084
209-439-4	Diloxanide	111
209-499-1	Mercuric Benzoate	1475
209-534-0	Acetomeroctol	1293
209-586-4	2-(Methoxymethyl)-5-nitrofuran	1398
209-597-4	Methenamine Mandelate	619
209-974-3	Sulfasalazine	849
209-976-4	Sulfaperine	842
210-269-8	Ibacitabine	1545
210-355-5	2-Naphthyl Salicylate	1402
210-399-5	Dibromopropamidine Isethionate	109, 1348
210-541-6	Arsacetin	1463
210-564-1	Sulfarsphenamine	1480
211-161-3	Mercurous Acetate	1393
211-167-6	Sulfasomizole	850
211-224-5	Pamaquine	1182
211-283-7	Chlorguanide Hydrochloride	1158
211-390-9	Cloxacillin	373
211-391-4	3',4',5'-Trichlorosalicylanilide	1451
211-396-1	Erythromycin Stearate	530
211-480-8	Sulfameter	816
211-560-2	Amantadine Hydrochloride	1494
211-560-2	Symmetrel®	1584
211-963-3	Sulfamethoxazole	821, 1205
211-982-7	Sulfamoxole	834
212-006-2	Trimethoprim	150
212-019-3	Hydroxychloroquine Sulfate	1175
212-029-8	Penicillin G Benethamine	425
212-030-3	Fusidate Sodium	608
212-031-9	Rolitetracycline	903
212-201-2	Amantadine	1493
212-201-2	Mantadine®	1555
212-286-6	Haloprogin	610
212-336-7	Loflucarban	1058
212-367-6	Penethamate Hydriodide	423
212-707-3	Sulfazamet	858
212-725-1	Cefaloram	260
212-739-8	Iodine Trichloride	1377
213-006-5	Tiocarlide	959
213-017-5	Methacycline	893
213-460-4	Morphazinamide	942
213-522-0	Nifuroxazide	572
213-568-1	Chloramphenicol Monosuccinate Sodium Salt	212
213-568-1	Chloramphenicol Sodium Succinate [sterile]	1290
213-571-8	Penamecillin	422
213-574-4	Nafcillin Sodium	413
213-592-2	Lymecycline	890
213-812-7	Pyrrolnitrin	1106
213-859-3	Sulfadimethoxine Sodium Salt	803
213-907-3	Colistin	658
213-970-7	Ethambutol Dihydrochloride	930

EINECS Number Index

EINECS	Name	Page
214-126-0	Nifurtoinol	581
214-176-3	Pipacycline	902
214-328-9	Pyrithione	1104
214-600-7	Sulfatolamide	856
214-636-3	Oxacillin Sodium	416
214-993-5	Propicillin Potassium	462
215-031-7	Paromomycin Sulfate	123, 198
215-034-3	Colistin Sulfate	660
215-139-4	Calcium Peroxide	1321
215-224-6	Strontium Peroxide	1440
215-226-7	Zinc Peroxide	1458
215-293-2	Cresol	1342
215-646-0	Tetracycline Phosphate Complex	909
215-696-3	Mercuric Sulfide, Red	1391
215-734-9	Thiostrepton	699
215-737-5	Fusafungine	667
215-742-2	Amphotericin B	989
215-749-0	Nystatin	1081
215-760-0	Amphomycin	649
215-763-7	Candicidin	1008
215-765-8	Gentamicin	174
215-766-3	Neomycin	188
215-768-4	Polymyxin B	676
215-770-5	Ristocetin	691
215-771-0	Tyrothricin	707
215-772-6	Vancomycin	708
215-774-7	Polymyxin B Sulfate	677
215-778-9	Gentamicin C Complex Sulfate	176
215-786-2	Bacitracin	652
215-787-8	Zinc Bacitracin	715
215-790-4	Gramicidin	668
215-793-0	Neomycin Undecylenate	194, 1075
215-795-1	Penicillin G Calcium	429
215-805-4	Quinine Tannate	1195
215-811-7	Niclosamide Ethanolamine Salt	56
216-013-1	Morphazinamide Hydrochloride	943
216-260-5	Penicillin G Benzathine	426
216-261-0	Penicillin G Benzhydralamine	428
216-481-7	Quinacillin	463
216-559-0	Dymanthine Hydrochloride	36
216-563-2	Nifurprazine	576
216-696-6	Diethylcarbamazine Citrate	30
216-809-9	Amphotalide	6
216-868-0	Acranil	1208
216-911-3	Spectinomycin	633
217-208-4	Quintiofos	77
217-468-9	Ammonium Benzoate	1302
217-616-2	Methisazone	1558
217-840-0	Sulfamethazine Sodium Salt	818
217-938-3	Meclocycline	891
217-968-7	Flucytosine	1043
217-980-2	Clofazimine	501, 922
218-161-2	Oxytetracycline Hydrochloride	900, 1291
218-183-2	Isoniazid 4-Aminosalicylate	936
218-229-1	Berberine	1155
218-828-8	Troclosene Potassium	1454
219-016-6	Salazosulfadimidine	786
219-266-6	Tolnaftate	1130
219-352-3	Quindoxin	630
219-504-9	Sulfadoxine	805
219-928-4	Sulfamethoxypyridazine Sodium Salt	825
219-933-1	Metabromsalan	1396
220-390-8	Rifamide	219
220-392-9	Troleandomycin	554
221-106-5	Mecetronium Ethylsulfate	1386
221-463-7	Hycanthone	43
221-488-3	Dicloxacillin	377
221-890-9	Nifuraldezone	560
221-987-6	Viridin	1137
222-092-3	Penicillin G Hydrabamine	431
222-131-4	Nifurfoline	566
222-134-0	Secnidazole	130, 1272
222-182-2	Triclosan	1453
222-302-3	Ethylhydrocupreine Hydrochloride	1353
222-411-6	Furonazide	933
222-470-8	Cyclacillin	376
222-512-5	Hetacillin	391
222-532-4	Erythromycin Estolate	525
222-592-1	Chloroquine Dihydrochloride	99, 1160
222-596-3	Pyrvinium Pamoate	73
222-637-5	Dihydrostreptomycin Pantothenate	169, 926
222-664-2	Sulfamethoxypyridazine Acetyl	824
222-686-2	Biphenamine	591, 995
222-694-6	Chlorphenoxamide	101
222-696-7	Cephaloglycin [anhydrous]	357

EINECS Number Index

EINECS	Name	Page
222-730-0	Acetyl Sulfamethoxypyrazine	770
222-957-5	Bromosalicylchloranilide	999
222-971-1	Broxaldine	500
222-998-9	Chlormidazole	1011
223-005-1	Glyconiazide	934
223-024-5	Dipyrithione	602, 1029
223-026-6	Chlorhexidine Hydrochloride	1332
223-093-1	Moroxydine	1559
223-219-5	Sulfamethomidine	820
223-247-8	Stilbazium Iodide	82
223-252-5	Bisdequalinium Diacetate	593
223-275-0	Isoniazid Methanesulfonate Sodium	939
223-282-9	Tenonitrozole	1122, 1280
223-286-0	Streptomycin Sesquisulfate	205, 953
223-306-8	Bephenium Hydroxynaphthoate	21
223-348-7	Erythromycin Lactobionate	528
223-495-7	Oleandomycin	542
223-568-3	Methacycline Hydrochloride	894
223-662-4	Nitroxoline	622
223-741-3	Bitoscanate	23
223-795-8	Calcium Propionate	1006
224-308-1	Sulfisoxazole Diethanolamine Salt	861
224-498-6	Meralein Sodium	1387
224-523-0	Pelletierine	64
224-558-1	Fosfonoacetic Acid	1540
225-002-0	Penimepicycline	444, 901
225-170-5	Kanamycin B	186
225-171-0	Carbenicillin	247
225-322-0	Fluorosalan	1359
225-360-8	Carbenicillin Disodium	248
225-542-7	Dehydroemetine	107
225-576-2	Nifuratel	562, 1077, 1251
225-958-9	Bismuth Tribromophenate	1311
226-051-0	Floxacillin	385
226-179-7	Imidocarb Hydrochloride	1232
226-182-3	Hetacillin Potassium	392
226-333-3	Diaveridine	144
226-823-7	Dihydrostreptomycin Sesquisulfate	170, 927
226-893-9	Vidarabine Anhydrous	1595
226-905-2	Tiliquinol	642
226-930-9	Biphenamine Hydrochloride	592, 996
226-934-0	Teclozan	134
226-948-7	Cefalonium	259
226-995-3	Chlordantoin	1010
227-084-3	Picloxydine	1422
227-128-1	Streptonicozid	206, 954
227-206-5	Methenamine Hippurate	618
227-345-1	Bismuth Potassium Tartrate	1468
227-667-2	Penicillin V Benzathine	440
227-684-5	Succisulfone	508, 869
227-741-4	Thimerfonate Sodium	1444
227-987-2	Isoniazid Methanesulfonate Calcium	938
228-236-1	Methenamine Anhydromethylenecitrate	617
228-263-9	4-Sulfanilamidosalicylic Acid	832
228-349-6	Nifuroxime	573, 1252, 1405
228-506-9	N-Methylglucamine Antimonate	1258
229-365-6	Metampicillin	404
229-394-4	Nimorazole	1256
229-505-6	Stallimycin Hydrochloride	637
229-879-0	Carbadox	594
229-898-4	Pentamidine Dimethanesulfonate	1204, 1262
229-913-4	Fungichromin	1045
230-108-5	p-Aminosalicylic acid Hydrazide	911
230-246-6	Ormetoprim	147
230-256-0	Fusidic Acid	609
230-351-7	Oleandomycin Phosphate	544
230-533-6	Tilbroquinol	641
230-539-9	Penicillin O Sodium	438
230-546-7	Bephenium	20
231-299-8	Mercuric Chloride	1390
231-303-8	Selenium Sulfide	1113
231-389-7	Acrosorcin	983
231-423-0	Paromomycin	122, 197
231-442-4	Iodine	1375
231-659-4	Potassium Iodide	1101
231-668-3	Sodium Hypochlorite	1438
231-672-5	Sodium Iodate	1439
231-675-1	Ronidazole	1271
231-683-5	Natamycin	1074
231-760-3	Potassium Permanganate	1424

EINECS Number Index

EINECS	Name	Page
231-765-0	Hydrogen Peroxide	1368
231-853-9	Silver Nitrate	1434
231-895-8	Silver Fluoride	1432
231-902-4	Sodium Arsenate Dibasic	1198
231-962-1	Iodic Acid	1374
231-990-4	Potassium Tetraiododimercurate(II)	1425
232-076-8	Silver Bromide	1431
232-122-7	Bismuth Chloride Oxide	1466
232-126-9	Bismuth Iodide Oxide	1309
232-160-4	Sodium Borate	1437
232-191-3	Calcium Iodate	1320
232-236-7	Iodine Monochloride	1376
232-287-5	Creosote, Coal Tar	1340
232-352-8	Balsam of Peru	1303
232-375-3	Tyrocidine	703
232-377-4	Zinc Tannate	1460
232-419-1	Creosote, Wood	1341
232-429-6	Spiramycin	550
232-439-0	Ichthammol	1372
232-512-7	Kanamycin	183
232-516-9	Colistin Sodium Methanesulfonate	659
232-620-4	Lysozyme Chloride	1554
232-627-2	Papain	63
233-135-0	Aluminum Sulfate	1297
233-139-2	Boric Acid	1315
233-307-5	Mercurous Chloride	1394, 1476
233-508-8	Cephacetrile	351
234-244-6	Mikamycin	671
234-244-6	Pristinamycin	682
234-246-7	Bambermycins	157
234-247-2	Perimycin	1098
234-275-5	Oligomycin B	1085
234-276-0	Oligomycin C	1086
235-699-3	Sodium Antimonylgluconate	79
235-855-0	Mafenide Acetate	779
235-913-5	Guamecycline Hydrochloride	889
235-950-7	Lucensomycin	1060
236-312-0	Rifampin	220, 949
236-405-6	Melarsonyl Potassium	1238
236-503-9	Nifurpirinol	575
236-605-3	Isoniazid Methanesulfonate	937
236-671-3	Pyrithione Zinc	1105
236-931-6	Misonidazole	1246
237-099-7	Minocycline Hydrochloride	896
237-312-3	Xibornol	648
237-334-3	Panidazole	121
237-552-9	Azidamfenicol	209
237-934-5	Proclonol	1102
238-093-7	Protionamide	946
238-107-1	Hydrargaphen	1366
238-348-2	Sulfaloxic Acid	812
238-438-1	Magnesium Peroxide	1385
238-750-8	Oxolinic Acid	748
238-836-5	Levamisole	48
238-957-3	Ipronidazole	1233
239-226-1	Edoxudine	1523
239-355-3	Thiamphenicol	216
239-409-6	Mercurous Iodide	1395
239-679-5	Noxythiolin	1408
239-773-6	Cephalexin Monohydrate	353
239-774-1	Pyrantel	70
240-380-7	Zinc Salicylate	1459
240-611-1	Guamecycline	888
240-654-6	Levamisole Hydrochloride	49
240-826-0	Ornidazole	1411
240-871-6	Josamycin	532
240-963-6	Nifursol	1254
241-154-0	Monensin	1070, 1247
241-278-5	Azidocillin	235
242-209-1	Clindamycin	510
242-354-0	Chlorhexidine Gluconate	1331
242-404-1	d-Camphocarboxylic Acid Basic Bismuth salt	1470
242-749-8	Cadmium Salicylate	1319
242-754-5	Halimide	1363
242-789-6	Quindecamine	628
243-008-1	Benzoxonium Chloride	1307
243-014-4	Tinidazole	139, 1281
243-016-5	Taurolidine	638
243-116-9	Pecilocin	1097
243-161-4	Piromidic Acid	756
244-070-2	Gentiopicrin	1171
244-376-6	Virginiamycin M$_1$	713
244-466-5	Cephapirin	362
244-496-9	Carbenicillin Phenyl Sodium	251
244-556-4	Oxamniquine	60
244-654-7	Yellow Precipitate	1456
244-834-5	Sulfadiazine Silver Salt	798
244-834-5	Silver Sulfadiazine	1436
244-837-1	Pyrantel Pamoate	71
244-913-4	Potassium Triiododimercurate(II) Solution	1426

EINECS Number Index

EINECS	Name	Page
244-941-7	Monensin Sodium	1071, 1248
245-096-7	Alexidine	587, 1294
245-256-6	Miconazole Nitrate	1069
245-269-7	Anisomycin	1212
245-324-5	Miconazole	1068
245-407-6	Erythromycin Glucoheptonate	527
245-433-8	Fumagillin	115
245-462-6	Virginiamycin S₁	714
245-463-1	Fosfomycin	605
245-513-2	Cephacetrile Sodium	352
245-531-0	Nifurtimox	580, 1255
245-553-0	Sulfachlorpyridazine Sodium Salt	793
245-646-6	Zinc Permanganate	1457
245-764-8	Clotrimazole	1019
245-784-7	Quinapyramine Chloride	1269
245-855-2	Cloxacillin Benzathine	374
246-051-4	Isoconazole Nitrate	1053
246-053-5	Econazole Nitrate	1033
246-194-2	Cephapirin Sodium	364
246-675-7	Methylbenzethonium Chloride	1399
246-933-9	Kanamycin A Sulfate	185
247-091-5	Ribostamycin	199
247-362-8	Cefazolin	270
247-604-2	Pivampicillin Hydrochloride	457
247-845-3	Carbenicillin Indanyl Sodium	249
247-856-3	Brobactam	970
248-001-7	Epicillin	380
248-003-8	Amoxicillin [anhydrous]	227
248-171-2	Carbenicillin Phenyl	250
248-175-4	Sulfaguanole	809
248-278-4	Cefazolin Sodium	271
248-341-6	Econazole	1032
248-508-3	Isoconazole	1052
248-711-7	Imidocarb	1231
249-133-8	Cinoxacin	721
249-577-2	Ciclopirox	1014
249-642-5	Ticarcillin Disodium	493
249-990-8	Vidarabine Phosphate	1596
250-009-0	Cefamandole Sodium	263
250-624-4	Flubendazole	1224
250-635-4	Mebendazole	51
250-637-5	Cyclobendazole	26
250-650-6	Bamnidazole	1215
250-719-0	Bismuth Sodium Tartrate	1469
251-018-2	Sisomicin	201
251-276-6	Amdinocillin Pivoxil	226
251-277-1	Amdinocillin	225
251-288-1	Sulfametrole	828
251-322-5	Tobramycin	207
251-323-0	Viomycin	710, 966
251-501-8	Pyrantel Tartrate	72
251-574-6	Cefoxitin Sodium	314
251-688-6	Pivampicillin	456
252-030-0	Cefamandole	261
252-064-6	Dibekacin	166
252-070-9	Antimony Sodium Tartrate	9
252-213-5	Ticarcillin	490
252-578-0	Midecamycin A₁	538
252-607-7	Fludalanine	604
252-615-0	Enilconazole	1035
252-641-2	Cefoxitin	313
252-742-1	Rosaramicin	548
252-895-4	Halofantrine Hydrochloride	1173
253-162-1	Inosine Pranobex	1549
253-297-6	Fosfonet Disodium [anhydrous]	1538
253-347-7	Azlocillin Sodium	239
253-348-2	Azlocillin	238
253-460-1	Apramycin	153
253-538-5	Amikacin	151
253-580-4	Bacampicillin Hydrochloride	242
253-632-6	Clofoctol	597
254-137-8	Cephradine	365
254-464-6	Betasizofiran	1501
254-648-6	Amikacin Sulfate	152
254-728-0	Nifurzide	583
254-758-4	Rosoxacin	758
255-140-7	Josamycin Propionate	533
255-464-9	Ciclopirox Olamine	1015
255-528-6	Sulbenicillin	474
255-663-0	Carnidazole	1217
255-877-4	Cefamandole Nafate	262
255-962-6	Flumequine	733
256-332-3	Talampicillin	481
256-555-6	Cefadroxil	257
256-792-5	Tolciclate	1128
257-021-5	Fibracillin	383
257-233-8	Mezlocillin	408
257-324-2	Cefatrizine	265
257-325-8	Cefaparole	264
257-391-8	Cefroxadine	328
257-530-2	Pipemidic Acid	754
257-692-4	Cefsulodin Sodium	330
258-414-4	Sisomicin Sulfate	202
258-504-3	Exalamide	1037

EINECS Number Index

EINECS	Name	Page
258-770-0	Tromantadine	1590
258-783-1	Ribostamycin Sulfate	200
258-789-4	Tetroxoprim	148
258-909-5	Cefaclor [anhydrous]	256
259-284-1	Tibezonium Iodide	1447
259-559-6	Praziquantel	69
259-560-1	Cefuroxime	346
259-879-6	Miokamycin	540
260-066-3	Arildone	1497
260-073-1	Cefuroxime Sodium	349
260-146-8	Netilmicin	195
260-147-3	Netilmicin Sulfate	196
260-238-8	Brodimoprim	142
260-384-2	Cefmetazole	293
260-755-9	Nifuroquine	571
261-069-2	Clavulanic Acid	368, 973
261-143-4	Isepamicin	181
261-341-0	Dibekacin Sulfate	167
261-446-1	Apalcillin Sodium	233
261-685-1	Acyclovir	1485
261-850-8	Sulfaloxic Acid Calcium Salt	813
261-868-6	Piperacillin Sodium	448
262-102-3	Azaconazole	990
262-336-6	Bifonazole	994
262-337-1	Lombazole	614
262-362-8	Alafosfalin	586
262-743-9	Rifapentine	222, 950
262-811-8	Piperacillin	446
263-478-1	Quinfamide	128
263-584-8	Mepartricin A	1241
263-749-4	Cefoperazone	302
263-751-5	Cefoperazone Sodium	303
263-777-7	Parconazole Hydrochloride	1096
264-151-6	Benzalkonium Chloride	1304
264-293-9	Cefazedone Sodium	269
264-299-1	Cefotaxime	306
264-498-3	Aliconazole	984
264-730-3	Oxiconazole Nitrate	1092
264-734-5	Imipenem [anhydrous]	393
264-736-6	Oltipraz	59
264-915-9	Cefotaxime Sodium	307
265-287-9	Moxalactam	410
265-288-4	Moxalactam Disodium	411
265-667-4	Ketoconazole	1056
265-973-8	Tioconazole	1127
266-184-1	Temocillin	486
266-312-6	Cefotiam Dihydrochloride	311
267-751-6	Terconazole	1124
269-878-2	Sulbactam	470, 975
272-295-6	(±)-Econazole Nitrate	1034
272-332-6	Oxantel Pamoate	62
273-403-4	Disiquonium Chloride	1349
273-984-4	Sulbactam Sodium	473, 978
274-093-3	Cefotetan	308
274-104-1	Halofantrine	1172
274-536-0	Ivermectin	44
274-611-8	Pefloxacin	751
274-613-9	Pefloxacin Methanesulfonate	752
274-614-4	Norfloxacin	745
274-861-8	Octenidine Hydrochloride	1410
276-715-9	Ceftazidime Pentahydrate	332
277-302-6	Fenticonazole Nitrate	1039
277-405-6	Ceftriaxone	343
277-523-8	Fosarilate	1536
277-614-2	Meclocycline 5-Sulfosalicylate	892
277-804-5	Chlormidazole Hydrochloride	1012
277-834-9	Cefotetan Disodium	309
278-299-4	Cefmenoxime Hydrochloride	292
278-839-9	Aztreonam	240
278-865-0	Fumoxicillin	388
279-018-8	Fosfomycin Tromethamine	606
289-231-8	Amifloxacin	718
302-088-9	Doxycycline Calcium	1220

NAME AND SYNONYM INDEX

Name	Record No.	Name	Record No.
4A65	1232	3123-L1266	
10 80 07	1089	7432-S335	
18	35	33876	650
41 982RP	752	38389	99
46 R.P.	772	47657	153
84L	29	52230	1106
106-7	600	63714	1070, 1247
216	612	64716	721
256U	1593	110264	264
256U87	1592	710674-S	1023
256U87 hydrochloride	1593	A/T/S	523
349-C59	1249	A-82	622
501-P	505, 867	A-272	1087, 1108
566C	1200	A-3262 [as toluene sulfonate monohydrate]	764
566C80	1153, 1200, 1213		
710-F	1185	A-3823A	1070, 1247
882C87	1562	A 8999	651
935U83	1568	A-56619	727
1162-F836		A-63004	762
1314-TH	931	A-84538	1573
1358F	502, 865	AB-206	741
1399F	498, 862, 1143	Abacavir	1481
1489-RB	754	Abacavir Succinate	1482
1589 RB	751	Abacin 822	
1589mRB	753	Abbocillin V	442
1600 Antibiotic	123, 198	Abbocillin-DC	433, 434
1665-RB	154	Abbocin	899

Name and Synonym Index

Abboflox	385
Abbot 46811	330
Abboticine	530
Abbott 24091	92, 518
Abbott 38642	1538, 1539
Abbott 44747	155, 172
Abbott 48999	311
Abbott 50192	292
Abbott-56268	521
Abbott 56619	727
Abbott 60969	766
Abbott 61827	764, 765
Abbott 62254	763
Abbott 84538	1573
Abimasten 100	571
Abiocine	168, 925
ABOB	1559
Abomacetin	523
Aboren	538
Abricycline	135, 907, 1292
Absonal V	1307
ABT-538	1573
AC-1370	316
Acdeam	1554
Acedapsone	498, 862, 1143
Acediasulfone	863
Acedoben	1483
Acef	271
Acemannan	1484
2-Acetamido-3-O-[[[(1S)-1-[[(1R)-1-carbamoyl-3-carboxypropyl]carbamoyl]-ethyl]carbamoyl]methyl]-2-deoxy-D-glucopyranose	1490
(3S,15R,18R,34R,35S,38S,48R,50aR)-34-[(2-Acetamido-2-deoxy-β-D-glucopyranosyl)oxy]-15-amino-22,31-dichloro-56-[[2-decanamido-2-deoxy-β-D-glucopyranosyl)oxy]-2,3,16,17,18,19,35,36,37,38,48,49,50,50a-tetradecahydro-6,11,40,44-tetrahydroxy-42-(α-D-mannopyranosyloxy)-2,16,36,50,51,59-hexaoxo-1H,15H,34H-20,23:30,33-dietheno-3,18:35,48-bis(iminomethano)-4,8:10,14:25,28:43,47-tetrametheno-28H-[1,14,6,22]-dioxadiazacyclooctacosino-[4,5-m][10,2,16]benzoxadiazacyclotetracosine-38-carboxylic acid	695
(3S,15R,18R,34R,35S,38S,48R,50aR)-34-[(2-Acetamido-2-deoxy-β-D-glucopyranosyl)oxy]-15-amino-22,31-dichloro-56-[[2-deoxy-2-(8-methyldecanamido)-β-D-glucopyranosyl]oxy]-2,3,16,17,18,19,35,36,37,38,48,49,50,50a-tetradecahydro-6,11,40,44-tetrahydroxy-42-(α-D-mannopyranosyloxy)-2,16,36,50,51,59-hexaoxo1H,15H,34H-20,23:30,33-dietheno-3,18:35,48-bis(iminomethano)-4,8:10,14:25,28:43,47-tetrametheno-28H-[1,14,6,22]-dioxadiazacyclooctacosino[4,5-m]-[10,2,16]-benzoxadiazacyclotetracosine-38-carboxylic acid	696
(3S,15R,18R,34R,35S,38S,48R,50aR)-34-[(2-Acetamido-2-deoxy-β-D-glucopyranosyl)oxy]-15-amino-22,31-dichloro-56-[[2-deoxy-2-(9-methyldecanamido)-β-D-glucopyranosyl]oxy]-2,3,16,17,18,19,35,36,37,38,48,49,50,50a-tetradecahydro-6,11,40,44,-tetrahydroxy-42-(α-D-mannopyranosyloxy)-2,16,36,50,51,59-hexaoxo-1H,15H,34H-20,23:30,33-dietheno-3,18:35,48-bis-(iminomethano)-4,8:10,14:25,28:43,47-tetrametheno-28H-[1,14,6,22]dioxadiazacyclooctacosino[4,5-m][10,2,16]-benzoxadiazacyclotetracosine-38-carboxylic acid	697
(3S,15R,18R,34R,35S,38S,48R,50aR0-34-[(2-Acetamido-2-deoxy-β-D-glucopyranosyl)oxy]-15-amino-22,31-dichloro-56-[[2-deoxy-2-(8-methylnonanonamido-β-D-glucopyranosl]oxy]-2,3,16,17,18,19,35,36,37,38,48,49,50,50a-tetradecahydro-6,11,40,44-tetrahydroxy-42-(α-D-mannopyranosyloxy)-2,16,36,50,51,59-hexaoxo-1H,15H,34H,-20,23:30,33-dietheno-3,18:35,48-bis(imino methano)-4,8:10,14:25,28:43,47-tetrametheno-28H-[1,14,6,22]-dioxadiazacyclooctacosino-[4,5-m][10,2,16]benzoxadiazacyclotetracosine-38-carboxylic acid	694

Name and Synonym Index

34-[(2-Acetamido-2-deoxy-β-D-glucopyranosyl)oxy]-15-amino-22,31-dichloro-56-[[2-deoxy-2-(8-methylnonanamido)-β-D-glucopyranosyl]oxy]-N-[3-(dimethylamino)propyl]-2,3,16,17,18,19,35,36,37,38,48,49,50,50a-tetradecahydro-6,11,40,44-tetrahydroxy-42-(α-D-mannopyranosyloxy)-2,16,36,50,51,59-hexaoxo-1H,15H,34H-20,23:30,33-dietheno-3,18:35,48-bis(iminomethano)-4,8:10,14:25,28:43,47-tetramethano-28H-[1,14,6,22]dioxadiazacyclooctacosio[4,5-m]-[10,2,16]benzoxadiazacyclotetracosine-38-carboxamide 670

(3S,15R,18R,34R,35S,38S,48R,50aR)-34-[(2-Acetamido-2-deoxy-β-D-glucopyranosyl)oxy]-15-amino-22,31-dichloro-2,3,16,17,18,19,35,36,37,38,48,49,50,50a-tetradecahydro-6,11,40,44,56-pentahydroxy-42-(α-D-mannopyranosyloxy)-2,16,36,50,51,59-hexaoxo-1H,15H,34H-20,23:30,33-dietheno-3,18:35,48-bis(iminomethano)-4,8:10,14:25,28:43,47-tetramethano-28H-[1,14,6,22]-dioxadiazacyclooctacosino[4,5-m]-[10,2,16]benzoxadiazacyclotetracosine-38-carboxylic acid 698

(3S,15R,18R,34R,35S,38S,48R,50aR)-34-([[(2-Acetamido-2-deoxy-β-D-glucopyranosyl)oxy]-15-amino-22,31-dichloro-56-[[2-(Z)-4-decenamido-2-deoxy-β-D-glucopyranosyl]oxy]-2,3,16,17,18,19,35,36,37,38,48,49,50,50a-tetradecahydro-6,11,40,44-tetrahydroxy-42-(α-D-mannopyranosyloxy)-2,16,36,50,51,59-hexaoxo-1H,15H,34H,-20,23:30,33-dietheno-3,18:35,48-bis(iminomethano)-4,8:10,14:25,28:43,47-tetramethano-28H[1,14,6,22]-dioxadiazacyclooctacosino[4,5-m][10,2,16]benzoxadiazacyclotetracosine-38-carboxylic acid 693

3-acetamido-4-hydroxybenzenearsonic acid	1206
p-(acetamino)benzoic acid	1483
Acetarsin	1207, 1462
acetarsol	1206, 1461
Acetarsone	1206, 1461
Acetarsone Diethylamine Salt	1207, 1462
(Acetato-O)[2-hydroxy-5-(1,1,3,3-tetramethylbutyl)phenyl]mercury	1293
Acetic acid aluminum salt	1295
acetic acid m-cresol ester	1343
acetic acid ester	1343
Acetic acid 3-methylphenyl ester	1343
Acetilarsano	1207, 1462
Acetomeroctol	1293
2-acetonylpiperidine	64
Acetoquate CDAC	1324
Acetosulfone Sodium	499, 864
acetosulphone	499, 864
acetoxymethyl benzylpenicillinate	422
(Acetoxymethyl)-8-oxo-7-(phenylacetamido)-5-thia-1-azabicyclo[4.2.0]-oct-2-ene-2-carboxylic acid	260
acetphenarsine	1206, 1461
5-(Acetylamino)-4-[(amino-iminomethyl)amino]-2,6-anhydro-3,4,5-trideoxy-D-glycero-D-galacto-non-2-enonic acid	1600
4-(acetylamino)benzoic acid	1483
N-acetyl-p-aminobenzoic acid	1483
[4-(Acetylamino)-3-methyl-phenyl]arsonic acid	1179
[4-(Acetylamino)phenyl]-arsonic acid	1463
Acetylarsan	1207, 1462
N-acetylarsanilic acid	1463
Acetylazide	770
(±)-cis-1-Acetyl-4-[p-[[2-(2,4-dichlorophenyl)-2-(imidazol-1-ylmethyl)-1,3-dioxolan-4-yl]methoxy]phenyl]piperazine	1056
2'-acetyl-erythromycin stearate	524
N-Acetyl-4-hydroxy-m-arsanilic acid	1206, 1461
N-Acetyl-4-hydroxy-m-arsanilic acid diethylamine salt	1207, 1462

Name and Synonym Index

acetylmetacresol	1343
N^1-Acetyl-N^1-(3-methoxypyrazinyl)sulfanilamide	770
N-Acetylmuramide glycanohydrolase hydrochloride	1554
4-(Acetyloxy-6-[[3,6-dideoxy-4-O-[2,6-dideoxy-3-C-methyl-4-O-(3-methyl-1-oxobutyl)-α-L-ribohexopyranosyl]-3-(dimethylamino)-β-D-glucopyranosyl]oxy]-10-hydroxy-5-methoxy-9,16-dimethyl-2-oxooxacyclohexadeca-11,13-diene-7-acetaldehyde	532
[6R-[6α,7β(R*)]]-3-[(Acetyloxy)methyl]-7-[(5-amino-5-carboxy-1-oxopentyl)amino]-8-oxo-5-thia-1-azabicyclo[4.2.0]oct-2-ene-2-carboxylic acid	359
[6R-[6α,7β(R*)]]-3-[(Acetyloxy)methyl]-7-[(aminophenylacetyl)amino]-8-oxo-5-thia-1-azabicyclo[4.2.0]-oct-2-ene-carboxylic acid	357
[6R-[6α,7β(R*)]]-3-[(Acetyloxy)methyl]-7-[(aminophenylacetyl)amino]-8-oxo-5-thia-1-azabicyclo[4.2.0]oct-2-ene-carboxylic acid dihydrate	356
[6R-[6α,7β(Z)]]-3-[(Acetyloxy)methyl]-7-[[(2-amino-4-thiazolyl)(methoxyimino)-acetyl]amino]-8-oxo-5-thia-1-azabicyclo[4.2.0]oct-2-ene-2-carboxylic acid	306
[6R-[6α,7β(Z)]]-3-[(Acetyloxy)methyl]-7-[[(2-amino-4-thiazolyl)(methoxyimino)-acetyl]amino]-8-oxo-5-thia-1-azabicyclo[4.2.0]oct-2-ene-2-carboxylic acid sodium salt	307
(6R-trans)-3-[(Acetyloxy)-methyl]-7-[(cyanoacetyl)amino]-8-oxo-5-thia-1-azabicyclo[4.2.0]oct-2-ene-2-carboxylic acid	351
(6R-trans)-3-[(Acetyloxy)-methyl]-7-[(cyanoacetyl)amino]-8-oxo-5-thia-1-azabicyclo[4.2.0]-oct-2-ene-2-carboxylic acid monosodium salt	352
(6R-trans)-3-[(Acetyloxy)-methyl]-8-oxo-7-[[(4-pyridinylthio)-acetyl]amino]-5-thia-1-azabicyclo-[4.2.0]oct-2-ene 2-carboxylic acid	362
(6R-trans)-3-[(Acetyloxy)methyl]-8-oxo-7-[[(4-pyridinyl-thio)acetyl]-amino]-5-thia-1-azabicyclo[4.2.0]-oct-2-ene 2-carboxylic acid monosodium salt	364
(6R-trans)-3-[(Acetyloxy)-methyl]-8-oxo-7-[[(4-pyridinyl-thio)acetyl]amino]-5-thia-1-azabicyclo[4.2.0]oct-2-ene 2-carboxylic acid compound with N,N-bis(phenylmethyl))-1,2-ethanediamine (2:1)	363
(6R-trans)-3-[(Acetyloxy)-methyl]-8-oxo-7-[(2-thienyl-acetyl)amino]-5-thia-1-azabicyclo[4.2.0]oct-2-carboxylic acid	360
(6R-trans)-3-[(Acetyloxy)-methyl]-8-oxo-7-[(2-thienyl-acetyl)amino]-5-thia-1-azabicyclo[4.2.0]oct-2-carboxylic acid sodium salt	361
5-(Acetyloxy)-5,5a,13,13a-tetrahydro-13-hydroxy-8H,16H-7a,15a-epidithio-7H,15H-bisoxepino[3',4':4,5]pyrrolo-[1,2-a:1',2'-d]pyrazine-7,15-dione	1496
N^1-Acetyl-N^4-phthalylsulfanilamide	784
Acetyl Sulfamethoxypyrazine	770
Acetyl Sulfisoxazole	771
(±)-2-(6-Acetyl-m-toluidino)-2-(2,6-dichlorophenyl)acetamide	1553
Achro	136, 908
Achromycin	136, 908
Acicloftal	1485
Aciclovir	1485
acinitrazole	1209
Acipen-V	439
ACL-59	1454
ACL-85	1442
Acquat CDAC	1324
Acranil	1208
Acronize	102, 880
Acrosorcin	983
acrosoxacin	758
Actamer	1312
Acterol	1256
Actilin	190
Acuvel	1153

Name and Synonym Index

	1200, 1213	Albiotic	516
Acycloguanosine	1485	Albipen	229
Acyclo-V	1485	Albistat	1069
Acyclovir	1485	Albocresil	1403
Acyclovir Sodium	1486	Albon	801, 1441
N-1-Adamantyl-2-[2-(dimethyl-		Albone	1368
amino)ehoxy]-acetamide	1590	Albothyl	1403
Adefovir Dipivoxil	1487	Albucid	791
adenine arabinoside	1595	albumose silver [strong]	1435
Adergon	41	Alchloquin	106, 1378
Adermykon	1013	Alcobon	1043
Adiazine	797	Alcomicin	176
adicillin	435	Alcopar	21
Aditoprim	140	Alcopara	21
Adnexol [injectable form]	1372	aldesulfone sodium	509, 876
Adral	572	Aldomycin	585, 1406
Adriamicina	894	Alexan	1511, 1513
AE-705W	541	Alexidine	587, 1294
Aedurid	1523	alfa interferon	1489
Aeropent	1204, 1263	Alfacet	255
Aerosporin	677	Alfacilin	445
Aerugipen	493	Alfamox	228
AFI-Ftalyl	785	Alfatil	255
Aflorix	1069	Alferon	1489
Afovirsen	1488	Aliconazole	984
Afsillin	433, 434	Aliporina	358
Aftate	1130	Alivin	423
Afungil	1336	Alizarine yellow C	1362
Agram	228	Alkylbenzyldimethyl-	
Agribon	801, 1441	ammonium chloride	1304
AgriStrep	205	Allergan 211	1546
AHB-DKB	154	allomercaptomethylpenicillin	436
AHR-857	816	2-(Allylamino)-4-thiazole	
Airoform	1310	carboxylic acid [3-(5-nitro-2-	
Airogen	1310	furyl)allylidene]hydrazide	561
Ajicef	317	allylmercaptomethyl-	
Ak-Chlor	210, 1286	penicillinic acid	436
Ak-Mycin	523	($\pm$)-1-[β-(Allyloxy)-2,4-	
Aknin	523	dichlorophenethyl]-imidazole	1035
Akrinol	983	Almodan	228
Ak-Sulf	791	Almurtide	1490
Aktiven	774	Alovudine	1491
Alafosfalin	586	Aloxyn	1371
Alamycin	900, 1291	Alpen	231
alant camphor	1	Alpen	445
Alantolactone	1	Alpen-N	230
alaphosphin	586	Alpha interferon	1489
Ala-Tet	136	Alphacilina	457, 458
Alatrofloxacin	716	Alphacillin	457, 458
Alatrofloxacin Mesylate	717	Alphamide	875
Albasil C	838	Alphol	1401
Albendazole Oxide	2	Altabactina	556
Albexan	836	Altafur	556

Name and Synonym Index

Alteconazole	985	Amenox	128
Altracin	652	American penicillin	244
Aluminum Acetate Solution	1295	Amfamox	1528
aluminum salt of penicillin G	424	Amfipen	229
Aluminum Subacetate Solution	1296	Amforol, component of	185
Aluminum Sulfate	1297	Amibiarson	95
Aluminum Sulfate (2:3)	1297	Amicycline	878
alunogenite	1297	Amidantel	3
Alvinine Shampoo, component of	592, 996	Amidapsone	1495
Alvircept Sudotox	1492	N-[[4-(Amidinoamidino)-1-piperazinyl]methyl]-4-(dimethylamino)-1,4,4a,5,5a, 6,11,12a-octahydro-3,6,10, 12,12a-pentahydroxy-6-methyl-1,11-dioxo-2-naphthacenecarboxamide	888
AM-715	745		
AM-725	751		
AM-833	732		
AM-1091	725		
AMA-1080	254		
Amabevan	95	N-[[4-(Amidinoamidino)-1-piperazinyl]methyl]-4-(dimethylamino)-1,4,4a,5, 5a,6,11,12a-octahydro-N-[[(S)-3-3,6,10,12,12a-penta-hydroxy-6-methyl-1,11-dioxo-2-naphthacenecarboxamide hydrochloride	889
Amantadine	1493		
Amantadine Hydrochloride	1494, 1555, 1584		
Amantanium Bromide	1298		
Amantocillin	224		
Amantol	1298		
Amarsan	1206, 1461		
Amasulin	254	N-(2-Amidinoethyl)-4-formamido-1,1',1-trimethyl-N,4':N',4-ter[pyrrole-2-carboxamide]	636
Ambacamp	242		
Ambamide	778		
Ambaxin	242		
Ambazone	1299	N-(2-Amidinoethyl)-4-formamido-1,1',1-trimethyl-N,4':N',4-ter[pyrrole-2-carbox-amide] monohydrochloride	637
Amben	1285		
Ambilhar	57		
Ambisome	989		
Amblosin	231	Amidozol	850
Ambracyn	136, 908	Amifloxacin	718
Ambramicina	136, 908	Amifloxacin Mesylate	719
Ambramycin	135, 907, 1292	Amifur	585, 1406
Ambra-Vena	902	Amiglyde-V	152
Ambrocef	364	Amikacin	151
Ambruticin	986	Amikacin Sulfate	152
Ambutyrosin	162	Amikavet	152
Ambylan	153	Amikin	152
Amcill	231	Amiklin	152
Amcill-S	230	Amimycin	542
Amdinocillin	225	Aminarsone	95
Amdinocillin Pivoxil	226	Aminitrozole	1209
Amdray	497	6-(3-Amino-1-adamantane-carboxamido)-3,3-dimethyl-7-oxo-4-thia-1-azabicyclo-[3.2.0]heptane-2-carboxylic acid	224
Amebacilin	115		
Ameban	95		
Amebarsin	110		
Amebarsone	95	4-Amino-1-[(aminoacetyl)-methylamino]-1,4-dideoxy-3-O-(2,6-diamino-2,3,4,6,7-pentadeoxy-β-L-lyxo-	
Amebil	106, 1378		
Ame-Boots	111		
Amenide	128		

Name and Synonym Index

heptopyranosyl)-6-O-methyl-L-chiro-inositol   155, 172
4-Amino-1-[(aminoacetyl)-methylamino]-1,4-dideoxy-3-O-(2,6-diamino-2,3,4,6,7-pentadeoxy-β-L-lyxo-heptopyranosyl)-6-O-methyl-L-chiro-inositol sulfate   156
4-Amino-N-(aminocarbonyl)-benzenesulfonamide   839
4-Amino-6-[(2-amino-1,6 dimethyl-4(1H)-pyrimidinyl-idene)amino]-1,2-dimethylquinolinium conjugate monoacid   1268
4-Amino-6-[(2-amino-1,6-dimethyl-4(1H)-pyrimidinyl-idene)amino]-1,2-dimethylquinolinium dichloride   1269
4-Amino-6-[(2-amino-1,6-dimethyl-4(1H)-pyrimidinyl-idene)amino]-1,2-dimethyl quinolinium dimethosulfate   1270
[2-Amino-4-(aminosulfonyl)-phenyl]arsinous acid   131
(−)-5-Amino-2-[[(6R,7R)-7-[2-(2-amino-4-thiazolyl)glyoxyl-amido]-2-carboxy-8-oxo-5-thia-1-azabicyclo[4.2.0]-oct-2-en-3-yl]methyl]-1-(2-hydroxyethyl)pyrazolium hydroxide inner salt 7²-(Z)-(O-methyloxime)   305
4-Amino-1-β-D-arabino-furanosyl-2(1H)-pyrimidinone   1511, 1512, 1513
2-Amino-4-arsenosophenol hydrochloride   1259
7-[(1R,5S,6s)-6-Amino-3-azabicyclo[3.1.0]hex-3-yl]-1-(2,4-difluorophenyl)-6-fluoro-1,4-dihydro-4-oxo-1,8-naphthyridine-3-carboxylic acid   767
7-[(1R,5S,6S)-6-Amino-3-azabicyclo[3.1.0]hex-3-yl]-1-(2,4-difluorophenyl)-6-fluoro-1,4-dihydro-4-oxo-1,8-naphthyridine-3-carboxylic acid hydrochloride   768
7-[(1R,5S,6S)-6-Amino-3-azabicyclo[3.1.0]hex-3-yl]-1-(2,4-difluorophenyl)-6-fluoro-1,4-dihydro-4-oxo-1,8-naphthyridine-3-carboxylic acid monomethanesulfonate   769
4-(4'-Aminobenzenesulfon-amido)benzenesulfonamide   838
4-(p-Aminobenzenesulfon-amido)-2-hydroxybenzoic acid   832
4-Aminobenzene-sulfonic acid   872, 873
p-Aminobenzensulfonamide   836
4-Aminobenzoic acid   1285
p-Aminobenzoic Acid   1285
para-aminobenzoic acid   1285
8-Amino-1,3-bis(cyclopropyl-methyl)-3,7-dihydro-1H-purine-2,6-dione   1509
5-Amino-1,3-bis(2-ethylhexyl)-hexahydro-5-methylpyrimidine   1051
[1R-(1a,2b,3a)]-2-Amino-9-[2,3-bis-(hydroxymethyl)-cyclobutyl]-1,9-dihydro-6H-purin-6-one   1552
2-Amino-5-bromo-6-phenyl-4(3H)-pyrimidinone   1503
[6R-[6α,7β(Z)]]-4-(Amino-carbonyl)-1-[[7-[[(5-amino-1,2,4-thiadiazol-3-yl)-(methoxyimino)acetyl]-amino]-2-carboxy-8-oxo-5-thia-1-azabicyclo[4.2.0]-oct-2-ene-3-yl]methyl-1-azoniabicyclo[2.2.2]octane inner salt   278
[6R-[6α,7β(Z)]]-4-(Amino-carbonyl)-1-[[7-[[(2-amino-4-thiazolyl)[(1-carboxy-1-methylethoxy)imino]acetyl]-amino]-2-carboxy-8-oxo-5-thia-1-azabicyclo[4.2.0]oct-2-en-3-yl]methyl]pyridinium inner salt sodium salt pentahydrate   332
[6R-[6α,7β(R*)]]-4-(Amino-carbonyl)-1-[[2-carboxy-8-oxo-7-[(phenylsulfoacetyl)-amino]-5-thia-1-azabicyclo[4.2.0]oct-2-en-3-yl]methyl]pyridinium hydroxide inner salt monosodium salt   329
[6R-[6α,7β(R*)]]-4-(Amino-carbonyl)-1-[[2-carboxy-8-oxo-7-[(phenylsulfoacetyl)-amino]-5-thia-1-azabicyclo-

Name and Synonym Index

[4.2.0]oct-2-en-3-yl]methyl]-pyridinium inner salt sodium salt 330

[6R-[6α,7β(Z)]]-3-[[(Aminocarbonyl)oxy]methyl]-7-[[2-(2-amino-4-thiazolyl)-1-oxo-2-pentenyl]amino]-8-oxo-5-thia-1-azabicyclo[4.2.0]-oct-2-ene-2-carboxylic acid 276

[6R-[6α,7β(Z)]]-3-[[(Aminocarbonyl)oxy]methyl]-7-[[2-(2-amino-4-thiazolyl)-1-oxo-2-pentenyl]amino]-8-oxo-5-thia-1-azabicyclo[4.2.0]-oct-2-ene-2-carboxylic acid (2,2-dimethyl-1-oxopropoxy)-methyl ester 277

[6R-[6α,7β(Z)]]-3-[[(Aminocarbonyl)oxy]methyl]]-7-[[2-furanyl(methoxyimino)-acetyl]amino]-8-oxo-5-thia-1-azabicyclo[4.2.0]oct-2-ene-2-carboxylic acid 1-acetoxyethyl ester 347

[6R-[6α,7β(Z)]]-3-[[(Aminocarbonyl)oxy]methyl]]-7-[[2-furanyl(methoxyimino)-acetyl]amino]-8-oxo-5-thia-1-azabicyclo[4.2.0]oct-2-ene-2-carboxylic acid (2,2-dimethyl-1-oxopropoxy)methyl ester 348

[6R-[6α,7β(Z)]]-3-[[(Aminocarbonyl)oxy]methyl]]-7-[[2-furanyl(methoxyimino)-acetyl]amino]-8-oxo-5-thia-1-azabicyclo[4.2.0]-oct-2-ene-2-carboxylic acid 346

[6R-[6α,7β(Z)]]-3-[[(Aminocarbonyl)oxy]methyl]]-7-[[2-furanyl-(methoxyimino)acetyl]amino]-8-oxo-5-thia-1-azabicyclo[4.2.0]oct- 5-thia-1-azabicyclo[4.2.0]oct-2-ene-2-carboxylic acid 328

[[6R-[6α,7β(Z)]]-3-[[(Amino-carbonyl)oxy]methyl]-7-[[2-furanyl-(methoxyimino)acetyl]amino]-8-oxo-5-thia-1-azabicyclo[4.2.0]-oct-2-ene-2-carboxylic acid sodium salt 349

5R-[5α,6α(R*)]]-3-[[(Aminocarbonyl)oxy]methyl]-6-(1-hydroxyethyl)-7-oxo-4-thia-1-azabicyclo[3.2.0]-hept-2-ene-2-carboxylic acid 464

(6R-cis)-3-[[(Aminocarbonyl)-oxy]methyl]-7-methoxy-8-oxo-7-[(2-thienylacetyl)-amino]-5-thia-1-azabicyclo[4.2.0]oct-2-ene-2-carboxylic acid 313

(6R-cis)-3-[[(Aminocarbonyl)-oxy]methyl]-7-methoxy-8-oxo-7-[(2-thienylacetyl)amino]-5-thia-1-azabicyclo[4.2.0]oct-2-ene-2-carboxylic acid sodium salt 314

[2S-[2α,3α(Z)]]-[[[2-[[2-[[Aminocarbonyl)oxy]methyl]-4-oxo-1-sulfo-3-azetidinyl]amino]-1-(2-amino-4-thiazolyl)-2-oxo-ethylidene]-amino]oxy]acetic acid 253

[2S-[2α,3α(Z)]]-[[[2-[[2-[[Aminocarbonyl)oxy]methyl]-4-oxo-1-sulfo-3-azetidinyl]amino]-1-(2-amino-4-thiazolyl)-2-oxo-ethylidene]amino]oxy]acetic acid disodium salt 254

[R-[(R*,S*(Z)]-7-[(2-Amino-2-carboxyethyl)thio]-2-[[(2,2-dimethylcyclopropyl)-carbonyl]amino]-2-heptenoic acid 971

[6R-(6α,7α)]-7-[[[4-(2-Amino-1-carboxy-2-oxoethylidene)-1,3-dithietan-2-yl]carbonyl]amino]-7-methoxy-3-[[(1-methyl-1H-tetrazol-5-yl)thio]methyl]-8-oxo-5-thia-1-azabicyclo[4.2.0]-oct-2-ene-2-carboxylic acid 308

[6R-(6α,7α)]-7-[[[4-(2-Amino-1-carboxy-2-oxoethylidene)-1,3-dithietan-2-yl]carbonyl]amino]-7-methoxy-3-[[(1-methyl-1H-tetrazol-5-yl)thio]methyl]-8-oxo-5-thia-1-aza-bicyclo[4.2.0]-oct-2-ene-2-carboxylic acid disodium salt 309

(6R,7S)-7-[2-[[(S)-2-Amino-2-carboxyethyl]thio]acetamido]-7-methoxy-3-[[(1-methyl-1H-tetrazol-5-yl)thio]methyl]-8-oxo-5-thia-1-azabicyclo[4.2.0]-oct-2-ene-2-carboxylic acid 296

[[6R-[6α,7α,7(S*)]]-7-[[[(2-Amino-2-carboxyethyl)-thio]acetyl]amino]-7-methoxy-3-[[(1-methyl-1H-tetrazol-5-yl)thio]-

Name and Synonym Index

methyl]-8-oxo-5-thia-1-azabicyclo-[4.2.0]oct-2-ene-2-carboxylic acid   295

[6R-[6α,7α,7(S*)]]-7-[[[(2-Amino-2-carboxyethyl)-thio]acetyl]amino]-7-methoxy-3-[[(1-methyl-1H-tetrazol-5-yl)thio]methyl]-8-oxo-5-thia-1-azabicyclo[4.2.0]-oct-2-ene-2-carboxylic acid sodium salt heptahydrate   297

[R-[(R*,S*(Z)]-7-[(2-Amino-2-carboxyethyl)thio]-2-[[(2,2-dimethylcyclopropyl)-carbonyl]amino]-2-heptenoic acid hydrochloride   972

2S-[2α,5α,6β(S*)]]-6-[(5-Amino-5-carboxy-1-oxopentyl)amino]-3,3-dimethyl-7-oxo-4-thia-1-azabicyclo[3.2.0]heptane-2-carboxylic acid   435

aminochinuride   1301

[[6R-[6α,7β(R*)]]-7-[(Amino-1,4-cyclohexadien-1-ylacetyl)-amino]-3-methoxy-8-oxo-5-thia-1-azabicyclo[4.2.0]-oct-2-ene 2-carboxylic acid   328

[6R-[6α,7β(R*)]]-7-[(Amino-1,4-cyclohexadien-1-ylacetyl)-amino]-3-methyl-8-oxo-5-thia-1-azabicyclo[4.2.0]-oct-2-ene-2-carboxylic acid   365

[6R-[6α,7β(R*)]]-7-[(Amino-1,4-cyclohexadien-1-ylacetyl)-amino]-3-methyl-8-oxo-5-thia-1-azabicyclo[4.2.0]-oct-2-ene-2-carboxylic acid dihydrate   366

[6R-[6α,7β(R*)]]-7-[(Amino-1,4-cyclohexadien-1-ylacetyl)-amino]-3-methyl-8-oxo-5-thia-1-azabicyclo[4.2.0]-oct-2-ene-2-carboxylic acid monohydrate   367

[2S-[2α,5α,6β(S*)]]-6-[(Amino-1,4-cyclohexadien-1-ylacetyl)-amino]-3,3-dimethyl-7-oxo-4-thia-1-azabicyclo[3.2.0]-heptane-2-carboxylic acid   380

[2S-(2α,5α,6β)]-6-[[(1-Amino-cyclohexyl)carbonyl]amino]-3,3-dimethyl-7-oxo-4-thia-1-azabicyclo[3.2.0]heptane-2-carboxylic acid   376

4-[2-Amino-6-(cyclopropyl-amino)-9H-purin-9-yl]-2-cyclopentene-1-methanol (1S, cis)   1481

4-[2-Amino-6-(cyclopropylamino)-9H-purin-9-yl]-2-cyclopentene-1-methanol (1S, cis) butanedioate (1:1) (salt)   1482

5-Amino-1-cyclopropyl-7-(cis-3,5-dimethyl-1-piperazinyl)-6,8-difluoro-1,4-dihydro-4-oxo-3-quinolinecarboxylic acid   761

(-)-(3S)-10-(1-Aminocyclopropyl)-9-fluoro-2,3-dihydro-3-methyl-7-oxo-7H-pyrido[1,2,3-de]-1,4-benzoxazine-6-carboxylic acid   749

(-)-(3S)-10-(1-Aminocyclopropyl)-9-fluoro-2,3-dihydro-3-methyl-7-oxo-7H-pyrido[1,2,3-de]-1,4-benzoxazine-6-carboxylic acid monomethanesulfonate   750

O-3-Amino-3-deoxy-α-D-glucopyranosyl-(1→6)-O-[6-amino-6-deoxy-α-D-gluco-pyranosyl-(1→4)]-2-deoxy-D-streptamine   184

O-3-Amino-3-deoxy-α-D-glucopyranosyl-(1→6)-O-[6-amino-6-deoxy-α-D-gluco-pyranosyl-(1→4)]-2-deoxy-D-streptamine sulfate   185

O-3-Amino-3-deoxy-α-D-glucopyranosyl-(1→6)-O-[6-amino-6-deoxy-α-D-gluco-pyranosyl-(1→4)-N^1-[(S)-4-amino-2-hydroxybutyl]-2-deoxy-D-streptamine   161

O-4-Amino-4-deoxy-α-D-glucopyranosyl-(1→8)-O-(8R)-2-amino-2,3,7-trideoxy-7-(methylamino)-D-glycero-α-allo-octodialdo-1,5:8,4-dipyranosyl-(1→4)-2-deoxy-D-streptamine   153

(S)-O-3-Amino-3-deoxy-α-D-glucopyranosyl-(1→6)-O-[6-amino-6-deoxy-α-D-gluco-pyranosyl-(1→4)]-N^1-(4-amino-2-hydroxy-1-oxobutyl)-2-deoxy-D-streptamine   151

(S)-O-3-Amino-3-deoxy-α-D-glucopyranosyl-(1→6)-O-[6-amino-6-deoxy-α-D-gluco-pyranosyl-(1→4)]-N^1-(4-amino-

Name and Synonym Index

2-hydroxy-1-oxobutyl)-2-deoxy-D-streptamine sulfate 152
4-Amino-1-(2-deoxy-2-fluoro-β-D-arabinofuranosyl)-5-iodo-2(1H)-pyrimidinone 1531
O-2-Amino-2-deoxy-α-D-glucopyranosyl-(1→4)-O-[3-deoxy-3-(methylamino)-α-D-xylopyranosyl-(1→6)-2-deoxy-D-streptamine 175
(S)-O-3-Amino-3-deoxy-α-D-glucopyranosyl-(1→6)-O-[2,6-diamino-2,3,4,6-tetradeoxy-α-D-erythro-hexopyranosyl-(1→4)]-N¹-(4-amino-2-hydroxy-1-oxobutyl)-2-deoxy-D-streptamine 154
O-2-Amino-2-deoxy-α-D-glucopyranosyl-(1→4)-O-[O-2,6-diamino-2,6-dideoxy-β-L-idopyranosyl-(1→3)-β-D-ribo-furanosyl-(1→5)]-2-deoxy-D-streptamine 197
O-2-Amino-2-deoxy-α-D-glucopyranosyl-(1→4)-O-[O-2,6-diamino-2,6-dideoxy-β-L-idopyranosyl-(1→3)-β-D-ribofuranosyl-(1→5)]-2-deoxy-D-streptamine sulfate 198
O-3-Amino-3-deoxy-α-D-glucopyranosyl-(1→6)-O-[2,6-diamino-2,3,4,6-tetradeoxy-α-D-erythro-hexopyranosyl-(1→4)]-2-deoxy-D-streptamine 166
O-3-Amino-3-deoxy-α-D-glucopyranosyl-(1→6)-O-[2,6-diamino-2,3,4,6-tetradeoxy-α-D-erythro-hexopyranosyl-(1→4)]-2-deoxy-D-streptamine sulfate 167
O-3-Amino-3-deoxy-α-D-glucopyranosyl-(1→6)-O-[2,6-diamino-2,3,6-trideoxy-α-D-ribo-hexopyranosyl-(1→4)-]-2-deoxy-D-streptamine 207
O-3-Amino-3-deoxy-α-D-glucopyranosyl-(1→6)-O-[2,6-diamino-2,3,6-trideoxy-α-D-ribo-hexopyranosyl-(1→4)-]-2-deoxy-D-streptamine slufate 208
(S)-O-6-Amino-6-deoxy-α-D-glucopyranosyl-(1→4)-O-[3-deoxy-4-C-methyl-3-(methyl-amino)-β-L-arabinopyranosyl-(1→6)]-N¹-(3-amino-2-hydroxy-1-oxo-propyl)-2-deoxy-D-streptamine 181
(S)-O-6-Amino-6-deoxy-α-D-glucopyranosyl-(1→4)-O-[3-deoxy-4-C-methyl-3-(methyl-amino)-β-L-arabinopyranosyl-(1→6)]-N¹-(3-amino-2-hydroxy-1-oxo-propyl)-2-deoxy-D-streptamine sulfate 182
O-6-Amino-6-deoxy-α-D-glucopyranosyl-(1→4)-O-[3-deoxy-4-C-methyl-3-(methyl-amino)-β-L-arabinopyranosyl-(1→6)-2-deoxy-D-streptamine 159
O-6-Amino-6-deoxy-α-D-glucopyranosyl-(1→4)-O-[3-deoxy-4-C-methyl-3-(methyl-amino)-β-L-arabino-pyranosyl-(1→6)-2-deoxy-D-streptamine sulfate 160
aminodeoxykanamycin 158, 186
2-Amino-5-[3-O-[2,6-dideoxy-4-C-[(1S)-1-hydroxyethyl]-3-O-methyl-α-L-lyxohexopyranosyl]-β-D-allopyranosyl]-5-hydroxy-3,6-dioxo-1-cyclohexene-1-carboxylic acid 4'-[3-[[(2R)-2-acetamido-2-carboxyethyl]thio]-2-[(dithiocarboxy)amino]buyrate] 6'-acetate 673
2-Amino-5-[3-O-[2,6-dideoxy-4-C-[(1S)-1-hydroxyethyl]-3-O-methyl-α-L-lyxohexopyranosyl]-β-D-allopyranosyl]-5-hydroxy-3,6-dioxo-1-cyclohexene-1-carboxylic acid 4'-[3-[[(2R)-2-acetamido-2-carboxyethyl]thio]-2-[(dithiocarboxy)amino]buytrate] 6'-acetate 674
4-Amino-1,4-dideoxy-3-O-(2,6-diamino-2,3,4,6,7-pentadeoxy-β-L-lyxo-heptopyranosyl)-6-O-methyl-1-(methylamino)-L-chiroinositol 173
22-[(3-Amino-3,6-dideoxy-β-D-mannopyranosyl)oxy]-1,3,26-trihydroxy-12-methyl-10-oxo-6,11,28-trioxatricyclo-[22.3.1.0^{5,7}]-octacosa-8,14,16,18,20-pentaene-25-carboxylic acid 1074
2-Amino-1,9-dihydro-9-[(2-hydroxy-ethoxy)methyl]-6H-purin-6-one 1485
2-Amino-1,9-dihydro-9-[(2-hydroxyethoxy)methyl]-6H-purin-6-one monosodium salt 1486

Name and Synonym Index

2-Amino-1,9-dihydro-9-[4-hydroxy-3-(hydroxymethyl)butyl]-6H-purin-6-one	1565
2-Amino-1,9-dihydro-9-[[2-hydroxy-1-(hydroxymethyl)ethoxy]methyl]-6H-purin-6-one	1541
2-Amino-1,9-dihydro-9-[[2-hydroxy-1-(hydroxymethyl)ethoxy]methyl]-6H-purin-6-one monosodium salt	1542
2-[(2-Amino-1,6-dihydro-6-oxo-9H-purin-9-yl)methoxy ethyl ester of L-valine	1592
2-[(2-Amino-1,6-dihydro-6-oxo-9H-purin-9-yl)methoxyethyl ester of L-valine monohydrochloride	1593
2-[(2-Amino-9H-purin-9-yl)methoxyethanol	1518
9-Amino-4-(dimethylamino)-1,4,4a,5,5a,6,11,12a-octahydro-3,10,12,12a-tetrahydroxy-1,11-dioxo-2-naphthacenecarboxamide	878
4-Amino-1-dodecyl-quinaldinium acetate	1384
4-Amino-5-fluoro-2(1H)-pyrimidinone	1043
4-Amino-2-hydroxybenzoic acid	910
4-Amino-2-hydroxybenzoic acid hydrazide	911
4-Amino-2-hydroxybenzoic acid phenyl ester	945
3-Amino-4-hydroxybutyric Acid	1300
1-N-[(S)-4-Amino-2-(hydroxybutyryl)]ribostamycin	164
4-Amino-1-[2-(hydroxymethyl)-1,3-oxathiolan-5-yl]-2(1H)-pyrimidinone (2R, cis)	1551
(6R,7R)-7-[(R)-2-Amino-2-(p-hydroxyphenyl)acetamido]-3-[[(5-methyl-1,3,4-thiadiazol-2-yl)thio]methyl]-8-oxo-5-thia-1-azabicyclo[4.2.0]oct-2-ene-2-carboxylic acid	264
[2S-[2α,5α,6β(S*)]]-6-[[Amino-(4-hydroxyphenyl)-acetyl]amino]-3,3-dimethyl-7-oxo-4-thia-1-azabicyclo-[3.2.0]heptane-2-carboxylic acid	227
[6R-[6α,7β(R*)]]-7-[[Amino-(4-hydroxyphenyl)acetyl]amino]-3-methyl-8-oxo-5-thia-1-azabicyclo[4.2.0]-oct-2-ene 2-carboxylic acid	257
[6R-[6α,7β(R*)]]-7-[[Amino-(4-hydroxyphenyl)acetyl]-amino]-3-methyl-8-oxo-5-thia-1-azabicyclo[4.2.0]oct-2-ene 2-carboxylic acid hemihydrate	258
[6R-[6α,7β(R*)]]-7-[[Amino(4-hydroxyphenyl)acetyl]amino]-8-oxo-3-(1-propenyl)-5-thia-1-azabicyclo[4.2.0]oct-2-ene-2-carboxylic acid	324
[6R-[6α,7β(R*)]]-7-[[Amino(4-hydroxyphenyl)acetyl]amino]-8-oxo-3-(1-propenyl)-5-thia-1-azabicyclo[4.2.0]oct-2-ene-2-carboxylic acid monohydrate	325
[6R-[6α,7β(R*)]]-7-[[Amino(4-hydroxyphenyl)acetyl]amino]-8-oxo-3-[(1H-1,2,3-triazol-4-ylthio)methyl]-5-thia-1-azabicyclo[4.2.0]oct-2-ene-2-carboxylic acid	265
[2S-[2α,5α,6β(S*)]]-6-[[Amino-(4-hydroxyphenyl)acetyl]-amino]-3,3-dimethyl-7-oxo-4-thia-1-azabicyclo[3.2.0]-heptane-2-carboxylic acid trihydrate	228
3-Amino-4-hydroxyphenyl-dichloroarsine	1471
3-Amino-4-hydroxyphenyl-dichloroarsine hydrochloride	1472
2-Amino-9-[[2-isopropoxy-1-(isopropoxymethyl)ethoxy]methyl]purine	1574
(+)-4-Amino-3-isoxazolidinone	924
aminokinuride	1301
(6R,7R)-7-[(2R)-2-Amino-2-(m-methanesulfonamidophenyl)-acetamido]-3-methyl-8-oxo 5-thia-1-azabicyclo[4.2.0]oct-2-ene-2-carboxylic acid	331
(S)-3'-[[2-Amino-3-(4-methoxyphenyl)-1-oxopropyl]amino]-3'-deoxy-N,N-dimethyl-adenosine	1266
8-[(4-Amino-1-methylbutyl)amino]-6-methoxyquinoline	1186
8-[(4-Amino-1-methylbutyl)amino]-6-methoxyquinoline phosphate	1187

Name and Synonym Index

[[2-[(R)-2-Amino-3-methyl-butyramido]-1,1-dimethylethyl]thio]acetic acid 8-ester with (3aS,4R,5S,6S,8R,9R,9aR,10R)-octahydro-5,8-dihydroxy-4,6,9,10-tetramethyl-6-vinyl-3a,9-propano-3aH-cyclopentacycloocten-1(4H)-one	647
(E)-2-Amino-4-[2-(1-methyl-5-nitroimidazol-2-yl)vinyl]-pyrimidine	1214
(6R-trans)-7-[[[2-(Aminomethyl)phenyl]acetyl]amino]-3-[[[1-(carboxymethyl)-1H-tetrazol-5-yl]thio]methyl]-8-oxo-5-thia-1-azabicyclo[4.2.0]oct-2-ene-2-carboxylic acid	304
Aminomycin	1098
3-Amino-6-[2-(5-nitro-2-furyl)vinyl]-as-triazine	555
3-Amino-6-[2-(5-nitro-2-furyl)vinyl]pyridazine	576
3-Amino-6-[2-(5-nitro-2-furyl)vinyl]pyridazine hydrochloride	577
(+)-4-Amino-3-oxazolidinone	600
Aminoxidin	123, 198
[4-[(2-Amino-2-oxoethyl)amino]phenyl]arsonic acid monosodium salt	1283
[[2-(4-Amino-2-oxo-1(2H)-pyrimidinyl)-1-(hydroxymethyl)ethoxy]methyl phosphonic acid dihydrate (S)	1508
[[2-(4-Amino-2-oxo-1(2H)-pyrimidinyl)-1-(hydroxymethyl)ethoxy]methyl phosphonic acid dihydrate (S) dihydrate	1507
8-[(4-Aminopentyl)amino]-6-methoxyquinoline	1196
2-[5-(4-Aminophenoxy)pentyl]-1H-isoindole-1,3(2H)-dione	6
7-(D-α-aminophenylacetamido)-desacetoxycephalosporanic acid	355
7-(D-2-amino-2-phenylacetamido)-3-methyl-Δ³-cephem-4-carboxylic acid monohydrate	355
7-(D-2-amino-2-phenylacetamido)-3-methyl-Δ³-cephem-4-carboxylic acid	355
[6R-[6α,7β(R*)]]-7-[(Amino-phenyl)acetyl]amino]-3-chloro-8-oxo-1-azabicyclo[4.2.0]oct-2-ene-2-carboxylic acid	400
[2S-[2α,5α,6β(S*))]]-6-[(Aminophenylacetyl)amino]-3,3-dimethyl-7-oxo-4-thia-1-azabicyclo[3.2.0]-heptane-2-carboxylic acid (5-methyl-2-oxo-1,3-dioxol-4-yl)methyl ester	395
[2S-[2α,5α,6β(S*))]]-6-[(Aminophenylacetyl)amino]-3,3-dimethyl-7-oxo-4-thia-1-azabicyclo[3.2.0]heptane-2-carboxylic acid (5-methyl-2-oxo-1,3-dioxol-4-yl)methyl ester hydrochloride (salt)	396
[2S-[2α(2R*,5S*),5α,6β(S*)]]-6-[(Aminophenylacetyl)amino]-3,3-dimethyl-7-oxo-4-thia-1-azabicyclo[3.2.0]heptane-2-carboxylic acid [[(3,3-dimethyl-7-oxo-4-thia-1-azabicyclo-[3.2.0]hept-2-yl)carbonyl]oxy]methyl ester S,S-dioxide	979
[2S-[2α(2R*,5S*),5α,6β(S*)]]-6-[(Aminophenylacetyl)amino]-3,3-dimethyl-7-oxo-4-thia-1-azabicyclo[3.2.0]heptane-2-carboxylic acid [[(3,3-dimethyl-7-oxo-4-thia-1-azabicyclo[3.2.0]hept-2-yl)-carbonyl]oxy]methyl ester S,S-dioxide tosylate	980
[2S-[2α,5α,6β(S*)]]-6-[(Aminophenylacetyl)amino]-3,3-dimethyl-7-oxa-4-thia-1-azabicyclo[3.2.1]heptane-2-carboxylic acid (2,2-dimethyl-1-oxopropoxy)-methyl ester	456
[2S-[2α,5α,6β(S*)]]-6-[(Aminophenylacetyl)amino]-3,3-dimethyl-7-oxa-4-thia-1-azabicyclo[3.2.1]heptane-2-carboxylic acid (2,2-dimethyl-1-oxopropoxy)-methyl ester hydrochloride	457, 458
[2S-[2α,5α,6β(S*)]]-6-[(Aminophenylacetyl)amino]-3,3-dimethyl-7-oxa-4-thia-1-azabicyclo[3.2.1]-heptane-2-carboxylic acid (2,2-dimethyl-1-oxopropoxy)-methyl ester mono[4-[(dipropylamino)sulfonyl]benzoate (1:1)	459

Name and Synonym Index

[2S-[2α,5α,6β(S*)]]-6-[(Aminophenylacetyl)amino]-3,3-dimethyl-7-oxo-4-thia-1-azabicyclo[3.2.0]heptane-2-carboxylic acid 229

[2S-[2α,5α,6β(S*)]]-6-[(Aminophenylacetyl)amino]-3,3-dimethyl-7-oxothia-1-azabicyclo[3.2.0]heptane-2-carboxylic acid 1,3-dihydro-3-oxo-1-isobenzofuranyl ester 481

[2S-[2α,5α,6β(S*)]]-6-[(Aminophenylacetyl)amino]-3,3-dimethyl-7-oxo-4-thia-1-azabicyclo[3.2.0]heptane-2-carboxylic acid 1,3-dihydro-3-oxo-1-isobenzofuranyl ester hydrochloride 482

[2S-[2α(2R*,5S*),5α,6β(S*)]]-6-[(Aminophenylacetyl)amino]-3,3-dimethyl-7-oxo-4-thia-1-azabicyclo3.2.0]heptane-2-carboxylic acid [[(3,3-dimethyl-7-oxo-4-thia-1-azabicyclo[3.2.1]hept-2-yl)carbonyl]oxy]methyl ester S,S-dioxide 477

[2S-[2α(2R*,5S*),5α,6β(S*)]]-6-[(Aminophenylacetyl)amino]-3,3-dimethyl-7-oxo-4-thia-1-azabicyclo3.2.0]heptane-2-carboxylic acid [[(3,3-dimethyl-7-oxo-4-thia-1-azabicyclo[3.2.1]-hept-2-yl)carbonyl]oxy]methyl ester S,S-dioxide p-toluenesulfonate 478

[2S-[2α,5α,6β(S*)]]-6-[(Aminophenylacetyl)amino]-3,3-dimethyl-7-oxo-4-thia-1-azabicyclo[3.2.0]heptane-2-carboxylic acid 1-[(ethoxycarbonyl)oxy]ethyl ester 241

[2S-[2α,5α,6β(S*)]]-6-[(Aminophenylacetyl)amino]-3,3-dimethyl-7-oxo-4-thia-1-azabicyclo-[3.2.0]heptane-2-carboxylic acid 1-[(ethoxy-carbonyl)oxy]ethyl ester hydrochloride 242

[2S-[2α,5α,6β(S*)]]-6-[(Aminophenylacetyl)amino]-3,3-dimethyl-7-oxo-4-thia-1-azabicyclo[3.2.0]heptane-2-carboxylic acid sodium salt 230

[2S-[2α,5α,6β(S*)]]-6-[(Aminophenylacetyl)amino]-3,3-dimethyl-7-oxo-4-thia-1-azabicyclo[3.2.0]heptane-2-carboxylic acid trihydrate 231

[6R-[6α,7β(R*)]]-7-[(Aminophenyl)acetyl)amino]-3-chloro-8-oxo-1-azabicyclo-[4.2.0]oct-2-ene-2-carboxylic acid monohydrate 401

[6R-[6α,7β(R*)]]-7-[(Aminophenylacetyl)amino]-3-chloro-8-oxo-5-thia-1-azabicyclo[4.2.0]-oct-2-ene-2-carboxylic acid 255, 256

[6R-[6α,7β(R*)]]-7-[(Aminophenylacetyl)amino]-3-methyl-8-oxo-5-thia-1-azabicyclo[4.2.0]oct-2-ene-2-carboxylic acid 355

[6R-[6α,7β(R*)]]-7-[(Aminophenylacetyl)amino]-3-methyl-8-oxo-5-thia-1-azabicyclo[4.2.0]oct-2-ene-2-carboxylic acid hydrochloride 354

[6R-[6α,7β(R*)]]-7-[(Aminophenylacetyl)amino]-3-methyl-8-oxo-5-thia-1-azabicyclo[4.2.0]oct-2-ene-2-carboxylic acid monohydrate 355

(p-Aminophenyl)arsonic acid sodium salt 1477

4-[(4-Aminophenyl)sulfonyl]-benzenemethanamine 875

7-[(1R,5S,6S)-6-[(S)-2-[(S)- 2-Aminopropionamido]-propionamido]-3-azabicyclo-[3.1.0]hex-3-yl]-1-(2,4-difluorophenyl)-6-fluoro-1,4-dihydro-4-oxo-1,8-naphthyridine-3-carboxylic acid 716

7-[(1R,5S,6S)-6-[(S)-2-[(S)-2-Aminopropionamido]-propionamido]-3-azabicyclo-[3.1.0]hex-3-yl]-1-(2,4-difluorophenyl)-6-fluoro-1,4-dihydro-4-oxo-1,8-naphthyridine-3-carboxylic acid monomethanesulfonate 717

[(1R)-1-[(2S)-2-Amino propionamido]ethyl]-phosphonic acid 586

[[[2-(6-Amino-9H-purin-9-yl)-ethoxy]methyl]phosphinyl-idene]bis(oxymethylene) 2,2-dimethylpropanoate 1487

2-[2-(2-Amino-9H-purin-9-yl)-ethyl]-1,3-propanediol diacetate (ester) 1527

4-Amino-N-(pyrazinyl)-benzenesulfonamide 845

Name and Synonym Index

(±)-7-(3-Amino-1-pyrrolidinyl)-8-chloro-1-cyclopropyl-6-fluoro-1,4-dihydro-4-oxo-3-quinolinecarboxylic acid hydrochloride ... 725

(±)-7-(3-Amino-1-pyrrolidinyl)-1-(2,4-difluorophenyl)-6-fluoro-1,4-dihydro-4-oxo-1,8-naphthyridine-3-carboxylic acid ... 765

(±)-7-(3-Amino-1-pyrrolidinyl)-8-chloro-1-cyclopropyl-6-fluoro-1,4-dihydro-4-oxo-3-quinolinecarboxylic acid ... 724

7-(3-Amino-1-pyrrolidinyl)-1-(2,4-difluorophenyl)-6-fluoro-1,4-dihydro-4-oxo-1,8-naphthyridine-3-carboxylic acid ... 764

7-(3-Amino-1-pyrrolidinyl)-1-(2,4-difluorophenyl)-6-fluoro-1,4-dihydro-4-oxo-1,8-naphthyridine-3-carboxylic acid hydrochloride ... 766

Aminoquin ... 1182
aminoquincarbamide ... 1301
Aminoquinuride ... 1301
p-Aminosalicylic Acid ... 910
p-Aminosalicylic acid Hydrazide ... 911
p-Aminosalicylic Acid Potassium Salt ... 912
p-Aminosalicylic Acid Sodium Salt Dihydrate ... 913
Aminosidine ... 123, 198
2-Amino-5-sulfanilylthiazole ... 877

O-2-Amino-2,3,4,6-tetradeoxy-6-(methylamino)-α-D-erythro-hexopyranosyl-(1→4)-O-[3-deoxy-4-C-methyl-3-(methylamino)-β-L-arabinopyranosyl-(1→6)]-2-deoxy-D-streptamine ... 187

((R)-6-[L-2-(2-Amino-1,4,5,6-tetrahydro-4-pyrimidinyl)-glycine]viomycin ... 702, 962

(6R-trans)-7-[[(2-Amino-4-thiazolyl)-acetyl]amino]-3-[[[1-[2-(dimethyl-amino)ethyl]-1H-tetrazol-5-yl]-thio]methyl]-8-oxo-5-thia-1-azabicyclo-[4.2.0]oct-2-ene-2-carboxylic acid ... 310

(6R-trans)-7-[[(2-Amino-4-thiazolyl)-acetyl]amino]-3-[[[1-[2-(dimethylamino) ethyl]-1H-tetrazol-5-yl]-thio]-methyl]-8-oxo-5-thia-1-azabicyclo[4.2.0]oct-2-ene-2-carboxylic acid dihydrochloride ... 311

[6R-[6α,7β(Z)]]-7-[[(2-Amino-4-thiazolyl)[(carboxy methoxy)imino]acetyl]amino]-3-ethenyl-8-oxo-5-thia-1-azabicyclo[4.2.0]oct-2-ene-2-carboxylic acid ... 289

[6R-[6α,7β(Z)]]-7-[[2-(2-Amino-4-thiazolyl)-4-carboxy-1-oxo-2-butenyl]amino]-8-oxo-5-thia-1-azabicyclo[4.2.0]oct-2-ene-2-carboxylic acid ... 335

2-[[[(2-Amino-4-thiazolyl)][1-[[3-(1,4-dihydro-5-hydroxy-4-oxo-picolinamido)-2-oxo-1-imidazolidinyl]sulfonyl]-carbamoyl]-2-oxo-3-azetidinyl]-carbamoyl]methylene]amino]oxy]--2-methyl-propionic acid ... 449

2-[[[(2-Amino-4-thiazolyl)[[1-[[3-(1,4-dihydro-5-hydroxy-4-oxopicolinamido)-2-oxo-1-imidazolidinyl]sulfonyl]carbamoyl]-2-oxo-3-azetidinyl]carbamoyl]-methylene]oxy]-2-methyl propionic acid disodium salt ... 450

[S-(Z)]-[[[1-(2-Amino-4-thiazolyl)-2-[[2,2-dimethyl-4-oxo-1-(sulfooxy)-3-azetidinyl]-amino]-2-oxoethylidene]-amino]oxy]acetic acid ... 495

[S-(Z)]-[[[1-(2-Amino-4-thiazolyl)-2-[[2,2-dimethyl-4-oxo-1-(sulfooxy)-3-azetidinyl]amino]-2-oxoethylidene]amino]oxy]-acetic acid dicholine salt ... 496

[[(2S,3S)-3-[(2-Amino-4-thiazolyl)-glyoxylamido]-2-methyl-4-oxo-1-azetidinyl]oxy] acetate 3^2-(Z)-(O-methyloxime) ... 419

[[(2S,3S)-3-[(2-Amino-4-thiazolyl)-glyoxylamido]-2-methyl-4-oxo-1-azetidinyl]oxy] acetate 3^2-(Z)-(O-methyloxime) sodium salt ... 420

[[(2S,3S)-3-[(2-Amino-4-thiazolyl)-glyoxylamido]-2-methyl-4-oxo-1-azetidinyl]oxy]acetic acid ester with tert-butyl glycolate 3^2-(Z)-(O-methyloxime) ... 390

Name and Synonym Index

[6R-[6α,7β(Z)]-7-[2-(2-Amino-4-thiazolyl)glyoxylamido]-2-carboxy-8-oxo-5-thia-1-azabicyclo[4.2.0]oct-2-en-3-yl]methyl]5,6,7,8-tetrahydroquinolinium hydroxide inner salt 7^2-(Z)-(O-methyloxime) sulfate (1:1)   326

(5S,6R,7R)-7-[2-(2-Amino-4-thiazolyl)glyoxylamido]-3-(hydroxymethyl)-8-oxo-5-thia-1-azabicyclo[4.2.0]-oct-2-ene-2-carboxylic acid 7^2-(Z)-(O-methyloxime)   340

(+)-(6R,7R)-7-[2-(2-Amino-4-thiazolyl)glyoxylamido]-3-(methoxymethyl)-8-oxo-5-thia-1-azabicyclo[4.2.0]-oct-2-ene-2-carboxylic acid 7^2-(Z)-oxime   279

(6R,7R)-7-[2-(2-Amino-4-thiazolyl)-glyoxylamido]-3-[(E)-2-[[4-(formylmethyl)-1,4,5,6-tetrahydro-5,6-dioxo-as-triazin-3-yl]thio]vinyl]-8-oxo-5-thia-1-azabicyclo[4.2.0]oct-2-ene-2-carboxylic acid 7^2-(Z)-(O-methyloxime)   339

(6R,7R)-7-[2-(2-amino-4-thiazolyl)glyoxylamido]-3-[[(1-methyl-1H-tetrazol-5-yl)-thio]-methyl]-8-oxo-5-thia-1-azabicyclo[4.2.0]oct-2-ene-2-carboxylic acid 7^2-(Z)-(O-methyloxime hydrochloride   292

(6R,7R)-7-[2-(2-Amino-4-thiazolyl)-glyoxylamido]-8-oxo-5-thia-1-azabicyclo[4.2.0]-oct-2-ene-2-carboxylic acid   286

(-)-[(E)-3-[(6R,7R)-7-[2-(5-Amino-1,2,4-thiadiazol-3-yl)glyoxylamido]-2-carboxy-8-oxo-5-thia-1-azabicyclo[4.2.0]oct-2-en-3-yl]allyl](carbamoylmethyl)ethylmethylammonium hydroxide inner salt 7^2-(Z)-[O-(fluoromethyl)oxime]   290

[6R-[6α,7β(Z)]]-7-[[(2-Amino-4-thiazolyl)(hydroxyimino)acetyl]-amino]-3-ethenyl-8-oxo-5-thia-1-azabicyclo[4.2.0]-oct-2-ene-2-carboxylic acid   280

[6R-[6α,7β(Z)]]-7-[[(2-Amino-4-thiazolyl)(methoxyimino)-acetyl]amino]-8-oxo-3-[[(1,2,5,6-tetrahydro-2-methyl-5,6-dioxo-1,2,4-triazin-3-yl)-thio]methyl]-5-thia-1-azabicyclo[4.2.0]oct-2-en-2-carboxylic acid   343

[6R-[6α,7β(Z)]]-7-[[(2-Amino-4-thiazolyl)(methoxyimino)-acetyl]amino]-8-oxo-3-[[(1,2,5,6-tetrahydro-2-methyl-5,6-dioxo-1,2,4-triazin-3-yl)thio]methyl]-5-thia-1-azabicyclo[4.2.0]oct-2-ene-2-carboxylic acid disodium salt hemiheptahydrate   344

[6R-[6α,7β(Z)]]-7-[[(2-Amino-4-thiazolyl)(methoxyimino)-acetyl]amino]-8-oxo-5-thia-1-azabicyclo[4.2.0]-oct-2-ene-2-carboxylic acid   285, 341

[6R-[6α,7β(Z)]]-7-[[(2-Amino-4-thiazolyl)(methoxyimino)acetyl]-amino]-8-oxo-5-thia-1-azabicyclo[4.2.0]-oct-2-ene-2-carboxylic acid sodium salt   342

[6R-[6α,7β(Z)]]-7-[[(2-Amino-4-thiazolyl)(methyoxyimino)acetyl]-amino]-3-[(5-methyl-2H-tetrazol-2-yl)methyl]-8-oxo-5-thia-1-azabicyclo[4.2.0]oct-2-en-2-carboxylic acid   333

[6R-[6α,7β(Z)]]-7-[[(2-Amino-4-thiazolyl)methoxyimino)acetyl]-amino]-3-(methoxy-methyl)-8-oxo-5-thia-1-azabicyclo[4.2.0]-oct-2-ene-2-carboxylic acid   322

[6R-[6α,7β(Z)]]-7-[[(2-Amino-4-thiazolyl)methoxyimino)acetyl]-amino]-3-(methoxy-methyl)-8-oxo-5-thia-1-azabicyclo[4.2.0]-oct-2-ene-2-carboxylic acid 1-[[(1-methylethoxy)carbonyl]-oxy] ethyl ester   323

[6R-[6α,7β(Z)]]-7-[[(2-Amino-4-thiazolyl)(methoxyimino)acetyl]-amino]-2-carboxy-8-oxo-5-thia-1-azabicyclo[4.2.0]-oct-2-ene-3-yl]methyl]-6,7-dihydro-5H-cyclopenta-[b]pyridinium inner salt sulfate   321

Name and Synonym Index

[6R-[6α,7β(Z)]]-7-[[(2-amino-4-thiazolyl)(methoxyimino)acetyl]amino]-3-[[(1-methyl-1H-tetrazol-5-yl)thio]methyl]-8-oxo-5-thia-1-azabicyclo[4.2.0]oct-2-ene-2-carboxylic acid 291

[6R-[6α,7β(Z)]]-7-[[(2-Amino-4-thiazolyl)(methoxyimino)acetyl]amino]-3-[[(1-methyl-1H-tetrazol-5-yl)thio]methyl]-8-oxo-5-thia-1-azabicyclo-[4.2.0]-oct-2-ene-2-carboxylic acid hydrochloride (syn isomer) 292

[6R-(6α,7β)]-7-[[(2-Amino-4-thiazolyl)methoxyimino)-acetyl]amino]-3-[[[5-(carboxymethyl)-4-methyl-2-thiazolyl]thio]methyl]-8-oxo-5-thia-1-azabicyclo[4.2.0]-oct-2-ene-2-carboxylic acid 298

[6R-(6a,7β)]-7-[[(2-Amino-4-thiazolyl)methoxyimino)-acetyl]amino]-3-[[[5-(carboxymethyl)-4-methyl-2-thiazolyl]thio]methyl]-8-oxo-5-thia-1-azabicyclo[4.2.0]oct-2-ene-2-carboxylic acid disodium salt 299

[6R-[3(Z),6α,7β(Z)]]-7-[[(2-Amino-4-thiazolyl)(methoxyimino)acetyl]amino]-3-[2-(4-methyl-5-thiazolyl)ethenyl]-8-oxo-5-thia-1-azabicyclo[4.2.0]-oct-2-ene-2-carboxylic acid 281

[6R-[3(Z),6α,7β(Z)]]-7-[[(2-Amino-4-thiazolyl)(methoxyimino)acetyl]amino]-3-[2-(4-methyl-5-thiazolyl)-ethenyl]-8-oxo-5-thia-1-azabicyclo[4.2.0]oct-2-ene-2-carboxylic acid pivaloyloxymethyl ester 282

[6R-[6α,7β(Z)]]-1-[[7-[[(2-Amino-4-thiazolyl)methoxyimino)acetyl]amino]-2-carboxy-8-oxo-5-thia-1-azabicyclo[4.2.0]oct-2-ene-3-yl]methyl]-6,7-dihydro-5H-cyclopenta[b]pyrindinium inner salt 320

[6R-[6α,7β(Z)]]-1-[[7-[[-[[(5-Amino-1,2,4-thiadiazol-3-yl)(methoxyimino)acetyl]amino]-2-carboxy-8-oxo-5-thia-1-azabicyclo[4.2.0]oct-2-ene-3-yl]methyl]imidazo[1,2-b]pyridazinium inner salt 315

[6R-[6α,7β(Z)]]-1-[[7-[[(2-Amino-4-thiazolyl)(methoxyimino)-acetyl]amino]-2-carboxy-8-oxo-5-thia-1-azabicyclo[4.2.0]-oct-2-en-3-yl]methyl]-1-methylpyrrolidinium inner salt 283

[6R-[6α,7β(Z)]]-1-[[7-[[(2-Amino-4-thiazolyl)(methoxyimino)-acetyl]amino]-2-carboxy-8-oxo-5-thia-1-azabicyclo[4.2.0]-oct-2-en-3-yl]methyl]-1-methylpyrrolidinium monohydrochloride monohydrate 284

[6R-[6α,7β(Z)]]-7-[[(2-Amino-4-thiazolyl)(methoxyimino)acetyl]-amino]-3-[[(2-furanylcarbonyl)-thio]methyl]-8-oxo-5-thia-1-azabicyclo[4.2.0]oct-2-ene-2-carboxylic acid 336

[6R-[6α,7β(Z)]]-7-[[(2-Amino-4-thiazolyl)(methoxyimino)acetyl]-amino]-3-[[(2-furanylcarbonyl)-thio]methyl]-8-oxo-5-thia-1-azabicyclo[4.2.0]oct-2-ene-2-carboxylic acid monohydrocholoride 337

[6R-[6α,7β(Z)]]-7-[[(2-Amino-4-thiazolyl)(methoxyimino)-acetyl]amino]-3-[[(2-furanylcarbonyl)-thio]methyl]-8-oxo-5-thia-1-azabicyclo[4.2.0]oct-2-ene-2-carboxylic acid monosodium salt 338

[6R-[6α,7β(Z)]]-7-[[(2-Amino-4-thiazolyl)(methoxyimino)acetyl]-amino]-8-oxo-3-[(1,2,3-thiadiazol-5-ylthio)methyl]-5-thia-1-azabicyclo[4.2.0]oct-2-ene-2-carboxylic acid 350

[2S-[2α,3β(Z)]]-2-[[[1-(2-Amino-4-thiazolyl)-2-[(2-methyl-4-oxo-1-sulfo-3-azetidinyl)-amino]-2-oxoethylidene]-amino]oxy]-2-methyl-propanoic acid 240

α-Amino-p-toluenesulfonamide 778
α-Amino-p-toluenesulfonamide acetate 779
α-Amino-p-toluenesulfonamide hydrochloride 780
α-Amino-p-toluenesulfonamide propionate 781
Amipenix 229

Name and Synonym Index

Amithiozone	958	Ampilar	231
amminosidin	197	Ampinpenicillin	433, 434
Ammonium Benzoate	1302	Ampipenin	229
ammonium bithiolcium	1372	Ampitab	229
Ammonium bituminosulfonate	1372	Ampi-Tablinen	231
ammonium embelate	27	Ampligram	358
ammonium ichthosulfonate	1372	Amplital	231
ammonium sulfobituminate	1372	Amquinate	1147
ammonium sulfoichthyolate	1372	Amsubit	1372
Ammonyx G	1324	amudane	1047
Ammonyx T	1324	Amycor	994
Amocarzine	4	Anabactyl	248
Amocilline	227	Anacetin	210, 1286
Amodex	228	Anaflex	627
Amodiaquine	1144, 1210	Anamycin	526
Amodiaquine Dihydrochloride Dihydrate	1145	Anaptivan	349
		Ancef	271
Amodiaquine Hydrochloride	1211	Ancobon	1043
Amoenol	106, 1378	Ancotil	1043
Amolin	227	Andergin	1069
Amopenixin	227	Anemolin	227
Amopyroquine	1146	Angeli's Sulfone	505, 867
Amoram	227	Angimuth	1470
Amorolfine	987	Aniline violet	41
Amorolfine Hydrochloride	988	Animar	806
Amoscanate	5	Anisomycin	1212
Amoxi	228	Ankilostin	84
Amoxicillin [anhydrous]	227	Anobial	1451
Amoxicillin Chewable Tablets	227	Anspor	365
Amoxicillin Trihydrate	228	Antalzyme	1554
Amoxidal	228	Antébor	791
Amoxidin	228	Anthelin	14
Amoxil	227, 228	Anthelmycin	650
Amoxillat	228	Anthiolimine	7
Amoxipen	227	Anthiomaline	7
Amoxi-Wolff	228	Antibiocin	443
amoxycillin	227	Antibiotic 6640	201
Amoxypen	228	Antibiotic 67-694	548
AMPC	227	Antibiotic A 246	1045
Amphicol	210, 1286	Antibiotic A-5283	1074
Amphocin	989	Antibiotic AB 206	741
Ampho-Moronal	989	Antibiotic complex from	
Amphomycin	649	*Bacillus polymyxa*	675
Amphotalide	6	Antibiotic Fl 1163	1060
Amphotericin B	989	Antibiotic KW-1062	187
Amphozone	989	Antibiotic M139603	639
Ampicillin	229	Antibiotic SF-837A3	539
Ampicillin Pivaloyloxymethyl ester	456	Antibiotique EF 185	190
		anticantic vitamin	1285
Ampicillin Sodium	230	antichromotrichia factor	1285
Ampicillin Trihydrate	231	Antifungal	1065
Ampicin	230	Antifungal Cream	1069
Ampilag	231	Antimalarine	1185

Name and Synonym Index

Antiminth	71	9-β-D-Arabinofuranosyl-9H-	
Antimony Potassium Tartrate	8	purin-6-amine phosphate	
Antimony Sodium Oxide		disodium salt	1597
L-(+)-tartrate	9	arabinosyladenine	1595
Antimony Sodium Tartrate	9	Arabitin	1511, 1513
Antimony Sodium Thioacetate	10	Ara-C	1511, 1513
Antimony Sodium Thioglycollate	10	Aracytidine	1511, 1513
Antimony Thioglycollamide	11	Aracytine	1511, 1513
Antimony Thioglycollic acid Triamide	11	Aralen	98, 1159
Antirobe	510	Aralen hydrochloride	99, 1160
Antoral	1447	Aralen phosphate	100, 1161
Antrycide	1268	Aranotin	1496
Antrypol	83, 1279	Arasena-A	1595
Aop-Sulfatrim	822	Arbekacin	154
Apacizin	911	Arbuz	63
Apacizina	911	Arcacil	443
Apalcillin	232	Arcasin	443
Apalcillin Sodium	233	Ardine	228
Apatef	309	Arecaline	12
Apicycline	879	Arechin	100, 1161
APNPS	841	arecholine	12
Apralan	153	Arecoline	12
Apramycin	153	Arecoline Hydrobromide	13
Apsin VK	443	Arecoline p-Stibonobenzoic Acid	14
Apurone	733	arecoline p-stibonobenzoic acid	14
Aquacillin	433, 434	argentoproteinum	1435
Aquacycline	900, 1291	argentous fluoride	1432
Aquafen	215	argentum vitellinum [mild]	1435
Aquamycetin	210, 1286	Argyrol [mild]	1435
Aquasept	1453	Arildone	1497
Aquasuspen	433, 434	Arilin	1243
ara-A	1595	Aristamid	859
1-β-D-Arabinofuranosyl-5-		Armazal	923
(2-bromo-ethenyl)-2,4-		Armeen DM 18D	35
(1H,3H)-pyrimidinedione	1579	Armyl	890
[5-[19-(α-D-Arabinofuranosyl-		Arnosulfan	1441
oxy)-35-butyl-10,12,14,		Arpimycin	526
16,18,22,26,30,34-nona-		Arsacetin	1463
hydroxy-3,5,21,33-tetra-		Arsambide	95
methyl-36-oxooxacyclo-		Arsamin	1477
hexatriaconta-4,20-dien-		Arsaminol	1464
2-yl]-4-hydroxyhexyl]-		arsanilic acid sodium salt	1477
guanidine	545	Arsaphen	1206, 1461
1-β-D-arabinofuranosyl-		Arsaphenan	1207, 1462
cytosine	1511, 1513	Arseno 39	1259
1-β-D-Arabinofuranosyl-5-		4,4'-Arsenobis[2-aminophenol]	
(1-propynyl)uracil	1562	disodium salt	1478
9-β-D-Arabinofuranosyl-9H-		p-arsonophenylurea	95
purin-6-amine	1595	Arsenosan	1259
9-β-D-Arabinofuranosyl-9H-		Arsenoxide	1259
purin-6-amine monohydrate	1594	Arsobal	1239
9-β-D-Arabinofuranosyl-9H-		Arsphenamine	1464
purin-6-amine phosphate	1596	Arsphenamine Sodium	1478

Name and Synonym Index

Arsthinol	91	Avilamycin	589
arteannuin	1151	Avilamycin A	589
Arteether	1148	Aviral	1549
Arteflene	1149	Avloclor	100, 1161
Artemether	1150	Avloprocil	433, 434
artemisine	1151	Avlosulfon	502, 865
Artemisinin	1151	Avridine	1500
Artesunate	1152	AW-105-843	1073
artesunic acid	1152	AX 250	228
Artrichin	98, 1159	Axepim	284
AS-17665	579	Axuris	41
Ascaridil	49	AY-5312	1332
Ascaridole	15	AY-6108	229
Ascarisin	15	Ayermicina	534
Ascaryl	42, 54	Ayfactin	1260
Asceptichrome	1388	Ayfivin	652
AS-E 136	522	Azaconazole	990
Aspartocin	651	Azactam	240
ASPC	234	Azanidazole	1214
Aspenil	227	Azapen	406, 407
Asperlin	588	Azaserine	991
Aspidin	16	Azidamfenicol	209
Aspidinol	17	Azidoamphenicol	209
R-Asp-MeAsp-Asp-Gly-Asp-		Azidocillin	235
Gly-Dab^a-Val-Pro-Dab^b-Pip^c	649	Azidocillin Potassium Salt	236
Aspoxicillin	234	Azidocillin Sodium Salt	237
Assoral	549	3'-Azido-3'-deoxy-	
Astaril	1223	thymidine	1569, 1601
Astat	1057	3-Azido-3-deoxythymidine	1601
Asterol dihydrochloride	1028	2-Azido-N-[2-hydroxy-1-	
Astiban	80	(hydroxymethyl)-2-(4-	
Astromicin	155, 172	nitrophenyl)ethyl]acetamide	209
Astromicin Sulfate	156	[2S-[2α,5α,6β(S*)]]-6-[(Azido-	
AT-2266	730	phenylacetyl)amino]-3,3-	
AT-4140	761	dimethyl-7-oxo-4-thia-1-	
AT-7	1365	azabicyclo-[3.2.0]heptane-2-	
Atabrine	1189	carboxylic acid	235
Atabrine hydrochloride	75, 1190	[2S-[2α,5α,6β(S*)]]-6-[(Azido-	
Atelor	1028	phenylacetyl)amino]-3,3-	
Atevirdine	1498	dimethyl-7-oxo-4-thia-1-	
Atevirdine Mesylate	1499	azabicyclo[3.2.0]heptane-2-	
Atirin	271	carboxylic acid potassium salt	236
Atovaquone	1153, 1200, 1213	[2S-[2α,5α,6β(S*)]]-6-[(Azido-	
Atoxyl	1477	phenylacetyl)amino]-3,3-	
Atrican	1122, 1280	dimethyl-7-oxo-4-thia-1-	
Augmentin, component of	226	azabicyclo[3.2.0]heptane-2-	
Aureociclina	103, 881	carboxylic acid sodium salt	237
Aureocina	102, 880	Azidothymidine	1569, 1601
Aureomycin	102, 103, 880	3'-Azidothymidine	1601
	881, 1219	Azithromycin [anhydrous]	517
Ausocef	355	Azitrocin	517
Austrapen	231	Azlin	239
Averon-1	359, 361	Azlocillin	238

Name and Synonym Index

Azlocillin Sodium	239
Azo Compound No. 4	794
Azochloramine	1333
Azoconazole	990
Azo Gantrisin, component of	860
Azo Gantanol, component of	1205
Azolmen	994
Azo-Mandelamine, component of	619
Azonam	240
Azone	1485
Azotrex, component of	909
AZT	1569, 1601
Aztec	1569
Azthreonam	240
Aztreon	240
Aztreonam	240
Azudimidine	786
Azudoxat	886
Azulfidine	849
B-663	501
B-2310	942
B-2311	943
Ba 41166/E	220
Ba-10370	792
Ba-32644	57
Bacacil	242
Bacampicillin	241
Bacampicillin Hydrochloride	242
Bacampicine	242
Baccidal	745
Baciferm	715
Bacifurane	572
Baciguent	652
Bacimex	478, 980
Bacitracin	652
Bacitracin Methylene Disalicylic Acid	653
Bacitracin Methylene-bis[2-hydroxybenzoate]	653
Bacitracin Methylenedisalicylate	653
Bacitracin Zinc Complex	715
Bacitracin zinc salt	715
Bacmecillinam	243
bacterial vitamin H_1	1285
Bacticlens	1331
Bactocil sodium	416
Bactocill	416, 417
Bactoderm	621
Bactol	106, 1378
Bactopen	375
Bactramin	822
Bactramyl	756
Bactrim	822
Bactrim, component of	1205
Bactroban	621
Bactrovet	1441
Badil	41
Badional	854
BADQ-10	1346
Baktar	822
Balarsen	91
Balofloxacin	720
Balsam of Peru	1303
Bambermycins	157
Bamnidazole	1215
Banambax	1204, 1263
Banan	323
Banicol	1324
Banminth	72
Banocide	30
Bantenol	51
Baquiloprim	141
Barazan	745
Bareon	740
Barquinol	106, 1378
basic aluminum acetate	1296
basic bismuth chloride	1466
basic bismuth d-campho-carboxylate	1470
basic bismuth iodide	1309
Basifungin	992
Bassado	886
Batebulast	590
Batrafen	1015
Baxan	257
BAY-2353	55
BAY 5907	1019
Bay e 6905	238
Bay f 1353	408
Bay h 4502	994
Bay o 9867 monohydrate	723
Bay q 3939	722
Baycillin	462
Baycip	723
Baycipen	409
Bayer 205	83, 1279
Bayer 693	1223
Bayer 2502	580, 1255
Bayer 5360	1243
Bayer 9037	77
Bayluscid	56
Baymicin	202
Baypen	409
Bayrena	816

Name and Synonym Index

BB-K8	152
BBS-1067	325
Béprochine	1182
Beacillin	426, 428
Bebeerine	1154
d-bebeerine	1154
Becanthone	18
Becanthone Hydrochloride	19
becantone	18
Becliconazole	993
Bedriol	994
beechwood creosote	1341
Befeniol	21
Bekanamycin	158
bekanamycin	186
Belfacillin	406, 407
Bemaphate	98, 1159
Bemarsal	110
Bemarside	131
Benapen	425
Benathine penicillin V	440
Benepen	426
Benethamine penicillin	426
benethamine penicillin G	425
Benetolin	425, 426
Benirol	1304
Benzacyl	915
Benzalkonium Chloride	1304
5-Benzamido-4'-chloro-3-methyl-4-isothiazole carboxanilide	1517
Benzamycin, component of	523
Benzapas	915
Benzathine benzylpenicillin	440, 441
Benzathine penicillin G	426
1-benzazine	1197
Benzethonium Chloride	1305
Benzinoform	24
Benznidazole	1216
Benzo[b]pyridine	1197
Benzocal	125
Benzodol	125
Benzoic acid ammonium salt	1302
p-Benzoquinone amidinohydrazone thiosemicarbazone hydrate	1299
Benzoxiquine	1306
Benzoxonium Chloride	1307
benzoxyline	1306
N-Benzoyl-β-alanine	969
4-(Benzoylamino)-2-hydroxybenzoic acid	914
Benzoylpas	914
Benzoylpas Calcium	915
Benzoylpas Calcium Salt Pentahydrate	915
Benzoylpas Sodium Salt	916
N^1-Benzoylsulfanilamide	788
2-Benzyl-4-chlorophenol	1338
5-Benzyldihydro-6-thioxo-1,3,5-thiadiazine-3(4H)-acetic acid	1134
Benzyldimethyl(2-phenoxyethyl)ammonium 3-hydroxy-2-naphthoate	21
Benzyldimethyl[2-[2-[[4-(1,1,3,3-tetramethylbutyl)-tolyl]ethoxy]ethyl]ammonium chloride monohydrate	1399
Benzyldimethyl[2-[2-[p-(1,1,3,3-tetramethylbutyl)-phenoxy]ethoxy]ethyl]-ammonium chloride	1305
Benzyldodecylbis(2-hydroxyethyl)ammonium chloride	1307
Benzylhexadecyldimethyl-ammonium chloride	1324
Benzyl[2-[p-(lauroyl)phenoxy]-ethyl]dimethylammonium chloride	1383
Benzylmethyl(2-phenoxyethyl)amine	20
N-Benzyl-2-nitroimidazole-1-acetamide	1216
Benzylpenicillinic acid N-benzyl-β-phenethylamine salt	425
Benzylpencillinic acid N,N'-bis(dehydroabietyl) ethylenediamine double salt	431
Benzylpenicillin	245
benzylpenicillin acetoxymethyl ester	422
Benzylpenicillin with 1-(p-chlorobenzyl)-2-(1-pyrrolidinylmethyl) benzimidazole	370
benzylpenicillin procaine	433, 434
Benzylpenicillin Sodium	244
Benzylpenicillinic Acid	245
Benzylpenicillinic acid potassium salt	426
benzylpenicillinic acid sodium salt	244
3-Benzylpyrido[3,4-c]-as-triazine	1132
Benzylsulfamide	772
N^4-Benzylsulfanilamide	772
Benzytol	1335

Name and Synonym Index

Beocid-Puroptal	791	Biociclin	349
Bephenium	20	Biocidan	1326
Bephenium Hydroxynaphthoate	21	Biofanal	1081
Berberine	1155	Biofurex	349
Berculon A	958	Biofusal	667
Bergacef	262	Biomitsin	102, 880
Berkfurin	584	Bio-Mycin	900, 1291
Berkmycen	899	Bioperazone	303
Berocillin	457, 458	Biosol	192
Beromycin	443	Bioterciclin	883
Beromycin (Penicillin)	443	Bio-Tetra	135, 907, 1292
Beromycin 400	443	Bioxima	349
Berythromycin	92, 518	Biozolene	1042
Bestcall	292	Biphenamine	591, 995
Betabactil	369, 974	Biphenamine Hydrochloride	592, 996
Betacef	314	cis-1-[[4-[(4-Biphenyloxy)methyl]-	
Betadine	1427	2-(2,4-dichloro-phenyl)-1,3-	
Betaisodona	1427	dioxolan-2-yl]methyl]imidazole	1030
Betamaze	470, 975	(±)-1-(α-4-Biphenylyl-o-chloro-	
Betamicin	159	benzyl)imidazole	614
Betamicin Sulfate	160	Biroxin	149
Betamipron	969	bis(2-Aminoethyl) p-[(4,6-	
Betamox	227	diamino-s-triazin-2-yl)amino]-	
beta-naphthol	53	dithiobenzenearsonite	1236
Betapen	425, 426	(T-4)-Bis[4,5-dihydroxy-1,3-benzene-	
Betapen V	443	disulfonato(4-)-O^4,O^5-]-antimonate	
Betapen-VK	443	(5-) pentasodium heptahydrate	81
Betaprone	1430	Bis(6-methoxy-1-phenazinol	
Betasizofiran	1501	5,10-dioxidato)copper	1024
Betaxina	743	Bis(acetato-O)hydroxyaluminum	1296
Bethacil [with ampicillin sodium]	978	1,3-Bis(4-amino-2-methyl-	
Bethacil orale	478, 980	6-quinolyl)urea	1301
Betol	1402	Bis(dimethylthiocarbamoyl) disulfide	1125
Bialamicol	93	Bis(p-chlorophenyl)-	
Bialamicol Dihydrochloride	94	cyclopropylmethanol	1102
Bialatan	893	bis-DEAE-fluorenone	1586
Bialcol	1307	N,N'-Bis(dehydroabietyl)ethylene-	
Biallylamicol	93	diamine bis(phenoxymethyl-	
Biapenem	246	penicillin)	442
Biapenern	246	Bisdequalinium Diacetate	593
Biaxin	521	2,7-Bis[2-(diethylamino)	
Biazolina	271	ethoxy]-9H-fluoren-9-one	1586
Bicillin	426, 427, 428	2,7-Bis[2-(diethylamino)ethoxy]-	
Bicillin C-R	427	9H-fluoren-9-one dihydrochloride	1587
Bicillin L-A	427, 440, 441	4,7-Bis(dimethylamino)-1,4,4a,	
Bidizole	850	5,5a,6,11,12a-octahydro-	
Bidocef	257	3,10,12,12a-tetrahydroxy-1,1-	
Bifonazole	994	dioxo-2-naphthacene carboxamide	895
Biklin	152	4,7-Bis(dimethylamino)-1,4,4a,	
BILA 2011 BS	1564	5,5a,6,11,12a-octahydro-	
Bilevon	1365	3,10,12,12a-tetrahydroxy-1,1-	
Biltricide	69	dioxo-2-naphthacene carboxamide	
Binotal	231	hydrochloride	896

Name and Synonym Index

[4-[Bis[4-(dimethylamino)phenyl]-methylene]-2,5-cyclohexadien-1-ylidene]dimethylammonium chloride	41	Bistovol [as bismuth salt]	1206
		Bithin	1312
		bithionate sodium	1313
		Bithionol	1312
Bisdiqualinium Chloride	1308	Bithionol Sodium	1313
2,6-Bis(2-ethylhexyl)-hexahydro-7a-methyl-1H-imidazo[1,5-c]-imidazole	611	Bithionol Sulfoxide	1314
		Bithionoloxide	22
		Bitin-s	1314
Bisguanidine	1294	Bitoscanate	23
(2S,5R,6R)-6-[(R)-2-[6-[p-[Bis(2-hydroxyethyl)sulfamoyl]-phenyl]-1,2-dihydro-2-oxo-nicotinamido]-2-(p-hydroxyphenyl)acetamido]-3,3-dimethyl-7-oxo-4-thia-1-azabicyclo[3.2.0]-heptane-2-carboxylic acid	453	bitter stick	1156
		Bitulan	1372
		bituminol	1372
		bitumol	1372
		Black balsam	1303
		blanc de perle	1466
		blanc d'Espagne	1466
(2S,5R,6R)-6-[(R)-2-[6-[p-[Bis(2-hydroxyethyl)sulfamoyl]-phenyl]-1,2-dihydro-2-oxo-nicotinamido]-2-(p-hydroxyphenyl)acetamido]-3,3-dimethyl-7-oxo-4-thia-1-azabicyclo[3.2.0]-heptane-2-carboxylic acid sodium salt	454	Blastomycin	998
		Bleph-10	791
		Bleph-10 Ophthalmic Ointment	791
		Bleph-10 Ophthalmic Solution	791
		Blephamide, component of	791
		Blephamide S.O.P., component of	791
		BL-P-1322	364
		BL-P1462	480
Bis[1-hydroxy-2(1H)-pyridinethionato]zinc	1105	BL-S578	257
		BL-S640	265
4,4'-Bis(isopentyloxy)thiocarbanilide	959	BL-S786	304
		Bluboro	1297
bismuth subiodide	1309	blue vitriol	1345
Bismuth Butylthiolaurate	1465	bluestone	1345
Bismuth Chloride Oxide	1466	BMS-180194	1552
Bismuth Ethyl Camphorate	1467	BMY-27857	1581
Bismuth Iodide Oxide	1309	BMY-28100 [Z form]	325
Bismuth Iodosubgallate	1310	BMY-28100-03-800	325
Bismuth oxychloride	1466	BMY-28142	283
Bismuth oxyiodide	1309	BMY-28167 [E form]	325
bismuth oxyiodogallate	1310	BMY-28488	280
Bismuth Potassium Tartrate	1468	BMY-30120	595
Bismuth Sodium Tartrate	1469	BO-2727	397
bismuth subchloride	1466	Bonapicillin	229
Bismuth Tribromophenate	1311	Bonomycin	906
bismuth tribromophenol	1311	Bonopen	404
Bismuth tris(2,4,6-tribromophenoxide)	1311	Boots SSD	1436
		boracic acid	1315
bismuth(III) salt of d-camphoric acid ethyl ester	1467	Bor-Cefazol	271
		Borgal	806
bismuthyl chloride	1466	Boric Acid	1315
bismuthyl iodide	1309	2-bornanone	1322
Bispyrithione Magsulfex	997	Bornyl Chloride	1316
Bisspecia	1465	Borofax	1315
(1S,4R,5R,8S)-4-[(Z)-2,4-Bis(trifluoromethyl)styryl]-4,8-dimethyl-2,3-dioxabicyclo[3.3.1]nonan-7-one	1149	Boviclox	374
		Bovizole	85
		BPAS	916

Name and Synonym Index

Bradophen	1307
Bradosol Bromide	1351
Braunol	1427
Braunosan H Disadine DP	1427
Bravavir	1579
Brentan	1069
Brevicidin [as hydrochloride]	703
Brisfirina	364
Brispen	378, 379
Bristaciclina	136, 908
Bristacin	905
Bristagen	176
Bristamox	227
Bristamycin	530
Bristocef	364
Bristopen	416, 417
Britacil	229
Brivudine	1502
BRL-1241	406, 407
BRL-12594	492
BRL-1341	229
BRL-1400	416, 417
BRL-1621	375
BRL-1702	377
BRL-2039	385
BRL-2064	248
BRL-2288	493
BRL-2333	228
BRL-2351	235
BRL-284	399, 462
BRL-3475	251
BRL-39123	1565
BRL-42810	1527
BRL-4910A	621
BRL-804	391
Broact	321
Brobactam	970
Brocillin	462
Brocsil	445
Brodiar	1317
Brodimoprim	142
Brolene Drops	127, 1265, 1429
Brolene Ointment	109, 1348
Bromocyl	917
(±)-trans-7-Bromo-6-chloro-3-[3-(3-hydroxy-2-piperidyl)-acetonyl]-4(3H)-quinazolinone monohydrobromide	1228
5-Bromo-N-(4-chlorophenyl)-2-hydroxybenzamide	999
5-Bromo-N,2-dihydroxybenzamide	917
(2S,5R,6R)-6-Bromo-3,3-dimethyl-7-oxo-4-thia-1-azabicyclo[3.2.0]heptane-2-carboxylic acid	970
N¹-(5-Bromo-4,6-dimethyl-2-pyrimidinyl)sulfanilamide	789
7-Bromo-5-methyl-8-quinolinol	641
1-(5-Bromo-2-pyridyl)-3-[2-(2-pyrdiyl)ethyl]-2-thiourea	1591
Bromosalicylchloranilide	999
5-Bromosalicylhydroxamic Acid	917
5-bromosulfamethazine	789
5-bromovinyl-araU	1579
(E)-5-(2-Bromovinyl)-2'-deoxyuridine	1502
Bronchocillin	423
Broncopen	423
Bropirimine	1503
Brosalamid	917
Brovavir	1579
Broxaldine	500
Broxil	445
Broxykinolin	1317
Broxyquinoline	1317
Brulidine	109, 1348
Brumixol	1015
Bryamycin	699
BTC	1304
BTS	1314
Buciclovir	1504
Buclosamide	1000
Buclosamide, combination with Salicylic Acid	1001
Budoform	106, 1378
Buro-Sol Concentrate	1295
Burow's solution	1295
Butenafine	1002
Butenafine Hydrochloride	1003
Butikacin	161
Butirosin	162
Butirosin A	163
Butirosin B	164
Butirosin Sulfate Dihydrate	165
Butoconazole	1004
Butoconazole Nitrate	1005
3-[(tert-Butylamino)methyl]-4'-chloro-5-[(7-chloro-4-quinolyl)amino]-2-biphenylol	1199
N-(p-tert-Butylbenzyl)-N-methyl-1-naphthalenemethylamine	1002
N-(p-tert-Butylbenzyl)-N-methyl-1-naphthalene-methylamine hydrochloride	1003
4-tert-Butyl-2-chloromercuriphenol	1065
N-Butyl-4-chlorosalicylamide	1000

Name and Synonym Index

N-Butyl-4-chlorosalicylamide combination with o-hydroxybenzoic acid	1001
(2R,4aR,5aR,6S,7S,8R,9S,9aR,10aS)-2-Butyldecahydro-4a,7,9-trihydroxy-6,8-bis-(methylamino)-4H-pyrano-[2,3-b][1,4]benzodioxin-4-one	644
(2R,4aR,5aR,6S,7S,8R,9S,9aR,10aS)-2-Butyldecahydro-4a,7,9-trihydroxy-6,8-bis-(methylamino)-4H-pyrano-[2,3-b][1,4]benzodioxin-4-one sulfate (1:1) (salt) pentahydrate	645
(±)-1-sec-Butyl-4-p-[4-[p-[[(2R*,4S*)-2-(2,4-dichlorophenyl)-2-(1H-1,2,4-triazol-1-ylmethyl)-1,3-dioxolan-4-yl]-methoxy]phenyl]-1-piperazinyl]phenyl]-D²-1,2,4-triazolin-5-one	1054
(±)-1-sec-Butyl-4-[p-[4-[p-[[(2R*,4S*)-2-(2,4-difluorophenyl)-2-(1H-1,2,4-triazol-1-ylmethyl)-1,3-dioxolan-4-yl]-methoxy]phenyl]-1-piperazinyl]-phenyl]-D²,1,2,4-triazolin-5-one	1111
p-tert-Butylphenyl trans-4-(guanidinomethyl)cyclohexanecarboxylate	590
2-(Butylthio)dodecanoic acid bismuth basic salt	1465
BV-araU	1579
BVAU	1579
BW-248U	1485
BW-256	1593
BW-256U87	1593
BW-33-T-57	1558
BW-49-210	144
BW-556C-80	1200
BW-566C	1153, 1200, 1213
BW-566C-80	1153, 1213
BW-61-32	82
BW-759U	1541
BW-A509U	1569, 1601
BW-A515U	1518
Bykomycin	192
C-637	534
C-9333-Go	5
C.I. 37500	53
C.I. 42555	41
C.I. 77766	1391
C.I. Azoic Coupling Component 1	53
C.I. Basic Violet 3	41
C.I. Developer 5	53
C.I. Pigment Red	1391
Cabermox	227
Cabimicina	1048, 1227
Cadexomer Iodine	1318
Cadmium disalicylate	1319
Cadmium Salicylate	1319
cafrolicycline	904
cake alum [as octadecahydrate]	1297
Calciopen K	443
Calcium 10-undecenoate	1007
Calcium 4-(benzoylamino)-2-hydroxybenzoate pentahydrate	915
Calcium benzylpenicillinate	429
Calcium dioxide	1321
Calcium Iodate	1320
Calcium penicillin G	429
Calcium Peroxide	1321
Calcium Propionate	1006
Calcium salt of penicillin G	429
Calcium Undecylenate	1007
Calfspan Tablets	817
Calisaya bark	1164, 1382
Calogreen	1394, 1476
Calomel	1394, 1476
Calthor	376
CAM-807	94
CAM-AQ1	1145, 1211
Camoform	93
Camoform hydrochloride	94
Camolar	1169
Camoquin	1145
Camoquin hydrochloride	1211
2-camphanone	1322
d-Camphocarboxylic Acid Basic Bismuth salt	1470
Campho-Phenique, component of	1322
d-Camphoric acid ethyl ester bismuth salt	1467
Cotrim, component of	1205
Camphor	1322
Candex	1081
Candicidin	1008
Candimon	1008
Candio-Hermal	1081
Canesten	1019
Canifug	1019
Cantrex	185

Name and Synonym Index

Cantricin	1045
Capastat	654, 918
Capitol	1304
Capquin	98, 1159
Capreomycin	654, 918
Capreomycin Disulfate	655, 919
Capreomycin IA	656, 920
Capreomycin IB	657, 921
Caprocin	655, 919
Caprokol	42, 54
caprylic acid	1083
carbacefaclor	401
Carbadox	594
carbamazine	29
carbamide peroxide	1455
p-carbamidobenzenearsonic acid	95
N-Carbamoylarsanilic acid	95
3-(4-Carbamoylpyridylmethyl)-8-oxo-7-(phenylacetamido)-5-thia-1-azabicyclo[4.2.0]-oct-2-ene-2-carboxylic acid	259
N-carbamylarsanilic acid	95
Carbapen	248
Carbarsone	95
Carbecin	248
Carbenicillin	247
Carbenicillin Disodiurn	248
Carbenicillin Indanyl ester	252
Carbenicillin Indanyl Sodium	249
Carbenicillin Phenyl	250
Carbenicillin Phenyl Sodium	251
Carbilazine	29
Carbol-Fuchsin	1009
Carbolic camphor	1417
Carbomycin A	519
Carbomycin B	520
Carbon Tetrachloride	24
8,8'-[Carbonylbis[imino-3,1-phenylenecarbonylimino-(4-methyl-3,1-phenylene)-carbonylimino]]bis-1,3,5-naphthalenetrisulfonic acid hexasodium salt	83
Carb-O-Sep	95
Carbostibamide	90, 1284
p-Carboxyacetanilide	1483
[6R-[6α,7β(R*)]]-1-[[2-Carboxy-7-[[[[(5-carboxy-1H-imidazol-4-yl)carbonyl]amino]-phenylacetyl]amino]-8-oxo-5-thia-1-azabicyclo[4.2.0]oct-2-en-3-yl]methyl]-4-(2-sulfoethyl)-pyridinium hydroxide inner salt	316
[6R-[6α,7β(R*)]]-1-[[2-Carboxy-7-[[[[(5-carboxy-1H-imidazol-4-yl)-carbonyl]amino]phenylacetyl]-amino]-8-oxo-5-thia-1-azabicyclo-[4.2.0]oct-2-en-3-yl]methyl]-4-(2-sulfoethyl)pyridinium hydroxide inner salt monosodium salt	317
N-(2-carboxy-3,3-dimethyl-7-oxo-4-thia-1-azabicyclo[3.2.0]-hept-6-yl)-2-phenylmalonamic acid 1-(5-indanyl) ester	252
[4R-[4α,5β,6β(R*)]]-6-[[2-Carboxy-6-(1-hydroxyethyl)-4-methyl-7-oxo-1-azabicyclo-[3.2.0]hept-2-en-3-yl]thio]-6,7-dihydro-5H-pyrazolo[1,2a]-[1,2,4]triazol-4-ium hydroxide inner salt	246
7-[[Carboxy(4-hydroxyphenyl)-acetyl]amino]-7-methoxy-3-[[(1-methyl-1H-tetrazol-5-yl)thio]methyl]-8-oxo-5-oxa-1-azabicyclo[4.2.0]oct-2-ene-2-carboxylic acid	410
7-[[Carboxy(4-hydroxy phenyl)acetyl]amino]-7-methoxy-3-[[(1-methyl-1H-tetrazol-5-yl)thio]methyl]-8-oxo-5-oxa-1-azabicyclo-[4.2.0]oct-2-ene-2-carboxylic acid disodium salt	411
[2S-(2α,3β,4β)]-2-Carboxy-4-(1-methylethenyl)-3-pyrrolideneacetic acid	45
(6R-trans)-1-[[2-Carboxy-8-oxo-7[(2-thienylacetyl)amino]-5-thia-1-azabicyclo[4.2.0]oct-2-en-3-yl]-methyl]pyridinium inner salt	358
[2S-(2α,5α,6β)]-6-[(Carboxyphenyl-acetyl)amino]-3,3-dimethyl-7-oxo-4-thia-1-azabicyclo[3.2.0]-heptane-2-carboxylic acid	247
[2S-(2α,5α,6β)]-6-[(Carboxy-phenylacetyl)amino]-3,3-dimethyl-7-oxo-4-thia-1-azabicyclo[3.2.0]heptane-2-carboxylic acid disodium salt	248
[2S-(2α,5α,6β)]-6-[(Carboxy-phenylacetyl)amino]-3,3-dimethyl-7-oxo-4-thia-1-azabicyclo[3.2.0]heptane-2-carboxylic acid phenyl	250

Name and Synonym Index

[2S-(2α,5α,6β)]-6-[(Carboxyphenylacetyl)amino]-3,3-dimethyl-7-oxo-4-thia-1-azabicyclo[3.2.0]heptane-2-carboxylic acid phenyl sodium	251	Cefacetrile	351
		Cefacidal	271
		Cefaclor	255
		Cefaclor [anhydrous]	256
		Cefa-Drops	257
[2S-(2α,5α,6β)]-6-[[(3-Carboxy-2-quinoxalinyl)carbonyl]amino]-3,3-dimethyl-7-oxo-4-thia-1-azabicyclo[3.2.0]-heptane-2-carboxylic acid	463	Cefadros	355
		Cefadroxil	257
		Cefadroxil Hemihydrate	258
		Cefadyl	364
		Cefa-Iskia	354
[2S-(2α,5α,6β)]-6-[(Carboxy-3-thienylacetyl)amino]-6-methoxy-3,3-dimethyl-7-oxo-4-thia-1-azabicyclo-[3.2.0]heptane-2-carboxylic acid	486	Cefalonium	259
		Cefaloram	260
		Cefaloridin	358
		Cefalotin	359, 361
		Cefaloto	355
[2S-[2α,5α,6β(S*)]]-6-[(Carboxy-3-thienylacetyl)amino]-3,3-dimethyl-7-oxo-4-thia-1-azabicyclo[3.2.0]heptane-2-carboxylic acid	490	Cefam	262
		Cefamandole	261
		Cefamandole Nafate	262
		Cefamandole Sodium	263
		Cefamar	349
[2S-[2α,5α,6β(S*)]]-6-[(Carboxy-3-thienylacetyl)amino]-3,3-dimethyl-7-oxo-4-thia-1-azabicyclo[3.2.0]heptane-2-carboxylic acid disodium salt	493	Cefamedin	271
		Cefamezin	271
		Cefamox	257
		Cefanex	355
		Cefaparole	264
[2S-[2α,5α,6β(S*)]]-6-[(Carboxy-3-thienylacetyl)amino]-3,3-dimethyl-7-oxo-4-thia-1-azabicyclo[3.2.0]heptane-2-carboxylic acid monosodium salt	494	Cefaperos	265
		Cefaseptin	355
		Cefatrexyl	364
		Cefatrizine	265
		Cefazaflur	266
Cardomec	44	Cefazaflur Sodium	267
Cardotek 30	44	Cefazedone	268
Carfecillin	250	Cefazedone Sodium	269
carfecillin sodium	251	Cefazil	271
Cargosil	1485	Cefazina	271
Caricide	29	Cefazine	347
Carindacillin	252	Cefazolin	270
Carindacillin Sodium	249	Cefazolin Sodium	271
Carindapen	249	Cefazone	303
Carnidazole	1217	Cefbuperazone	272
Carofur	577	Cefcanel	273
Caroid	63	Cefcanel Daloxate	274
Carumonam	253	Cefcapene	276
Carumonam Sodium	254	Cefcapene Pivoxil	277
Carvacrol	25, 1323	Cefcapene Pivoxil free acid	276
catenulin	197	Cefclidin	278
CB-10615	569	Cefdaloxime	279
CB-11380	568	Cefdinir	280
CC-2481	26	Cefditoren	281
CCI-15641	347	Cefditoren Pivoxil	282
Ceclor	255	Cefepime	283
Cedol	262	Cefepime Hydrochloride	284
Ceepryn	1328	Cefetamet	285

Name and Synonym Index

Cefetecol	286	Cefpiramide	318
Cefetrizole	287	Cefpiramide Sodium	319
Cefibacter	355	Cefpiran	319
Cefiran	262	Cefpirome	320
Cefivitril	288	Cefpirome Sulfate	321
Cefixime	289	Cefpodoxime	322
Cefixoral	289	Cefpodoxime Proxetil	323
Cefizox	342	Cefprozil [anhydrous]	324
Cef-Lak	364	Cefprozil Monohydrate	325
Ceflorin	358	Cefquinome Sulfate	326
Cefluprenam	290	Cefracycline	136, 908
Cefmax	292	Cefradex	365
Cefmenoxime	291	cefradine	365
Cefmenoxime Hydrochloride	292	Cefrag	365
Cefmetazole	293	Cefro	365
Cefmetazole Sodium	294	Cefrom	321
Cefmetazon	294	Cefrotil	327
Cefminox	295, 296	Cefroxadine	328
Cefminox Sodium Salt	297	Cefspan	289
Cefobid	303	Cefsulodin	329
Cefobine	303	Cefsulodin Sodium	330
Cefobis	303	Cefsulodin sodium	330
Cefodie	301	Cefsumide	331
Cefodizime	298	Ceftazidime Pentahydrate	332
Cefodizime Disodium Salt	299	Ceftenon	309
Cefodox	323	Cefteram	333
Cefogram	303	ceftetrame	333
Cefomonil	330	Ceftezole	334
Cefoneg	303	Ceftibuten	335
Cefonicid	300	Ceftim	332
Cefonicid Sodium	301	Ceftin	347
Cefoperazone	302	Ceftiofur	336
Cefoperazone Sodium	303	Ceftiofur Hydrochloride	337
Cefoprim	349	Ceftiofur Sodium	338
Ceforal	257	Ceftiolene	339
Ceforanide	304	Ceftioxide	340
Cefoselis	305	Ceftix	342
Cefosint	303	Ceftizon	342
Cefotan	308, 309	Ceftizoxime	341
Cefotax	307	Ceftizoxime Sodium	342
Cefotaxime	306	ceftriaxone	343
Cefotaxime Sodium	307	Ceftriaxone	343
Cefotetan	308	Ceftriaxone Sodium	344
Cefotetan Disodium	309	Cefumax	349
Cefotiam	310	Cefuracetime	345
Cefotiam Dihydrochloride	311	Cefurax	347
Cefoxazole	312	Cefurex	349
Cefoxitin	313	Cefurin	349
Cefoxitin Sodium	314	Cefuroxime	346
Cefoxitin sodium salt	314	Cefuroxime Axetil	347
Cefozopran	315	Cefuroxime Pivoxetil	348
Cefpimizole	316	Cefuroxime Sodium	349
Cefpimizole Sodium	317	Cefuzonam	350

Name and Synonym Index

Cefzil	325	Cer	358
Celbenin	406, 407	Cer-O-Cillin Sodium	438
Celex	365	Certomycin	196
Celgosivir Hydrochloride	1505	Cesol	69
Celiomycin	710, 966	Cesporan	365
Celospor	352	Cestocide	55
Celpillina	406, 407	Cetacillin	462
Cemado	262	Cetalkonium Chloride	1324
Cemandil	262	Cetamide Ointment	791
Cemastin	359, 361	Cetampin	231
Cemix	292	Cetapred Ointment,	
Cenomycin	314	component of	791
Centraureo	102, 880	Cethexonium Bromide	1326
Centurina	457, 458	Cethexonium Chloride	1325
Cepacilina	426, 428	Cetol	1324
Cepacol	1328	cetyldimethylbenzylammonium	
Cepaloridin	358	chloride	1324
Cepalorin	358	Cetylpuridinium Chloride	1327
Cepan Darvilen	309	Cetylpuridinium Chloride	
Cephacetrile	351	[anhydrous]	1328
Cephacetrile Sodium	352	Cex	355
cephadrine dihydrate	366	CEZ	270
Cephaeline	96	CG-B3Q	334
cephaeline methyl ether	112	CGP-14221/E	311
Cephalexin	355	CGP-4540	5
Cephalexin Hydrochloride	356	CGP-6140	4
Cephalexin Monohydrate	355	CGP-7174/E	330
Cephaloglycin	356	CGP-9000	328
Cephaloglycin [anhydrous]	357	CH-3635	1453
Cephaloridine	358	chameleon mineral	1424
Cephalosporin C	359	Channing's solution	1426
cephalosporin N	435	Chemcef	307
Cephalothin	360	Chemicetina	210, 1286
Cephalothin Sodium	361	Chemiofuran	584
Cephapirin	362	Chemipen	445
Cephapirin Benzathine	363	Chemodyn	772
Cephapirin Sodium	364	Chemofuran	585, 1406
Cephapirin sodium	364	Chemotrim	822
Cephation	359, 361	Chephalotin	359, 361
Cephoral	289	Chibroxin	745
Cephos	257	Chibroxine	745
Cephradine	365	Chibroxol	745
Cephradine Dihydrate	366	Chimono	740
Cephradine Monohydrate	367	China oil	1303
Ceporacin	359, 361	Chinese red	1391
Ceporan	358	chinocide	1196
Ceporex	354	Chinoform	106, 1378
Ceporexin	354	Chinofungin	1130
Ceporexine	355	chinoleine	1197
Ceporin	358	Chinosol	1370
Cepovenin	359, 361	Chirata	1156
Cepravin D.C.	259	chirayita	1156
Cequartyl	1304	Chiretta	1156

Name and Synonym Index

Chlorambon	213, 1288	1-p-Chlorobenzyl-2-methylbenzimidazole	1011
Chloramex	210, 1286		
chloramine	774	1-p-Chlorobenzyl-2-methylbenzimidazole hydrochloride	1012
Chloramine B	773		
Chloramine T	774		
Chloramphenicol	210, 1286	[1-[1-[o-[(m-Chlorobenzyl)oxy]phenyl]vinyl]imidazole	1022
Chloramphenicol Arginine Succinate	211, 1287	[1-[1-[o-[(m-Chlorobenzyl)oxy]phenyl]vinyl]imidazole hydrochloride	1023
Chloramphenicol Mono-succinate Arginine Salt	211, 1287		
Chloramphenicol Mono-succinate Sodium Salt	212, 1290	(±)-1-[o-Chloro-α-(5-chloro-2-benzofuranyl)benzyl]imidazole	993
Chloramphenicol Palmitate	213, 1288	3-Chloro-4-(3-chloro-2-nitrophenyl)pyrrole	1106
Chloramphenicol Pantothenate, Calcium complex (4:1)	214, 1289	Chlorocid	210, 1286
		Chlorocresol	1334
Chloramphenicol Pantothenate Complex	1289	4-Chloro-m-cresol	1334
		6-chloro-m-cresol	1334
Chloramphenicol Sodium Succinate [sterile]	1290	(±)-1-[p-Chloro-β-[(2,6-dichlorobenzyl)oxy]phenethyl]imidazole	1090
Chlorasept 2000	1330		
Chloraseptine	774	(±)-1-[p-Chloro-β-[(2,6-dichloro-benzyl)oxy]phenethyl]imidazole mononitrate	1091
Chlorasol	210, 1286		
Chlorazene	774		
chlorazine	1168	5-Chloro-2-(2,4-dichloro-phenoxy)phenol	1453
chlorazodin	1333		
Chlorazone	774	5-Chloro-N-(3,4-dichloro-phenyl)-2-hydroxy benzamide	1451
Chlorbetamide	97		
Chlorbismol	1466	5-Chloro-2',3'-dideoxy-3'-fluorouridine	1568
Chlordantoin	1010		
Chloreal	1442	5-Chloro-2-[p-(2-diethylamino-ethoxy)phenyl]benzothiazole	1049
Chlorguanide	1157		
Chlorguanide Hydrochloride	1158	6-Chloro-9-[[4-(diethylamino)-1-methylbutyl]amino]-2-methoxyacridine	74, 1189, 1191
chlorguanide triazine	1168		
Chlorhexamed	1331		
Chlorhexidine	1329	6-Chloro-9-[[4-(diethyl-amino)-1-methylbutyl]-amino]-2-methoxyacridine dihydrochloride dihydrate	75, 1190
Chlorhexidine Acetate	1330		
Chlorhexidine Gluconate	1331		
Chlorhexidine Hydrochloride	1332		
Chlorhexidine Phosphanilate	595	6-Chloro-9-[[4-(diethylamino)-1-methylbutyl]amino]-2-methoxyacridine monomethane-sulfonate monohydrate	76
Chloricol	210, 1286		
Chloridin	1188, 1267		
Chlorisept	1020, 1339		
Chlormidazole	1011	7-Chloro-4-[[4-(diethylamino)-1-methylbutyl]amino]quinoline	98, 1159
Chlormidazole Hydrochloride	1012		
3-(p-Chloroanilino)-10-(p-chloro-phenyl)-2,10-dihydro-2-(isopropyl-imino)phenazine	501, 922	7-Chloro-4-[[4-(diethylamino)-1-methylbutyl]amino]quinoline dihydrochloride	99, 1160
Chloroazodin	1333	7-Chloro-4-[[4-(diethylamino)-1-methylbutyl]amino]quinoline diphosphate	100, 1161
N-Chlorobenzenesulfonamide sodium salt	773		
6-Chloro-1,2-benziso-thiazolin-3-one	640, 1126	5-Chloro-7-[[[3-(diethylamino)-propyl]amino]methyl]-8-quinolinol	104

Name and Synonym Index

5-Chloro-7-[[[3-(diethylamino)propyl]amino]methyl]-8-quinolinol dihydrochloride 105

7-Chloro-4-(dimethylamino)-1,4,4a,5,5a,6,11,12a-octahydro-3,6,10,12,12a-pentahydroxy-1,11-dioxo-2-naphthacene-carboxamide 883

7-Chloro-4-(dimethylamino)-1,4,4a,5,5a,6,11,12a-octahydro-3,6,10,12,12a-pentahydroxy-1,11-dioxo-2-naphthacenecarboxamide hydrochloride 884

7-Chloro-4-(dimethylamino)-1,4,4a,5,5a,6,11,12a-octahydro-3,6,10,12,12a-pentahydroxy-N-(hydroxymethyl)-6-methyl-1,11-dioxo-2-naphthacenecarboxamide 882

7-Chloro-4-(dimethylamino)-1,4,4a,5,5a,6,11,12a-octahydro-3,6,10,12,12a-pentahydroxy-6-methyl-1,11-dioxo-2-naphthacenecarboxamide 102, 880

7-Chloro-4-(dimethylamino)-1,4,4a,5,5a,6,11,12a-octahydro-3,6,10,12,12a-pentahydroxy-6-methyl-1,11-dioxo-2-naphthacenecarboxamide monohydrochloride 103, 881

7-Chloro-4-(dimethylamino)-1,4,4a,5,5a,6,11,12a-octahydro-3,6,10,12,12a-pentahydroxy-6-methyl-1,11-dioxo-2-naphthacenecarboxamide bisulfate 1218

7-Chloro-4-(dimethylamino)-1,4,4a,5,5a,6,11,12a-octahydro-3,6,10,12,12a-pentahydroxy-6-methyl-1,11-dioxo-2-naphthacene carboxamide monohydrochloride 1219

7-Chloro-4-(dimethylamino)-1,4,4a,5,5a,6,11,12a-octahydro-3,5,10,12,12a-pentahydroxy-6-methylene-1,11-dioxo-2-naphthacenecarboxamide 891

7-Chloro-4-(dimethylamino)-1,4,4a,5,5a,6,11,12a-octahydro-3,5,10,12,12a-pentahydroxy-6-methylene-1,11-dioxo-2-naphthacenecarboxamide mono-(5-sulfosalicylate) (salt) 892

N^1-(5-Chloro-2,6-dimethyl-4-pyrimidinyl)sulfanilamide 795

1-(o-Chloro-α,α-di[phenylbenzyl)imidazole 1019

[2S-[2α,5α,6β(S*)]]-6-[[[3-(2-Chloro-6-fluorophenyl)-5-methyl-4-isoxazolyl]carbonyl]amino]-3,3-dimethyl-7-oxo-4-thia-1-azabicyclo[3.2.0]heptane-2-carboxylic acid 385

[2S-[2α,5α,6β(S*)]]-6-[[[3-(2-Chloro-6-fluorophenyl)-5-methyl-4-isoxazolyl]carbonyl]amino]-3,3-dimethyl-7-oxo-4-thia-1-azabicyclo[3.2.0]heptane-2-carboxylic acid sodium salt 386

chloroguanide 1157

Chloro(o-hydroxyphenyl)mercury 1389

(S)-2-(3-Chloro-4-hydroxyphenyl)-N-[N^2-[(2Z,4Z)-2,4-octadienoyl]-(S)-asparaginyl-(2S,3S)-3-hydroxyasparaginyl-(R)-2-(p-hydroxyphenyl)glycyl-(R)-ornithyl-(2R,3R)-allothreonyl-2-(p-hydroxyphenyl)glycyl-2-(p-hydroxy-phenyl)-glycyl-(2S,3S)-allothreonyl-(S)-phenylalanyl-(R)-ornithyl-(S)-2-[p-(α-D-mannopyranosyloxy)phenyl]glycyl-(2R,3R)-allo-threonyl-(S)-2-(p-hydroxyphenyl)glycylglycyl-(S)-leucyl-(R)-alanyl]glycine-ψ_2-lactone 686

(S)-2-(3-Chloro-4-hydroxyphenyl)-N-[N^2-[(2Z,4Z)-2,4-octadienoyl]-(S)-asparaginyl-(2S,3S)-3-hydroxyasparaginyl-(R)-2-(p-hydroxyphenyl)glycyl-(R)-ornithyl-(2R,3R)-allothreonyl-2-(p-hydroxyphenyl)-glycyl-2-(p-hydroxyphenyl)-glycyl-(2S,3S)-allothreonyl-(S)-phenylalanyl-(R)-ornithyl-(S)-2-[p-[(2-O-α-D-mannopyranosyl-α-D-mannopyranosyl)oxy]phenyl]-glycyl-(2R,3R)-allothreonyl-(S)-2-(p-hydroxyphenyl)-glycylglycyl-(S)-leucyl-(R)-alanyl]glycine-ψ_2-lactone 685

Name and Synonym Index

(S)-2-(3-Chloro-4-hydroxyphenyl)-N-[N²-[(2Z,4Z)-7-methyl-2,4-octadienoyl]-(S)-asparaginyl-(2S,3S)-3-hydroxyasparaginyl-(R)-2-(p-hydroxyphenyl)glycyl-(R)-ornithyl-(2R,3R)-allothreonyl-2-(p-hydroxyphenyl)glycyl-2-(p-hydroxy-phenyl)-(S)-phenyl-alanylglycyl-(2S,3S)-allo-threonyl-(S)-phenyl-alanyl-(R)-ornithyl-(S)-2-[p-[(2-O-α-D-mannopyranosyl-α-D-mannopyranosyl(oxy)phenyl]-glycyl-(2R,3R)-allothreonyl-(S)-2-(p-(hydroxyphenyl)glycyl-glycyl-(S)-leucyl-(R)-alanyl]glycine-ψ₂-lactone   687

(S)-2-(3-Chloro-4-hydroxyphenyl)-N-[N²-[(2Z,4Z)-7-methyl-2,4-octadienoyl]-(S)-asparaginyl-(2S,3S)-3-hydroxyasparaginyl-(R)-2-(p-hydroxyphenyl)glycyl-(R)-ornithyl(2R,3R)-allothreonyl-2-(p-hydroxyphenyl)glycyl-2-(p-hydroxyphenyl)glycyl(2S,3S)-allothreonyl-(S)-phenyl-alanyl-(R)-ornithyl-(S)-2-[p-(α-D-mannopyranosyloxy)-phenyl]glycyl-(2R,3R)-allothreonyl-(S)-2-(p-hydroxyphenyl) glycylglycyl-(S)-leucyl-(R)-alanyl]glycine-ψ₂-lactone   688

(S)-2-(3-Chloro-4-hydroxyphenyl)-N-[N²-[(2Z,4Z)-8-methyl-2,4-nonadienoyl]-(S)-asparaginyl-(2S,3S)-3-hydroxyasparaginyl-(R)-2-(p-hydroxyphenyl)glycyl-(R)-ornithyl-(2R,3R)-allothreonyl-2-(p-hydroxyphenyl) glycyl-2-(p-hydroxyphenyl)glycyl-(2S,3S)-allothreonyl-(S)-phenylalanyl-(R)-ornithyl-(S)-2-[p-(α-D-mannopyranosyloxy)phenyl]glycyl-(2R,3R)-allothreonyl-(S)-2-(p-hydroxyphenyl)-glycylglycyl-(S)-leucyl-(R)-alanyl]glycine-ψ₂-lactone   690

(S)-2-(3-Chloro-4-hydroxyphenyl)-N-[N²-[(2Z,4Z)-8-methyl-2,4-nonadienoyl]-(S)-asparaginyl-(2S,3S)-3-hydroxyasparaginyl-(R)-2-(p-hydroxy-phenyl)glycyl-(R)-ornithyl-(2R,3R)-allothreonyl-2-(p-hydroxyphenyl) glycyl-2-(p-hydroxyphenyl)glycyl-(2S,3S)-allothreonyl-(S)-phenylalanyl-(R)-ornithyl-(S)-2-[p-[(2-O-α-D-manno-pyranosyl-α-D-mannopyranosyl)oxy]-phenyl]glycyl-(2R,3R)-allothreonyl-(S)-2-(p-hydroxyphenyl)glycylglycyl-(S)-leucyl-(R)-alanyl]glycine-ψ₂-lactone   689
chloroiodoquin   1378
5-Chloro-7-iodo-8-quinolinol   106
5-Chloro-7-iodoquinolin-8-ol   1378
Chlorolifarina   1288
1-[(6-Chloro-2-methoxy-9-acridinyl)amino]-3-(diethyl-amino)-2-propanol dihydrochloride   1208
4-[6-(2-Chloro-4-methoxy-phenoxy)hexyl]-3,5-heptanedione   1497
6-(2-Chloro-4-methoxy-phenoxy)hexylphosphonic acid diethyl ester   1536
α-(Chloromethyl)-2-methyl-5-nitro-1H-imidazole-1-ethanol   1411
Chloromethyl 5-nitro-2-furyl ketone   570, 1078
2-chloromercuriophenol   1389
Chloromycetin   210, 1286
2-[[o-Chloro-α-(nitromethyl)-benzyl]thio]ethylamine   1079
2-[[o-Chloro-α-(nitromethyl)-benzyl]thio]ethylamine monohydrochloride   1080
Chloropal   213, 1288
4-Chlorophenol   1414
p-chlorophenol   1414
chlorophenoxamide   101
1-(p-Chlorophenoxy)-1-imidazol-1-yl-3,3-dimethyl-2-butanone   1018
1-[(4-Chlorophenoxy)methyl]-3,4-dihydroisoquinoline   1528
1-[(4-Chlorophenoxy)methyl]-3,4-dihydroisoquinoline monohydrochloride   1529
D-6-[2-[2-(p-Chlorophenoxy)-2-methylpropionamido]-2-phenyl-acetamido]-3,3-dimethyl-7-oxo-4-thia-1-azabicyclo[3.2.0]-heptane-2-carboxylic acid   383
6-[[p-(p-Chlorophenoxy)-phenoxy]methyl]-1-hydroxy-4-methyl-2(1H)-pyridone   1107
3-(4-Chlorophenoxy)-1,2-propanediol   1013
N-(4-Chlorophenyl)-N'-[4-chloro-3-(trifluoromethyl) phenyl]urea   1337

Name and Synonym Index

2-[trans-4-(p-Chlorophenyl)cyclohexyl]-3-hydroxy-1,4-naphthoquinone	1153, 1200, 1213
cis-1-[2-(p-Chlorophenyl)-3-(2,4-dichlorophenyl)-2,3-epoxypropyl]-1H-1,2,4-triazole	985
(±)-1-[4-(p-Chlorophenyl)-2-[(2,6-dichlorophenyl)thio]butyl]imidazole	1004
(±)-1-[4-(p-Chlorophenyl)-2-[(2,6-dichlorophenyl)thio]butyl]imidazole mononitrate	1005
(±)-α-[(E)-4-(o-Chlorophenyl)-1,3-dithiolan-2-ylidene]-imidazole-1-acetonitrile	1057
1-(p-Chlorophenyl)-5-isopropyl biguanide	1157
1-(p-Chlorophenyl)-5-isopropyl biguanide hydrochloride	1158
(6R,7R)-7-[3-(o-Chlorophenyl)-5-methyl-4-isoxazolecarboxamido]-3-(hydroxymethyl)-8-oxo-5-thia-1-azabicyclo[4.2.0]oct-2-ene-2-carboxylic acid acetate (ester)	312
[2S-(2α,5α,6β)]-6-[[[3-(2-Chloro-phenyl)-5-methyl-4-isoxazolyl]carbonyl]amino]-3,3-dimethyl-7-oxo-4-thia-1-azabicyclo[3.2.0]heptane-2-carboxylic acid	373
[2S-(2α,5α,6β)]-6-[[[3-(2-Chlorophenyl)-5-methyl-4-isoxazolyl]carbonyl]amino]-3,3-dimethyl-7-oxo-4-thia-1-azabicyclo[3.2.0]heptane-2-carboxylic acid benzathine salt	374
[2S-(2α,5α,6β)]-6-[[[3-(2-Chlorophenyl)-5-methyl-4-isoxazolyl]carbonyl]amino]-3,3-dimethyl-7-oxo-4-thia-1-azabicyclo[3.2.0]heptane-2-carboxylic acid sodium salt monohydrate	375
(p-Chlorophenyl)-2-thienyl-iodonium chloride	643
Chloroptic	210, 1286
N¹-(6-Chloro-3-pyridazinyl)-sulfanilamide	792
N¹-(6-Chloro-3-pyridazinyl)-sulfanilamide sodium salt	793
chloroquinaldol	1336
Chloroquine	98, 1159
Chloroquine Dihydrochloride	99, 1160
Chloroquine Diphosphate	100, 1161
5-Chloroquinolin-8-ol	1339
4-[(7-Chloro-4-quinolinyl)-amino]-α-(diethylamino)-o-cresol	1210
4-[(7-Chloro-4-quinolinyl)-amino]-α-(diethylamino)-o-cresol hydrochloride	1211
5-Chloro-8-quinolol	1020
4-[(7-Chloro-4-quinolyl)amino]-α-(diethylamino)-o-cresol	1144
4-[(7-Chloro-4-quinolyl)amino]-α-(diethylamino)-o-cresol dihydrochloride dihydrate	1145
2-[[4-[(7-Chloro-4-quinolyl)amino]-pentyl]ethylamino]ethanol	1174
2-[[4-[(7-Chloro-4-quinolyl)amino]-pentyl]ethylamino]ethanol sulfate (1:1) (salt)	1175
4-[(7-Chloro-4-quinolyl)amino]-α-1-pyrrolidinyl-o-cresol	1146
7-chlorotetracycline	102, 880
(S)-8-Chloro-4,5,6,7-tetrahydro-5-methyl-6-(3-methyl-2-butenyl)imidazo-[4,5,1-jk][1,4]benzo-diazepine-2(1H)-thione	1588
5-Chloro-2-thienyl imidazolylmethyl ketone	1141
5-Chloro-2-thienyl imidazolylmethyl ketone hydrochloride	1142
N-Chloro-p-toluenesulfonamide trihydrate	774
7-Chloro-2',4,6-trimethoxy-6'β-methylspiro[benzofuran-2(3H),1'-[2-cyclohexene]-3,4'-dione	1047
endo-2-Chloro-1,7,7-trimethyl bicyclo[2.2.1]heptane	1316
Chloroxylenol	596, 1335
4-Chloro-3,5-xylenol	596, 1335
Chlorphenesin	1013
Chlorphenoxamide	101
Chlorproguanil	1162
Chlorproguanil Hydrochloride	1163
Chlorquinaldol	1336
chlorquinol	1364
Chlortetracycline	102, 880
Chlortetracycline Bisulfate	1218
Chlortetracycline Hydrochloride	103, 881, 1219

Name and Synonym Index

chondodendrine	1154	Cilleral	230
CHO-Val-Gly-Ala-D-Leu-Ala-D-Val-Val-D-Val-Trp-D-Leu-Trp-D-Leu-Trp-D-Leu-Trp-NHCH$_2$CH$_2$OH	668	Cillimycin	516
		Cilofungin	1016
		Ciloxan	723
CHP	595	Cimedone	507, 868
CHQ	1364	Cinchona	1164
Chromargyre	1388	Cinchona bark	1164
chromotrichia factor	1285	Cinchona bark.	1382
Chrusomykine	102	(8α,9R)-Cinchonan-9-ol	1165
Chrysomykine	880	(9S)-Cinchonan-9-ol	1166
CHX-3311	1511, 1513	Cinchonidine	1165
CI-100	499, 864	Cinchonine	1166
CI-301	94	cinchovatine	1165
CI-337	991	(E)-N-Cinnamyl-N-methyl-1-naphthalenemethylamine	1072
CI-416	89	(E)-N-Cinnamyl-N-methyl-1-naphthalenemethylamine hydrochloride	1073
CI-433	105		
CI-501	1169		
CI-556	498, 862, 1143	Cinobac	721
CI-636	796	Cinopenil	407
CI-642	165	Cinopenil	406
CI-673	1595	Cinoxacin	721
CI-808	1596	Cipamfylline	1509
CI-808 sodium	1597	Ciprinol	723
CI-897	1199	Cipro	723
CI-919	730	Cipro IV	722
CI-960	724, 725	Ciprobay	723
CI-960 HCl	725	Ciprofloxacin	722
CI-978	761	Ciprofloxacin Monohydrochloride Monohydrate	723
CI-22850	1282		
Ciadox	143	Ciproxan	723
Ciba 10370	792	Ciproxin	723
Ciba 11925	124	Cisconazole	1017
Ciba 32644-Ba	57	Citenazone	1510
Ciba 36278-Ba	352	Citosarin	376
Cibazol	852	Citramin	617
ciclacillin	376	CL-186-815	246
Ciclobiotic	894	CL-5279	1209
Ciclochem	1015	CL-12625	1074
Ciclolysal	890	CL-13494	823
Ciclopirox	1014	CL-13900	1266
Ciclopirox Olamine	1015	CL-40881	930
Ciclotropium Bromide	218	CL-118523	350
Cicloxolone	1506	CL-227193	448
Cidofovir	1507	CL-284635	289
Cidofovir [anhydrous]	1508	CL-298741	484, 981
Cidomycin	176	CL-307579	485, 982
Ciflox	723	Claforan	307
Cilastatin	971	Clamoxyl	105, 228
Cilastatin Sodium	972	Clamoxyquin	104
Cilicaine	433, 434	Clamoxyquin Hydrochloride	105
Cilifor	358	Claramid	549
Cillenta	426, 428	Clarithromycin	521

Name and Synonym Index

Clathromycin	521	Clortetrin	884
Clavulanic Acid	368	Closina	600
Clavulanic acid	973	Clotrimazole	1019
Clavulanic Acid Potassium Salt, combined with Ticarcillin Disodium	369, 974	Cloxacillin	373
		Cloxacillin Benzathine	374
		Cloxacillin Sodium Monohydrate	375
clefamide	101	Cloxapen	375
Clemizole Penicillin	370	cloxiquine	1339
Cleocin	510	Cloxypen	375
Cleocin HCl	511	Cloxyquin	1020, 1339
Cleocin Pediatric	513	CM-8282	1088
Cleocin Phosphate	514	CM-31916	338
Cleocin T	514	CMT	261
Cliacil	443	CN-14,329-23A	1169
Climbazole	1018	CN-15,757	991
Clinafarm	1035	CN-1883	498, 862, 1143
Clinafloxacin	724	CN-3123	835
Clinafloxacin Hydrochloride	725	CN-17900-2B	105
Clindamycin	510	Coactin	225
Clindamycin Hydrochloride Monohydrate	511	coal tar	1340
		Coal tar creosote	1340
Clindamycin Palmitate	512	Coaxin	359, 361
Clindamycin Palmitate Hydrochloride	513	Coban	1071, 1248
		Cobantril	71
Clindamycin Phosphate	514	Coco-Diazine	797
Clinimycin	899	Coco-Quinine	1194
Clinofug	886	CoFram	835
Clioquinol	106, 1378	cogomycin	1045
Cliquinol	106, 1378	Colepur	1317
Clitizina	933	Colistin	658
Clociguanil	1167	Colistin Sodium Methanesulfonate	659
Clodantoin	1010	Colistin Sulfate	660
Clofazimine	501, 922	Collubiazol	794
Clofoctol	597	Collyrium Eye Wash, component of	1437, 1445
Clofucarban	1337		
clometacillin	371	Colo-Pleon	849
clomethacillin	371	Coltirot	707
Clometicillin	371	Combantrin	71
Clometicillin Sodium Salt	372	Comox	822
Clomidazole	1011	compd 83405	261
Clomocycline	882	compd 99638	255
clonitrilide	56	Compocillin	431
Clont	1243	Compocillin-V	442
Cloramfen	210, 1286	Compocillin-VK	443
Clorociclin	904	compound 57926	1117
Clorocyn	210, 1286	compound 904	587, 1294
clorofene	1338	Compound S	1569, 1601
Clorolifarina	213	Conoderm	1069
Clorophene	1338	Conofite	1069
Clorox	1438	Conotrane	1366
Clorpactin	1412	conquinine	1192
Clorpactin WCS	1413	Constaphyl	378
Clorpactin XCB	1412	Constphyl	379

Name and Synonym Index

Conteben	958	Crixivan	1548
Coparaffinate	1021	Croconazole	1022
Copper (II) sulfate (1:1)	1345	Croconazole Monohydrochloride	1023
Copper (II) sulfate (1:1) pentahydrate	1344	Crovicina	904
corrosive mercury chloride	1390	Croysulfone	502, 865
corrosive sublimate	1390	Cryptocillin	416, 417
Corsodyl	1331	crystal violet	41
Cort-Quin	106	Crystapen	244
Cosmopen	432	Crysticillin	433, 434
Cosulid	792	Crystoids	42, 54
Cosumix	792	Crytapen	432
co-tetroxazine	149	CS-443	969
co-trifamole	835	CS-533	421
co-trimopxazole	822	CS-807	323
Coumermycin	598	CS-1170	293
Coumermycin Sodium	599	CTZ	334
Coxistat	585, 1406	Culpen	386
CP-10423-16	71	Cupric Sulfate	1344
CP-10423-18	72	Cupric Sulfate [anhydrous]	1345
CP-12574	139, 1281	Cuprimyxin	1024
CP-14445	61	Curling factor	1047
CP-14445-16	62	Curocef	349
CP-15464	252	Curoxim	349
CP-15464-2	249	Cuxacillin	228
CP-15639-2	248	CV-58903	1598
CP-20961	1500	Cyacetacide	923
CP-33994-2	452	Cyanoacetic acid hydrazide	923
CP-45899	472, 977	Cyanoacetic acid (2-quino-	
CP-45899-2	470, 473, 975, 978	xalinylmethylene)hydrazide	
CP-45899-99	471, 976	N^1,N^4-dioxide	143
CP-49952	477, 979	(6R-cis)-7-[[[(Cyanomethyl)-	
CP-52640-2	303	thio]acetyl]amino]-7-methoxy-	
CP-62993	517	3-[[(1-methyl-1H-tetrazol-5-yl)-	
CP-70429	476	thio]methyl]-8-oxo-5-thia-1-	
CP-99219	767	azabicyclo[4.2.0]oct-2-ene-2-	
CP-99219-27	769	carboxylic acid	293
CP-116517-27	717	(6R-cis)-7-[[[(Cyanomethyl)-	
Cravit	747	thio]acetyl]amino]-7-methoxy-	
Creosote	1341	3-[[(1-methyl-1H-tetrazol-5-yl)-	
Creosote, Coal Tar	1340	thio]methyl]-8-oxo-5-thia-1-aza-	
Creosote, Wood	1341	bicyclo[4.2.0]oct-2-ene-2-	
Cresatin	1343	carboxylic acid sodium salt	294
Cresatin Metacresylacetate	1343	(6R,7R)-7-[2-[[(Z)-2-Cyanovinyl]-	
Cresatin-Sulzberger	1343	thio]acetamido]-3-[[(1-methyl-	
Cresol	1342	1H-tetrazol-5-yl)thio]methyl]-8-	
crestomycin	197	oxo-5-thia-1-azabicyclo[4.2.0]-	
m-Cresyl Acetate	1343	oct-2-ene-2-carboxylic acid	288
Cresylic acid	1342	Cyantin	584
cresylol	1342	Cybis	743
Criseociclina	136, 908	Cyclacillin	376
Criseocil	444, 901	Cyclamycin	554
Cristalomicina	185	Cyclapen	376
Cristapen	432	Cyclic heptapeptide related to Viomycin	654

Name and Synonym Index

2-(Cyclohexylcarbonyl)-1,2,3,6,7,11b-hexahydro-4H-pyrazino[2,1-a]-isoquinolin-4-one   69
25-cyclohexyl-5-O-demethyl 25-de(1-methylpropyl)-avermectin A$_{1a}$ 34
6-Cyclohexyl-1-hydroxy-4-methyl-2-(1H)-pyridone   1014
6-Cyclohexyl-1-hydroxy-4-methyl-2-(1H)-pyridone compound with 2-aminoethanol (2:1)   1015
2-(8-Cyclohexyloctyl)-3-hydroxy-1,4-naphthoquinone   1178
(R)-2-Cyclopentene-1-undecanoic acid   506
3-[N-(4-Cyclopentyl-1-piperazinyl)formimidoyl] rifamycin   222, 950
11-Cyclopropyl-5,11-dihydro-4-methyl-6H-dipyrido[3,2-b:2',3'-e]-[1,4]diazepin-6-one   1563
(±)-1-Cyclopropyl-6-fluoro-1,4-dihydro-8-methoxy-7-(3-methyl-1-piperazinyl)-4-oxo-3-quinolinecarboxylic acid   734
(±)-1-Cyclopropyl-6-fluoro-1,4-dihydro-8-methoxy-7-[3-(methylamino)piperidino]-4-oxo-3-quinolinecarboxylic acid   720
1-Cyclopropyl-6-fluoro-1,4-dihydro-5-methyl-7-(3-methyl-1-piperazinyl)-4-oxo-3-quinolinecarboxylic acid   735
(±)-1-Cyclopropyl-6-fluoro-1,4-dihydro-5-methyl-7-(3-methyl-1-piperazinyl)-4-oxo-3-quinolinecarboxylic acid   736
(±)-1-Cyclopropyl-6-fluoro-1,4-dihydro-5-methyl-7-(3-methyl-1-piperazinyl)-4-oxo-3-quinolinecarboxylic acid hydrochloride   737
1-Cyclopropyl-6-fluoro-1,4-dihydro-4-oxo-7-(1-piperazinyl)-3-quinoline carboxylic acid   722
1-Cyclopropyl-6-fluoro-1,4-dihydro-4-oxo-7-(1-piperazinyl)-3-quinolinecarboxylic acid monohydrochloride monohydrate   723
Cyclo[[(2S,4R,6E)-4-methyl-2-(methylamino)-3-oxo-6-octenoyl]-L-valyl-N-methyl-glycyl-N-methyl-L-leucyl-L-valyl-N-methyl-L-leucyl-L-alanyl-D-alanyl-N-methyl-L-leucyl-N-methyl-L-leucyl-N-methyl-L-valyl]   497
(Cyclo(L-valyl-L-ornithyl-L-leucyl-D-phenylalanyl-L-prolyl-L-valyl-L-ornithyl-L-leucyl-D-phenylalanyl-L-prolyl)   669
Cyclobendazole   26
Cycloguanil   1168
cycloguanil embonate   1169
Cycloguanil Pamoate   1169
Cyclomycin   135, 907, 1292
Cyclopar   136, 908
Cycloserine   600, 924
Cymbi   231
CyMel [as dihydrochloride]   1236
Cymelarsan [as dihydrochloride]   1236
Cypip   29
Cystit   584
Cytarabine   1511
Cytarabine Hydrochloride   1512
Cytosar   1511, 1513
Cytosar U   1511, 1513
β-cytosine arabinoside   1511, 1513
Cytovene   1541

d4T   1581
D-20   1168
D 47   1119
D-301   1307
D.M.O.F.   1388
DADDS   498, 862, 1143
DADPS   502, 865
Daktar   1069
Daktarin   1069
Dalacin C   510
Dalacin T   514
Dalacine   510, 511
Dalfopristin   661
Dalnate   1129
Dalysep   810
Danex   1105
Dapsone   502, 865
Daptomycin   662
Daraprim   1188, 1267
Darcil   445
Dardum   303
Datanil   959
DATC   959
Davosin   825

Name and Synonym Index

Dazzle	1438
DB-32	838
DB87	782
DBED Penicillin	426, 428
DDS, diaphenylsulfone	502, 865
Débékacyl	167
deacetoxycefotaxime	285
7-deazaadenosine	963, 1133
debecacin	166
Deblaston	755
Debrox	1455
Dec	30
[3R-(3a,5ab,6b,8ab,9a,10a,12b,12aR*)]-Decahydro-10-methoxy-3,6,9-trimethyl-3,12-epoxy-12H-pyrano[4,3-j]-1,2-dibenzidioxepin	1150
(13aS)-1,2,3,4,4ab,5,6,6a,11bb,13bb-Decahydro-4,4,6ab,9-tetramethyl-13H-benzo[a]furo[2,3,4-mn]-xanthen-11-ol	1116
Decahydro-4a,7,9-trihydroxy-2-methyl-6,8-bis(methyl-amino)-4H-pyrano[2,3-b]-[1,4]benzodioxin-4-one	633, 635
Decahydro-4a,7,9-trihydroxy-2-methyl-6,8-bis(methyl-amino)-4H-pyrano[2,3-b]-[1,4]benzodioxin-4-one dihydrochloride pentahydrate	634
(3R,5aS,6R,8aS,9R,10S,12R,12aR)-Decahydro-3,6,9-trimethyl-3,12-epoxy-12H-pyrano[4,3-j]-1,2-benzo-diozepin-10-ol hydrogen succinate	1152
1,1'-Decamethylene-4,4'-(1,10-decamethylenediimino)-bis[quinaldinium chloride]	1308
1,1'-Decamethylenebis-(4-aminoquinaldinium) chloride	601
4,4'-(Decamethylenediimino)-diquinaldine	628
4,4'-(Decamethylenediimino)-diquinaldine diacetate dihydrate	629
decamine	1346
1,1'-(1,10-Decanediyl)bis-[4-amino-2-methylquinolinium chloride]	1346
N,N'-(1,10-Decanediyldi-1(4H)-pyridinyl-4-ylidene)-bis[1-octanamine]	1409
N,N'-(1,10-Decanediyldi-1(4H)-pyridinyl-4-ylidene)bis-[1-octanamine] dihydrochloride	1410
N-Decanoyl-L-tryptophyl-L-asparaginyl-L-aspartyl-L-threonylglycyl-L-ornithyl-L-aspartyl-D-alanyl-L-aspartyl-glycyl-D-seryl-threo-3-methyl-L-glutamyl-3-anthraniloyl-L-alanine å₁-lactone	662
Decaris	49
[3R-[3a,4a(2R*,3R*),5b,6b(all E)]]-2,4,6,8-Decatetraenedioic acid mono[5-methoxy-4-[2-methyl-3-(3-methyl-2-butenyl)oxiranyl]-1-oxapsiro[2.5]oct-6-yl] ester	115
Decatylen	1346
Declid	1135
Declomycin	883, 884
Decyl(2-hydroxyethyl)-dimethylammonium bromide 1-adamantanecarboxylate	1298
Deflamon	1243
Deflorin	358
Deganol	883
Dehydroemetine	107
2-dehydroemetine	107
2,3-dehydroemetine	107
Dekadin	1346
dekamiln	1346
Delacillin	227
Delavirdine	1514
Delavirdine Mesylate	1515
Delimmun	1549
Deltamycin A_4	519
Delvan	1399
Demavet	1543
Demeclocycline	883
Demeclocycline Hydrochloride	884
Demeso	1543
40-Demethyl-3,7-dideoxo-3,7-dihydroxy-N^{47}-methyl-5-oxocandicidin D methyl ester cyclic 15,19-hemiacetal gedamycin methyl ester	1063, 1241
26-demethyloligomycin A	1087, 1108
Demetraciclina	884
Democonazole	1025
Dendrid	1516, 1583
Denofungin	1026
Denotivir	1517
9-deoxo-9a-methyl-9a-aza-9a-homoerythromycin A	517

Name and Synonym Index

4'-deoxycirramycin A$_1$ 548
[9S(R)]-9-Deoxy-11-deoxy-9,11-[imino[2-(2-methoxyethoxy)-ethylidene]oxy]erythromycin   522
2-Deoxy-4-O-(2,6-diamino-2,6-dideoxy-α-D-gluco-pyranosyl)-D-streptamine   189
(12S,13S)-9-Deoxy12,13-epoxy-12,13-dihydro-9-oxoleucomycin V 3-acetate 4^B-(3-methylbutanoate)   519
12-Deoxyerythromycin   92, 518
2'-Deoxy-5-ethyluridine   1523
1-(2-Deoxy-2-fluoro-β-D-arabinofuranosyl)-5-iodo-2,4(1H,3H)-pyrimidinedione   1532
3'-Deoxy-3'-fluorothymidine   1491
2'-Deoxy-5-fluorouridine   1533
2'-Deoxy-5-iodocytidine   1545
2'-Deoxy-5-iodouridine   1516, 1544, 1546, 1583
2'-Deoxy-5-isopropylurisine   1526
15-deoxylagosin   1041
1-Deoxy-1-(methylamino)-D-glucitol antimonate   1258
O-2-Deoxy-2-(methylamino)-α-L-glucopyranosyl-(1→2)-O-5-deoxy-3-C-(hydroxymethyl)-α-L-lyxofuranosyl-(1→4)-N,N'-bis(aminoiminomethyl)-D-streptamine   168, 925
O-2-Deoxy-2-(methylamino)-α-L-glucopyranosyl-(1→2)-O-5-deoxy-3-C-(hydroxymethyl)-α-L-lyxofuranosyl-(1→4)-N,N'-bis(aminoiminomethyl)-D-streptamine pantothenate   169, 926
O-2-Deoxy-2-(methylamino)-α-L-glucopyranosyl-(1→2)-O-5-deoxy-3-C-(hydroxymethyl)-α-L-lyxofuranosyl-(1→4)-N,N'-bis(aminoiminomethyl)-D-streptamine sesquisulfate   170
O-2-Deoxy-2-(methylamino)-α-L-glucopyranosyl-(1→2)-O-5-deoxy-3-C-(hydroxymethyl)-α-L-lyxofuranosyl-(1→4)-N,N'-bis(aminoiminomethyl)-D-streptamine sulfate (2:3) (salt)   927
O-2-Deoxy-2-(methylamino)-α-L-glucopyranosyl-(1→2)-O-5-deoxy-3-C-(hydroxymethyl)-α-L-lyxofuranosyl-(1→4)-N,N'-bis(aminoiminomethyl)-D-streptamine trihydrochloride   171
O-2-Deoxy-2-(methylamino)-α-L-glucopyranosyl-(1→2)-O-5-deoxy-3-C-formyl-α-L-lyxofuranosyl-(1→4)-N,N'-bis(aminoiminomethyl)-D-streptamine   203, 952
O-2-Deoxy-2-(methylamino)-α-L-glucopyranosyl-(1→2)-O-5-deoxy-3-C-formyl-α-L-lyxofuranosyl-(1→4)-N,N'-bis(aminoiminomethyl)-D-streptamine sulfate   205
O-2-Deoxy-2-(methylamino)-α-L-glucopyranosyl-(1→2)-O-5-deoxy-3-C-formyl-α-L-lyxofuranosyl-(1→4)-N,N'-bis(aminoiminomethyl)-D-streptamine sulfate (2:3)   953
O-3-Deoxy-4-C-methyl-3-(methylamino)-β-L-arabino-pyranosyl-(1→6)-O-[2,6-diamino-2,3,4,6-tetradeoxy-α-D-erythro-hexopyranosyl-(1→4)-2-deoxy-D-streptamine   179
O-3-Deoxy-4-C-methyl-3-(methylamino)-β-L-arabino-pyranosyl-(1→6)-O-[2,6-diamino-2,3,4,6-tetradeoxy-α-D-glycero-hex-4-eno-pyranosyl-(1→4)]-2-deoxy-D-streptamine   201
O-3-Deoxy-4-C-methyl-3-(methylamino)-β-L-arabino-pyranosyl-(1→6)-O-[2,6-diamino-2,3,4,6-tetradeoxy-α-D-glycero-hex-4-eno-pyranosyl-(1→4)]-2-deoxy-D-streptamine sulfate   202
O-3-Deoxy-4-C-methyl-3-(methylamino)-β-L-arabino-pyranosyl-(1→6)-O-[2,6-diamino-2,3,4,6-tetradeoxy-α-D-glycero-hex-4-eno-pyranosyl-(1→4)]-2-deoxy-N^1-ethyl-D-streptamine   195
O-3-Deoxy-4-C-methyl-3-(methylamino)-β-L-arabinopyranosyl-(1→6)-O-[2,6-diamino-2,3,4,6-tetradeoxy-α-D-glycero-hex-4-enopyranosyl-(1→4)]-2-deoxy-N^1-ethyl-D-streptamine sulfate   196

Name and Synonym Index

12-deoxyoligomycin A	1086
9-Deoxy-9-oxoleucomycin V 3,4^B-dipropionate	539
9-Deoxy-9-oxo-leucomycin V 3-acetate 4^b-(3-methylbutanoate)	520
Depocillin	433, 434
Dequadin Chloride	1346
Dequafungen	1346
Dequalinium Chloride	601, 1346
Dequavagyn	1346
Dequavet	1346
Deralbine	1069
Derantel	355
Derivative of virginiamycin S$_1$	683
Dermadex	1365
Dermafur	557
Dermofix	1115
Dermonistat	1069
Dermostatin	1027
Dermostatin B	1027
Dermotricine	707
Desciclovir	1518
Deseptyl	836
desmethylemetine	96
Despacilina	433, 434
Desquaman	1105
Detravis	884
Dettol	1335
Devegan	1206, 1461
Dexacilina	380
Dexacillin	380
Dexambutol	930
Dexawin	217
DFMO	1201
DHSM	168, 925
diacetyldapsone	498, 862, 1143
9,3-diacetylmidecamycin	540
Diacta	808
5,5'-Diallyl-α,α'-bis(diethylamino)-m,m'-bitolyl-4,4'-diol	93
5,5'-Diallyl-α,α'-bis(diethylamino)-m,m'-bitolyl-4,4'-diol dihydrochloride	94
4,4'-diamidino-α,ù-diphenoxypropane	126
diamine penicillin	426
6,9-Diamino-1-(6-amino-9H-purin-9-yl)-1,5,6,7,8,9-hexadeoxy-β-D-ribodecafuranuroic acid	1117
2,4-Diamino-5-(4-bromo-3,5-dimethoxybenzyl)pyrimidine	142
D-erythro-α,β-diaminobutyric acid	649
L-threo-α,β-diaminobutyric acid	649
4,6-Diamino-1-(p-chlorophenyl)-1,2-dihydro-2,2-dimethyl-s-triazine	1168
4,6-Diamino-1-(p-chlorophenyl)-1,2-dihydro-2,2-dimethyl-s-triazine, compound (2:1) with 4,4'-methylene bis[3-hydroxy-2-naphthoic acid]	1169
2,4-Diamino-5-(p-chlorophenyl)-6-ethylpyrimidine	1188, 1267
4,6-Diamino-1-[(3,4-dichlorobenzyl)oxy]-1,2-dihydro-2,2-dimethyl-s-triazine	1167
(S)-O-2,6-Diamino-2,6-dideoxy-α-D-glucopyranosyl-(1→4)-O-[β-D-xylofuranosyl-(1→5)]-N^1-(4-amino-2-hydroxy-1-oxobutyl)-2-deoxy-D-streptamine	163
O-2,6-Diamino-2,6-dideoxy-α-D-glucopyranosyl-(1→4)-O-[β-D-ribofuranosyl-(1→5)]-2-deoxy-D-streptamine	199
O-2,6-Diamino-2,6-dideoxy-α-D-glucopyranosyl-(1→4)-O-[β-D-ribofuranosyl-(1→5)]-2-deoxy-D-streptamine sulfate	200
O-2,6-Diamino-2,6-dideoxy-α-D-glucopyranosyl-(1→4)-O-[β-D-xylofuranosyl-(1→5)]-N^1-(4-amino-2-hydroxy-1-oxobutyl)-2-deoxy-D-streptamine	162
O-2,6-Diamino-2,6-dideoxy-α-D-glucopyranosyl-(1→4)-O-[β-D-xylofuranosyl-(1→5)]-N^1-(4-amino-2-hydroxy-1-oxobutyl)-2-deoxy-D-streptamine sulfate dihydrate	165
O-2,6-diamino-2,6-dideoxy-α-L-idopyranosyl-(1→3)-O-β-D-ribofuranosyl-(1→5)-O-[2-amino-2-deoxy-α-D-glucopyranosyl-(1→4)-2-deoxy-streptamine	122
O-2,6-Diamino-2,6-dideoxy-α-L-idopyranosyl-(1→3)-O-β-D-ribofuranosyl-(1→5)-O-[2-amino-2-deoxy-α-D-glucopyranosyl-(1→4)-2-deoxy-streptamine sulfate (salt)	123
2,4-Diamino-5-(3,5-diethoxy-	

Name and Synonym Index

4-pyrrol-1-ylbenzyl)pyrimidine	145	Dibekacin	166
2,4-Diamino-5-[4-(dimethylamino)-3,5-dimethoxybenzyl]pyrimidine	140	Dibekacin Sulfate	167
		Dibencil	426, 428
[[15-(3,6-Diamino-4-hydroxyhexan-amido)-3-(hexahydro-2-imino-4-pyrimidinyl)-9,12-bis(hydroxy-methyl-2,5,8,11,14-pentaoxo-1,4,7,10,13-pentaazacyclohexa-dec-6-ylidene]methyl]urea	666, 928	Dibencillin	426, 428
		dibenzthione	1119
		3,5-Dibenzyltetrahydro-2H-1,3,5-thiadiazine-2-thione	1119
		dibromohydroxymercuri-fluorescein disodium salt	1388
N¹-(Diaminomethylene)-sulfanilamide	808	3,5-Dibromo-2-hydroxy-N-[3-(trifluoromethyl)phenyl] benzamide	1359
4-[(2,4-Diaminophenyl)azo]-benzenesulfonamide	830	5,7-Dibromo-2-methyl-8-quinolinol benzoate ester	500
4-[(2,4-Diaminophenyl)azo]-benzenesulfonamide hydrochloride	831	Dibromopropamidine	108, 1347
		Dibromopropamidine Isethionate	109, 1348
4,4'-Diaminophenyl-N,N-di-(dextrose sodium sulfonate)	867	5,7-Dibromoquinolin-8-ol	1317
		3,5-Dibromosalicylanilide	1396
4,4'-Diaminophenylsulfone-N,N-di(dextrose sodium sulfate)	505	3,5-Dibromo-N-(tetrahydrofur-furyl)salicylamide	1361
3,5-Diamino-2-(p-sulfamoyl-phenylazo)benzoic acid	794	dibrompropamidine	108, 1347
		dibrompropamidine isethionate	109, 1348
5-[(2,4-Diamino-5-pyrimidinyl)-methyl]-8-(dimethylamino)-7-methylquinoline	141	D-Threo-N-dichloroacetyl-1-p-nitrophenyl-2-amino-1,3-propanediol	210
2-[p-(4,6-Diamino-s-triazin-2-yl-amino)phenyl]-1,3,2-dithiarsolane-4-methanol	1239	D-Threo-N-dichloroacetyl-1-p-nitrophenyl-2-amino-1,3-propanediol monosuccinate arginine salt	211
2-[p-[(4,6-Diamino-s-triazin-2-yl)-amino]phenyl]-1,3,2-dithiar-solane-4,5-dicarboxylic acid	1237	Dichloramine T	775
Diammonium Embelate	27	Dichlor-Mapharsen	1472
Diamthazole Dihydrochloride	1028	dichloroazodicarbonamidine	1333
Diamyceline	1012	(±)-1-[2,4-Dichloro-β-[(7-chlorobenzo[b]thien-3-yl)piperidino]ethyl]-2-imidazolidinone	1114
Diancina	457, 458		
Diaparene chloride	1399		
Diarlidan	572	(±)-1-[2,4-Dichloro-β-[(7-chlorobenzo[b]thien-3-yl)piperidino]ethyl]-2-imidazolidinone nitrate	1115
4,4'-(1,2-Diarsenediyl)bis-[2-aminophenol] dihydrochloride	1464		
[1,2-Diarsenediylbis[(6-hydroxy-3,1-phenylene)imino]]bismethane-sulfonic acid disodium salt	1480	(±)-1-[2,4-Dichloro-β-[(p-chlorobenzyl)oxy] phenethyl]imidazole nitrate	1034
Diasone	509, 876		
Diastatin	1081	1-[2,4-Dichloro-β-[(p-chlorobenzyl)oxy] phenethyl]imidazole	1032
Diasulfa	1441		
Diathymosulfone	503, 866		
Diatox	503, 866	1-[2,4-Dichloro-β-[(p-chlorobenzyl)oxy] phenethyl]imidazole nitrate	1033
Diaveridine	144		
Diazil Sulfadine	817		
Diazon	876		
Diazone	509	(±)-1-[2,4-Dichloro-β-[(p-chlorobenzyl)thio] phenethyl]imidazole	1120
Diazyl	797		
Dibactil	835		

Name and Synonym Index

(±)-1-[2,4-Dichloro-β-[(p-chloro-benzyl)thio]phenethyl]imidazole mononitrate 1121
(Z)-1-[2,4-Dichloro-β-[2-(p-dichloro-phenoxy)ethoxy]-α-ethylstyryl]-imidazole 1088
(Z)-1-[2,4-Dichloro-β-[2-(p-dichloro-phenoxy)ethoxy]-α-methylstyryl]imidazole mononitrate 1089
(E)-1-[2,4-Dichloro-β-[2-(p-chloro-phenoxy)ethoxy]styryl]imidazole 1025
(Z)-1-[2,4-Dichloro-β-(p-chloro-phenyl)cinnamyl]imidazole 984
1-[2,4-Dichloro-β[(2-chloro-3-thenyl)oxy]phenethyl]imidazole 1127
N,N″-Dichlorodiazene dicarboximidamide 1333
1,3-Dichloro-α-[2-(dibutylamino)-ethyl]-6-(trifluoro-methyl)-9-phenanthrenemethanol 1172
1,3-Dichloro-α-[2-(dibutylamino)-ethyl]-6-(trifluoromethyl)-9-phenan-threnemethanol hydrochloride 1173
1-[2,4-Dichloro-β-[(2,4-dichloro-benzyl)oxy]phenethyl-3-(p-fluorophenacyl)imidazolium chloride 1358
1-[2,4-Dichloro-β-[(2,4-dichloro-benzyl)oxy]phenethyl]imidazole 1068
1-[2,4-Dichloro-β-[(2,4-dichloro-benzyl)oxy]phenethyl]imidazole nitrate 1069
1-[2,4-Dichloro-β-[(2,6-dichloro-benzyl)oxy]phenethyl]imidazole 1052
1-[2,4-Dichloro-β-[(2,6-dichloro-benzyl)oxy]phenethyl]imidazole nitrate 1053
(±)-[2,6-Dichloro-4-(4,5-dihydro-3,5-dioxo-as-triazin-2(3H)-yl)-phenyl-(p-fluorophenyl)acetonitrile 612
4,6'-Dichloro-4',6-dinitro-2,2'-methylenediphenol 58
3,5-Dichloro-4'-fluorothiocarbanilide 1058
D-Threo-(-)-2,2-dichloro-N[β-hydroxy-α-(hydroxymethyl)-p-nitrophenyl]-acetamide α-(sodium succinate) 212
D-Threo-(-)-2,2-dichloro-N[β-hydroxy-α-(hydroxymethyl)-p-nitrophenyl]-acetamide α-palmitate 213
[R-(R*,R*)]-2,2-Dichloro-N-[2-hydroxy-1-(hydroxymethyl)-2-(4-nitrophenyl) propyl ester hexadecanoic acid 1288
[R-(R*,R*)]-2,2-Dichloro-N-[2-hydroxy-1-(hydroxymethyl)-2-(4-nitro-phenyl)ethyl]acetamide 1286
[R-(R*,R*)]-2,2-Dichloro-N-[2-hydroxy-1-(hydroxymethyl)-2-(4-nitro-phenyl)ethyl]acetamide monosuccinate arginine 1287
[R-(R*,R*)]-2,2-Dichloro-N-[2-hydroxy-1-(hydroxymethyl)-2-(4-nitro-phenyl)ethyl]acetamide monosuccinate sodium 1290
(DL)-2,2-Dichloro-N-[2-hydroxy-1-(hydroxymethyl)-2-[4-(methyl-sulfonyl)phenyl]ethyl]acetamide 217
2',4'-Dichloro-2-imidazol-1-yl acetophenone (Z)-[O-(2,4-dichlorobenzyl)oxime] mononitrate 1092
5,7-Dichloro-2-methylquinolin-8-ol 1336
2',5-Dichloro-4'-nitrosalicyanilide 55
2',5-Dichloro-4'-nitrosalicyanilide ethanolamine salt 56
(6R,7R)-7-[[(3,5-Dichloro-4-oxo-1(4H)-pyridinyl)acetyl]amino]-3-[[(5-methyl-1,3,4-thiadiazol-2-yl)thio]methyl]-8-5-thia-1-azabicyclo[4.2.0]oct-2-ene-2-carboxylic acid 268
(6R-trans)-7-[[(3,5-Dichloro-4-oxo-1(4H)-pyridinyl)acetyl]-amino]-3-[[(5-methyl-1,3,4-thiadiazol-2-yl)thio]methyl]-8-oxo-5-thia-1-azabicyclo-[4.2.0]oct-2-ene-2-carboxylic acid sodium salt 269
Dichlorophen 28
dichlorophenarsinammonium chloride 1472
Dichlorophenarsine 1471
Dichlorophenarsine Hydrochloride 1472
dichlorophene 28
(±)-2-(2,4-Dichlorophenoxy)-1-imidazol-1-yl-4,4-dimethyl-3-pentanone 1136
6-[1-(2,6-Dichlorophenyl)-4-methylpyrazole-5-carbox-amido]-3,3-dimethyl-7-oxo-4-thia-1-azabicyclo[3.2.0]-heptane-2-carboxylic acid 460
1-[[2-(2,4-Dichlorophenyl)-1,3-dioxolan-2-yl]methyl]-1H-1,2,4-triazole 990

Name and Synonym Index

1-(3,4-Dichlorophenyl)-5-isopropyl-biguanide hydrochloride	1163
1-(3,4-Dichlorophenyl)-5-isopropyl-biguanide	1162
[2S-(2α,5α,6β)]-6-[[(3,4-Dichlorophenyl)methoxyacetyl]amino]-3,3-dimethyl-7-oxo-4-thia-1-azabicyclo[3.2.0]heptane-2-carboxylic acid	371
[2S-(2α,5α,6β)]-6-[[(3,4-Dichlorophenyl)methoxyacetyl]amino]-3,3-dimethyl-7-oxo-4-thia-1-azabicyclo[3.2.0]heptane-2-carboxylic acid sodium salt	372
[2S-(2α,5α,6β)]-6-[[[3-(2,6-Dichlorophenyl)-5-methyl-4-isoxazolyl]carbonyl]amino]-3,3-dimethyl-7-oxo-4-thia-1-azabicyclo[3.2.0]-heptane-2-carboxylic acid sodium salt monohydrate	379
[2S-[2α,5α,6β(S*)]]-6-[[[3-(2,6-Dichloro-phenyl)-5-methyl-4-isoxazolyl]carbonyl]amino]-3,3-dimethyl-7-oxo-4-thia-1-azabicyclo[3.2.0]heptane-2-carboxylic acid	377
[2S-[2α,5α,6β]]-6-[[[3-(2,6-Dichlorophenyl)-5-methyl-4-isoxazolyl]carbonyl]amino]-3,3-dimethyl-7-oxo-4-thia-1-azabicyclo[3.2.0]-heptane-2-carboxylic acid sodium salt	378
cis-1-[[2-(2,4-Dichlorophenyl)-4-[(2-propynyloxy)methyl]-1,3-dioxolan-2-yl]methyl] imidazole	1095
cis-1-[[2-(2,4-Dichlorophenyl)-4-[(2-propynyloxy)methyl]-1,3-dioxolan-2-yl]methyl] imidazole monohydrochloride	1096
α-(2,4-Dichlorophenyl)-4-(1,1,3,3-tetramethylbutyl)-o-cresol	597
(±)-1-[2,4-Dichloro-β-[[p-(phenylthio)benzyl]oxy]phenethyl]-imidazole	1038
(±)-1-[2,4-Dichloro-β-[[p-(phenylthio)benzyl]oxyphenethyl]-imidazole mononitrate	1039
cis-1-[p-[[2-(2,4-Dichlorophenyl)-2-(1H-1,2,4-triazol-4-ylmethyl)-1,3-dioxolan-4-yl]methoxy]-phenyl]-4-isopropylpiperazine	1124
5,7-Dichloro-8-quinolinol mixture with 5-chloro-8-quinolinol and 7-chloro-8-quinolinol	1364
N,N-Dichloro-p-toluene-sulfonamide	775
1,3-Dichloro-s-triazine-2,4,6(1H,3H,5H)trione potassium salt	1454
Dichlor-Stapenor	378, 379
Diclocil	378, 379
Dicloxacillin	377
Dicloxacillin Sodium	378
Dicloxacillin Sodium Monohydrate	379
Dicoferin	572
Dictycide	923
Dictyzide	923
Didakene	84
Didanosine	1519
Didecylmethyl[3-(trimethoxysilyl)-propyl]ammonium chloride	1349
2',3'-Dideoxycytidine	1599
2',3'-Dideoxyinosine	1519
3',4'-dideoxykanamycin B	166
Didromycine	170, 927
Didrothenat	169, 926
6-(2-Diethylaminoethoxy)-2-dimethylaminobenzothiazole dihydrochloride	1028
1-[[2-(Diethylamino)ethyl]amino]-4-(hydroxymethyl)-9H-thioxanthen-9-one	43
1-[[2-(Diethylamino)ethyl]amino]-4-methyl-9H-thioxanthen-9-one hydrochloride	50
2-(Diethylamino)ethyl-(2S,5R,6R)-6-(2,6-dimethoxybenzamido)-3,3-dimethyl-7-oxo-4-thia-1-azabicyclo[3.2.0]heptane-2-carboxylate	483
2-(Diethylamino)ethyl-2-hydroxy-3-biphenylcarboxylate	591, 995
2-(Diethylamino)ethyl-2-hydroxy-3-biphenylcarboxylate hydrochloride	592, 996
(3R,4R,5E,10E,12E,14S,26R,26aS)-26-[[2-(Diethylamino)ethyl]sulfonyl]-8,9,14,15,24,25,26,26a-octahydro-14-hydroxy-3-isopropyl-4,12-dimethyl-3H-21,18-nitrilo-1H,22H-pyrrolo[2,1-c][1,8,4,19]-dioxodiazacyclotetracosine-1,7,16,22(4H,17H)-tetrone	661

Name and Synonym Index

Diethyl(2-hydroxyethyl)octyl ammonium bromide dicyclopentylacetate	623
Diethylcarbamazine	29
Diethylcarbamazine Citrate	30
N,N-Diethyl-2-[(1,2-dihydro-5,6,7, 19,21-pentahydroxy-23-methoxy-2,4,12,16,18,20,22-heptamethyl-1,11-dioxo-2,7-(epoxypentadeca-[1,11,13]-trienimino)naphtho-[2,1-b]furan-9-yl)oxy]acetamide 21-acetate	219
diethylenediamine	66
S,S-Diethyl ester of 1,3-dithioisophthalic acid	504
N,N-Diethyl-N'-(6-methoxy-8-quinolinyl)-1,3-propane-diamine	1185
N^1,N^1-Diethyl-N^4-(6-methoxy-8-quinolinyl)-1,4-pentane-diamine	1182
Diethylmethyl[(2-[[4-[p-(phenyl-thio)phenyl]-3H-1,5-benzo-diazepin-2-yl]thio]ethyl]-ammonium iodide	1447
N,N-Diethyl-4-methyl-1-piperazinecarboxamide	29
N,N-Diethyl-4-methyl-1-piperazinecarboxamide citrate	30
N,N-Diethyl-N-[2-[4-(1,1,3,3-tetra-methylbutyl)phenoxy]ethyl]-benzenemethanaminium chloride	1416
Difetarsone	31, 110
Difloxacin	726
Difloxacin Hydrochloride	727
Diflucan	1042
2-(±)-cis-1-[[3-[(2,6-Difluorobenz-yloxy]-5-fluoro-2,3-dihydro-benzo[b]thien-2-yl]methyl]-imidazole	1017
2,4-Difluoro-α,α-bis(1H-1,2,4-triazol-1-ylmethyl)benzyl alcohol	1042
6,8-Difluoro-1-(2-fluoroethyl)-1,4-dihydro-7-(4-methyl-1-piperazinyl)-4-oxo-3-quinolinecarboxylic acid	732
2-(Difluoromethyl)-DL-ornithine	1201
2-(Difluoromethyl)-L-ornithine	1221
2-(Difluoromethyl)-DL-ornithine hydrochloride monohydrate	1202
2-(Difluoromethyl)-L-ornithine Monohydrochloride Monohydrate	1222
(6R-cis)-7-[[[(Difluoromethyl)-thio]acetyl]amino]-3-[[[1-(2-hydroxyethyl)-1H-tetrazol-5-yl]thio]methyl]-7-methoxy-8-oxo-5-oxa-1-azabicyclo[4.2.0]-oct-2-ene-2-carboxylic acid	384
(±)-1-(2,4-Difluorophenyl)-6-fluoro-1,4-dihydro-7-(3-methyl-1-piperazinyl)-4-oxo-3-quinoline-carboxylic acid	762
(±)-1-(2,4-Difluorophenyl)-6-fluoro-1,4-dihydro-7-(3-methyl-1-piperazinyl)-4-oxo-3-quinoline-carboxylic acid hydrochloride	763
digenic acid	45
Digenin	45
Diguanyl	1158
dihydroartemisinin ethyl ether	1148
dihydroartemisinin methyl ether	1150
22,23-dihydro C-076B	44
2',3'-Dihydro-3'-deoxy-thymidine	1581
5,6-dihydro-9,10-dimethoxy-benzo[g]-1,3-benzodioxolo-[5,6-a]quinolizinium	1155
[2S-(2α,5α,6β)]-6-[[3-[(2,3-Dihydro-1H-inden-5-yl)oxy]-1,3-dioxo-2-phenylproply]-amino]-3,3-dimethyl-7-oxa-4-thia-1-azabicyclo[3.2.0]-heptane-2-carboxylic acid sodium salt	249
(Dihydrogen borato)phenyl-mercury	1420
([2S-(2α,5α,6β)]-6-[[3-[(2,3-Dihydro-1H-inden-5-yl)oxy]-1,3-dioxo-2-phenylpropyl]-amino]-3,3-dimethyl-7-oxa-4-thia-1-azabicyclo[3.2.0]-heptane-2-carboxylic acid	252
5,8-Dihydro-5-methoxy-8-oxo-1,3-dioxolo[4,5-g]quinoline-7-carboxylic acid	741
3,4-Dihydro-1-(4-methoxy-phenoxy)methyl isoquinoline	1556
3,4-Dihydro-1-(4-methoxy-phenoxy)methyl isoquinoline dihydrochloride	1557
(8a,9R)-10,11-Dihydro-6'-(3-methylbutoxy)cinchonan-9-ol	1355
(8a,9R)-10,11-Dihydro-6'-(3-methylbutoxy)cinchonan-9-ol dihydrochloride monohydrate	1356
2-(1,2-Dihydro-1-methyl-2-oxo-3H-indol-3-ylidene hydrazine-carbothioamide	1558

Name and Synonym Index

6,7-Dihydro-3-(5-nitro-2-furyl)-5H-imidazo[2,1-b]thiazolium chloride 557
6,7-Dihydro-3-(5-nitro-2-furyl)-5H-imidazo[2,1-b]thiazolium hydrogen tartrate 558
1,4-Dihydro-1-octyl-4-(octylimino)pyridine 626, 1099
5-[7-[4-(4,5-Dihydro-2-oxazolyl)phenoxy]heptyl]-3-methyl-isoxazole 1520
1,2-Dihydro-3-(phenoxymethyl)pyrido[3,4-e]as-triazine 1093
1,2-Dihydro-3-(phenoxymethyl)pyrido[3,4-e]as-triazine monohydrochloride 1094
dihydropsychotrine 96
dihydroqinghaosu ethyl ether 1148
dihydroqinghaosu hemsuccinate 1152
Dihydrostreptomycin 168, 925
Dihydrostreptomycin Pantothenate 169, 926
Dihydrostreptomycin Sesquisulfate 170, 927
Dihydrostreptomycin Trihydrochloride 171
2,3-Dihydroxy-2-butenyl (6R,7R)-7-[(R)-mandelamido]-3-[[(5-methyl-1,3,4-thiadiazol-2-yl)thio]methyl]-8-oxo-5-thia-1-azabicyclo[4.2.0]oct-2-ene-2-carboxylate cyclic 2,3-carbonate ester with L-alanine 274
(±)-7-[4-[(Z)-2,3-Dihydroxy-2-butenyl]-1-piperazinyl]-6-fluoro-1-methyl-4-oxo-1H,4H-[1,3]thiazeto[3,2-a]quinoline-3-carboxylic acid cyclic carbonate 757
(R)-9-(3,4-Dihydroxybutyl)-guanine 1504
(3',6'-Dihydroxy-2',7'-diiodo-spiro[3H-2,1-benzoxathiole-3,9'-[9H]xanthen]-4'-yl)hydroxymercury S,S-dioxide monosodium salt 1387
N-(2,4-Dihydroxy-3,3-dimethyl-1-oxobutyl)-β-alanine calcium salt (2:1) with [R-(R*,R*)]-2,2-Dichloro-N-[2-hydroxy-1-(hydroxymethyl)-2-(4-nitrophenyl)ethyl]acetamide (1:4) 1289
1,1-Dihydroxy-3-ethoxy-2-butanone 1550
1-(2,6-Dihydroxy-4-methoxy-3-methylphenyl)-1-butanone 17
2-[[2,6-Dihydroxy-4-methoxy-3-methyl-5-(1-oxobutyl)phenyl]methyl]-3,5-dihydroxy-4,4-dimethyl-6-(1-oxobutyl)-2,5-cyclohexadien-1-one 16
Di-[4-(4-hydroxy-2-methyl-5-isopropylphenylazo)-phenyl] sulfone 503, 866
(4R,5R)-4,5-Dihydroxy-N^2-[p-(octoyloxy)benzoyl]-L-ornithyl-L-threonyl-trans-4-hydroxy-L-prolyl-(S)-4-hydroxy-4-(p-hydroxyphenyl)-L-threonyl-L-threonyl-(3S,4S)-3-hydroxy-4-methyl-L-proline cyclic (6→1)-peptide 1016
(2S,5R,6R)-6-[(R)-2-(3,4-Dihydroxyphenyl)-2-(4-ethyl-2,3-dioxo-1-piperazinecarbox-amido)acetamido]-6-formamido-3,3-di-methyl-7-oxo-4-thia-1-azabicyclo-[3.2.0]heptane-2-carboxylic acid 387
Dihydroxyphenylstibine oxide compound with diethylamine 1223
Dihydroxyphosphinecarboxylic acid oxide trisodium salt 1537
2,5-Dihydroxy-3-undecyl-2,5-cyclohexadiene-1,4-dione 37
2,5-Dihydroxy-3-undecyl-2,5-cyclohexadiene-1,4-dione diammonium salt 27
5,7-Diiodo-8-quinolinol 119
1,4-Diisothiocyanatobenzene 23
Diloxanide 111
diluted soda solution: modified Dakin's solution 1438
Dimacef 365
Dimantine 36
Dimazole dihydrochloride 1028
Dimercury di(acetate) 1393
Dimercury dichloride 1394
Dimercury diiodide 1395
3,4-dimethoxybenzal isonicotinoyl hydrazone 965
(2S,5R,6R)-6-(2,6-Dimethoxy-benzamido)-3,3-dimethyl-7-oxo-4-thia-1-azabicyclo[3.2.0]-heptane-2-carboxylic acid 405
(2S,5R,6R)-6-(2,6-Dimethoxy-benzamido)-3,3-dimethyl-7-oxo-4-thia-1-azabicyclo[3.2.0]-

Name and Synonym Index

heptane-2-carboxylic acid sodium salt monohydrate 407
[2S-(2α,5α,6β)]-6-[(2,6-Dimethoxybenzoyl)amino]-3,3-dimethyl-7-oxo-4-thia-1-azabicyclo[3.2.0]heptane-2-carboxylic acid monosodium salt 406
1'α-6,6'-Dimethoxy-2,2'-dimethyltubocuraran-7',12'-diol 1154
5-[[3,5-Dimethoxy-4-(2-methoxyethoxy)phenyl]methyl]-2,4-pyrimidinediamine 148
5-[(4,5-Dimethoxy-2-methylphenyl)methyl]-2,4-pyrimidinediamine 147
5-[[3,5-Dimethoxy-4-(methylthio)phenyl]methyl]-2,4-pyrimidinediamine 146
5-[(3,4-Dimethoxyphenyl)methyl]-2,4-pyrimidinediamine 144
5,6-Dimethoxyphthalaldehydic acid isonicotinoyl hydrazone 944
dimethoxyphenecillin sodium 406
N^1-(2,6-Dimethoxy-4-pyrimidinyl)sulfanilamide 801
N^1-(5,6-Dimethoxy-4-pyrimidinyl)sulfanilamide 805
N^1-(2,6-Dimethoxy-4-pyrimidinyl)-sulfanilamide sodium salt 803
N^1-(2,6-Dimethoxypyrimidin-4-yl)-sulfanilamide 1441
[S-(R*,S*)]-6,7-Dimethoxy-3-(5,6,7,8-tetrahydro-6-methyl-1,3-dioxolo[4,5-g]isoquinolin-5-yl)-1(3H)-isobenzofuranone 1367
N'-(3,3-Dimethylacroyl)-sulfanilamide 800
N-[(6R,9S,10R,13S,15aS,18R,22S,24aS)-22-[p-(Dimethylamino)-benzyl]-6-ethyldocosahydro-10,23-dimethyl-5,8,12,15,17,21,24-heptaoxo-13-phenyl-18-[[(3S)3-quinuclidinylthio]methyl]-12H-pyrido[2,1-f]pyrrolo[2,1-l]-[1,4,7,10,13,16]oxapenta-azacyclononadecin-9-yl]-3-hydroxypicolinamide 683
[1S-[1R*(R*),2S*]]-N^1-[3-[[[(1,1-Dimethylethyl)amino]-carbonyl](2-methylpropyl)amino]-2-hydroxy-1-(phenylmethyl)propyl]-2-[(2-quinolinylcarbonyl)-amino]butanediamide 1585
[4R-[3(3S*,5S*),4α,5β,6β(R*)]]-3-[[5-[(Dimethylamino)carbonyl]-3-pyrrolidinyl]thio]-6-(1-hydroxyethyl)-4-methyl-7-oxo-1-azabicyclo[3.2.0]hept-2-ene-2-carboxylic acid 402
[4R-[3(3S*,5S*),4α,5β,6β(R*)]]-3-[[5-[(Dimethylamino)-carbonyl]-3-pyrrolidinyl]thio]-6-(1-hydroxyethyl)-4-methyl-7-oxo-1-azabicyclo[3.2.0]hept-2-ene-2-carboxylic acid trihydrate 403
6-(Dimethylamino)-2-[2-(2,5-dimethyl-1-phenylpyrrol-3-yl)vinyl]-1-methylquinolinium 4,4'-methylene bis[3-hydroxy-2-naphthoate] (2:1) 73
4'-[[1-(Dimethylamino)ethylidene]-amino]-2-methoxyacetanilide 3
[4S-(4α,4aα,5α,5aα,6α,12aα)]-4-(Dimethylamino)-1,4,4a,5,5a,6,11,12a-octahydro-3,5,10,12,12a-pentahydroxy-6-methyl-1,11-dioxo-2-naphthacenecarboxamide calcium (2:1) (salt) 1220
[4S-(4α,4aα,5aα,6β,12aα)]-N^6-[[[[4-(Dimethylamino)-1,4,4a,5,5a,6,11,12a-octahydro-3,6,10,12,12a-pentahydroxy-6-methyl-1,11-dioxo-2-naphthacenyl]-carbonyl]amino]methyl]-L-lysine 890
(4S,4aS,5aS,12aS)-4-(Dimethylamino)-1,4,4a,5,5a,6,11,12a-octahydro-3,6,10,12,12a-penta-hydroxy-6-methyl-1,11-dioxo-2-naphthacene-carboxamide 907
α-[4-(Dimethylamino)-1,4,4a,5,5a,6,11,12a-octahydro-3,6,10,12,12a-pentahydroxy-6-methyl-1,11-dioxo-2-naphthacenecarbox-amido]-4-(2-hydroxyethyl)-1-piperazineacetic acid 879
(4S,4aS,5aS,12aS)-4-(Dimethylamino)-1,4,4a,5,5a,6,11,12a-octahydro-3,6,10,12,12a-pentahydroxy-6-methyl-1,11-dioxo-2-naphthacenecarbox-amide hydrochloride 908
(4S,4aS,5aS,12aS)-4-(Dimethylamino)-1,4,4a,5,5a,6,11,12a-octahydro-3,6,10,12,12a-pentahydroxy-6-methyl-1,11-dioxo-2-naphthacenecarbox-amide phosphate complex 909

Name and Synonym Index

(4S,4aS,5aS,6S,12aS)-4-(Dimethylamino)-1,4,4a,5,5a,6,11,12a-octahydro-3,6,10,12,12a-pentahydroxy-6-methyl-1,11-dioxo-2-naphthacenecarboxamide   135, 1292

4-Dimethylamino-1,4,4a,5,5a,6,11,12a-octahydro-3,6,10,12,12a-pentahydroxy-N-[[4-(2-hydroxyethyl)-1-piperazinyl]methyl]-6-methyl-1,11-dioxo-2-naphthacenecarboxamide   902

4-(Dimethylamino)-1,4,4a,5,5a,6,11,12a-octahydro-3,10,12,12a-tetrahydroxy-1,11-dioxo-2-naphthacenecarboxamide   906

4-(Dimethylamino)-1,4,4a,5,5a,6,11,12a-octahydro-3,10,12,12a-tetrahydroxy-7-nitro-1,11-dioxo-2-naphthacenecarboxamide   897

4-(Dimethylamino)-1,4,4a,5,5a,6,11,12a-octahydro-3,5,10,12,12a-pentahydroxy-6-methyl-1,11-dioxo-2-naphthacenecarboxamide   885

4-(Dimethylamino)-1,4,4a,5,5a,6,11,12a-octahydro-3,5,10,12,12a-pentahydroxy-6-methyl-1,11-dioxo-2-naphthacenecarboxamide monohydrate   887

4-(Dimethylamino)-1,4,4a,5,5a,6,11,12a-octahydro-3,5,10,12,12a-pentahydroxy-6-methyl-1,11-dioxo-2-naphthacenecarboxamide monohydrochloride compound with ethyl alcohol (2:1) monohydrate   886

4-(Dimethylamino)-1,4,4a,5,5a,6,11,12a-octahydro-3,5,10,12,12a-pentahydroxy-6-methylene-1,11-dioxo-2-naphthacenecarboxamide   893

4-(Dimethylamino)-1,4,4a,5,5a,6,11,12a-octahydro-3,5,10,12,12a-pentahydroxy-6-methylene-1,11-dioxo-2-naphthacenecarboxamide hydrochloride   894

4-(Dimethylamino)-1,4,4a,5,5a,6,11,12a-octahydro3,5,6,10,12,12a-hexahydroxy-6-methyl-1,11-dioxo-2-naphthacenecarboxamide   898

4-(Dimethylamino)-1,4,4a,5,5a,6,11,12a-octahydro3,5,6,10,12,12a-hexahydroxy-6-methyl-1,11-dioxo-2-naphthacenecarboxamide dihydrate   899

4-(Dimethylamino)-1,4,4a,5,5a,6,11,12a-octahydro3,5,6,10,12,12a-hexahydroxy-6-methyl-1,11-dioxo-2-naphthacenecarboxamide monohydrochloride   900, 1291

4-(Dimethylamino)-1,4,4a,5,5a,6,11,12a-octahydro-3,6,10,12,12a-pentahydroxy-6-methyl-1,11-dioxo-N-(1-pyrrolidinylmethyl)-2-naphthacenecarboxamide   903

4-(Dimethylamino)-1,4,4a,5,5a,6,11,12a-octahydro-3,6,10,12,12a-pentahydroxy-6-methyl-1,11-dioxo-N-(1-pyrrolidinylmethyl)-2-naphthacenecarboxamide compound with chloramphenicol succinate   904

4-(Dimethylamino)-1,4,4a,5,5a,6,11,12a-octahydro-3,6,10,12,12a-pentahydroxy-6-methyl-1,11-dioxo-N-(1-pyrrolidinylmethyl)-2-naphthacenecarboxamide nitrate sesquihydrate   905

4-(Dimethylamino)-1,4,4a,5,5a,6,11,12a-octahydro-3,6,10,12,12a-pentahydroxy-N[[4-(2-hydroxyethyl)-1-piperazinyl]methyl]-6-methyl-1,11-dioxo-2-naphthacenecarboxamide salt with phenoxymethylpenicillin   901

(4S,4aS,5aS,6S,12aS)-4-(Dimethylamino)-1,4,4a,5,5a,6,11,12a-octahydro-3,6,10,12,12a-pentahydroxy-6-methyl-1,11-dioxo-2-naphthacenecarboxamide monohydrochloride   136

[2S-[1[1R*(R*),2S*]-2α,4α-N-[1-[[[3-[2-[[(1,1-Dimethylethyl)amino]carbonyl]-4-(4-pyridinylmethoxy)-1-piperidinyl]-2-hydroxy-1-(phenyl-methyl)propyl]amino]carbonyl]-2-methylpropyl]-2-quinolinecarboxamide   1564

N¹-(3,4-Dimethylbenzoyl)-sulfanilamide   840

N¹-[3-[3-[[(1,1-Dimethylethyl)amino]carbonyl]octahydro-2(1H)-isoquinolinyl]-2-hydroxy-1-(phenylmethyl)propyl]-2-[(2-quinolinylcarbonyl)amino]butanediamide   1575

N¹-[3-[3-[[(1,1-Dimethylethyl)amino]-carbonyl]octahydro-2(1H)-iso-

Name and Synonym Index

quinolinyl]-2-hydroxy-1-(phenylmethyl)propyl]-2-[(2-quinolinylcarbonyl)amino]-butanediamide monomethanesulfonate	1576
N-(1,1-Dimethylethyl)decahydro-2-[2-hydroxy-3-[(3-hydroxy-2-methylbenzoyl)amino]-4-(phenylthio)butyl-isoquinoline carboxamide	1560
N-(1,1-Dimethylethyl)decahydro-2-[2-hydroxy-3-[(3-hydroxy-2-methylbenzoyl)amino]-4-(phenylthio)butyl-isoquinoline carboxamide monomethanesulfonate	1561
(E)-N-(6,6-Dimethyl-2-hepten-4-ynyl)-N-methyl-1-naphthalenemethylamine	1123
N¹-(3,4-Dimethyl-5-isoxazolyl)sulfanilamide	860
N¹-(4,5-Dimethyl-3-isoxazolyl)sulfanilamide	857
N¹-(3,4-Dimethyl-5-isoxazolyl)sulfanilamide diethanolamine salt	861
[2S-(2α,5α,6β)]-3,3-Dimethyl-6-[[(methyleneamino)phenyl-acetyl]amino]-7-oxo-4-thia-1-azabicyclo[3.2.0]heptane-2-carboxylic acid	404
(±)-cis-2,6-Dimethyl-4-[2-methyl-3-(p-tert-pentylphenyl)propyl]-morpholine	987
(±)-cis-2,6-Dimethyl-4-[2-methyl-3-(p-tert-pentylphenyl)propyl]-morpholine hydrochloride	988
[2S-(2α,5α,6β)]-3,3-Dimethyl-6-[[(5-methyl-3-phenyl-4-isoxazolyl)carbonyl]amino]-7-oxo-4-thia-1-azabicyclo[3.2.0]-heptane-2-carboxylic acid	415
[2S-(2α,5α,6β)]-3,3-Dimethyl-6-[[(5-methyl-3-phenyl-4-isoxazolyl)carbonyl]amino]-7-oxo-4-thia-1-azabicyclo[3.2.0]-heptane-2-carboxylic acid sodium salt monohydrate	417
[2S-(2α,5α,6β)]-3,3-Dimethyl-6-[[(5-methyl-3-phenyl-4-isoxazolyl)-carbonyl]amino]-7-oxo-4-thia-1-azabicyclo[3.2.0]heptane-2-carboxylic acid sodium salt	416
[2S-[2α,5α,6β(S*)]]-3,3-Dimethyl-6-[[[[[3-(methyl-sulfonyl)-2-oxo-1-imidazolidinyl]-carbonyl]amino]-phenylacetyl]amino]-7-oxo-4-thia-1-azabicyclo[3.2.0]heptane-2-carboxylic acid	408
[2S-[2α,5α,6β(S*)]]-3,3-Dimethyl-6-[[[[[3-(methylsulfonyl)-2-oxo-1-imidazolidinyl]carbonyl]amino]-phenylacetyl]amino]-7-oxo-4-thia-1-azabicyclo[3.2.0]heptane-2-carboxylic acid sodium salt	409
α,2-Dimethyl-5-nitroimidazole-1-ethanol	1272
N,N-dimethyl-1-octadecanamine	35
N,N-Dimethyloctadecylamine	35
N,N-Dimethyloctadecylamine hydrochloride	36
N¹-[(4,5-Dimethyl-2-oxazolyl)amidino]sulfanilamide	809
N¹-(4,5-Dimethyl-2-oxazolyl)sulfanilamide	834
[2S-[2α,5α,6β(S*)]]-3,3-Dimethyl-7-oxo-6-[[[[(2-oxo-1-imidazolidinyl)-carbonyl]amino]phenyl]acetyl]amino]-4-thia-1-azabicyclo[3.2.0]-heptane-2-carboxylic acid	238
[2S-[2α,5α,6β(S*)]]-3,3-Dimethyl-7-oxo-6-[[[[(2-oxo-1-imidazolidinyl)-carbonyl]amino]phenyl]acetyl]amino]-4-thia-1-azabicyclo[3.2.0]heptane-2-carboxylic acid sodium salt	239
[2S-(2α,5α,6β)]-3,3-Dimethyl-7-oxo-6-[(phenoxyacetyl)amino]-4-thia-1-azabicyclo[3.2.0]-heptane-2-carboxylic acid	439
[2S-(2α,5α,6β)]-3,3-Dimethyl-7-oxo-6-[(phenoxyacetyl)-amino]-4-thia-1-azabicyclo-[3.2.0]heptane-2-carboxylic acid compound with N,N'-bis-(phenylmethyl)-1,2-ethane-diamine (2:1) tetrahydrate	441
[2S-(2α,5α,6β)]-3,3-Dimethyl-7-oxo-6-[(1-oxo-2-phenoxy-butyl)amino]-4-thia-1-azabicyclo[3.2.0]heptane-2-carboxylic acid	461
[2S-(2α,5α,6β)]-3,3-Dimethyl-7-oxo-6-[(1-oxo-2-phenoxy-butyl)amino]-4-thia-1-aza-bicyclo[3.2.0]heptane-2-carboxylic acid potassium salt	462

Name and Synonym Index

[2S-(2α,5α,6β)]-3,3-Dimethyl-7-oxo-6-
  [(1-oxo-2-phenoxy-propyl)amino]-4-
  thia-1-aza-bicyclo[3.2.0]heptane-2-
  carboxylic acid monopotassium salt   445
(2S,5R,6R)-3,3-Dimethyl-7-oxo-6-
  [(2S)-phenoxy-butyramido]-4-thia-
  1-azabicyclo[3.2.0]heptane-
  2-carboxylic acid   398
(2S,5R,6R)-3,3-Dimethyl-7-oxo-6
  [(2S)-phenoxybutyramido]-4-
  thia-1-azabicyclo[3.2.0]heptane-
  2-carboxylic acid potassium salt   399
[2S-(2α,5α,6β)]-3,3-Dimethyl-7-oxo-
  6-[(phenoxyacetyl)amino]-4-thia-
  1-azabicyclo[3.2.0]heptane-
  2-carboxylic acid
  monopotassium salt   443
[2S-(2α,5α,6β)]-3,3-Dimethyl-7-oxo-
  6-[(phenoxyphenylacetyl)amino]-4-
  thia-1-azabicyclo[3.2.0]heptane-
  2-carboxylic acid   381
[2S-(2α,5α,6β)]-3,3-Dimethyl-7-oxo-
  6-[(phenoxyphenylacetyl)amino]-4-
  thia-1-azabicyclo[3.2.0]heptane-
  2-carboxylic acid potassium salt   382
[2S-(2α,5α,6β)]-3,3-Dimethyl-7-oxo-
  6-[(phenylacetyl)amino]-4-thia-1-
  azabicyclo[3.2.0]heptane-2-
  carboxylic acid   245
[2S-(2α,5α,6β)]-3,3-Dimethyl-7-oxo-
  6-[(phenylacetyl)-amino]-4-thia-
  1-azabicyclo[3.2.0]heptane-2-
  carboxylic acid (acetyloxy)-
  methyl ester   422
[2S-(2α,5α,6β)]-3,3-Dimethyl-7-oxo-
  6-[(phenylacetyl)amino]-4-thia-
  1-azabicyclo[3.2.0]heptane-2-
  carboxylic acid 2-(diethylamino)-
  ethyl ester monohydriodide   423
[2S-(2α,5α,6β)]-3,3-Dimethyl-7-oxo-
  6-[(phenylacetyl)amino]-4-thia-
  1-azabicyclo[3.2.0]heptane-2-
  carboxylic acid aluminum salt   424
[2S-(2α,5α,6β)]-3,3-Dimethyl-7-oxo-
  6-[(phenylacetyl)amino]-4-thia-
  1-azabicyclo[3.2.0]heptane-2-
  carboxylic acid calcium salt   429
[2S-(2α,5α,6β)]-3,3-Dimethyl-7-oxo-
  6-[(phenylacetyl)amino]-4-thia-
  1-azabicyclo[3.2.0]heptane-2-
  carboxylic acid compound with
  2-   (diethyl-amino)ethyl 4-amino-
  2-chloro-benzoate (1:1)   430
[2S-(2α,5α,6β)]-3,3-Dimethyl-7-oxo-
  6-[(phenylacetyl)amino]-4-thia-
  1-azabicyclo[3.2.0]heptane-2-
  carboxylic acid compound with
  2-(diethylamino)ethyl
  4-aminobenzoate (1:1)   433
[2S-(2α,5α,6β)]-3,3-Dimethyl-7-oxo-
  6-[(phenylacetyl)-amino]-4-thia-
  1-azabicyclo[3.2.0]heptane-
  2-carboxylic acid compound with
  2-(diethylamino)ethyl 4-amino-
  benzoate (1:1) monohydrate   434
[2S-(2α,5α,6β)]-3,3-Dimethyl-7-oxo-
  6-[(phenylacetyl)-amino]-4-thia-
  1-azabicyclo[3.2.0]heptane-2-
  carboxylic acid compound with
  N-(phenylmethyl)benzene-
  ethanamine (1:1)   425
[2S-(2α,5α,6β)]-3,3-Dimethyl-7-oxo-
  6-[(phenylacetyl)-amino]-4-thia-
  1-azabicyclo[3.2.0]heptane-2-
  carboxylic acid compound with
  N,N'-bis(phenylmethyl)-1,2-
  ethanediamine (2:1)   428, 440
[2S-(2α,5α,6β)]-3,3-Dimethyl-7-oxo-
  6-[(phenylacetyl)amino]-4-thia-
  1-azabicyclo[3.2.0]heptane-2-
  carboxylic acid compound with
  N,N'-dibenzylethylenediamine (1:1)   426
[2S-(2α,5α,6β)]-3,3-Dimethyl-7-oxo-
  6-[(phenylacetyl)amino]-4-thia-
  1-azabicyclo[3.2.0]heptane-2-
  carboxylic acid compound with
  N,N'-dibenzylethylenediamine (1:1)
  tetrahydrate   427
[2S-(2α,5α,6β)]-3,3-Dimethyl-7-oxo-
  6-[(phenylacetyl)-amino]-4-thia-
  1-azabicyclo[3.2.0]heptane-2-
  carboxylic acid monopotassium salt   432
[2S-(2α,5α,6β)]-3,3-Dimethyl-7-oxo-
  6-[(phenylacetyl)amino]-4-thia-
  1-azabicyclo[3.2.0]heptane-2-
  carboxylic acid monosodium salt   244
[2S-[2α,5α,6β(S*)]]-6-(2,2-Dimethyl-
  5-oxo-4-phenyl-1-imidazolidinyl)-
  3,3-dimethyl-7-oxo-4-thia-1-aza-
  bicyclo[3.2.0]heptane-2-
  carboxylic acid   391
[2S-[2α,5α,6β(S*)]]-6-(2,2-Dimethyl-
  5-oxo-4-phenyl-1-imidazolidinyl)-
  3,3-dimethyl-7-oxo-4-thia-1-aza-
  bicyclo[3.2.0]heptane-2-
  carboxylic acid potassium salt   392

Name and Synonym Index

8-(2,2-dimethyl-5-oxo-4-phenyl-1-imidazolidinyl)penicillanic acid	391
(2S,5R,6R)-3,3-Dimethyl-7-oxo-6-[(R)-2-phenyl-2-[2-[p-(1,4,5,6-tetrahydro-2-pyrimidinyl)phenyl]-acetamido]acetamido]-4-thia-1-azabicyclo[3.2.0]heptane-2-carboxylic acid	465
3,3-Dimethyl-7-oxo-6-(2-phenyl-2-sulfoacetamido)-4-thia-1-azabicyclo[3.2.0]heptane-2-carboxylic acid	474
3,3-Dimethyl-7-oxo-6-(2-phenyl-2-sulfoacetamido)-4-thia-1-azabicyclo[3.2.0]heptane-1-carboxylic acid	474
3,3-Dimethyl-7-oxo-6-(2-phenyl-2-sulfoacetamido)-4-thia-1-azabicyclo[3.2.0]heptane-2-carboxylic acid disodium salt	475
3,3-Dimethyl-7-oxo-6-[2-phenyl-D-2-(sulfoamino)-acetamido]-4-thia-1-azabicyclo[3.2.0]heptane-2-carboxylic acid	479
3,3-Dimethyl-7-oxo-6-[2-phenyl-D-2-(sulfoamino)-acetamido]-4-thia-1-azabicyclo[3.2.0]heptane-2-carboxylic acid sodium salt	480
[2S-(2α,5α,6β)]-3,3-Dimethyl-7-oxo-6-[[(2-propenylthio)-acetyl]amino]-4-thia-1-azabicyclo[3.2.0]heptane-2-carboxylic acid	436
[2S-(2α,5α,6β)]-3,3-Dimethyl-7-oxo-6-[[(2-propenylthio)-acetyl]amino]-4-thia-1-azabicyclo[3.2.0]heptane-2-carboxylic acid potassium salt	437
[2S-(2α,5α,6β)]-3,3-Dimethyl-7-oxo-6-[[(2-propenylthio)-acetyl]amino]-4-thia-1-azabicyclo[3.2.0]heptane-2-carboxylic acid sodium salt	438
(2S-cis)-3,3-Dimethyl-7-oxo-4-thia-1-azabicyclo[3.2.0]heptane-2-carboxylic acid	470, 975
(2S-cis)-3,3-Dimethyl-7-oxo-4-thia-1-azabicyclo[3.2.0]heptane-2-carboxylic acid 4,4-dioxide (2,2-dimethyl-1-oxopropoxy)methyl ester	472, 977
(2S-cis)-3,3-Dimethyl-7-oxo-4-thia-1-azabicyclo[3.2.0]heptane-2-carboxylic acid compound with N,N′-dibenzyl-ethylenediamine	471, 976
(2S-cis)-3,3-Dimethyl-7-oxo-4-thia-1-azabicyclo[3.2.0]heptane-2-carboxylic acid sodium salt	473, 978
N-[4-[[(2,6-Dimethyl-4-pyrimidinyl)amino]sulfonyl]-phenyl]formamide	776
N^1-(2,6-Dimethyl-4-pyrimidinyl)sulfanilamide	859
N^1-(4,6-Dimethyl-2-pyrimidinyl)sulfanilamide	817
N^1-(4,6-Dimethyl-2-pyrimidinyl)-sulfanilamide sodium salt	818
5-[p-[(4,6-Dimethyl-2-pyrimidinyl)-sulfamoyl]phenylazo]salicylic acid	786
N,N-dimethylstearylamine	35
Dimethyl sulfoxide	1543
α,α-Dimethyl tricyclo[3.3.1.1^{3,7}]-decan-1-amine	1577
Dimidin-R	817
Dimocillin	406, 407
Dinacrin	935
3,5-Dinitrosalicylic acid (5-nitrofurfurylidene) hydrazide	1254
Dinoleine	119
Diocimex	886
Diocyclin	136, 908
Diodoquin	119
Diodoxylin	119
Dioxyline	1306
Dipasic	936
Diphenane	32
Diphenasone	502, 865
(±)-1-(p,α-Diphenylbenzyl)-imidazole	994
sym-Diphenylcarbamido-4,4-distibinic acid	1284
diphetarsone	110
Dipotassium bis[m-[2,3-dihydroxy-butanedioato(4-)-01,02:03,04]]-diantimonate(2-) trihydrate steroisomer	8
Dipotassium tetraiodomercurate	1425
Dipyrithione	602, 1029
Direxiode	119
Dirithromycin	522
Dirocide	30
Diseptal B	782
Diseptal C	838
Disiquonium Chloride	1349

Name and Synonym Index

Disocarban	959	Dolicur	1543
Disodium [sulfonylbis(p-phenyl-eneimino)]dimethanesulfinate	509, 876	Domain	859
		Domeboro	1295
Disodium arsenate	1198	Domeform-HC	106
N⁴-(Disodium 1,3-disulfo-3-phenylpropyl)sulfanilamide	783	Domicillin	229
		Domiphen Bromide	1351
Disoquin	119	Domoso	1543
Disoxaril	1520	Doramectin	34
Disphex	1427	Dorsallin A.R.	433, 434
Dispromil	1528	Doryx	886
Distaclor	255	Dosulfin	844
Distakaps V-K	443	Double-Mycin	170, 927
Distaquaine	433	Dowmycin E	530
Distaquaine V	439	Dowpen V-K	443
Distaquaine V-K	443	Doxatet	886
Disto-5	1314	Doxichel hyclate	886
Distquaine	434	Doxicrisol	886
Disulfan	838	Doxycycline	885
Disulon	838	Doxycycline Calcium	1220
Disulone	502, 865	Doxycycline Hyclate	886
Dithiazanine Iodide	33	Doxycycline Hydrate	887
Ditophal	504	Doxylar	886
Ditrazin	29	Doxytem	886
Ditubin	935	Doyle	234
Dixiben	743	DQV-K	443
DKB	166	DqV-K	443
DL-164	643	Dr. Scholl's Athlete's Foot Spray	1130
DL-8280	746, 747	DR-3355	747
dl-Grepafloxacin	736	Dramcillin-S	445
dl-Grepafloxacin Hydrochloride	737	Drapolene	1304
DMS-70	1543	Drapolex	1304
DMS-90	1543	Drinupal	1158
DMSO	1543	Dromisol	1543
Dobendan	1328	Droncit	69
Doconazole	1030	Drontal, component of	71
6,7,8,9,10,11,12,13,14,15,16,17,24,25,26,27,28,29,30,31,32,33-Docosahydro-35,37-dimethyl-5,34:18,23-diethenodibenzo-[b,r][1,5,16,20]tetraazacyclo-triacontine-23,24-diium diacetate	593	Drontal Plus, component of	71
		Droxacin	728
		Droxacin Sodium	729
		Droxinavir	1521
		Droxinavir Hydrochloride	1522
		Dry-Clox	374
Dodecarbonium Chloride	1350	Drylin	822
N-[2-(Dodecylamino)-2-oxo-ethyl]-N,N-dimethylbenzene-methanaminium chloride	1350	DST	168, 925
		Duatok	852
		Dugro	1271
Dodecylbenzyltrimethyl-ammonium chloride	1363	Dumitone	502, 865
		Dumocyclin	135, 907, 1292
Dodecyldimethyl(2-phenoxy-ethyl)ammonium bromide	1351	Dumopen	229
		Dungistop	1130
1,1'-[4-(Dodecyloxy)-m-phenylene]diguanidine	1234	Duphacycline	900, 1291
		Dura AX	228
Doktacillin	229	Duracef	257
Dolcol	755	Duracillin	433, 434

Name and Synonym Index

Duradoxal	886	Elazor	1042
Duragentam	176	Elcosin	859
Durapaediat	526	elecampane camphor	1
Durenat	816	Elkosil	859
Duricef	257	Elkosin	859
Duropenin	426, 428	Elobact	347
Duroprocin	820	Elyzol	1243
Duxima	349	Elzogram	271
Dycill	378, 379	Emanil	1516
Dymanthine	35	EMB	929
Dymanthine Hydrochloride	36	EMBAY 8440	69
Dynabac	522	embelic acid	37
Dynapen	378, 379	Embelin	37
Dynarsan	1206, 1461	Embequin	119
Dyodin	119	EMD-30087	268
Dysentulin	117	Emetine	112
		Emetine Dihydrochloride	113
		Emeto-Na	9
E.E.S.	526	Emgel	523
E-1040	278	Emilene	778
Early Bird	71	Empecid	1019
Easkacef	365	EMU	523
East Indian Balmony	1156	E-Mycin	523
Eau de Labarraque	1438	E-Mycin e	526
E-Base	523	Emyrenil	748
Ebselen	1031	EN-141	532
Ebutol	930	Endomixin	192
Ecobi	1069	Enduracidin	663
Econazole	1032	Enduracidin A Hydrochloride	664
Econazole Nitrate	1033	Enduracidin B Hydrochloride	665
Econazole Nitrate (±)	1034	Enduracidin, component of	664, 665
Econor	647	Engemycin	900, 1291
Ecosporina	365	Enheptin-A	1209
Ecostatin	1034	Enicol	210, 1286
Eczecidin	106, 1378	Enilconazole	1035
Edoxudine	1523	Enoxacin	730
EDU	1523	Enoxacin Sesquihydrate	731
Edurid	1523	Enoxen	731
Efalexin	355	Enoxor	731
Efisol, component of	1346	Enpiroline Phosphate	1170
Eflornithine	1201, 1221	ENT-987	1125
Eflornithine Hydrochloride		Entacyl	67
Monohydrate	1202, 1222	Entamide	111
Efodine	1427	Enterfram	190
Efpenix	227	Enterobiocine	852
Egressin	88	Enterocid	784
EHB-776	1537	Enterocura	809
Ehrlich 5	1259	Enterokanacin	185
Ehrlich 594	1206, 1461	Enterol	756
Ehrlich 606	1464	Enteromide	813
Ekvacillin	375	Enteroquinol	106, 1378
EL-857	153	Enterosept	119
EL-857/820	153	Entero-Septol	106, 1378

Name and Synonym Index

Enterosulfamid	784	Eqvalan	44
Enterosulfon	784	Eracin	758
Entero-Vioform	106, 1378	Eradacil	758
Enterozol	106, 1378	Eradacin	758
Entexidina	785	Erasis	524
Entobex	124	Eratrex	530
Entrokin	106, 1378	Ercefurol	572
Enuclen	1304	Ercefuryl	572
Enviomycin	666, 928	Ercoquin	1175
Enviradene	1524	Ergamisol	49
Enviroxime	1525	Eriosept	1346
Enzactin	1131	Eriscel	525
Eperezolid	603	Eritrocina	523
Epervudine	1526	Eritroger	525
ephicillin hydriodide	423	Ermycin	523
Epicillin	380	Eromycin	525
Epi-Monistat	1069	Erpalfa	1511, 1513
Epi-Pevaryl	1033	ERYC	523
Epiroprim	145	Erycen	523
Episol	1049	Erycette	523
Epivir	1551	Erycin	523
Epocelin	342	Erycinum	523
Eporal	502, 865	EryDerm	523
Eposerin	342	Erygel	523
(E)-(2S,3R,4R,5S)-5-[[(2S,3S,4S,5S)-		Eryliquid	526
2,3-Epoxy-5-hydroxy-4-methyl-		Erymax	523
hexyl]tetrahydro-3,4-dihydroxy-		Erypar	530
β-methyl-2H-pyran-2-crotonic		EryPed	526
acid ester with 9-hydroxy-		Eryprim	530
nonanoic acid	621	Ery-Tab	523
(8α,9R)-6'-Methoxycinchonan		Erythro	523
9-ol sulfate (2:1) (salt)	1194	Erythro ES	526
6-(1,2-Epoxypropyl)-5,6-		Erythro S	530
dihydro-5-hydroxy-2H-		Erythrocin	530
pyran-2-one acetate	588	Erythrocin Lactobionate	528
(-)-(1R,2S)-(1,2-Epoxypropyl)		Erythro-Holz	526
phosphonic acid	605	Erythromast 36	523
(1R,2S)-(1,2-Epoxypropyl)		Erythromid	523
phosphonic acid compound		Erythromycin	523
with 2-amino-2-(hydroxy-		Erythromycin 2'-(ethylsuccinate)	526
methyl)-1,3-propanediol (1:1)	606	Erythromycin 2'-acetate stearate (salt)	524
[1β,2α,11β,12α,15β(S)]-11,20-		Erythromycin 2'-propionate	529
Epoxy-1,2,11,12-tetrahydroxy-		Erythromycin 2'-propionate	
15-(2-hydroxy-2-methyl-1-		dodecyl sulfate (salt)	525
oxobutoxy)picras-3-en-16-one	116	Erythromycin 9-(O-methyloxime)	535
Eprinomectin	38	Erythromycin 9-[O-[(2-methoxy-	
eprinomectin B_{1a} (90%) and		ethoxy)methyl]oxime]	549
eprinomectin B_{1b} (10%), mixture	38	Erythromycin A	523
eprinomectin B_{1b} (90%) and		Erythromycin Acistrate	524
eprinomectin B_{1a} (10%), mixture	38	Erythromycin Estolate	525
Eprofil	85	Erythromycin Ethylsuccinate	526
Equivurm Plus	51	Erythromycin Gluceptate	527
Equizole	85	Erythromycin Glucoheptonate	527

Name and Synonym Index

Erythromycin Glucoheptonate (1:1) (salt)	527
Erythromycin Lactobionate	528
Erythromycin mono(4-O-β-D-galactopyranosyl-D-gluconate) (salt)	528
Erythromycin Octadecanoate (salt)	530
Erythromycin Propionate	529
Erythromycin Stearate	530
Erythroped	526
(DL-Erythro-α-2-piperidyl-2,8-bis(trifluoromethyl)-4-quinolinemethanol	1176
(DL-Erythro-α-2-piperidyl-2,8-bis(trifluoromethyl)-4-quinolinemethanol hydrochloride	1177
Esclama	1256
Esinol	526
Eskacillin	432
Eskadiazine	797
espinomycin A	538
Essigsäure Tonerde	1296
Estomicina	525
estomycin	197
Estopen	423
Etapiam	930
Ethambutol	929
Ethambutol Dihydrochloride	930
Ethanearsonic Acid	1473
Ethanearsonic Acid Disodium Salt	1474
4,4'-(1,2-Ethanediyl)bisbenzenecarboximidamide	1276
4,4'-(1,2-Ethanediyl)bisbenzenecarboximidamide isethionate	1277
(5R-trans)-5-Ethenyl-6-(β-D-glucopyranosyloxy)-5,6-dihydro-1H,3H-pyrano[3,4-c]pyran-1-one	1171
Ethionamide	931
Ethodryl	29
Ethonam Nitrate	1036
[3R-(3α,5aβ,6β,8aβ,9α,10α,12β,12aR*)]-10-Ethoxydecahydro-3,6,9-trimethyl-3,12-epoxy-12H-pyrano[4,3-j]-1,2-benzodioxepin	1148
(8α,9R)-6'-Ethoxy-10,11-dihydrocinchonan-9-ol	1352
(8α,9R)-6'-Ethoxy-10,11-dihydrocinchonan-9-ol monohydrochloride	1353
[2S-(2α,5α,6β)]-6-[[(2-Ethoxy)-1-naphthalenyl)carbonyl]amino]-3,3-dimethyl-7-oxo-4-thia-1-azabicyclo[3.2.0]heptane-2-carboxylic acid monosodium salt	413
[2S-(2α,5α,6β)]-6-[[(2-Ethoxy)-1-naphthalenynyl)carbonyl]amino]-3,3-dimethyl-7-oxo-4-thia-1-azabicyclo[3.2.0]heptane-2-carboxylic acid	412
[2S-(2α,5α,6β)]-6-[[(2-Ethoxy-1-naphthalenyl)carbonyl]amino]-3,3-dimethyl-7-oxo-4-thia-1-azabicyclo[3.2.0]heptane-2-carboxylic acid monosodium salt	414
p-[(α-Ethoxy-p-phenylphenacyl)-amino]benzoic acid	1598
Ethril	530
Ethryn	530
1-[3-(Ethylamino)-2-pyridinyl]-4-[(5-methoxy-1H-indol-2-yl)carbonyl piperazine	1498
1-[3-(Ethylamino)-2-pyridinyl]-4-[(5-methoxy-1H-indol-2-yl)carbonyl piperazine monomethanesulfonate	1499
ethylarsinic acid	1473
Ethylarsonic acid	1473
1-Ethyl-2,6-bis[2-[4-(1-pyrrolidinyl)-phenyl]ethenyl]pyridinium iodide	82
1-Ethyl-1,4-dihydro-7-methyl-4-oxo-1,8-naphthyridine-3-carboxylic acid	743
6-[2-[2-[5-(6-Ethyl-3,6-dihydro-5-methyl-2H-pyran-2-yl)-3-methyl-1,4-hexadienyl]-3-methylcyclopropyl]vinyl]tetrahydro-4,5-dihydroxy-2H-pyran-2-acetic acid	986
1-Ethyl-1,4-dihydro-4-oxo[1,3]-dioxolo[4,5-g]cinnoline-3-carboxylic acid	721
5-Ethyl-5,8-dihydro-8-oxo-1,3-dioxolo[4,5-g]quinoline-7-carboxylic acid	748
1-Ethyl-1,4-dihydro-4-oxo-7-(4-pyridyl)-3-quinoline carboxylioc acid	758
((±)-1-Ethyl-6,8-difluoro-1,4-dihydro-7-(3-methyl-1-piperazinyl)-4-oxo-3-quinolinecarboxylic acid	739
(±)-1-Ethyl-6,8-difluoro-1,4-dihydro-7-(3-methyl-1-piperazinyl)-4-oxo-3-quinolinecarboxylic acid hydrochloride	740
8-Ethyl-5,8-dihydro-5-oxo-2-(1-piperazinyl)pyrido[2,3-d]-pyrimidine-6-carboxylic acid	754
8-Ethyl-5,8-dihydro-5-oxo-2-(1-piperazinyl)pyrido[2,3-d]pyrimidine-6-carboxylic acid trihydrate	755

Name and Synonym Index

N¹-(1-Ethyl-1,2-dihydro-2-oxo-4-pyrimidinyl)sulfanilamide	796
8-Ethyl-5,8-dihydro-5-oxo-2-(1-pyrrolidinyl)pyrido[2,3-d]pyrimidine-6-carboxylic acid	756
3-Ethyl-9,10-dimethoxy-1,6,7,11b-tetrahydro-2-[(1,2,3,4-tetrahydro-6,7-dimethoxy-1-isoquinolyl)methyl]-4H-benzo[a]quinolizine	107
[6R-[6α,7α,7(2R*)]]-7-[[2-[[(4-Ethyl-2,3-dioxo-1-piperazinyl)carbonyl]amino]-3-hydroxy-1-oxobutyl]amino]-7-methoxy-3-[[(1-methyl-1H-tetrazol-5-yl)thio]methyl]-8-oxo-5-thia-1-azabicyclo[4.2.0]oct-2-ene-2-carboxylic acid	272
[2S-[2α,5α,6β(S*)]]-6-[[[[(4-Ethyl-2,3-dioxo-1-piperazinyl)carbonyl]amino]phenylacetyl]amino]-3,3-dimethyl-7-oxo-4-thia-1-azabicyclo[3.2.0]heptane-2-carboxylic acid	446
[2S-[2α,5α,6β(S*)]]-6-[[[[(4-Ethyl-2,3-dioxo-1-piperazinyl)carbonyl]amino]phenylacetyl]amino]-3,3-dimethyl-7-oxo-4-thia-1-azabicyclo[3.2.0]heptane-2-carboxylic acid monohydrate	447
[2S-[2α,5α,6β(S*)]]-6-[[[[(4-Ethyl-2,3-dioxo-1-piperazinyl)carbonyl]amino]phenylacetyl]amino]-3,3-dimethyl-7-oxo-4-thia-1-azabicyclo[3.2.0]heptane-2-carboxylic acid sodium salt	448
[6R-[6α,7β(R*))]]-7-[[[[(4-Ethyl-2,3-dioxo-1-piperazinyl)carbonyl]amino](4-hydroxyphenyl)acetyl]amino]-3-[[(1-methyl-1H-tetrazol-5-yl)thio]methyl]-8-oxo-5-thia-1-azabicyclo[4.2.0]oct-2-ene-2-carboxylic acid	302
[6R-[6α,7β(R*))]]-7-[[[[(4-Ethyl-2,3-dioxo-1-piperazinyl)carbonyl]amino](4-hydroxyphenyl)-acetyl]amino]-3-[[[(1-methyl-1H-tetrazol-5-yl)thio]methyl]-8-oxo-5-thia-1-azabicyclo[4.2.0]oct-2-ene-2-carboxylic acid sodium salt	303
N,N-Ethylenediarsanilic acid	31
N,N-Ethylenediarsanilic acid disodium salt	110
(+)-2,2'-(Ethylenediimino)di-1-butanol	929
(+)-2,2'-(Ethylenediimino)di-1-butanol dihydrochloride	930
4,4'-(Ethylenedioxy)bis[N-hexyl-N-methylbenzylamine]	132
4,4'-(Ethylenedioxy)bis[N-hexyl-N-methylbenzyl-amine] dihydrochloride	133
ethylene glycol monophenyl ether	1419
ethylene tetrachloride	84
3-Ethyl-2-[5-(3-ethyl-2-benzothiazolinylidene)-1,3-pentadienyl]-benzothiazolium iodide	33
ethylformic acid	1103
Ethylhexadecyldimethyl-ammonium ethyl sulfate	1386
Ethylhydrocupreine	1352
Ethylhydrocupreine Hydrochloride	1353
1-Ethyl-6-fluoro-1,4-dihydro-7-(4-methyl-1-piperazinyl)-4-oxo-3-quinolinecarboxylic acid	751
1-Ethyl-6-fluoro-1,4-dihydro-7-(4-methyl-1-piperazinyl)-4-oxo-3-quinolinecarboxylic acid Monomethanesulfonate	752
1-Ethyl-6-fluoro-1,4-dihydro-7-(4-methyl-1-piperazinyl)-4-oxo-3-quinolinecarboxylic acid Monomethanesulfonate dihydrate	753
1-Ethyl-6-fluoro-1,4-dihydro-4-oxo-7-(1-piperazinyl)-1,8-naphthyridine-3-carboxylic acid	730
1-Ethyl-6-fluoro-1,4-dihydro-4-oxo-7-(1-piperazinyl)-1,8-naphthyridine-3-carboxylic acid sesquihydrate	731
1-Ethyl-6-fluoro-1,4-dihydro-4-oxo-7-(1-piperazinyl)-3-quinolinecarboxylic acid	745
1-Ethyl-6-fluoro-1,4-dihydro-4-oxo-7-pyrrol-1-yl-3-quinolinecarboxylic acid	738
Ethyl(hydrogen p-mercapto-benzenesulfonato)mercury sodium salt	1444
Ethyl p-hydroxybenzoate	1355
1-[[2-[Ethyl(2-hydroxy-2-methylpropyl)amino]ethyl]amino]-4-methyl-9H-thioxanthen-9-one	18
1-[[2-[Ethyl(2-hydroxy-2-methyl propyl)amino]ethyl]amino]-4-	

Name and Synonym Index

methyl-9H-thioxanthen-9-one hydrochloride	19
16-Ethyl-4-hydroxy-5,9,13,15-tetramethyl-2,10-dioxo-6-[[3,4,6-trideoxy-3-(dimethylamino)-β-D-xylohexopyranosyl]oxy]oxacyclohexadeca-11,3-diene-7-acetaldehyde	546
3-Ethyl-7-hydroxy-2,8,12,16-tetramethyl-5,13-dioxo-9-[[3,4,6-trideoxy-3-(dimethylamino)-β-D-xylohexopyranosyl]oxy]-4,17-dioxabicyclo[14.1.0]-heptadec-14-ene-10-acetaldehyde	548
2-[2-Ethyloctahydro-3'-methyl-5'-[tetrahydro-6-hydroxy-6-(hydroxymethyl)-3,5-dimethyl-2H-pyran-2-yl][2,2'-bifuran-5-yl]]-9-hydroxy-β-methoxy-α,γ,2,8-tetramethyl-1,6-dioxaspiro[4.5]decan-7-butanoic acid	1070, 1247
Ethylparaben	1354
Ethyl Parasept	1354
5-(1-Ethylpentyl)-3-[(trichloromethyl)thio]hydantoin	1010
O-Ethyl O-(8-quinolyl)-phenylphosphonothioate	77
1-N-ethylsisomicin	195
Ethyl(sodium o-mercaptobenzoato)mercury	1445
Ethylstibamine	1223
p-Ethylsulfonylbenzaldehyde thiosemicarbazone	955
1-[2-(Ethylsulfonyl)ethyl]-2-methyl-5-nitroimidazole	139, 1281
Ethyl 1-(1,2,3,4-tetrahydro-1-naphthyl)imidazole-5-carboxylate mononitrate	1036
5-Ethyl-2,3,5,8-tetrahydro-8-oxofuro[2,3-g]quinoline-7-carboxylic acid	728
N¹-(5-Ethyl-1,3,4-thia-diazole-2-yl)sulfanilamide	807
2-Ethylthioisonicotinamide	931
Etibi	930
Etisul	504
Etofamide	114
Etrenol	43
Etruscomicina	1060
Etruscomycin	1060
EU-3325	1132
EU-3421	1094
EU-5306	751
Eucistin	743
Euclorina	774
Eucupin	1355
eucupreine	1355
EUDR	1523
Eupatal	1
Eupragin	525
Euprocin	1355
Euprocin Hydrochloride	1356
Eusaprim	822
Euvernil	839
Evazol	1346
Evramycin	554
Exacin	182
Exalamide	1037
Excenel	338
Exelderm	1121
Exocin	746, 747
Exoderil	1072, 1073
Exofene	1365
Exosulfonyl	508, 869
EXP-126	1572
Exsel	1113
Extencilline	426, 428
Exterol	1455
Extramycin	202
Extramycin®	201
F-4	1214
F-190	1206, 1461
F-1500	508
F 1500	869
5-FC	1043
F.I. 6426	637
Fabianol	152
Fado	262
FAK III	776
Falapen	432
Falcopen-V	440, 441
Falmonox	134
Falvin	1039
Famciclovir	1527
Famet	819
Famodil	1528
Famodine	1528
Famosan	1528
Famosept	1420
Famotine	1528
Famotine Hydrochloride	1529
Famoxal	1528

Name and Synonym Index

Famvir	1527	Fl-1163	1060
Fanasil	805	Fl-5853	123, 198
Fansimef [as combination with		Fl-7045	1114
sulfadoxine and pyrimethamine]	1177	Fl-7056	1115
Fangorex	1089	Fiacitabine	1531
Fanosin	1528	Fialuridine	1532
Fansidar	1188	FIAU	1532
Fansidar, component of	805, 1267	Fibonel	1528
Fantacin	733	Fibracillin	383
Fantorin	81	Fibrotan	1366
Fanzil	805	Filaribits	30
Farecef	303	Filazine	30
Faredina	358	Filipin	1040
Fareminosidin	198	Filipin III	1041
Farexin	355	Filtrax	754
Farmicetina	1286	Firmacef	271
Farmiglucin	123, 198	Fiurox Aerosol Powder	1226
Farminosidin	123	FK-027	289
Farmiserina	600	FK-482	280
Farmitalia 204/122	810	FK-749	342
Farmitcetina	210	FL-1039	226
Farmoxin	314	Flabelline	406, 407
Fasigin	139	Flagecidin	1212
Fasigyn	139, 1281	Flagentyl	130, 1272
Fazol	1053	Flagyl	1243
FCV	1527	Flagyl I.V.	1244
Fectrim	822	Flagyl I.V., component of	1243
Fedacilina	404	Flamazine	798
Felvizumab	1530	Flammazine	798
Femcare	1019	Flavomycin	157
Femstat	1005	flavophospholipol	157
fenamisal	945	Flavoquine	1145
Fenarsone	95	Flavoquine, Miaquin	1211
Fenbenicillin	381	Flavurol	1388
Fenbenicillin Potassium Salt	382	Flemoxin	228
Fenfluthrin	39	Fleroxacin	732
Fenicol	210, 1286	Flobacin	746
Fenilor	1317	Flo-Cillin Aqueous	433, 434
Fenocin	443	Flo-Cillin, component of	427
Fenocin Forte	443	Flociprin	723
Fenospen	439	Flomoxef	384
Fenoxypen	443	Floraquin	119
Fenticlor	1357	Florfenicol	215
Fenticonazole	1038	Florid	1069
Fenticonazole Nitrate	1039	Floridin	358
Fentiderm	1039	florimycin	710, 966
FER-1443	640, 1126	Floxacillin	385
Fergon 500	355	Floxacillin Sodium	386
Fermycin Soluble	103, 881, 1219	Floxacin	745
Fernasan	1125	Floxapen	385, 386
Ferron	118	Floxil	746
Festamoxin	411	Floxin	746, 747
Fexinidazole	40	Floxuridine	1533

Name and Synonym Index

Flubendazole	1224
Flubenol	1224
Flucloxacillin	385
Fluconazole	1042
Flucytosine	1043
Fludalanine	604
Fludazonium Chloride	1358
Flumadine	1572
Flumax	277
Flumequine	733
Flumoxal	1224
Flumoxane	1224
Flunidazole	1225
Fluonilid	1058
3-Fluoro-D-alanine-2-d	604
5-Fluorocytosine	1043
(±)-9-Fluoro-6,7-dihydro-8-(4-hydroxypiperidino)-5-methyl-1-oxo-1H,5H-benzo[ij]quinolizine-2-carboxylic acid	742
6-Fluoro-1,4-dihydro-1-(methylamino)-7-(4-methyl-1-piperazinyl)-4-oxo-3-quinolinecarboxylic acid	718
6-Fluoro-1,4-dihydro-1-(methylamino)-7-(4-methyl-1-piperazinyl)-4-oxo-3-quinolinecarboxylic acid monomethanesulfonate	719
(S)-(-)-9-Fluoro-2,3-dihydro-3-methyl-10-(4-methyl-1-piperazinyl)-7-oxo-7H-pyrido[1,2,3-de]-1,4-benzoxazine-6-carboxylic acid	747
9-Fluoro-2,3-dihydro-3-methyl-10-(4-methyl-1-piperazinyl)-7-oxo-7H-pyrido[1,2,3-de]-1,4-benzoxazine-6-carboxylic acid	746
9-Fluoro-6,7-dihydro-5-methyl-1-oxo-1H,5H-benzo[ij]quinolizine-2-carboxylic acid	733
9-Fluoro-2,3-dihydro-10-(4-methyl-1-piperazinyl)-7-oxo-7H-pyrido[1,2,3-de]-1,4-benzothiazine-6-carboxylic acid	759
9-Fluoro-2,3-dihydro-10-(4-methyl-1-piperazinyl)-7-oxo-7H-pyrido[1,2,3-de]-1,4-benzothiazine-6-carboxylic acid hydrochloride	760
(8S)-8-Fluoroerythromycin	531
6-Fluoro-1-(p-fluoro-phenyl)-1,4-dihydro-7-(4-methyl-1-piperazinyl)-4-oxo-3-quinolinecarboxylic acid	726
6-Fluoro-1-(p-fluorophenyl)-1,4-dihydro-7-(4-methyl-1-piperazinyl)-4-oxo-3-quinolinecarboxylic acid hydrochloride	727
1-[o-Fluoro-α-(p-fluorophenyl)-α-phenylbenzyl]imidazole	1044
N-[[(S)-3-[3-Fluoro-4-(4-glycoloyl-1-piperazinyl)phenyl]-2-oxo-5-oxazolidinyl]methyl]acetamide	603
N-[[(S)-3-(3-Fluoro-4-morpholinophenyl)-2-oxo-5-oxazolidinyl]methyl]acetamide	613
Fluorophene	1359
Fluorosalan	1359
Flupen	385
Flurithromycin	531
flusalan	1359
Flutrimazole	1044
Fluvermal	1224
FML-S, component of	791
Fomidacillin	387
Fomivirsen	1534
Fomivirsen Sodium	1535
Fongarex	1089
Fontamide	854
Fontarsan	1259
Forilin	549
Formic acid 2-[4-(5-nitro-2-furyl)-2-thiazolyl]hydrazide	579
Formosa camphor	1322
Formtone-HC	106
4'-Formylacetanilide thiosemicarbazone	958
N-formyl-trans-p-methoxystyrylamine	964
formylsulfamethine	776
N^2-Formylsulfisomidine	776
5-Formyl-2-thiophenecarbonitrile thiosemicarbazone	1510
Foromacidin	550
Foromacidin A	551
Foromacidin B	552
Foromacidin C	553
Forpen	432
Fortam	332
Fortaz	332
Forticef	367
Fortimicin A	155, 172
Fortimicin B	173
Fortracin	652
Fortum	332
Fosarilate	1536
Foscarnet Sodium	1537

Name and Synonym Index

Foscavir	1537	Fungifos	1128
Fosfomycin	605	Fungilin	989
Fosfomycin Tromethamine	606	Fungimycin	1046
Fosfonet Disodium [anhydrous]	1538	fungimycin	1098
Fosfonet Disodium Monohydrate	1539	Fungiplex	1119
Fosfonoacetic Acid	1540	Fungisdin	1069
Fosmidomycin	607	Fungistat	1124
Fossyol	1243	Fungizone	989
Fouadin	81	Fungoral	1056
Fourneau 190	1206, 1461	Furachel	584
Fourneau 309	83, 1279	Furacin	585, 1406
Fourneau 710	1185	Furacinetten	585, 1406
Fourneau 1500	508, 869	Furacoccid	585, 1406
FR-13479	342	Furacort, component of	1406
FR-17027	289	Furadantin	584
Frademicina	516	Furadantine MC	584
Fradiomycin	188	Furadex, component of	1406
Framycetin	190	Furadoin	584
Framygen	190	Furadroxyl	1404
Franocide	30	Furalan	584
Fraquinol	192	Furalazine	555
free benzylpenicillin	245	Furaltadone	556
free penicillin G	245	Furamazone	560
free penicillin II	245	furamide	111
Fromanol	617	Furanace	575
Ftalazol	785	Furantoina	584
ftalicetimida	784	Furaplast	585, 1406
Ftivazide	932	Furaspor	1398
FU-02	388	Furazol W	585, 1406
Fuadin	81	Furazolidone	1226, 1360
FuaMed	584	Furazolin	556
Fucidine	608	Furazolium Chloride	557
FUDR	1533	Furazolium Tartrate	558
Fugillin	115	Furea, component of	1406
Fulcin	1047	Furbenal	1398
Fuldazin	741	furenapyridazin	576
Fulgram	745	Furenazin	576
Fulvicin	1047	Furesol	585, 1406
Fulvicin Bolus	1047	(2S,5R,6R)-6-[(R)-2-(Furfuryl-	
Fulvicin-P/G	1047	ideneamino)-2-(p-hydroxy-	
Fulvicin-U/F	1047	phenyl)acetamido]-3,3-di-	
Fulvidex	1047	methyl-7-oxo-4-thia-1-aza-	
Fulvidex, component of	1135	bicyclo[3.2.0]heptane-2-	
Fumadil B	115	carboxylic acid	388
Fumagillin	115	(2S,5R,6R)-6-[(2R)-2-[3-[(E)-Furfuryl-	
Fumidil	115	ideneamino]-2-oxo-1-imidazol-	
Fumoxicillin	388	idine-carboxamido]-2-(p-	
Fungacetin	1131	hydroxyphenyl)acetamido]-	
Fungarest	1056	3,3-dimethyl-7-oxo-4-thia-	
Fungibacid	1127	1-azabicyclo[3.2.0]heptane-	
Fungichromin	1045	2-carboxylic acid	389
Fungicidin	1081	Furilazone	933
Fungiderm	1069	Furobactina	584

Name and Synonym Index

2-Furoic acid ester with 1-(dichloroacetyl)-1,2,3,4-tetrahydro-6-quinolinol	128	Garasol	176
		Gargilon, component of	1346
Furonazide	933	Gargon	699
Furophen T-Caps	584	Gaster	1528
Furovag	1360	Gastridin	1528
Furox	1360	Gastropen	1528
Furoxane	1360	Gastrurol	756
Furoxone	1226, 1360	Gatalone	934
furpirinol	575	Gatifloxacin	734
furpyrinol	575	Geigy 867	840
Fursalan	1361	Gelomyrtol	1400
(6R,7R)-7-[2-(2-Furyl)glyoxylamido]-3-(hydroxy-methyl)-8-oxo-5-thia-1-aza-bicyclo[4.2.0]oct-2-ene-2-carboxylic acid 7^2-(Z)-(O-methyloxime)	345	Gelovermin	42, 54
		Gelstaph	375
		Gem91	1589
		Genoptic	176
		Gentacin	176
Fusafungine	667	Gentak	176
Fusaloyos	667	Gentalline	176
Fusarine	667	Gentalyn	176
Fusidate Sodium	608	Gentamicin	174
Fusidic Acid	609	Gentamicin A	175
Futrican	1012	Gentamicin C Complex Sulfate	176
Fuzlocillin	389	Gentamicin C_{2b}	187
		Gentamicin C_1	177
		Gentamicin C_{1a}	178
		Gentamicin C_2	179
G-4	28	gentamycin	174
G-11	1365	Gentian Violet	41
G-605	956	Gentiaverm	41
G-30320	501, 922	Gentibioptal	176
Gabbromicina	123	Genticin	176
Gabbromycin	123, 198	Gentiopicrin	1171
Gabbroral	123, 198	gentiopicroside	1171
Gabromicina	198	Gentocin	176
Galatone	934	Gentogram	176
Gallacetophenone	1362	Gent-Ophtal	176
(gallato)hydroxyiodobismuth	1310	Gentrasul	176
Gallimycin	530	Geocillin	248, 249
Gallochrome	1388	Geomycin	900, 1291
Gamasol 90	1543	Geopen	248
Gamefar	1182	Geotricyn	444, 901
Gamophen	1453	Germanin	83, 1279
Ganciclovir	1541	Germiciclin	894
Ganciclovir Sodium	1542	Germinol	1304
Ganidan	808	Germitol	1304
Ganor	1528	Gernebcin	207
Gansil	774	GEWO-399	936
Gantanol	821, 1205	Giardil	1360
Gantaprim	822	Giarlam	1360
Gantrim	822	Gibicef	349
Gantrisin	860	Ginarsol	1206, 1461
Garamycin	176	Gineflavir	1243
Garasin	355	Gingisan	1331

Name and Synonym Index

Glaucarubin	116	GS-2876	893
Glaumeba	116	GS-2989	891
Glazidim	332	GS-3065	887
Globacillin	237	GS-6244	594
Globenicol	210, 1286	GS-7443	615
Glomycin	898	Guamecycline	888
Gloximonam	390	Guamecycline Hydrochloride	889
Glucantim	1258	Guanatol	1158
Glucantime	1258	Guanicil	808
Glucazide	934	Guidazide	934
Gluconiazide	934	gum camphor	1322
N^4-β-D-Glucosidosulfanilamide	777	G.U.-Pen	249
Glucosulfone Sodium	505, 867	GV-104326B	467
D-Glucuronic acid γ-lactone		GV-118819X	468
1-[(4-pyridinylcarboxyl)hydrazone]	934	Gynamousse	900, 1291
Gluronazide	934	Gyne-Lotrimin	1019
Glyceryl triacetate	1131	Gynochrome	1388
Glycobiarsol	117	Gyno-Daktarin	1069
Glyconiazide	934	Gynofon	1209
Gly-Oxide	1455	Gyno-Monistat	1069
Glypesin	1051	Gyno-Myfungar	1092
Glyphenarsine	1283	Gynomyk	1005
GOBAB	1300	Gyno-Pevaril	1033
Golarsyl	1207, 1462	Gynoplix	1206, 1461
Gonorcin	745	Gyno-Sterosan	1336
Goyl	1206, 1461	Gyno-Terazol	1124
GPA-878	940	Gynotherax	1336
GR-69153X	286	Gyno-Travogen	1053
GR-109714X	1551	Gyno-Trosyd	1127
GR-121167X	1600	Gyramid	731
gradocycline	904		
Gramaxin	271		
Gramicidin	668	H-115	1012
Gramicidin S	669	HABA-DKB	154
Gramipan, component of	1346	Habekacin	154
Gramoderm	668	Hachimycin	1048, 1227
Grampenil	229	Halamid	774
Granudoxy	886	haletazole	1049
Grepafloxacin	735	Halethazole	1049
Grifulvin	1047	Halfan	1172, 1173
Grifulvin V	1047	Halimide®	1363
Grinsil	227	halocarban	1337
Gripenin-O	251	Halofantrine	1172
Grisactin	1047	Halofantrine Hydrochloride	1173
Griséfulin	1047	Halofuginone Hydrobromide	1228
Griseofulvin	1047	Haloprogin	610
Grisovin	1047	Halospor	311
Gris-PEG	1047	Halotex, component of	610
Grocreme	1346	Halquinol	1364
Grysio	1047	Halquivet	1364
GS-504	1508	Halset	1327
GS-1339	36	Hamycin	1050
GS-2147	906	Hansolar	498, 862, 1143

Name and Synonym Index

HAPA-B	181
Haptocil	26
Havapen	422
HB-115	576
HBA	1037
HBK	154
H-Cys-Tyr-Ile-Asn-Asn-Cys-Pro-Leu-Gly-NH$_2$-cyclic (1→6)-disulfide	651
HE-781	148
Head and Shoulders, component of	1105
Heartgard 30	44
HeartGard Plus, component of	71
helenin	1
Heliomycin	180
Helmex	71
Helmezine	68
Helminal	45
Helmintox	71
Helmitol	617
Helvamox	227
Helvecyclin	136, 908
Hemometina	113
hepar sulfuris	1100
Herpe-Gel	1516
Herperal	637
Herpid	1543
Herplex	1516, 1546, 1583
Herplex Liquifilm®	1544
Hetacillin	391
Hetacillin Potassium	392
HetacinK Hexachlorophene	1365
Hetrazan	30
Hexadecyl	392
Hexadecyl(2-hydroxy-cyclohexyl)-dimethyl-ammonium chloride	1325
1-Hexadecylpyridinium chloride	1328
1-Hexadecylpyridinium chloride monohydrate	1327
(2S,5R,6R)-[[(Hexahydro-1H-azepin-1-yl)methylene]amino]-3,3-dimethyl-7-oxo-4-thia-1-azabicyclo[3.2.0]-heptane-2-carboxylic acid ester with ethyl 1-hydroxyethyl carbonate	243
[2S-(2α,5α,6β)]-6-[[(Hexahydro-1H-azepin-1-yl)methylene]-amino]-3,3-dimethyl-7-oxa-4-thia-1-azabicyclo-[3.2.0]heptane-2-carboxylic acid	225
[2S-(2α,5α,6β)]-6-[[(Hexahydro-1H-azepin-1-yl)methylene]amino]-3,3-dimethyl-7-oxa-4-thia-1-aza-bicyclo[3.2.0]heptane-2-carboxylic acid (2,2-dimethyl-1-oxopropoxy)-methyl ester	226
5,6,9,17,19,21-Hexahydroxy-23-methoxy-2,4,12,16,18,20,22-heptamethyl-2,7-(epoxypentadeca-[1,11,13]trienimino)naphtho[2,1-b]-furan-1,11(2H)dione 21-acetate	221
5,6,9,17,19,21-Hexahydroxy-23-methoxy-2,4,12,16,18,20,22-heptamethyl-8-[N-(4-methyl-1-piperazinyl)formimidoyl]-2,7-(epoxypentadeca[1,11,13]-trienimino)naphtho[2,1-b]furan-1,11(2H)-dione 21-acetate	220, 949
5-(Hexahydro)-2-oxo-1H-thieno-[3,4-d]imidazol-4-yl-2-pentenoic acid	1061
hexahydropyrazine	66
Hexal	620
Hexalet	620
Hexalyse, component of	1346
Hexamethylene anhydro-methylenecitrate	617
1,1'-Hexamethylenebis[5-(2-ethylhexyl)biguanide]	587, 1294
1,1-Hexamethylenebis[5-(p-chlorophenyl)biguanide]	1329
1,1'-Hexamethylenebis[5-(p-chlorophenyl)biguanide] (p-aminophenyl)phosphonate (1:2)	595
1,1-Hexamethylenebis[5-(p-chlorophenyl)biguanide] diacetate	1330
1,1-Hexamethylenebis[5-(p-chloro-phenyl)biguanide] di-D-gluconate	1331
1,1-Hexamethylenebis[5-(p-chlorophenyl)biguanide] dihydrochloride	1332
Hexamethylene monohippurate	618
Hexamethylene sulfosalicylate	620
Hexamethylenetetramine	616
Hexamethylenetetramine monomandelate	619
Hexamethylenetetramine tetraiodide	1397
hexamethylpararosaniline chloride	41
Hexasodium 8,8'-[ureylene bis[m-phenylenecarbonyl-imino(4-methyl-m-phenylene)-carbonylimino]]di-1,3,5-naph-thalenetrisulfonate	1279
Hexedine	611
Hexetidine	1051
Hexigel	1051
Hexocil	1051
Hexoral	1051
Hexosan	1365

Name and Synonym Index

Hextril	1051	Hydrastine	1367
4-Hexyl-1,3-benzene diol	42, 54	l-β-hydrastine	1367
o-(Hexyloxy)benzamide	1037	hydrocupreine ethyl ether	1352
4-Hexylresorcinol	42, 54	hydrocupreine isopentyl ether	1355
4-Hexylresorcinol compound with 9-aminoacridine	983	Hydrogen dioxide (Hydrogen N-glycoloyl-arsanilato)oxobismuth	1368 117
Hi-Alarzin	1130	Hydrogen Peroxide	1368
Hibiclens	1331	hydrogen peroxide carbamide	1455
Hibidil	1331	Hydronsan	934
Hibiscrub	1331	hydroperoxide	1368
Hibistat, component of	1331	Hydrotricine	707
Hibital	1331	γ-Hydroxy-β-aminobutyric acid	1300
Hibitane	1331	2-Hydroxybenzoic acid	
Hiconcil	228	1-naphthalenyl ester	1401
Hidacian	923	2-Hydroxybenzoic acid	
Hi-Eneterol	106	2-naphthalenyl ester	1402
Hi-Ente	1378	p-Hydroxybenzoic acid	
hikizimycin	650	5-nitrofurfurylidene hydrazide	572
Hioxyl	1368	2-Hydroxybenzoic acid zinc salt	1459
Hipercilina	432	hydroxybenzopyridine	1369
Hiprex	618	Hydroxychloroquine	1174
Hirathiol	1372	Hydroxychloroquine Sulfate	1175
Histocarb	95	2-hydroxy-p-cymene	25
Histomibal	111	(2-hydroxycyclohexyl)-	
Hivid	1599	dimethylammonium bromide	1326
HL-707	120	1-[(3R,4R)-4-Hydroxy-L-3,6-	
HOE-105	1510	diaminohexanoic acid]	
HOE-280	746, 747	viomycin	701, 961
HOE-296	1015	hydroxydichloroquinaldinol	1336
HOE-296b	1014	4-Hydroxy-3,5-diiodobenzene-	
Homonal	778	sulfonic acid mercury salt	1479
Homosulfamine	778	1-Hydroxy-4,6-dimethyl-	
Honduras balsam	1303	2(1H)-pyridone	1067
Hostacyclin	136, 908	2-Hydroxyethanesulfonic acid	
(S)-HPMPC	1508	compound with 4,4'-[1,3-pro-	
HR-221	299	panediylbis(oxy)]bis[3-bromo-	
HR-756	307	benzenecarboximidamide] (2:1)	1348
HR-810	320	3-(2-Hydroxyethylidene)-7-oxo-	
huanghuahaosu	1151	4-oxa-1-azabicyclo[3.2.0]-	
Humagel	123, 198	heptane-2-carboxylic acid	368, 973
Humatin	123, 198	[5R-[3(S*),5α,6α(R*)]]-6-(1-Hy-	
Hyadur	1543	droxyethyl)-3-[[1-(1-iminoethyl)-3-	
Hyamine 10X	1399	pyrrolidinyl]thio]-7-oxo-1-aza-	
Hyasorb	432	bicyclo[3.2.0]-hept-2-ene-2-	
Hycanthone	43	carboxylic acid	421
Hydnocarpic Acid	506	[5R-[5α,6α(R*)]]-6-(1-Hydroxy-	
hydrabamine penicillin G	431	ethyl)-3-[[2-[(iminomethyl)amino]-	
hydrabamine penicillin V	442	ethyl]thio]-7-oxo-1-azabicyclo-	
Hydracillin	433, 434	[3.2.0]hept-2-ene-2-carboxylic acid	393
hydracrylic acid β-lactone	1430	[5R-[5α,6α(R*)]]-6-(1-Hydroxy-	
Hydramycin	886	ethyl)-3-[[2-[(iminomethyl)amino]-	
Hydraphen	1366	ethyl]thio]-7-oxo-1-azabicyclo-	
Hydrargaphen	1366		

Name and Synonym Index

[3.2.0]hept-2-ene-2-carboxylic acid monohydrate 394
1-(2-Hydroxyethyl)-3-[(5-nitrofurfurylidene)amino]-2-imidazolidinone 564
N-(2-Hydroxyethyl)-α-(5-nitro-2-furyl)nitrone 563
1-Hydroxyethyl-(1S,5S,8aS,8bR)-1,2,5,6,7,8,8a,8b-octahydro-1-[(R)-1-hydroxyethyl]-5-methoxy-2-oxoazeto[2,1-a]isoindole-4-carboxylic acid cyclohexyl carbonate (ester) 468
(5R,6S)-6-[(1R)-1-Hydroxyethyl]-7-oxo-3-[[(3S)-tetrahydro-3-thienyl]thio]-4-thia-1-azabicyclo[3.2.0]-hept-2-ene-2-carboxylic acid 476
β-hydroxyethyl phenyl ether 1419
15-Hydroxyfilipin III 1045
[3-(N-Hydroxyformamido)-propyl]phosphonic acid 607
6-[(Hydroxyimino)phenylmethyl]-1-[(1-methylethyl)-sulfonyl]-1H-benzimidazol-2-amine 1525, 1602
4-Hydroxy-3-[(2S)-2-[(1S,2S,6R)-2-[(1E)-3-hydroxy-2-[(2R,3R,6S)-tetrahydro-3-methyl-6-[(1E,3S)-3-[(2R,3S,5R)-tetrahydro-5-[(1S)-1-methoxyethyl]-3-methyl-2-furyl]-1-butenyl]-2H-pyran-2-yl]propenyl]-6-methylcyclohexyl]-propionyl]-2(5H)-furanone 639
8-Hydroxy-7-iodo-5-quinolinesulfonic Acid 118
Hydroxyiodo[(3,4,5-trihydroxybenzoyl)oxy]bismuthine 1310
(8R)-3α-Hydroxy-8-isopropyl-1αH,5αH-tropanium bromide α-phenylcyclopentaneacetate 218
1β-Hydroxy-2β-methoxy-18-norandrosta-5,8,11,13-tetraeno[6,5,4-bc]furan-3,7,17-trione 1137
(1R,5S,6S)-2-[(3S,5S)- 5-[(R)-1-Hydroxy-3-(N-methylamino)propyl]pyrrolidin-3-ylthio]-6-[(R)-1-hydroxyethyl]-1-methyl-1-carbapen-2-em-3-carboxylic acid 397
Hydroxymethylbenzene-sulfonic acid polymer with formaldehyde 1403
4'-[[(Hydroxymethyl)carbamoyl]-sulfamoyl]phthalanilic acid 812
4'-[[(Hydroxymethyl)carbamoyl]-sulfamoyl]phthalanilic acid calcium salt (2:1) 813
10-Hydroxy-2-methyl-5-(1-methylethyl)-1-[2-(1-methylethyl)-4-thiazolylmethyl ester of 2,4,7,12-tetraazatridecan-13-oic acid 1573
1-Hydroxymethyl-3-methyl-2-thiourea 1408
3-(Hydroxymethyl)-1-[(5-nitrofurfurylidene)amino]hydantoin 581
3-(Hydroxymethyl)-1-[[3-(5-nitro-2-furyl)allylidene]-amino]-2-imidazolidinone 569
[R-(E,E,E)]-1-(8-Hydroxy-6-methyl-1-oxo-2,4,6-dodecatrienyl)-2-pyrrolidone 1097
3-(hydroxymethyl)-8-oxo-7-[2-(4-pyridylthio)acetamido]-5-thia-1-azabicyclo[4.2.0]oct-2-ene 2-carboxylic acid acetate monosodium salt 364
[6R-[6α,7β(R*)]]-7-[[[[(4-Hydroxy-6-methyl-3-pyridinyl)carbonyl]-amino]-(4-hydroxyphenyl)acetyl]-amino]-3-[[(1-methyl-1H-tetrazol-5-yl)thio]methyl]-8-oxo-5-thia-1-azabicyclo[4.2.0]-oct-2-ene-2-carboxylic acid 318
[6R-[6α,7β(R*)]]-7-[[[[(4-Hydroxy-6-methyl-3-pyridinyl)carbonyl]-amino]-(4-hydroxyphenyl)acetyl]-amino]-3-[[(1-methyl-1H-tetrazol-5-yl)thio]methyl]-8-oxo-5-thia-1-azabicyclo[4.2.0]-oct-2-ene-2-carboxylic acid sodium salt 319
N-[(2R,3R)-2-Hydroxy-3-methylvaleryl]-N-methyl-L-valyl-L-phenylalanyl-N-methyl-L-phenylalanyl-L-prolyl-L-alloisoleucyl-N-methyl-L-valyl-L-leucyl-3-hydroxy-N-methyl-L-valine a_1-lactone 992
hydroxymycin 197
β-hydroxynaphthalene 53
[2S-[2α,5α,6β(S*)]]-6-[[[[(4-Hydroxy-1,5-naphthyridin-3-yl)-carbonyl]amino]phenylacetyl]-amino]-3,3-dimethyl-7-oxo-4-thia-1-azabicyclo[3.2.0]heptane-2-carboxylic acid 232

Name and Synonym Index

[2S-[2α,5α,6β(S*)]]-6-[[[[(4-Hydroxy-1,5-naphthyridin-3-yl)carbonyl]amino]-phenylacetyl]amino]-3,3-dimethyl-7-oxo-4-thia-1-azabicyclo[3.2.0]heptane-2-carboxylic acid sodium salt   233
4-Hydroxy-3-nitrobenzene-arsonic acid   631
3β-Hydroxy-11-oxoolean-12-en-30-oic acid hydrogen cis-1,2-cyclohexane dicarboxylate   1506
1-Hydroxy-2-phenoxyethane   1419
[6R-[6α,7β(R*)]]-7-[(Hydroxy-phenylacetyl)amino]-3-[[(1-methyl-1H-tetrazol-5-yl)-thio]methyl]-8-oxo-5-thia-1-azabicyclo[4.2.0]oct-2-ene 2-carboxylic acid   261
[6R-[6α,7β(R*)]]-7-[(Hydroxy-phenylacetyl)amino]-3-[[(1-methyl-1H-tetrazol-5-yl)thio]methyl]-8-oxo-5-thia-1-azabicyclo[4.2.0]oct-2-ene 2-carboxylic acid salt with sodium sulfate   262
[6R-[6α,7β(R*)]]-7-[(Hydroxy-phenylacetyl)amino]-3-[[(1-methyl-1H-tetrazol-5-yl)thio]methyl]-8-oxo-5-thia-1-azabicyclo[4.2.0]oct-2-ene 2-carboxylic acid sodium salt   263
[6R-[6α,7β(R*)]]-7-[(Hydroxy-phenylacetyl)amino]-8-oxo-3-[[1-(sulfomethyl)-1H-tetrazol-5-yl]thio]methyl]-5-thia-1-azabicyclo[4.2.0]oct-2-ene-2-carboxylic acid   300
[6R-[6α,7β(R*)]]-7-[(Hydroxy-phenylacetyl)amino]-8-oxo-3-[[1-(sulfomethyl)-1H-tetrazol-5-yl]thio]methyl]-5-thia-1-azabicyclo[4.2.0]oct-2-ene-2-carboxylic acid sodium salt   301
2-Hydroxy-N-phenylbenzamide   1109
(2S,5R,6R)-6-[(R)-[4-(p-Hydroxy-phenyl)-2,2-dimethyl-5-oxo-1-imidazolidinyl]]-3,3-dimethyl-7-oxo-4-thia-1-azabicyclo[3.2.0]-heptane-2-carboxylic acid   418
(2S,5R,6R)-6-[(R)-2-(p-Hydroxy-phenyl)-2-[3-[4-hydroxy-2-(p-sulfamoylanilino)-5-pyrimidinyl]-ureido]acetamido]-3,3-dimethyl-7-oxo-4-thia-1-azabicyclo[3.2.0]-heptane-2-carboxylic acid   455
1-(3-Hydroxy-3-phenylpropyl)-4-phenyl-4-piperidine carboxylic acid ethyl ester hydrochloride   1418
2-Hydroxypropanoic acid silver salt   1433
3-Hydroxypropylene ester of 3-acetamido-4-hydroxy-dithiobenzenearsonous acid   91
1-Hydroxy-2(1H)-pyridinethione   1104
8-Hydroxyquinoline   1369
8-Hydroxyquinoline Aluminum Sulfate   1371
8-Hydroxyquinoline Sulfate   1370
Hydroxystilbamidine   1229
Hydroxystilbamidine Isethionate   1230
2-Hydroxy-4,4'-stilbene-dicarboxamidine   1229
2-Hydroxy-4,4'-stilbene-dicarboxamidine bis-((2-hydroxyethanesulfonate) (salt)   1230
hydroxytetracycline   898
3-Hydroxytoluene   1066
Hylenta   432
Hyoper   248
Hyperan   1037
Hyperol   1455
Hyprim   142

I.A. 307   499, 864
I-2586   816
IA-307   499, 864
Ibacitabine   1545
Ibiamox   228
Ibifur   556
Ibilex   355
Ibistacin   200
Icacine   167
Ichden   1372
Ichtammon   1372
Ichthadone   1372
Ichthalum   1372
Ichthammol   1372
ichthammonium   1372
Ichthium   1372
Ichthosan   1372
Ichthosauran   1372
ichthosulfol   1372
Ichthymall   1372

Name and Synonym Index

Ichthynat	1372	IndermRetcin	523
Ichthyol	1372	Indian balsam	1303
Ichthyopon	1372	Indinavir	1547
Ichthysalle	1372	Indinavir Sulfate	1548
Ichtopur	1372	INF	933
ICI-8173	630	INH	935
ICI-139603	639	INH-G	934
ICI-156834	308	Inimur	562, 1077, 1251
ICI-194660	403	Innoxalomn	743
Icipen	443	Inosine mono[4-(acetylamino)-	
Ictasol	1373	benzoate] compound with 1-(di-	
Idexur	1516	methyl-amino)-2-propanol (1:3)	1549
Idoxene	1516	Inosine Pranobex	1549
idoxuridine	1544	Inosiplex	1549
Idoxuridine	1546	Inoxyl	748
IDU	1546	Instalac	150
Idulea	1516	Intensopan	1317
Iduridin	1516	Internal Antiseptic No. 307	499, 864
Ifada	1528	Intestiazol	785
Ifenec	1033	Intestin-Euvernil	813
IFN-a	1489	Intetrix, component of	641, 642
IL-5902	550	Intradine	818
Ilcocillin P	433, 434	Intramycetin	210, 1286
Ilosone	525	Intrasporin	358
Ilotycin	523	Intromycin, component of	953
Ilotycin Gluceptate	527	inula camphor	1
Imagon	100, 1161	Inversal	1299
Imaverol	1035	Invirase	1575, 1576
imazalil	1035	Iodic Acid	1374
Imex	136, 908	Iodic acid calcium salt	1320
Imexim	822	Iodic acid potassium salt	1101
3,3'-di-2-Imidazolin-2-yl-		Iodine	1375
carbanilide	1231	Iodine chloride	1376, 1377
3,3'-di-2-Imidazolin-2-yl-		Iodine Monochloride	1376
carbanilide hydrochloride	1232	Iodine Trichloride	1377
Imidocarb	1231	Iodochlorhydroxyquin	1378
Imidocarb Hydrochloride	1232	iodochlorohydroxyquinoline	1378
imipemide	394	iodochloroxyquinoline	1378
Imipen, component of	394	Iodoenterol	106
Imipenem	393	Iodoform	1379
Imipenem Monohydrate	394	Iodoformine	1397
Imizad Equine Injection	1232	7-Iodo-8-hydroxy-	
imizol	1232	quinoline-5-sulfonic acid	118
immunoglobulin G1	1530	iodooxobismuthine	1309
Immunozima	1554	3-Iodo-2-propynyl	
Imperacin	899	2,4,5-trichlorophenyl ether	610
Imunoviral	1549	Iodoquinol	119
Inacilin	457, 458	Iodosorb	1318
Inadine	1427	Ioquin	119
O-5-Indanyl m,N-		Iosalide	532
dimethylthiocarbanilate	1129	Ipacef	349
α-(5-indanyloxycarbonyl)-		Ipertrofan	1062, 1240
benzylpenicillin	252	Ipronidazole	1233

Name and Synonym Index

Ipropran	1233	oxo-4-thia-1-azabicyclo-[3.2.0]heptane-2-carboxylic acid sodium salt	452
Iretin	1511, 1513		
Irgafen	840		
Irgasan CF3	1337	1-Isonicotinoyl-2-salicylidene-hydrazine	951
Irgasan DP 300	1453		
Irgosan CF3	1337	1-Isonicotinoyl-2-veratrylidene-hydrazine	965
Irloxacin	738		
Isarol V	843	isopar	1021
Isepacin	182	isopelletierine	64
Isepamicin	181	(±)-pelletierine	64
Isepamicin Sulfate	182	isopentylhydrocupreine	1355
ISF-09334	760	isopentylhydrocupreine-dihydrochloride	1356
Isoamylcarbamic acid thymyl ester	88		
isoamylhydrocupreine	1355	Isoprinosin	1549
6-Isobornyl-3,4-xylenol	648	Isoprinosina	1549
Isocillin	443	Isoprinosine	1549
Isoconazole	1052	N^1-(4-Isopropoxybenzoyl)-sulfanilamide	844
Isoconazole Nitrate	1053		
Isodine	1427	8-(5-Isopropylaminoamyl-amino)-6-methoxyquinoline	1183
Isolyn	935		
Isomerol [a]	1380	8-(5-Isopropylaminoamylamino-6-methoxy quinoline phosphate	1184
Isomerol [b]	1381		
isonaphthol	53	isopropyl o-cresol	25
Isoniazid	935	2-Isopropyl-1-methyl-5-nitro-imidazole	1233
Isoniazid 4-Aminosalicylate	936		
Isoniazid Methanesulfonate	937	Isopto Cetamide	791
Isoniazid Methanesulfonate Calcium	938	Isopto Cetapred, component of	791
Isoniazid Methanesulfonate Sodium	939	4-Isothiocyanato-N-(4-nitrophenyl)-benzeneamine	5
Isonicotinic acid 2,2'-methylenedihydrazide	941	isothymol	25, 1323
		Isoviral	1549
Isonicotinic acid α-methyl-furfurylidene hydrazide	933	Isoxyl	959
		Ispenoral	443
Isonicotinic acid hydrazide	935	Isphamycin	103, 881
Isonicotinic acid hydrazide 4-aminosalicylate	936	Itraconazole	1054
		Itrizole	1054
Isonicotinic acid 2-(sulfomethyl)-hydrazine	937	Ituran	584
		5IUDR	1546
Isonicotinic acid 2-(sulfomethyl)-hydrazine calcium salt	938	Ivermectin	44
		Ivomec	44
Isonicotinic acid 2-(sulfomethyl)-hydrazine sodium salt	939	Iwalexin	355
		Izopiridina	847
Isonicotinic acid vanillyl-idenehydrazide	932		
(2S,5R,6R)-6-[(R)-2-[Isonicotin-imidoylamino)-acetamido]-2-phenyl-acetamido]-3,3-dimethyl-7-oxo-4-thia-1-azabicyclo[3.2.0]heptane-2-carboxylic acid	451	Jadit	1001
		Japan camphor	1322
		Jenacyclin	887
		Jesuit's bark	1164
		jinofloxacin	742
(2S,5R,6R)-6-[(R)-2-[Isonicotin-imidoylamino)acetamido]-2-phenylacetamido]-3,3-dimethyl-7-		Jodid	1101
		Jomybel	532
		Jonit	23

Name and Synonym Index

Josacine	533	Keflin	359, 361
Josamina	532	Keflodin	358
Josamy	533	Keforal	354
Josamycin	532	Kefroxil	257
Josamycin 10-propionate	533	Kefspor	358
Josamycin Propionate	533	Keftab	354
Josaxin	533	Kefurox	349
Jothion	1382	Kefzol	271
Justamil	834	Keitin	321
juvenimicin A_3	548	Kelfiprim	811
		Kelfizina	810
		Kelfizine W	810
K-1900	1256	Kemicetine	210, 1286
K 9147	1128	Kemsol	1543
Kabipenin	433, 434	Kenicef	299
Kafocin	356	Kepinol	822
Kainic Acid	45	Kerecid	1516
α-kainic acid	45	Kesint	349
Kalafungin	1055	Kethoxal	1550
Kaminax	152	Ketoconazole	1056
Kamycin	185	Ketoderm	1056
Kanabristol	185	Ketoisdin	1056
Kanacedin	185	2-keto-1,7,7-trimethyl	
Kanamycin	183	norcamphane	1322
Kanamycin A	184	Kharophen	1206, 1461
Kanamycin A Sulfate	180, 185	Kharsivan	1464
Kanamycin B	158, 186	khinocyde	1196
Kanamytrex	185	Kilmicen	1128
Kanaqua	185	Kinecid	816
Kanasig	185	Kirocid	816
Kanatrol	185	Kiron	816
Kanescin	185	α-Kirondrin	116
Kanicin	185	Kitasamycin	534
Kannasyn	185	Klacid	521
Kano	185	Klaricid	521
Kantrex	185	Klebcil	185
Kantrexil	185	Klimicin	510
Kantrox	185	Klinomycin	896
Kappabi	167	Klion	1243
Karsulphan	1480	α-Kosin	46
Kasmynex	185	β-Kosin	47
KB-1585	396	KP-363	1003
KBT-1585	396	Kresatin	1343
Kedacillina	475	KT-3777	401
Kefadim	332	KT-237216	522
Kefadol	262	KW-1062	187
Kefamin	332	Kynex	823
Kefandol	262		
Kefazim	332		
Kefazon	303	L-627	246
Kefglycin	357	L-5103 Lepetit	220
Keflet	354	L-735,524	1548
Keflex	354	Labosept	1346

Name and Synonym Index

Ladropen	386	Leucarsone	95
lagosin	1045	Leucoline	1197
Lamasil	1123	Leucomycin	550
Lamivudine	1551	Leucomycin A_3	532
Lamoryl	1047	Leucomycin V 3,4^B-dipropionate	538
lamoxactam	410	Leucomycin V 3^B,9-	
Lampit	580, 1255	diacetate 3,4^B-dipropionate	540
Lampocef	271	Leucomycins	534
Lampomandol	262	Leukochthol	1372
Lampren	501	leukocyte interferon	1489
Lamprene	501, 922	Leukomycin	210, 1286
Lampsporin	349	Leukomycin N	209
Landomycin	542	Levacide	49
Lanoconazole	1057	Levadin	49
Lanzyme	1554	Levamisole	48
Lapudrine	1163	Levamisole Hydrochloride	49
Laratrim	822	Levasole	49
Larex	627	levocycline	904
Lariam	1177	levofloxacin	747
Larixin	355	Levofuraltadone	1235
larixin	355	Levopropylcillin	398, 461
Larocin	228	Levopropylcillin Potassium	399
Larotid	227, 228	Levorin	1008
latamoxef	410	Levovermax	48
latoconazole	1057	Lexibiotico	355
Lauralkonium Chloride	1383	Lexinor	745
Laurarite	1320	Lexithromycin	535
laurel camphor	1322	Lidaform-HC	106
Laurocapram	1485	Lidaprim	829
Laurodin	1384	Likinozym	1554
Lauroguadine	1234	Likuden	1047
Laurolinium Acetate	1384	Lilacillin	475
Lauromicina	525	Limarsol	1206, 1461
Lealgin	1418	Linaris	822
Leandin	923	Lincocin [as hemihydrate]	516
Lecedil	1528	Lincolcina	515
Lecibis	21	lincolnensin	515
Ledercillin	433, 434	Lincomix	516
Ledercillin VK	443	Lincomycin	515
Lederkyn	823	Lincomycin Hydrochloride	
Ledermycin	883	Monohydrate	516
Leftose	1554	Linezolid	613
LeIF	1489	Liquamycin	135, 1292
Lenampicillin	395	Liroldine	120
Lenampicillin Hydrochloride	396	Lisacef	365
Lenapenem	397	Lisium	1332
Lensan A	1368	Lisozima	1554
Lenticillin	433	lithium antimony thiomalate	7
Lenticilln	434	Lithol	1372
Lentopenil	426, 428	Livazone	958
Lenzacef	365	liver of sulfur	1100
Leocillin	423	Liviclina	271
Letrazuril	612	LJC-10627	246

Name and Synonym Index

LL-705W	541	Lugacin	176
Lloncefal	358	Lukadin	151
Llonexina	355	Lumota	233
LM-427	948	LY-12735	411
Lobucavir	1552	LY-048740	589
Locabiotal	667	LY-061188	354
Loceryl	987	LY-121019	1016
Locula	791	LY-122772	1525
Loflucarban	1058	LY-146032	662
Lombazole	614	LY-163892 monohydrate	401
Lombristop	85	LY-295337	992
Lomebact	740	LY-300046-HCl	1591
Lomefloxacin	739	Lydimycin	1061
Lomefloxacin Hydrochloride	740	Lymecycline	890
Lomexin	1039	lymphoblastoid interferon	1489
Lomodine	1262	Lyphocin	709
Lomofungin	1059	Lysozyme Chloride	1554
Lomper	51		
Londomycin	894		
Longacilina	426	M&B-125	772
Longatren	237	M&B-744	1277
Longfacilina	428	M&B-760	852
Longicid	30	M&B-782	127, 1265, 1429
Longicil	426, 428	M&B-800	1204
Longum	810	M&B-800, RP-2512	1263
Loprox	1014, 1015	M-19-Q	547
Lorabid	401	M-1028	610
Loracarbef [anhydrous]	400	M-4209	519
Loracarbef Monohydrate	401	M-4888	1158
Loranil	19	M-5943	1162
Loretin	118	M-7555	1268
Loricin [with ampicillin sodium]	978	M-10580	1168
Loridine	358	M-139603	639
Lorothidol	1312	M-4365A2	548
Lospoven	359, 361	Mackreazid	923
Lotrimax, component of	1019	Macladin	521
Lotrimin	1019	Maclicine	377
Lotrimin AF Cream	1019	Macmiror	562, 1077, 1251
Lotrimin AF Jock-Itch		Macocyn	900, 1291
Powder Aerosol	1069	Macrobid	584
Lotrimin AF Powder	1069	Macrodantin	584
Lotrimin AF Powder Aerosol	1069	Madelen	1411
Lotrimin AF Solution	1019	Maderan	829
Lotrimin AF Spray Liquid	1069	Madlexin	355
Lotrimin Jock-Itch Cream	1019	Madribon	801, 1441
Lotrimin Jock-Itch Lotion	1019	Mafatate	779
Lotrisone, component of	1019	Mafenide	778
Loviride	1553	Mafenide Acetate	779
Loxuran	30	Mafenide Hydrochloride	780
Lucanthone Hydrochloride	50	Mafenide Propionate	781
Lucensomycin	1060	Magmilor	562, 1077, 1251
lucimycin	1060	Magnamycin A	519
Lucosil	819	Magnamycin B	520

Name and Synonym Index

Magnesium Dioxide	1385	MB-800	1204
Magnesium Perhydrol	1385	M-Cillin	432
Magnesium Peroxide	1385	MCMN	1271
Magnesium Superoxol	1385	MDL-473	222, 950
Malagride	1206, 1461	MDL-62873	670
Malaquin	100, 1161	MDL-71782A	1202, 1222
Malocide	1188, 1267	ME-1206	281
Mamalexin	355	ME-1207	282
Mammacillin	433	Mebendazole	51
Mammex	585, 1406	Mebenvet	51
Mandamycine	200	Meberyt	530
(6R,7R)-7-[(R)-Mandelamido]-3-[[(5-methyl-1,3,4-thiadiazol-2-yl)thio]methyl]8-oxo-5-thia-1-azabicyclo[4.2.0]oct-2-ene-2-carboxylic acid	273	Mebinol	101
		Mecadox	594
		Mecetronium Ethylsulfate	1386
		mecetronium etilsulfate	1386
		Meciclin	884
(6R,7R)-7-[(R)-Mandelamido]-3-[[(5-methyl-1,3,4-thiadiazol-2-yl)thio]methyl]-8-oxo-5-thia-1-azabicyclo[4.2.0]oct-2-ene-2-carboxylic acid cyclic 2,3-carbonate ester with L-alanine	274	Mecilex	355
		Meclan	892
		Meclan Cream	892
		Meclocycline	891
		Meclocycline 5-Sulfosalicylate	892
Mandelamine	619	Mecloderm	892
Mandokef	262	Meclosorb	892
Mandol	262	Meclutin	892
Mandolsan	262	Mectizan	44
α-L-Mannopyranosyl-(1→4)-O-2-deoxy-2-(methylamino)-α-L-glucopyranosyl-(1→2)-O-5-deoxy-3-C-formyl-α-L-lyxo-furanosyl-(1→4)-N,N'-bis(amino-iminomethyl)-D-streptamine	204	Medamycin	900, 1291
		Medaron	1360
		Medemycin	538
		Medifuran	556
		Medilave	1328
		Mediletten	136
		Mediletten, Mephacyclin	908
mannosidostreptomycin	204	Medoxim	349
mannosylstreptomycin	204	Mefamide	779
Mansil	60	Mefloquine	1176
Mantadine®	1555	Mefloquine Hydrochloride	1177
Mantomide	97	Mefoxin	313, 314
Mapharsal	1259	Mefoxitin	314
Mapharsen	1259	Megacef	365
Marbadal	856	Megacillin Oral	443
Marboran	1558	Megacillin suspension	426
Marcoeritrex	525	Megacillin Suspension	428
Marfanil	778	Megacillin Tablets	432
Martricin	707	Megaclor	882
Maspharside	1259	Megalocin	732
Mastimyxin	677	Megalomicin	536
Matromycin	544	Megalomicin Potassium Phosphate	537
Maxaquin	740	Megalone	732
Maxifen	457, 458	Megapen	433, 434
Maxipen	445	Meglum	49
Maxulvet	1441	Meiact	282
Maxutrim	802	Meicelin	297
Maxutrim, component of	1441	Mel B	1239

Name and Synonym Index

mel W	1238	Mercurochrome-220	
Melarsomine	1236	Soluble	1388
Melarsonyl	1237	Mercurocol	1388
Melarsonyl Potassium	1238	Mercurome	1388
Melarsoprol	1239	Mercurophage	1388
Memento 400	754	Mercurophen	1392
Memotine	1556	mercurothiolate	1445
Memotine Hydrochloride	1557	Mercurous Acetate	1393
Menazone	933	Mercurous Chloride	1394, 1476
Menoctone	1178	Mercurous Iodide	1395
Mensiso	202	Mercury Acetate	1393
Mentax	1003	Mercury Bichloride	1390
p-menth-1-en-8-ol	1443	Mercury Chloride	1390
Mepacrine	74, 1189	Mercury Dichloride	1390
Mepartricin	1062, 1240	Mercury Monochloride	1394
Mepartricin A	1063, 1241	Mercury Perchloride	1390
Mepartricin B	1064, 1242	Mercury Protochloride	1476
meparticin A and		Mercury Protoiodide	1395
mepartricin B, mixture		Mercury Subchloride	1394, 1476
(~ 1:1) of	1062, 1240	Mercury(I) Chloride	1476
meparticin B and		Mercury(II) Benzoate	1475
mepartricin A, mixture		Mercury (II) Sulfide	1391
(~ 1:1) of	1062, 1240	Merfen	1420
Mepenicycline	444	Merocet	1328
Mephacyclin	136	Merodicein	1387
mepiciclina	902	Meronem	403
mepicycline	902	Meropenem	402
Mepron	1153, 1200, 1213	Meropenem trihydrate	403
Mequidox	615	Meropenin	439
Meradan	1572	Meroxyl	41
Meradane	1572	Meroxylan	41
Meralein Sodium	1387	merphenyl nitrate	1421
Merbak	1293	Merrem	403
Merbromin	1388	Mertect	85
mercaptoacetamide		Merthiolate	1445
antimony derivative	11	Merxin	314
Mercaptoarsenol	91	Merzonin	1445
Mercaptobutanedioic acid		Mespafin	886
antimony(3+) lithium		Mesudin	778
salt (3:1:6)	7	Mesudrin	778
Mercresin, component of	1389	Mesulfa	814
Mercufenol Chloride	1389	Metabromsalan	1396
Mercuranine	1388	Metacresol	1066
Mercuric Benzoate	1475	metacresol acetate	1343
Mercuric Chloride	1390	Metacresylacetate-Sulzberger	1343
Mercuric Oxide	1456	metacycline	893
Mercuric Oxide, yellow	1456	Metadomus	894
Mercuric Potassium Iodide	1425	Metafar	294
Mercuric Potassium		Metampicillin	404
Iodide solution	1426	Metaphen	1406
Mercuric Sulfide, Red	1391	Metarsenobillon	1480
Mercurobutol	1065	Metazamide	940
mercurochrome	1388	Metazide	941

Name and Synonym Index

Metazol	294
Methacycline	893
Methacycline Hydrochloride	894
methampicillin	404
Methaniazide	937
Methazol	819
Methenamine	616
Methenamine Anhydro-methylenecitrate	617
Methenamine Hippurate	618
Methenamine Mandelate	619
Methenamine Sulfosalicylate	620
Methenamine Tetraiodine	1397
Methicillin	405
Methicillin Sodium	406
Methicillin Sodium Monohydrate	407
Methisazone	1558
Methisoprinol	1549
Methofadin	820
Methoxillin-S	375
(8R,9S)-6'-Methoxy-cinchonan-9-ol	1192
(8S,9R)-6'-Methoxy-cinchonan-9-ol	1193
Methoxymethyl (2S,5R,6R)-6-[4-(p-hydroxyphenyl)-2,2-dimethyl-5-oxo-1-imidazolidinyl]3,3-dimethyl-7-oxo-4-thia-1-azabicyclo[3.2.0]heptane-2-carboxylic acid	469
α-(Methoxymethyl)-2-nitroimidazole-1-ethanol	1246
N^1-(6-Methoxy-2-methyl-4-pyrimidinyl)sulfanilamide	820
N-[2-(4-Methoxyphenyl)ethenyl]formamide	646, 964
1-(p-Methoxyphenyl)-5-methyl-4-imidazoline-2-one	940
N^1-(3-Methoxypyrazinyl)-sulfanilamide	810
N^1-(6-Methoxy-3-pyridazinyl)sulfanilamide	823
N^1-(6-Methoxy-3-pyridazinyl)sulfanilamide acetyl	824
N^1-(6-Methoxy-3-pyridazinyl)sulfanilamide sodium salt	825
N^1-(5-Methoxy-2-pyrimidinyl)sulfanilamide	816
N^1-(6-Methoxy-4-pyrimidinyl)sulfanilamide	833
4-[6-[(6-Methoxy-8-quinolyl)amino]hexyl]-α-methyl-1-piperazine propanol	1249
N^1-(4-Methoxy-1,2,5-thiadiazol-3-yl)sulfanilamide	828
methylacetic acid	1103
methylarecaidin	12
3-Methylarsacetin	1179
[2S-(2α,5α,6β)]-N-Methyl-D-asparaginyl-N-(2-carboxy-3,3-dimethyl-7-oxo-4-thia-1-azabicyclo[3.2.0]hept-6-yl)-D-2-(4-hydroxyphenyl)glycinamide	234
N-methyl-11-aza-10-deoxo-10-dihydroerythromycin A	517
6'-N-methylbentamicin C_{1a} hemipentasulfate	187
Methylbenzethonium Chloride	1399
13-Methyl-[1,3]benzodioxolo-[5,6-c]-1,3-dioxolo[4,5-I]-phenthridinium chloride	1110
Methyl 5-benzoyl-2-benzimidazolecarbamate	51
1-(Methylcarbamoyl)-3-[[3-(5-nitro-2-furyl)allylidene]amino]2-imidazolidinone	568
3-methyl-4-chlorophenol	1334
Methyl 7-chloro-6,7,8-trideoxy-6-(1-methyl-trans-4-propyl-L-2-pyrrolidinecarbox-amido)-1-thio-L-threo-α-D-galactooctopyranoside	510
Methyl 7-chloro-6,7,8-trideoxy-6-(1-methyl-trans-4-propyl-L-2-pyrrolidine-carboxamido)-1-thio-L-threo-α-D-galactooctopyranoside 2-(dihydrogen phosphate)	514
Methyl 7-chloro-6,7,8-trideoxy-6-(1-methyl-trans-4-propyl-L-2-pyrrolidinecarboxamido)-1-thio-L-threo-α-D-galactooctopyranoside hydrochloride monohydrate	511
Methyl 7-chloro-6,7,8-trideoxy-6-(1-methyl-trans-4-propyl-L-2-pyrrolidinecarboxamido)-1-thio-L-threo-α-D-galactooctopyranoside palmitate	512
Methyl 7-chloro-6,7,8-trideoxy-6-(1-methyl-trans-4-propyl-L-2-pyrrolidinecarboxamido)-1-thio-L-threo-α-D-galactooctopyranoside palmitate hydrochloride	513
Methyl 7-chloro-6,7,8-trideoxy-6-cis-4-ethyl-L-pipecolamido)-1-thio-L-threo-α-D-alactooctopyranoside	624

Name and Synonym Index

Methyl 7-chloro-6,7,8-trideoxy-6-cis-4-ethyl-L-pipecolamido)-1-thio-L-threo-α-D-galactooctopyranoside monohydrochloride   625
Methyl 5-(cyclopropylcarbonyl)-2-benzimidazolecarbamate   26
Methyl 6,8-dideoxy-6-trans-(1-methyl-4-propyl-L-2-pyrrolidine-carboxamido)-1-thio-D-erythro-α-D-galactooctopyranoside   515
Methyl 7-(diethylamino)-4-hydroxy-6-propyl-3-quinolinecarboxylate   1147
2,2'-Methylenebis(4-chlorophenol)   28
5,5'-Methylenebis[4,6-dihydroxy-2-methoxy-3-methylisobutyro-phenone]   46
4,4'-Methylenebis(tetrahydro-1,2,4-thiadiazine 1,1-dioxide)   638
2,2'-Methylenebis[3,4,6-trichloro-phenol]   1365
5,5'-Methylenebis[2,4,6-trihydroxy-3-methyl-isobutyrophenone] 4'-methyl ether   47
6-O-Methylerythromycin   521
1-[3-[(1-Methylethyl)amino]-2-pyridinyl]-4-[5-[(methyl-sulfonyl)amino]-1H-indol-2-yl]carbonylpiperazine   1514
1-[3-[(1-Methylethyl)amino]-2-pyridinyl]-4-[5-[(methyl-sulfonyl)amino]-1H-indol-2-yl]carbonylpiperazine monomethanesulfonate   1515
O-Methyl [2-(2-ethyl-5-nitroimidazol-1-yl)ethyl]-thiocarbamate   1278
O-Methyl [2-(2-methyl-5-nitroimidazol-1-yl)ethyl]-thiocarbamate   1217
1-[(1-Methylethyl)sulfonyl]-6-(1-phenyl-1-propenyl)-1H-benzimidazol-2-amine   1524
Methyl 5-(p-fluorobenzoyl)-2-benzimidazolecarbamate   1224
Methyl 6-formyl-4,7,9-trihydroxy-1-phenazinecarboxylate   1059
N-Methylglucamine Antimonate   1258
N-Methylglycyl-N-[3-[[[(1,1-di-methylethyl)amino]carbonyl]-(3-methylbutyl)amino]-2-hydroxy-1-(phenylmethyl)propyl]-3-methyl-L-valinamide   1521

N-Methylglycyl-N-[3-[[[(1,1-di-methylethyl)amino]carbonyl]-(3-methylbutyl)amino]-2-hydroxy-1-(phenylmethyl)propyl]-3-methyl-L-valinamide monohydrochloride   1522
N-methylisatin 3-thiosemicarbazone   1558
N^1-(5-Methyl-3-isoxazolyl) sulfanilamide   821, 1205
methylmercadone   562, 1077, 1251
2-Methyl-5-(1-methyl-ethyl)phenol   25, 1323
5-Methyl-2-(1-methyl-ethyl)phenol   87
N^1-(3-Methyl-5-isothiazolyl)-sulfanilamide   850
N^1-(4-Methyl-2-pyrimidinyl)-sulfanilamide   814
N^1-(4-Methyl-2-pyrimidinyl)-sulfanilamide sodium salt   815
N^1-(4-Methyl-2-thiazolyl)-sulfanilamide   826
N^1-(4-Methyl-2-thiazolyl)-sulfanilamide sodium salt   827
1-Methyl-2-[[p-(methylthio)phenoxy]-methyl]-5-nitro-imidazole   40
4-Methyl-4'-(p-nitroanilino)-thio-1-piperazinecarboxanilide   4
(±)-4-Methyl-1-[(5-nitro-furfurylidene)amino]-2-imidazolidinone   567
2-Methyl-6-[2-(5-nitro-2-furyl)vinyl]-4-pyrimidinol   582
2-Methyl-5-nitroimidazole-1-ethanol   1243, 1244
2-Methyl-5-nitroimidazole-1-ethanol carbamate   1215
2-Methyl-5-nitroimidazole-1-ethanol dihydrogen phosphate (ester)   1245
3-[[(1-Methyl-5-nitroimidazol-2-yl)methylene]amino]-5-(morpholinomethyl)-2-oxazolidinone   1250
4-[2-(2-Methyl-5-nitroimidazole-1-yl)ethyl]pyridine   121
1-(1-Methyl-5-nitroimidazol-2-yl)-3-(methylsulfonyl)-2-imidazolidinone   129, 632
5-Methyl-2-nitro-7-oxa-8-mercurabicyclo[4.2.0]-octa-1,3,5-triene   1407
N-n-octadecyl-N,N-dimethylamine   36

Name and Synonym Index

2-Methyl-7-oxa-8-mercura-
bicyclo[4.2.0]-octa-1,3,5-triene   1380
4-Methyl-7-oxa-8-mercura-
bicyclo[4.2.0]octa-1,3,5-triene   1381
3,3-Methyl-7-oxo-6-[2-(phenyl-
thio)acetamido]-4-thia-
1-azabicyclo[3.2.0]heptane-
2-carboxylic acid   488
3,3-Methyl-7-oxo-6-[2-(phenyl-
thio)acetamido]-4-thia-1-
azabicyclo[3.2.0]heptane-
2-carboxylic acid potassium salt   489
(6R,7R)-3-Methyl-8-oxo-[2-[p-
(1,4,5,6-tetrahydro-2-pyr-
imidinyl)phenyl]acetamido]-
5-thia-1-azabicyclo[4.2.0]oct-
2-ene-2-carboxylic acid   327
[2S-(2α,3β,5β)]-3-Methyl-7-oxo-3-
(1H-1,2,3-triazol-1-ylmethyl)-4-
thia-1-azabicyclo[3.2.0]heptane-
2-carboxylic acid 4,4 dioxide
sodium salt   485
[2S-(2α,3β,5β)]-3-Methyl-7-oxo-3-
(1H-1,2,3-triiazol-1-ylmethyl)-
4-thia-1-azabicyclo[3.2.0]-
heptane-2-carboxylic acid
4,4 dioxide   484, 981
[2S-(2α,3β,5β)]-3-Methyl-7-oxo-
3-(1H-1,2,3-triiazol-1-ylmethyl)-
4-thia-1-azabicyclo[3.2.0]-
heptane-2-carboxylic acid
4,4 dioxide sodium salt   982
methylpartricin   1062, 1240
N¹-(3-Methyl-1-phenylpyrazol-
5-yl)sulfanilamide   851, 858
4-Methyl-1-piperazineacetic
acid (5-nitrofurfurylidene)-
hydrazide   574
4-Methyl-1-piperazinecarboxylic acid
7-ester with (-)-N-(1S,2R,3E,5E,7S,9E,
11E,13S,15R,19R)-7,13-dihydroxy-
1,4,10,19-tetramethyl-17,18-dioxo-
16-oxabicyclo[13.2.2]nonadeca-
3,5,9,11-tetraen-2-yl]pyruvamide   487
Methyl 5-(propylsulfinyl)-2-
benzimidazole carbamate   2
4-Methyl-5-(pyrazinyl)-3H-1,2-
dithiole-3-thione   59
4-[2-[1-(6-Methyl-3-pyridazinyl)-
4-piperidinyl]ethoxy]-
benzoic acid ethyl ester   1566
N¹-(5-Methyl-2-pyrimidinyl)-
sulfanilamide   842
5-Methylpyrrole-2-carboxylic
acid 3,3' diester with 3,3'-
[(3-methylpyrrole-2,4-diyl)-
bis(carbonylimino)]bis[7-(5,5-
di-C-methyl-4-O-methyl-α-L-
lyxopyranosyl)oxy]-4-hydroxy-8-
methylcoumarin sodium salt (5:7)   599
5-Methylpyrrole-2-carboxylic acid
diester with 3,3'-[(3-methylpyrrole-
2,4-diyl)bis(carbonylimino)]bis[4-
hydroxy-8-methyl-7-[(tetrahydro-
3,4-dihydroxy-5-methoxy-6,6-
dimethylpyran-2-yl)oxy]coumarin   598
5-Methyl-8-quinolinol   642
3-Methyl-2-quinoxalinemethanol
1,4-dioxide   615
methylrosaniline chloride   41
4'-(Methylsulfamoyl)sulfanilamide   782
N¹-Methyl-N⁴-sulfanilylsulfanilanilide   782
N-methyltetrahydronicotinate   12
(6R,7R)-3-[[(1-Methyl-1H-tetrazol-5-
yl)thio]methyl]-8-oxo-7-[2-[(tri-
fluoromethyl)thio]acetamido]-
5-thia-1-azabicyclo[4.2.0]-
oct-2-ene-2-carboxylic acid   266
N¹-(5-Methyl-1,3,4-thiadiazol-
2-yl)sulfanilamide   819
(6R-trans)-3-[[(5-Methyl-1,3,4-
thiadiazol-2-yl)thio]methyl]-8-
oxo-7-[(1H-tetrazol-1-ylacetyl)-
amino]-5-thia-1-azabicyclo-
[4.2.0]oct-2-ene 2-carboxylic acid   270
(6R-trans)-3[[(5-Methyl-1,3,4-thia-
diazol-2-yl)thio]methyl]-8-oxo-
7-[(1H-tetrazol-1-ylacetyl)amino]-
5-thia-1-azabicyclo[4.2.0]oct-2-
ene-2-carboxylic acid sodium salt   271
5-[(Methylthio)methyl]-3-[(5-nitro-
furfurylidene)amino]-2-
oxazolidinone   562, 1077, 1251
(E)-1-[(2-(Methylthio)-1-[o-
(pentyloxy)phenyl]vinyl]imidazole   1076
α-Methyl-tricyclo[3.3.1.1³,⁷]-
decane-1-methanamine   1571
α-Methyl-tricyclo[3.3.1.1³,⁷]-
decane-1-methanamine
hydrochloride   1572
Metilcal   904
Metilenbiotic   894
Metimyd, component of   791
Metioprim   146
Metipirox   1067
Metrasil   832

Name and Synonym Index

Metro Cream & Gel	1243	Minocycline Hydrochloride	896
MetroGel	1243	Minocyn	895
Metro I.V., component of	1243	Minomycin	896
Metrolag	1243	Mintezol	85
Metrolyl	1243	Minzolum	85
Metronidazole	1243	Miocamycin	540
Metronidazole Hydrochloride	1244	Miokamycin	540
Metronidazole Phosphate	1245	Miracil D	50
Metrotop	1243	Miracol	50
Mexocine	884	Mirasept	1368
Mezlin	409	Mirincamycin	1180
Mezlocillin	408	Mirincamycin Hydrochloride	1181
Mezlocillin Sodium	409	Mirion	1397
MF-934	759	Mirizone Neustab	958
Mianine	774	Misonidazole	1246
Miaquin	1145	MJF-11567-3	257
Micatex	1449	MK-191	456
Micatin	1069	MK-208	1528
Micinovo	404	MK-306	314
Micoclorina	210, 1286	MK-360	85
Micofugal	1033	MK-366	745
Micofur	573, 1405	MK-639	1548
Micogin	1033	MK-787	394
Miconal	1069	MK-791	971
Miconazole	1068	MK-933	44
Miconazole Nitrate	1069	MK-0787	394
Micoserina	600	MM-14151	368, 973
Micotef	1069	Mobactam	254
Micoxolamina	1015	Modacin	332
Micrin, component of	1346	Modicare	1351
Microcillin	248	Modimmunal	1549
Micronomicin	187	Moenomycin	157
Micropenin	416, 417	Moldamin	426, 428
Microtin	359, 361	Molevac	73
Microtrim	822	MOM	540
Midecamycin A$_1$	538	Momicine	538
Midecamycin A$_3$	539	Monapen	493
Midecin	538	Monargan	1206, 1461
Mideplanin	670	Mon-Arsone	1474
Midicel	823	Monaspor	330
Midicel Acetyl	824	monensic acid	1070, 1247
Midikel	823	Monensin	1070, 1247
Miforon	111	Monensin Sodium	1071, 1248
Mikamycin	671	Moniflagon	1122, 1280
mikamycin A	713	Monistat	1069
Mikavir	152	Monistat Cream and Suppositories	1069
mild mercury chloride	1394	Monistat IV	1068
mild mercury chloride,		Monistat-Derm	1069
mercury monochloride	1476	N^1-Monoacetylsulfisoxazole	771
Milibis	117	Monobaycuten	1019
Miloxacin	741	Monocidur	301
Minocin	896	Monocillin	244
Minocycline	895	Monodox	885, 887

Name and Synonym Index

Monomycin	526	Myacine	192
monomycin A	197	Myambutol	930
Monopar	82	Myarsenol	1480
Monopen	432	Mycelex	1019
Monos	760	Mycelex 7	1019
Monotrim	150	Mycelex G	1019
Monoxychlorosene	1412	Mycelex OTC	1019
Monoxychlorosene Sodium	1413	Mycelex Troche	1019
Montricin	1064, 1242	Mychel	210, 1286
Monurol	606	Mycifradin	188
Mopnocid	301	Mycil	1013
Moranyl	83, 1279	Mycinol	210, 1286
Morfgazinamide	942	Mycitracin, component of	652
Morinamide	942	Mycivin	516
Morinamide hydrochloride	943	Mycobactyl	934
Moronal	1081	Mycobutin	948
Moroxydine	1559	Mycobutol	930
Morphazinamide	942	Mycofug	1019
Morphazinamide Hydrochloride	943	Mycofur	1252
4-Morpholinecarbox-imidoylguanidine	1559	Mycophyt	1074
		Mycospor	994
(-)-5-(Morpholinomethyl)-3-[(5-nitrofurfurylidene)-amino]-2-oxazolidinone	1235	Mycosporan	994
		Mycosporin	1019
		Mycostatin	1081
(±)-5-(Morpholinomethyl)-3-[(5-nitrofurfurylidene)-amino]-2-oxazolidinone	556	Mycostatin Pastilles	1081
		Mycoster	1015
		Myco-Triacet II, component of	1081
3-(Morpholinomethyl)-1-[(5-nitrofurfurylidene)amino]-hydantoin	566	Mycolog II, component of	1081
		mydecamycin	538
		Myfungar	1092
N-(Morpholinomethyl)-pyrazinecarboxamide	942	Myk	1121
		Mylipen	433, 434
N-(Morpholinomethyl)-pyrazinecarboxamide hydrochloride	943	Myosalvarsan	1480
		Myoxam	538
		Myringacaine Drops	1389
Motiax	1528	Myrtol	1400
Moxal	228	Mysteclin-F	135, 1292
Moxalactam	410, 411	Mysteclin-F, component of	907, 989
Moxalactam Disodium	411	Mytrex, component of	1081
Moxaline	228	Myuprozine	1074
Moxam	411		
Moxipraquine	1249		
Moxnidazole	1250	Nadifloxacin	742
MS-752	50	Nafcil	413, 414
MT-141	297	Nafcillin	412
Muclox	1528	Nafcillin sodium	413
Mucomycin	890	Nafcillin Sodium Monohydrate	414
Mudrane Tablets, component of	1101	Naftifine	1072
Mudrane-2 Tablets, component of	1101	Naftifine Hydrochloride	1073
Multifungin	999	Naftifungin	1072
Mupirocin	621	Naftin	1072, 1073
muramidase hydrochloride	1554	Naftopen	413, 414
Murazyme	1554	Naganol	83, 1279

Name and Synonym Index

Nalidicron	743	Nematolyt	63
Nalidixic Acid	743	Nemex	21
Nalidixic Acid Sodium Salt	744	Nemicide	49
Nalitucsan	743	Neo Kodan	1410
Nalpen	236	Neo Uliron	782
Nalpen G	244	Neoantimosan	81
Naphthalene	52	Neo-Bradoral	1351
2-Naphthalenol	53	Neobrettin	192
Naphthalin	52	Neocardyl	1465
Naphthalol	1402	Neocefal	262
Naphthene	52	Neodecyllin	194
Naphthiomate T	1130	Neo-Erycinum	525
2-Naphthol	53	Neofamid	778
β-naphthol	53	Neo-Fulcin	1047
Naphthosalol	1402	Neohydrazid	923
O-2-Naphthyl m,N-		Neoiscotin	939
dimethylthiocarbanilate	1130	Neolate	188
1-Naphthyl Salicylate	1401	Neolexina	355
2-Naphthyl Salicylate	1402	Neomagnol	773
Naphuride	83, 1279	Neomas	188
Narigix	743	Neomin	188
Natacillin	392	Neomix	192
Natacyn	1074	Neomycin	188
Natamycin	1074	Neomycin A	189
Natrol	1469	Neomycin B	190
Naxcel	338	Neomycin B hydrochloride	191
Naxofem	1256	Neomycin B sulfate	192
Naxogin	1256	Neomycin C	193
Naxy	521	Neomycin Epaucimycin	197
NC-1968	1046, 1098	Neomycin Undecenate	1075
NCO-650	590	Neomycin Undecylenate	194, 1075
ND-1966	824	Neo-Oxypaat	73
Neamine	189	Neopenil	423
Neamoxyl	228	Neo-Polycin, component of	668
Neazina	817	Neosporin Ophthalmic Solution,	
Nebactam	240	component of	668
Nebcin	208	Neoproc	433, 434
nebramycin factor 2	153	Neosanamid II	838
nebramycin factor 6	207	Neostibosan	1223
Nebupent	1204	Neostreptal	1441
NebuPent	1204, 1263	Neosulf	192
Necatorina	24	Neo-Tizide	938
Nefco	585, 1406	Neticonazole	1076
Nefrosul	792	Netillin	196
Neftin	1360	Netilmicin	195
Negatan	1403	Netilmicin Sulfate	196
Negatol®	1403	Netilyn	196
NegGram	743	Netivudine	1562
Negram	743	Netromicine	196
Nelfinavir	1560	Netromycin	196
Nelfinavir Mesylate	1561	Nettacin	196
Nema	84	Neumolisina	1353
Nemapan	85	Neutase	1554

Name and Synonym Index

Neutramycin	541	Nifurvidine	582
Neuzyme	1554	Nifurzide	583
Nevigramon	743	Nifuzon	585, 1406
Nevin	835	Nilodin	50
Nevirapine	1563	Nilverm	49
NF 6	207	Nimorazole	1256
NF-67	1404	Nioform	106
NF-71	570, 1078	Nipagin A	1354
NF-84	560	Niridazole	57
NF-161	1253	Nitarsone	1257
NF-180	1360	nithiocyamine	5
NF-246	559	Nitralamine	1079
NF-260	556	Nitralamine Hydrochloride	1080
NF-602	1235	Nitraldone	556
NF-963	557	Nitratophenylmercury	1421
NF-1010	564	Nitric acid silver salt	1434
NF-1088	578	p-Nitrobenzenearsonic acid	1257
NF-1120	567	Nitroclofene	58
Nicelate	743	Nitrocycline	897
Nichogencin	176	Nitrofural	585
Niclocide	55	5-Nitro-2-furaldehyde 2-(2-dimethyl-	
Niclosamide	55	aminoethyl)semicarbazone	565
Niclosamide Ethanolamine Salt	56	5-Nitro-2-furaldehyde	
Nicolen	1360	2-ethylsemicarbazone	1253
Niconyl	935	5-Nitro-furaldehyde-2-(2-hydroxy-	
Nidantin	748	ethyl)semicarbazone	1404
Nidroxyzone	1404	5-Nitro-2-furaldehyde	
Nifulidone	1360	oxime	573, 1252, 1405
Nifuradine	559	5-Nitro-2-furaldehyde	
Nifuraldezone	560	semicarbazone	585, 1406
Nifuralide	561	5-Nitro-2-furaldehyde	
Nifuratel	562, 1077, 1251	semioxamazone	560
Nifuratrone	563	Nitrofurantoin	584
Nifurdazil	564	Nitrofurazone	585, 1406
Nifurethazone	565	1-[(5-Nitrofurfurylidene)-	
Nifurfoline	566	amino]hydantoin	584
Nifurimide	567	1-[(5-Nitrofurfurylidene)-	
Nifurizone	568	amino]-2-imidazolidinone	559
Nifurmazole	569	4-[(5-Nitrofurfurylidene)-	
Nifurmerone	570, 1078	amino]-3-methylthio-	
Nifuroquine	571	morpholine 1,1-dioxide	580, 1255
Nifuroxazide	572	3-[(5-Nitrofurfurylidene)-	
Nifuroxime	573, 1252, 1405	amino]-2-oxazolidinone	1226
Nifurpipone	574	3-[5-Nitrofurfurylidene	
Nifurpirinol	575	amino]-2-oxazolidone	1360
Nifurprazine	576	2-Nitro-2-furfurylmethyl ether	1398
Nifurprazine Hydrochloride	577	4-(5-Nitro-2-furyl)quinaldic	
Nifurquinazol	578	acid 1-oxide	571
Nifursemizone	1253	6-[2-(5-Nitro-2-furyl)-	
Nifursol	1254	vinyl]-2-pyridinemethanol	575
Nifurthiazole	579	4-[2-(5-Nitroimidazol-1-yl)-	
Nifurtimox	580, 1255	ethyl]morpholine	1256
Nifurtoinol	581	Nitromersol	1407

Name and Synonym Index

nitromidine	1214	Novobiocyl	303
4'-[(p-Nitrophenyl)sulfamoyl]-		Novocef	349
acetanilide	841	Novocillin	244
5-Nitro-8-quinolinol	622	Novofur	557
nitrothiamidazol	57	Novomycetin	210, 1286
N-(5-Nitro-2-thiazolyl)acetamide	1209	Novophone	502, 865
1-(5-Nitro-2-thiazolyl)-		Novotrone	509, 876
2-imidazolidinone	57	Novum	909
N-(5-Nitro-2-thiazolyl)-		Noxaben	378, 379
2-thiophene carboxamide	1122, 1280	Noxigram	721
5-Nitro-2-thiophenecarboxylic		Noxyflex-S	1408
acid [3-(5-nitro-2-furyl)-		Noxythiolin	1408
allylidene] hydrazide	583	noxytiolin	1408
Nitroxoline	622	NP	574
Nitrozone	585, 1406	NP-113	1549
Nivaquine	98, 1159	NPT-10381	1549
Nivaquine B	98, 1159	NSC-742	991
Nivemycin	192	NSC-1771	1125
Nizin	837, 871	NSC-2101	631
Nizoral, R-41400	1056	NSC-3184	560
NK-204	992	NSC-3364	1040
NK-1006	158, 186	NSC-3951	1306
NM-441	757	NSC-4112	1357
NND-318	1057	NSC-5085	1257
no. 220 sol	1388	NSC-5547	36
no. 356	371	NSC-6091	502, 865
Noflo	745	NSC-6386	94
Nogram	743	NSC-6470	559
Nolicin	745	NSC-20246	105
Nolvasan	1330	NSC-21626	1430
Nomersan	1125	NSC-26740	1533
Nometan	67	NSC-34632	778
Nopil	822	NSC-39415	1351
Noprylsulfamide	783	NSC-39661	1546
Noracin	745	NSC-50364	1243
Noraxin	745	NSC-51001	519
norcycline	906	NSC-51812	906
Nordox	886	NSC-55926	550
Norfloxacin	745	NSC-59989	1338
Noriclan	522	NSC-63878	1512
Normicina	538	NSC-69811	1558
Norocin	745	NSC-70731	515
Noroclox DC	374	NSC-71901	1580
Noroxin	745	NSC-77120	841
Noroxine	745	NSC-77830	1169
Nortron	522	NSC-78502	891
Norvir	1573	NSC-82174	743
Norxacin	745	NSC-93158	588
Notaral	426, 432	NSC-94219	1008
Notézine	29	NSC-95072	147
Novamin	152	NSC-100071	610
Noverme	51	NSC-103336	1178
Novex	1357	NSC-107041	1112

Name and Synonym Index

NSC-107412	598
NSC-107433	134
NSC-107528	499, 864
NSC-107654	1106
NSC-108166	554
NSC-109212	1233
NSC-110364	748
NSC-110433	810
NSC-113926	220
NSC-133099	219
NSC-137443	1055
NSC-141046	501, 922
NSC-143969	1587
NSC-405124	1442
NSC-408735	144
NSC-525334	579
NSC-526280	1396
NSC-527986	1235
NSC-606170	1599
Nuarsol	1477
Nuflor	215
Nulcerin	1528
Nulogyl	1256
Numoquin, Optoquine	1352
Nuvapen	229
NY-198	740
Nydrazid	935
Nystaform	106
Nystaform-HC	106
Nystatin	1081
Nystatin A$_1$	1082
Nystaform, component of	1081
Nystaform HC, component of	1081
Nystavescent	1081
Nystex	1081
Nyxolan	1371
Obracin	208
Occrycetin	900, 1291
Oceral	1092
Ocillin-VK	443
[3aR-(3aα,5β,8aβ,9aα)]-3a,5,6,7,8, 8a,9,9a-Octahydro-5,8a-dimethyl-3-methylene-naphtho[2,3-b]furan-2(3H)-one	1
Octahydro-1,7,8-trihydroxy-6-indolizinylbutanoate hydrochloride	1505
(3R,5aS,6R,8aS,9R,12S,12aR)-Octahydro-3,6,9-trimethyl-3,12-epoxy-12H-pyrano[4,3-j]-1,2-benzodiozepin-10(3H)-one	1151
4,6,8,10,12,14,16,27-Octahydroxy-3-(1-hydroxy-ethyl)-17,28-dimethyl-oxacyclooctacosa-17,19,21,23,25-pentaen-2-one	1040, 1041
Octanoic Acid	1083
n-Octanoic acid	1083
Octaphen	1416
Octeniderm	1410
Octenidine	1409
Octenidine Hydrochloride	1410
Octenisept	1410
Ocuflox	746, 747
Oflocet	746
Oflocin	746
Ofloxacin	746
(S)-(-)-Ofloxacin	747
Ogostal	655, 919
Ohlexin	355
Oleandomycin	542
Oleandomycin Hydrochloride	543
Oleandomycin Phosphate	544
Oleandomycin phosphate (1:1)	544
Oleandomycin triacetate ester	554
Oligomycin A	1084
Oligomycin B	1085
Oligomycin C	1086
Oligomycin D	1087, 1108
Olimpen	444, 901
Oltipraz	59
Omadine	1104
Omadine MDS	997
OMDS	602, 1029
Omnes	562, 1077, 1251
Omniflox	762
Omnipen	229
Omnipen-N	230
Omnisan	380
Omnizole	85
Omoconazole	1088
Omoconazole Nitrate	1089
OPC-7251	742
OPC-17116	737
Operidine	1418
Ophtagram	176
Ophtalmokalixan	185
Ophthalmadine	1516
Ophthochlor	1286
Ophthoclor	210
Opiniazide	944
Op-Isophrin-Z, component of	837, 871
Op-Sulfa	791
Op-Sulfa 30	791

Name and Synonym Index

Opticlox	374	Ossian	748
Optimycin	894	Ostreogrycin A	713
Optimyd, component of	791	Osvan	1304
Optipect	1346	Osvarsan	1206, 1461
Optipen	445	Otalgine, component of	1075
Optium	227	Otic Domeboro, component of	1295
Oracéfal	257	Otifuril	556
Oracef	354	Otodyne, component of	1356
Oracilline	439	Otomax, component of	101
Oracil-VK	443	Otokalixin	185
Oracocin	355	Otreon	323
Oradol	1351	O-V Statin	1081
Oralcid	1206, 1461	Overal	549
Oraldene	1051	Ovitelmin	51
Oralopen	445	Oxabel	416, 417
Orapen	443	Oxacillin	415
Oraprim	822	Oxacillin Sodium	416
Orarsan	1206, 1461	Oxacillin Sodium Monohydrate	417
Oraspor	328	oxafuradene	559
Oratren	439	Oxaldin	746
Oraxim	347	Oxamniquine	60
Orbenin	375	Oxamycin	600
Orbenin Dry Cow	374	Oxantel	61
Orbicin	167	Oxantel Pamoate	62
Orconazole	1090	Oxatets	899
Orconazole Nitrate	1091	Oxazocilline	415, 417
Orelox	323	Oxetacillin	418
ORF-15817	1523	2-Oxetanone	1430
Oricillin	462	Oxiarsolan	1259
Oriconazole	1054	oxichloroquine	1174
Orientomycin	600	Oxiconazole Nitrate	1092
Orifungal M	1056	2,4:2',4'-O-(Oxydistibylidyne)-	
Orisul	843	bis[D-gluconic acid] Sb,Sb'-	
Orisulf	843	dioxide trisodium salt	
Ormetoprim	147	nonahydrate	1275
Ornidal	1411	Oxifungin	1093
Ornidazole	1411	Oxifungin Hydrochloride	1094
Ornidyl	1202, 1222	Oximonam	419
Orofar	1307	Oximonam Sodium	420
Orofungin	1062, 1240	oxine	1369
Oroken	289	Oxistat	1092
Orospray	102, 880	Oxlopar	900, 1291
Orsudan	1179	Oxoboi	748
Ortazol	1360	Oxolinic Acid	748
Orthoboric acid	1315	28-oxooligomycin A	1085
Ortisporina	354	[(5-Oxo-1,3,2-oxathio-stibolan-	
Ortizon [obsolete]	1455	2-yl)thio]acetic acid sodium salt	10
Orvagil	1243	Oxophenarsine Hydrochloride	1259
Osarsal	1206, 1461	oxoquinoline	1369
Ospamox	227	(6R-trans)-8-Oxo-7-[(1H-tetrazol-	
Ospen	441	1-ylacetyl)amino]-5-thia-	
Ospen (syrup)	440	1-azabicyclo[4.2.0]oct-2-ene-	
Ospeneff	443	2-carboxylic acid	334

Name and Synonym Index

(6R,7R)-8-Oxo-7-[2-(2-thienyl)-acetamido]-3-[(s-triazolo-3-ylthio)methyl]-5-thia-1-aza-bicyclo[4.2.0]oct-2-ene-2-carboxylic acid	287	Paediathrocin	526
		Palavale	1033
		Palcin	233
		Paldimycin	672
OXTC	899	Paldimycin A	672, 673
Oxucide	68	Paldimycin B	672, 674
Oxurasin	67	Paldomycin	886
Oxy WS	900	Palinavir	1564
oxybenzopyridine	1369	Pallidin	842
Oxybiocycline	900, 1291	Paludrine	1158
Oxybiotic	900, 1291	Palusil	1158
oxychinolin	1369	Pamaquine	1182
oxychloroquine	1174	Pamisyl	910
Oxychlorosene	1412	Pamisyl Sodium	913
Oxychlorosene Sodium	1413	PAM-MR-1165	498, 862, 1143
Oxycyclin	900, 1291	PAM-MR-807-23a	1169
Oxydon	899	Pamovin	73
Oxy-Dumocyclin	900, 1291	Panacef	255
Oxyject	900, 1291	Panacid	756
Oxyject 100	900	Panafil, component of	63
Oxylag	900, 1291	Panamicin	167
oxymetylurea	627	Panfungol	1056
Oxymycin	899	Pangram	176
Oxypaat	67	Panidazole	121
Oxypan	900, 1291	Panimycin	167
Oxysept	1368	Panipenem	421
Oxytetracid	900, 1291	Panmycin	136, 908
Oxytetracycline	898	Panmycin P	909
Oxytetracycline Dihydrate	899	Panolog Cream, component of	1081
Oxytetracycline Hydrochloride	900, 1291	Panoral	255
Oxytetrin	900, 1291	Panrone	958
Oxytocin 4-L-asparagine	651	Pansporin	311
Oxyzin	67	Pansporine	311
Ozex (as toluene sulfonate monohydrate	764	Pantelmin	51
		Pantofenicol	214, 1289
		Pantomicina	530
		Pantostrep	169, 926
P.M.F.	1366	Pantothenic acid calcium salt (2:1) compound with D-threo-(-)-2,2-dichloro-N[β-hydroxy-α-(hydroxymethyl)-p-nitrophenyl]acetamide (1:4)	214
P7	1234		
P-50	229		
P-165	991		
P-248	399		
P-638	1266	Pantovernil	210, 1286
P-1011	378, 379	Panzid	332
P-7138	575	Papain	63
PA-94	600	Papayotin	63
PA-105	542	parachlorometacresol	1334
PA-248	462	Parachlorophenol	1414
PAA-701	93, 94	Parachlorophenol, Camphorated	1415
PAA-3854	105	Parahydrecin	1380, 1381
PABA	1285	Paralkan	1304
Pabanol, component of	1285	Paramenyl	778

411

Name and Synonym Index

parametaxylenol	1335	Pen A	231
Paramicina	123, 198	Pen A/N	230
Paraminol	1285	Pen-50	433
Paraniazide	936	Pen–A–Brasive	244
Paraxin	210, 1286	Penadur	426, 428
Paraxin Succinate A	211, 1287	Penagen	443
Parconazole	1095	Penamecillin	422
Parconazole Hydrochloride	1096	Penamox	227
Parfuran	584	Penapar VK	443
Pargin	1033	Penaquacaine G	434
Pargonyl	123, 198	Penbristol	231
Paricina	123, 198	Penbritin	231
Paromomycin	122, 197	Penbritin-S	230
Paromomycin I	197	Penbrock	231
Paromomycin Sulfate	123, 198	Penciclovir	1565
Paroxyl	1206, 1461	Pencompren	443
Partrex	136, 908	Pen-Di-Ben	426, 428
Partricin	1260	Penditan	426, 428
Partricin methyl ester	1062, 1240	Penethamate Hydriodide	423
Pasetocin	227	penethecillin	423
pasiniazide	936	Penetracyne	444, 901
Patazine	68	Pen-Fifty	434
patent alum	1297	Penglobe	242
Pathocil	378, 379	penicillanic acid 1,1-dioxide	470, 472
Pathozone	303		975, 977
Pavecef	262	penicillanic acid sulfone	470, 472
Pazufloxacin	749		975, 977
Pazufloxacin Methanesulfonate	750	Penicillin	244
PC-904	233	Penicillin 3566	371
PCE	523	Penicillin AT	436
PD-93	756	Penicillin G Aluminum	424
PD-1315-1	761	Penicillin G Benethamine	425
PD-107779	730	Penicillin G Benzathine	426
PD-127391	725	Penicillin G Benzathine	
PDDB	1351	Tetrahydrate	427
Pénicline	229	Penicillin G Benzhydralamine	428
pearl white	1466	Penicillin G Calcium	429
Pecilocin	1097	Penicillin G Chloroprocaine	430
Pediamycin	526	Penicillin G, compound with	
Pediazole, component of	526	2-(diethylamino)ethyl p-amino-	
Pedipen	443	benzoate (1:1) monohydrate	434
Pedisafe	1019	Penicillin G Hydrabamine	431
Peflacine	753	penicillin G hydromethyl	
Peflox	753	ester acetate	422
Pefloxacin	751	Penicillin G Potassium	432
Pefloxacin Methanesulfonate	752	Penicillin G Procaine	433
Pefloxacin Methanesulfonate		Penicillin G Procaine	
Dihydrate	753	Monohydrate	434
Pegasyl	1368	penicillin G sodium	244
Pelletierine	64	Penicillin MV	445
Pelletierine Hydrochloride	65	Penicillin N	435
pelosine	1154	Penicillin O	436
PELS	525	Penicillin O Potassium	437

Name and Synonym Index

Penicillin O Sodium	438
Penicillin P-12	416, 417
Penicillin Potassium Phenoxymethyl	443
Penicillin V	439
Penicillin V Benzathine	440
Penicillin V Benzathine Tetrahydrate	441
Penicillin V DBED	440, 441
Penicillin V Hydrabamine	442
Penicillin V Potassium	443
Penicillin-152	445
Penicillin-152 potassium	445
Penidural	426, 428
Penidure	426, 428
Penilaryn	244
Peniltetra	444, 901
penimepiciclina	444
Penimepicycline	444, 901
Penimox	227
Peniplus	445
Penistaph	406, 407
Penitracin	652
Penoctonium Bromide	623
Penorale	445
Penotrane	1366
Penova	445
Penplenum	391
Penplus	385
Pensig	445
Pen-Sint	378, 379
Penspek	382
Penstapho	416, 417
Penstaphocid	416, 417
Pensyn	231
Pentacarinat	1204, 1263
2,3,4,5,6-Pentafluorobenzyl (1R,3S)-3-(2,2-dichlorovinyl)-2,2-dimethylcyclopropane-carboxylate	39
2S,16Z,18E,20S,21S,22R,23R,24R,25S,26S,27S,28E)-5,6,21,23,25-Pentahydroxy-27-methoxy-2,4,11,16,20,22,24,26-oxtamethyl-2,7-(epoxy-pentadeca[1,11,13]trienimino)-benzofuro[4,5-e]pyrido[1,2-a]-benzimidazole-1,15(2H)-dione 25-acetate	223
Pentam	1263
Pentam 300	1204
4,4'-(Pentamethylenedioxy)-dibenzamidine	1203, 1261
4,4'-(Pentamethylenedioxy)-dibenzamidine dimethanesulfonate	1262
4,4'-(Pentamethylenedioxy)-dibenzamidine isethionate	1204, 1263
Pentamidine	1203, 1261
Pentamidine Dimethanesulfonate	1204, 1262
Pentamidine Isethionate	1263
Pentamidine Mesylate	1262
pentamycin	1045
Pentaquacaine G	433
Pentaquine	1183
Pentaquine Phosphate	1184
Pentid	432
Pentofuryl	572
Pentostam	1275
Pentrex	230
Pentrexyl	231
Pen-Vee	440, 441
Pen-Vee-K	443
Penvikal	443
Pen-V-K	443
Pepcid	1528
Pepcid PM	1528
Pepcidina	1528
Pepcidine	1528
Pepdine	1528
Pepdul	1528
Peptan	1528
Peracef	303
perchloroethylene	84
perchloromethane	24
Perclene	84
Percoccide	814
Perhydrit	1455
Perhydrol-Urea	1455
Perichthol	1372
Periciclina	883
Peridex	1331
Perimycin	1098
Permanganic acid zinc salt	1457
Permanganic potassium salt	1424
Permapen	426, 427, 428
Perocef	303
1,4-peroxido-p-menthene-2	15
Peruvian balsam	1303
Peruvian bark	1164, 1382
Petrosulpho	1372
Pevaryl	1033
Pfizer-E	530
Pfizerpen	245

Name and Synonym Index

Pfizerpen VK	443	Piazofolina	943
Phanquinone	124	Piazolin	943
Phanquone	124	Picloxydine	1422
Phe-Mer-Nite	1421	Pi-Coli	754
Phemerol Chloride	1305	Picragol	1273
4,7-Phenanthroline-5,6-quinone	124	Picrotol	1273
Phenazacillin	391	Pierami	152
Phenbenicillin	381	Pietil	748
Phenethicillin Potassium	445	Piglet Pro-Gen V	1477
Phenmerzyl Nitrate	1421	Pilmiror	1077
Phenoctide	1416	Pilzcin	1023
phenododecinium bromide	1351	Pimafucin	1074
Phenoline	1417	Pimaricin	1074
phenopyridine	1369	Pimavecort	188
Phenosalyl	1418	pinene hydrochloride	1316
Phenoxethol	1419	Pinozan	68
Phenoxetol	1419	Pipacycline	902
2-Phenoxyethanol	1419	Pipadox	67
Phenoxymethylpenicillin Potassium	443	Pipeacid	754
D-α-phenoxymethyl		Pipedac	754
pencillinate K salt	443	Pipemid	754
Phenyl Aminosalicylate	945	Pipemidic Acid	754
2-Phenyl-1,2-benziso-		Pipemidic Acid Trihydrate	755
selenazolin-3-one	1031	Piperacillin	446
Phenyl Cellosolve	1419	Piperacillin Monohydrate	447
α-Phenyl-p-cresolcarbamate	32	Piperacillin Sodium	448
4,4'-[p-Phenylenebis(methylene-		piperazidine	66
amino)]di-(isoxazolidin-3-one)	957	Piperazine	66
N,N'-(p-Phenylene-		Piperazine Adipate	67
dimethylene)bis[2,2-dichloro-		Piperazine Citrate	68
N-(2-ethoxyethyl)acetamide	134	Piperazine, compound with	
Phenylmercuric 3,3'-methylene-		hexanedioic acid (1:1)	67
bis(2-naphthalenesulfonate)	1366	1,1'-[1,4-Piperazinediyl-bis-	
Phenylmercuric Borate	1420	(imidocarbonyl)]bis[3-(p-	
Phenylmercuric Fixtan	1366	chlorophenyl)guanidine]	1422
Phenylmercuric Nitrate	1421	1-(2-Piperidinyl)-2-propanone	64
(nitrato-O)-phenylmercury	1421	1-(2-Piperidinyl)-2-propanone	
Phenylmercury Borate	1420	hydrochloride	65
Phenyl PAS	945	Pipizan Citrate	68
N¹-(1-Phenylpyrazol-5-yl)-		Pipracid (syrup)	68
sulfanilamide	843	Pipracil	448
Pheny-PAS-Tebamin	945	Pipram	755
pHisohex	1365	Pipurin	754
pHiso-Med	1331	Piramox	227
Phosphonoacetic acid	1540	Piranver	71
Phosphonoacetic acid		Pirazmonam	449
disodium salt	1538	Pirazmonam Sodium	450
Phosphonoacetic acid		Pirbenicillin	451
disodium salt monohydrate	1539	Pirbenicillin Sodium	452
Phthalylsulfacetamide	784	Piricef	364
Phthalylsulfathiazole	785	Piridicillin	453
Phylletten	1346	Piridicillin Sodium	454
Physiomycine	894	Pirlimycin	624

Name and Synonym Index

Pirlimycin Hydrochloride	625	Polymyxin	675
Pirodavir	1566	Polymyxin B	676
Piromidic Acid	756	Polymyxin B Sulfate	677
Piroxicillin	455	Polymyxin B_1	678
Pirtenidine	626, 1099	Polymyxin B_2	679
Pirudal	756	Polymyxin D_1	680
Piscarol	1372	Polymyxin D_2	681
Pisciol	1372	Polymyxin E	658
Pitayine	1192	Polynoxylin	627
pivaloyloxymethyl ampicillinate	456	polynoxyline	627
Pivamdinocillin	226	Polypeptide derived from	
Pivampicillin	456	Streptomyces griseoverticillatus	960
Pivampicillin Hydrochloride	457	polystichin	16
Pivampicillin Pamoate	458	Pomarsol	1125
Pivampicillin Probenate	459	Poncyl-FP	1047
Pivatil	457, 458	Pondocil	457, 458
pivmecillinam	226	Pondocillin	457, 458
Plac Out	1331	Pondocillina	457, 458
Planochrome	1388	Ponoxylan	627
Plaquenil Sulfate	1175	ponsinomycin	540
Plasmochin	1182	Pontalin	97
Plasmocid	1185	Poquil	73
Plasmoquine	1182	Potash Sulfurated	1100
Plastosol	1423	Potassium antimonyl tartrate	8
Pleocide	1209	Potassium 2-[p-[(4,6-diamino-	
Pletil	139	s-triazin-2-yl)amino]-phenyl]-	
PM-185184	130, 1272	1,3,2-dithiarsolane-	
PN	1106	4,5-dicarboxylate	1238
Pneumopent	1204, 1263	Potassium 3-(2-hydroxy-	
Podofilox	1567	ethylidene)-7-oxo-4-oxa-1-	
Podophyllotoxin	1567	azabicyclo[3.2.0]heptane-2-	
Poleon	743	carboxylate combined with	
Policydal	810	ticarcillin sodium	369, 974
Polival	85	Potassium 4-amino-2-	
Polmiror	562, 1251	hydroxybenzoate	912
poly[→3(O-β-D-glucopyranosyl-		Potassium and sulfides,	
(1→3)-O-[β-D-glucopyranosyl-		mixture of	1100
(1→6)-O-β-D-glucopyranosyl-		Potassium benzylpenicillinate	426, 432
(1→3)-O-β-D-glucopyranosyl-		Potassium bismuth tartrate	1468
(1→]	1501	Potassium bismuthotartrate	1468
Poly[methyl[bis(hydroxy-		Potassium bismuthyl tartrate	1468
methyl)]ureylene]amer	627	Potassium dichloroisocyanurate	1454
Polybenzarsol	125	Potassium Iodide	1101
Polycidine	1346	Potassium iodohydrargyrate,	
Polycillin	231	solution	1426
Polycillin-N	230	Potassium mercuriiodide	
Polycycline	136, 908	solution	1426
Polygris	1047	Potassium penicillin G	426, 432
polymanoacetate	1484	Potassium penicillin O	437
Polymer of formaldehyde		Potassium permanganate	1424
with 4-hydroxybenzene-		Potassium phenethicillin	445
arsonic acid	125	Potassium salt of	
Polymox	227, 228	dichloroisocyanuric acid	1454

Name and Synonym Index

Potassium tetraiodido-mercurate(II)	1425	Promizole	877
		Pronotsil	831
Potassium triiodidomercurate(II) Solution	1426	Prontalbin	836
		Prontamid	791
Potassium triiodomercurate	1426	Prontoglucal	777
Potassium troclosene	1454	Prontoglukal	777
Povan	73	Prontosil album	836
Povanil	73	Prontosil flavum	831
Povidone-Iodine	1427	Prontosil rubrum	831
Poviral	1485	Prontylin	836
Praequine	1182	Propamidine	126, 1264, 1428
Pranosina	1549	Propamidine Isethionate	127, 1265, 1429
Pranosine	1549	4,4'-[1,3-Propanediylbis(oxy)]bisbenzenecarboximidamide	1264
Praticef	301		
Pravacilin	404	4,4'-[1,3-Propanediylbis(oxy)]bisbenzenecarboximidamide isethionate	1265
Prazil	802		
Prazil, component of	1441		
Praziquantel	69	Propanolide	1430
Prazocillin	460	Pro-Pen	433, 434
Precef	304	Prophyllin, component of	1118
precipité blanc	1394, 1476	Propicillin	461
Premocillin	433, 434	Propicillin Potassium	462
Prestociclina	444, 901	Propiocine	529
PreSun, component of	1285	Propiocine Enfant	525
Pretor	307	β-Propiolactone	1430
Prilagin	1069	Propionic Acid	1103
Primal	1299	Propionic acid calcium salt	1006
Primamycin	1050	Propionic acid sodium salt, anhydrous	1118
Primaquine	1186		
Primaquine Diphosphate	1187	Propionic acid zinc salt	1139
Primaxin, component of	394	β-propionolactone	1430
Primbactam	240	propionyl erythromicin	529
Primor, component of	801	2-Propylthioisonicotinamide	946
Primycin A₁	545	Proseptazine	772
Princillin	231	Prostaphlin	416, 417
Principen	231	Prostaphlin-A	375
Principen/N	230	Prosymasul	851
Prinzone	793	protargin	1435
Pristacin	1328	Protargol [strong]	1435
Pristinamycin	682	Proterciclina	904
pristinamycin II_A	713	Protionamide	946
procaine benzylpenicillinate	434	Protomin	505, 867
procaine penicillin G	434	Protophenicol	212, 1290
Procanodia	433, 434	Protostat	1243
Procef	325	Protostib	1258
Proclonol	1102	Protoxyl	1477
Prodoxol	748	Provamycin	550
proguanil	1157	Proviodine	1427
Proloprim	150	Prulifloxacin	757
Promacetin	499, 864	PSC-833	497
Promanide	505, 867	Pseudocef	330
Promassol	1299	pseudomonic acid A	621
Promin	505, 867	Pseudomonil	330

Name and Synonym Index

PTO	1104	N^1-2-Pyrimidinylsulfanilamide	
Pulmaxil N	423	monosilver(1+) salt	798, 1436
Pulmo 500	423	Pyrisept	1328
punicine	64	Pyrithione	1104
Purim	756	Pyrithione Zinc	1105
Purociclina	136	Pyroace	1106
Purocyclina	908	Pyrrocycline-N	905
Puromycin	1266	Pyrrolnitrin	1106
PVK	443	Pyrvinium Embonate	73
PVP-I	1427	Pyrvinium Pamoate	73
PVP-Iodine	1427		
PVP-Iodine, 30-06	1427		
Pyocefal	330	Qari	760
Pyocianil	248	QHS	1151
Pyoktanin	41	Qidpen VK	443
Pyopen	248	qing hau sau	1151
Pyostacine	682	qinghaosu	1151
Pyrantel	70	Quadracyclin	136, 908
Pyrantel Pamoate	71	quadrinal, component of	1101
Pyrantel Tartrate	72	Quemicetina	210, 1286
Pyrazinamide	947	Quensyl	1175
Pyrazinecarboxamide	947	Quesil	1336
Pyrcon	73	Quinacillin	463
4-Pyridinecarboxylic acid hydrazide hydrazone with O-2-deoxy-2-(methylamino)-α-L-glucopyranosyl-(1→2)-O-5-deoxy-3-C-formyl-α-L-lyxofuranosyl-(1→4)-N,N'-bis(aminoiminomethyl)-D-streptamine sulfate (2:3) (salt)	206	Quinacrine	74, 1189
		Quinacrine Dihydrochloride Dihydrate	75, 1190
		Quinacrine Methanesulfonate Hydrate	1191
		Quinacrine Methanesulfonate Monohydrate	76
		quinaldofur	571
4-Pyridinecarboxylic acid hydrazide hydrazone with O-2-deoxy-2-(methylamino)-α-L-glucopyranosyl-(1→2)-O-5-deoxy-3-C-α-L-lyxofuranosyl-(1→4)-N,N'-bis(aminoimino-methyl)-D-streptamine sulfate (2:3) (salt)	954	Quinamm, component of	1194
		Quinambicide	106
		Quinapyramine	1268
		Quinapyramine Chloride	1269
		Quinapyramine Sulfate	1270
		Quindecamine	628
		Quindecamine Acetate	629
4-Pyridinecarboxylic acid [(3-sulfophenyl)methylene]-hydrazide	956	Quindoxin	630
		Quinfamide	128
		Quinidine	1192
5-[[p-(2-Pyridylsulfamoyl)phenyl]azo]salicylic acid	849	α-quinidine	1165
		Quinine	1193
N^1-2-Pyridylsulfanilamide	846	β-quinine	1192
N^1-2-Pyridylsulfanilamide sodium salt monohydrate	847	Quinine Sulfate	1194
		Quinine Tannate	1195
7-[α-(4-pyridylthio)acetamido]-cephalosporanic acid sodium salt	364	Quinocide	1196
		Quin-O-Crème	106
		Quinodis	732
Pyrimethamine	1188, 1267	Quinoline	1197
N^1-2-Pyrimidinylsulfanilamide	797	8-Quinolol	1369
N^1-2-Pyrimidinylsulfanilamide monoodium salt	799	8-Quinolol aluminum sulfate	1371
		8-Quinolol benzoate	1306

Name and Synonym Index

8-Quinolol sulfate (2:1) salt	1370	Rathimed	1243
Quinolor	1364	Raylina	228
Quinoxaline 1,4-dioxide	630	RC-27109	572
N¹-2-Quinoxalinylsulfanilamide	848	Reacid	923
Quintiofos	77	Realphene [as calcium salt]	1206
Quinupristin	683	Reazide	923
Quipenyl	1182	Rec-15/1476	1039
Quixalin	1364	Rec-15-0122	574
Quixalud	1364	Rec-15-0691	1447
		Reelon	756
		Refkas	526
R-106-1	992	Refobacin	176
R-400	197	Refosporin	269
R-802	733	Refungine	1119
R-8284	1102	Reicaf	904
R-10.100	1036	Remicyclin	136, 908
R-12564	49	Renafur	559
R-13423	377	Renasul	819
R-14827	1033	Renilan	317
R-14889	1069	Renoquid	796
R-15454	1053	Renselin	1135
R-15556	1091	Repodral	81
R-17147	26	Repromicin	546
R-17635	51	Rescriptor	1515
R-17889	1224	resistomycin	180
R-23633	1358	Resistomycin	185
R-23979	1035	Resistopen	416, 417
R-25831	1217	Resochin	100, 1161
R-26412	1278	Resoquine	98, 1159
R-28644	990	Resulfon	808
R-34000	1030	Retardon	842
R-39500	1096	Retens	886
R-42470	1124	Retrovir	1569, 1601
R-51211	1054	Reumachlor	98, 1159
R-66905	1111	Reverin	903
R-77975	1566	Rexulfa	842
R-89439	1553	Rezifilm	1125
Rabalan	784	Rezipas	910
raceophenidol	217	RFI-71782	1201
racephenicol	217	Rheaform Boluses	106
Racet	106	Rhodoquine	1185
Radanil	1216	Rhomex	68
Rafamebin	119	Ribavirin	1570
Raluridine	1568	7-β-D-Ribofuranosyl-7H-	
Ramoplanin	684	pyrrolo[2,3-d]pyrimidin-	
Ramoplanin A₁	685	4-amine	963, 1133
Ramoplanin A'₁	686	1-β-D-Ribofuranosyl-1H-	
Ramoplanin A₂	687	1,2,4-triazole-3-carboxamide	1570
Ramoplanin A'₂	688	Ribomycine	200
Ramoplanin A₃	689	Ribostamin	200
Ramoplanin A'₃	690	Ribostamycin	199
Ranestol	89	Ribostamycin Sulfate	200
Rapicidin	703	Ricamycin	547

Name and Synonym Index

rickamicin	201	Ro-13-9904/001	344
Ricridene	583	Ro-14-4767/000	987
Ridzol	1271	Ro-14-4767/002	988
Rifabutin	948	Ro-17-2301	254
Rifadin	220, 949	Ro-19-5247	333
rifamicine SV	221	Ro-21-5998	1176
Rifamide	219	Ro-21-5998/001	1177
Rifampin	220, 949	Ro-23-6240/000	732
Rifampin SV	221	Ro-31-8959/003	1576
Rifamycin M-14	219	Ro-42-1611	1149
Rifapentine	222, 950	Ro-105970	142
Rifater, component of	220, 935	Robamox	228
	947, 949	Robicillin VK	443
Rifaximin	223	Robitet	136, 908
rifomycin SV	221	Roccal	1304
rikamycin	547	Rocefin	344
Rilopirox	1107	Rocephin(e)	344
Rimactane	220, 949	Rociclovir	1574
Rimantadine	1571	Rocillin-VK	443
Rimantadine Hydrochloride	1572	Ro-cycline	136
Rimazole	1019	Ro-Cycline	908
Rimifon	935	Rodalon	1304
Rimso-50	1543	Rodameb	110
Rindex	894	Rodilone	498, 862, 1143
Rinesal	355	Rofenaid, component of	801, 1441
Riocyclin	136, 908	Roflual	1572
riomitsin	898	Rokital	547
Ripercol	49	Rokitamycin	547
Ristocetin	691	Rolitetracycline	903
Ristomycin	691	Rolitetracycline, Compound with Chloramphenicol Succinate	904
Riston	691		
RIT-1140	879		
Ritipenem	464	Rolitetracycline Nitrate Sesquihydrate	905
Ritonavir	1573		
Rixapen	372	Roman vitriol	1345
RM 340 [as dihydrochloride]	1236	Romensin	1071, 1248
RMI-8090DJ	629	Rometin	106
Ro-1-9334/19	107	Romicil	542
Ro-2-2453	1028	Romphenil	210
Ro-2-9915	1043	Ronaxan	886
Ro-3-7008	586	Rondomycin	894
Ro-4-1544/6	80	Ronidazole	1271
Ro-4-2130	1205	Ronphenil	1286
Ro-4-4393	805	Roptazol	1360
Ro-5-0810/1	1452	rosamicin	548
Ro-5-4645/010	599	Rosampline	231
Ro-5-9754	147	Rosaramicin	548
Ro-7-0207	1411	Roscopenin	443
Ro-7-0582	1246	Rosoxacin	758
Ro-7-1051	1216	Rossitrol	549
Ro-7-1554	1233	Rotamicillin	465
Ro-7-4488/1	1024	Rotersept	1331
Ro-13-8996	1092	Rotramin	549

Name and Synonym Index

Rovamicina	550	Rubimycin	538
Rovamycin	550	Ruby	55
Roxadyl	758	Rufloxacin	759
Roxarsone	631	Rufloxacin Hydrochloride	760
Roxithromycin	549	Rufol	819
Roxomicina	525	Rulid	549
RP-2090	852	Rumensin	1071, 1248
RP-40	783	Rutamycin	1087, 1108
RP-46	772	Ruticina	404
RP-866	75, 1190	RWJ-15817	1523
RP-2168	1258		
RP-2255	854		
RP-2275	808	S.V.C.	1206, 1461
RP-2512	1204	S-7	1357
RP-2632	814	S-314	667
RP-3359	1158	S-1006	276
RP-3377	98, 1159	S-1108	277
RP-3668	507, 868	S-6059	411
RP-3735	50	S-640P	265
RP-3799	29	Sagamicin	187
RP-3854	1239	sal barnit	1460
RP-4482	131	Salazopyrin	849
RP-4753	1188, 1267	Salazosulfadimidine	786
RP-4763	110	salcylazosulfamethazine	786
RP-5337	550	Salicresin Fluid	1389
RP-6171	6	Salicylanilide	1109
RP-7293	682	salicylazosulfadimidine	786
RP-7522	823	Salimol	819
RP-8823	1243	Salinaphthol	1402
RP-9778	946	Salinazid	951
RP-9955	1238	Salinidol	1109
RP-10192	883	saliuzid	944
RP-14539	130, 1272	Salizid	951
RP-20578	1215	saluside	944
RP-35972	59	saluzid	944
RP-54476	661	saluzide	944
RP-57669	683	Salvarsan	1464
RR No. 32705	1108	Salvizol	1308
RR-32705	1087	Salzburg vitriol	1345
RS-21592	1541	Samedrin	365
RS-21592 sodium	1542	Sanatrichom	1243
RS-35887	1005	Sanclomycine	136, 908
RS-35887-00-10-3	1005	Sancycline	906
RS-44872	1121	Sanfetrinem	466
RS-44872-00-10-3	1121	Sanfetrinem Sodium	467
RS-533	421	Sanfetrinern Cilexetil	468
RTU, component of	1243	Sanguicillin	457, 458
RU-965	549	Sanguinarine chloride	1110
RU-19110	1228	Sanguinarium Chloride	1110
RU-24756	307	Sanluol	1464
RU-28965	549	Sanogyl	1206, 1461
Rubiazol	794	Sanoquin	98, 1159
Rubiazol I	831	Santemycin	187

Name and Synonym Index

α-Santonin	78	Sefacin	358
l-Santonin	78	Sefril	365
Santophen 1	1338	Selectomycin	550
Saperconazole	1111	Seleen	1113
Sapoderm	1453	Selenium disulfide	1113
Saprosan	1336	Selenium Sulfide	1113
Saquinavir	1575	Selexid (susp.)	226
Saquinavir Mesylate	1576	Selsun	1113
Sarmoxicillin	469	Selsun Blue	1113
Sarna, component of	1322	Sencephalin	355
Sartosona	354	senociclin	904
Satranidazole	129, 632	Sepatren	319
Satric	1243	Sepsinol	556
Sawacillin	227	Septazine	772
SB-58	80	Septicid	778
SC-12350	1080	Septicide	723
SC-326421	1244	Septiphene	1338
SC-38390	1142	Septopal	176
SC-47111	740	Septoplix	836
SC-47111A	739	Septosan	831
SC-52151	1585	Septotan	1366
SCE-129	330	Septra	822
SCE-963	310	Septra, component of	1205
SCE 1365	292	Septrin	822
SCE-1365	291	Septural	756
Sch-10144	1130	Sequamycin	550
Sch-13430	536	L-Serine diazoacetate (ester)	991
Sch-13430.2KH$_2$PO$_4$	537	Seroden	958
Sch-13475	201	Seromycin	600, 924
Sch-14342	160	Sertaconazole	1114
Sch-14947	548	Sertaconazole Nitrate	1115
Sch-16524	546	Servispor	354
Sch-20569	195	Setazine	772
Sch-21420	181	Sevinon	1135
Sch-25298	215	SF-86-327	1123
Sch-35852	1017	SF-733 antibiotic	199
Sch-39720	335	SF-837	538
Schistomide	6	Sgd-301-76	1092
Scleroglucan	1501	Sgd-12878	1089
Sclerosol	1543	SH-240	1250
Scopafungin	1112	SH-263	729
S-Dimidine	817	Shigatox	808
Sdt-91	81	Shiomarin	411
Searlewuin	119	Siccanin	1116
Sebaclen	996	Sieromicin	902
Sebaklen	996	Sigadoxin	886
Sebercim	745	Sigamopen	228
Sebizon	791	Sigapedil	526
Sebulon Shampoo	1105	Sigaprim	822
Secalan	1331	Sigmaform	1311
Secnidazole	130, 1272	Silamox	228
Securopen	239	Silvadene	798
Sedral	257	Silver Bromide	1431

Name and Synonym Index

Silver Fluoride	1432	SN-654	1062, 1240
Silver Lactate	1433	SN-3115	1185
Silver Monofluride	1432	SN-3517	789
Silver Nitrate	1434	SN-6771	93
Silver Nucleate	1435	SN-7618	98, 1159
Silver Nucleinate	1435	SN-10751	1144, 1210
Silver Picrate	1273	SN-12837	1158
Silver Protein	1435	SN-13272	1186
Silver Proteinate	1435	Sno Phenicol	210, 1286
Silver Sulfadiazine	1436	Soamin	1477
Silver trinitrophenolate	1273	Sobelin	510
Silvol [mild]	1435	Sodium aminarsonate	1477
Simoxil	227	Sodium 4-amino-2-	
Simplotan	139, 1281	hydroxybenzoate dihydrate	913
Sinefungin	1117	Sodium 4-aminobenzene-	
Sineptina	534	sulfonate dihydrate	874
Sinomin	1205	Sodium anilarsonate	1477
Sinosid	123, 198	Sodium antimonyl tartrate	9
Sintolexyn	355	Sodium Antimonylgluconate	79, 1274
Sintomicetina	210, 1286	Sodium Arsanilate	1477
Sintosulfa	842	Sodium Arsenate Dibasic	1198
Siogène	1336	Sodium Arsphenamine	1478
Siomine	1397	Sodium benzenesulfochloramine	773
Siosteran	1336	Sodium 4-(benzoylamino)-	
Siseptin	202	2-hydroxybenzoate	916
Sisobiotic	202	Sodium benzylpenicillinate	244
Sisolline	202	Sodium bismuth tartrate	1469
Sisomicin	201	Sodium bismuthyl tartrate	1469
Sisomicin Sulfate	202	Sodium Borate	1437
Sisomin	202	Sodium CEZ	271
SK&F-14287	1546	Sodium cloxacillin	375
SK&F-59962	267	Sodium diborate	1437
SK-Erythromycin	530	Sodium dicloxacillin	378
SKF-8318	1598	Sodium dicloxacillin monohydrate	379
SKF-8898-A	1559	Sodium ethylarsonate	1474
SKF-102886	1173	Sodium 1-ethyl-1,4-dihydro-	
SKF-16214-A2	1208	7-methyl-4-oxo-1,8-	
SKF-41558	271	naphthyridine-3-carboxylate	744
SKF-60771	265	Sodium 2-[2-ethyloctahydro-	
SKF-75073	301	3'-methyl-5'-[tetrahydro-6-	
SKF-83088	293	hydroxy-6-(hydroxymethyl)-	
SKF-88373	342	3,5-dimethyl-2H-pyran-2-yl]	
SK-Penicillin VK	443	[2,2'-bifuran-5-yl]]-9-hydroxy-	
SM-224	1150	β-methoxy-α,γ,2,8-tetramethyl-	
SM-227	1148	1,6-dioxapsiro[4.5]-	
SM-1652	319	decan-7-butanoate	1071, 1248
SM-7338	403	Sodium 5-ethyl-2,3,5,8-	
SMP-78 Acid S	986	tetrahydro-8-oxofuro-	
SMZ/TMP, component of	1205	[2,3-g]quinoline-7-carboxylate	729
SN-105-843	1073	Sodium ethylmercuri-	
SN-166	505	thiosalicylate	1445
SN-186	1208	Sodium 4-(hydroxy-	
SN-390	75, 1190	mercuri)-2-nitrophenolate	1392

Name and Synonym Index

Sodium Hypochlorite	1438	Soy-Dome	1365
Sodium Iodate	1439	Sozoiodole-Mercury	1479
Sodium meralein	1387	Spanor	886
Sodium (6R,7R)-3-[[(1-methyl-1H-tetrazol-5-yl)thio]methyl]-8-oxo-7-[2-[(trifluoromethyl)thio]acetamido]-5-thia-1-azabicyclo[4.2.0]-oct-2-ene-2-carboxylate	267	Spara	761
		Sparfloxacin	761
		sparsamycin A	963, 1133
		Spartakon	49
		Spartrix	1217
		SPA-S-132	1260
Sodium oxacillin	416, 417	SPA-S-160	1062, 1240
Sodium penicillin G	244	SPA-S-222	1064, 1242
Sodium penicillin II	244	Spatonin	29
Sodium Propionate	1118	SPC-97D	235
Sodium 7-(pyrid-4-yl-thioacetamido)cephalosporanate	364	Specifin	743
		Spectacillin	380
		Spectazole	1033, 1034
Sodium pyroborate	1437	Spectinomycin	633
Sodium salt of a trivalent antimony derivative of gluconic acid	1274	Spectinomycin Dihydrochloride Pentahydrate	634
		Spectinomycin Sulfate Tetrahydrate	635
Sodium Stibogluconate	1275		
Sodium Sulamyd	791	Spectrazole	349
Sodium tetraborate	1437	Spectrobid	242
Sodium 3α,11α,16β-trihydroxy-29-nor-8α,9β,13α,14β-dammara-17(20),24-dien-21-oate 16-acetate	608	Spectrocin, component of	668
		Spectrum	332
		Spira 200	550
		Spiramycin	550
Soframycin	190	Spiramycin I	551
solapsone	507, 868	Spiramycin II	552
Solaskil	49	Spiramycin III	553
Solasulfone	507, 868	spiramycin adipate	550
Solbrol A	1354	Spirocid	1206, 1461
Sol-Mycin	170, 927	Spirofulvin	1047
Solucin	783	Spizef	311
Soludagenan	847	spongoadenosine	1595
Solumédine	815	Spontin	691
Solupemid	755	Sporanox	1054
Soluseptasine	783	Sporidyn	311
Soluseptazine	783	Sporiline	1130
Solusetazine	783	Sporostacin, component of	1010
Solustibosan	1275	Sporostatin	1047
Solutricine	707	SQ-9453	1543
Somantadine	1577	SQ-1489	1125
Somantadine Hydrochloride	1578	SQ-11302	380
Somipront	1543	SQ-11436	365
Sonate	1477	SQ-13050	1034
Sonilyn	792	SQ-15659	903
Sorivudine	1579	SQ-16123	406, 407
Sorot	1346	SQ-16360	608
Sorquetan	139	SQ-16401	1364
Sosol	860	SQ-16603	609
Soxisol	860	SQ-22022	366
Soxomide	860	SQ-26776	240

Name and Synonym Index

SQ-30836	496
SQ-32756	1579
SQ-34514	1552
SQ-82531	390
SQ-82629	420
SQ-83360	450
SS-578	119
SS-717	1076
ST-37	42, 54
ST-813	1092
Stabillin VK syrup 125	443
Stabillin VK Syrup 62.5	443
Stafoxil	386
Stallimycin	636
Stallimycin Hydrochloride	637
Stampen	378, 379
Stanquinate	119
Stapenor	416, 417
Stapenor Retard	417
Staphcil	386
Staphcilin	407
Staphcillin	406, 407
Staphlipen	385
Staphobristol-250	375
Staphybiotic	375
Staphylex	386
staphylomycin M₁	713
staphylomycin S	714
Starcef	332
Staticin	523
Staticin, component of	523
Statolon	1580
Stavudine	1581
Steclin	136, 908
Stecsolin	899
Steffimycin	1582
Stellamicina	525
Stenorol	1228
Sterathal	784
Stereomycine	534
Steri/Sol	1051
Sterilon	1331
Sterinor	149
Sterisil	1051
Sterisol	611
Sterosan	1336
Steroxin	1336
Sterwin 904	1294
SterZac	1453
Stevasin	899
Stibocaptate	80
Stibophen	81
Stibosamine	1223
Stibunal	9
Stiemycin	523
Stilbamidine	1276
Stilbamidine Isethionate	1277
Stilbazium Iodide	82
4,4'-stilbenedo-carboxamidine	1276
Stomamycin	550
Stovarsol	1206, 1461
Stovarsolan	1206, 1461
Stoxil	1516, 1546, 1583
Straminol	1350
Strazide	206
Streptobrettin	205
Streptocid album	836
Streptocide	831, 836
streptogramin A	713
Streptohydrazid	206, 954
Strepto-Magma	927
Streptomagna	170
Streptomycin	203, 952
streptomycin A	203
Streptomycin B	204
Streptomycin Sesquisulfate	205, 953
Streptomycin sulfate	205
streptomyclidine isonicotinyl hydrazine sulfate	206
Streptonicozid	206, 954
Streptozon	831
stretoniazide	206
Strongid	72
Strontium Peroxide	1440
Strycin	953
Stylomycin	1266
Suanovil	550
Subathizone	955
4-succinylamido-4'-amidodiphenyl sulfone	508
Succinylsulfathiazole	787
Succisulfone	508, 869
Succisulfone 2,2'-Imino-diethanol Salt	870
Sucrets	42, 54
Sudine	1441
Suladrin	861
Sulbactam	470, 975
Sulbactam Benzathine	471, 976
Sulbactam Pivoxil	472, 977
Sulbactam Sodium	473, 978
Sulbenicillin	474
Sulbenicillin Disodium Salt	475
Sulbentine	1119
sulcephalosporin	330
Sulconazole	1120

Name and Synonym Index

Sulconazole Nitrate	1121	Sulfamethazine Sodium Salt	818
Sulcosyn	1121	Sulfamethizole	819
Suldixine	1441	Sulfamethomidine	820
Sulf 10	791	Sulfamethoxazole	821, 1205
Sulfabenzamide	788	Sulfamethoxazole, mixture with Trimethoprim	822
Sulfabenzide	788		
Sulfabid	843	Sulfamethoxazole/trimethoprim	822
Sulfabon	1441	Sulfamethoxypyridazine	823
Sulfabromomethazine	789	Sulfamethoxypyridazine Acetyl	824
Sulfacet R	791	Sulfamethoxypyridazine Sodium Salt	825
Sulfacetamide	790	Sulfamethylthiazole	826
Sulfacetamide Sodium	791	Sulfamethylthiazole Sodium Salt	827
Sulfachlorpyridazine	792	sulfametorine	816
Sulfachlorpyridazine Sodium Salt	793	Sulfametrole	828
Sulfachrysoidine	794	Sulfametrole, mixture with Trimethoprim	829
Sulfaclomide	795		
Sulfacytine	796	Sulfametrole-trimethoprim	829
Sulfadiamine	498, 862, 1143	Sulfamidochrysoidine	830
Sulfadiazine	797	Sulfamidochrysoidine Hydrochloride	831
Sulfadiazine Silver Salt	798	Sulfamonomethoxine	833
Sulfadiazine sodium	799	Sulfamoxazole/trimethoprim	835
Sulfadiazine Sodium Salt	799	Sulfamoxole	834
Sulfadiazine, soluble	799	Sulfamoxole, mixture with Trimethoprim	835
Sulfadicramide	800		
Sulfadimethoxine	801, 1441	Sulfamul	852
Sulfadimethoxine, mixture with Trimethoprim	802	Sulfamylon	778
		Sulfanilamide	836
Sulfadimethoxine Sodium Salt	803	Sulfanilamide Vaginal Cream	836
Sulfadimethoxine Sodium Salt, mixture with Trimethoprim	804	4-Sulfanilamidosalicylic Acid	832
		Sulfanilate Zinc	837, 871
Sulfadimethoxine Sodium/ Trimethoprim	804	Sulfanilic Acid	872
		Sulfanilic Acid Monohydrate	873
Sulfadimethoxine/Trimethoprim	802	Sulfanilic Acid Sodium Salt Dihydrate	874
Sulfadoxine	805		
Sulfadoxine mixture with Trimethoprim	806	p-Sulfanilidobenzylamine	875
		N-Sulfanilylacetamide	790
Sulfadoxine/Trimethoprim	806	N-Sulfanilylacetamide sodium salt	791
Sulfaethidole	807	N⁴-Sulfanilylanilamide	838
Sulfaethylthiadiazole	807	N-(6-Sulfanilylmetanilyl)-acetamide monosodium salt	499, 864
Sulfaguanidine	808		
Sulfaguanole	809	N-p-Sulfanilylphenylglycine sodium	863
Sulfalar	860		
Sulfalene	810	(p-Sulfanilylphenyl)urea	1495
Sulfalene mixture with Trimethoprim	811	4'-Sulfanilylsuccinanilic acid	508, 869
Sulfalene/trimethoprim	811	4'-Sulfanilylsuccinanilic acid 2,2'-iminodiethanol salt	870
Sulfalex	823		
Sulfaloxic Acid	812	1-Sulfanilyl-2-thiourea	854
Sulfaloxic Acid Calcium Salt	813	1-Sulfanilyl-2-thiourea derivative of α-amino-p-toluene-sulfonamide	856
Sulfamerazine	814		
Sulfamerazine Sodium Salt	815		
Sulfamerazine, soluble	815	1-Sulfanilyl-2-thiourea sodium salt	855
Sulfameter	816	Sulfanilylurea	839
Sulfamethazine	817	N-Sulfanilyl-3,4-Xylamide	840

Name and Synonym Index

Sulfanitran	841	Sulfo-Merthiolate	1444
Sulfaperine	842	Sulfomyl	781
Sulfaphenazole	843	Sulfona-Mae	502, 865
Sulfaprim	804	Sulfonamide Duplex,	
Sulfaproxyline	844	component of	797, 814
Sulfapyelon	819	Sulfoniazide	956
Sulfapyrazine	845	4',4'-Sulfonylbis[acetanilide]	1143
sulfapyrazole	858	1,1'-[Sulfonylbis(p-phenyl-	
Sulfapyridine	846	imino)]bis-(3-phenyl-1,3-	
Sulfapyridine Sodium Salt		propanedisulfonic acid)	
Monohydrate	847	tetrasodium salt	507, 868
Sulfapyridine, soluble	847	4,4'-Sulfonyldianiline	502, 865
Sulfaquinoxaline	848	N,N'-(Sulfonyldi-4,1-	
Sulfarsenobenzene	1480	phenylene)bisacetamide	498, 862
Sulfarside	131	Sulfotrim	822
Sulfarsphenamine	1480	Sulfoxine 33	818
Sulfasalazine	849	Sulfoxine LA	825
Sulfasomizole	850	Sulfoxol	860
SulfaSURE SR Bolus	817	Sulfoxone Sodium	509, 876
Sulfasuxidine	787	Sulftalyl	785
Sulfatrim, component of	821	Sulfuno	834
Sulfasymazine	851	sulfurated potassa	1100
Sulfathalidine	785	Sulka K Boluses	817
Sulfathiazole	852	Sulla, Supramid	816
Sulfathiazole Sodium	853	Sulmet	817
Sulfathiazole, soluble	853	Sulmycin	176
Sulfathiourea	854	Sulnidazole	1278
Sulfathiourea Sodium Salt	855	Sulopenem	476
Sulfatolamide	856	Sulpelin	475
Sulfatreis	842	Sulperazone	
Sulfatroxazole	857	[with cefoperazone sodium]	978
Sulfaurea	839	Sulphadione	502, 865
Sulfavitina	852	sulphafurazole	860
Sulfazamet	858	sulphaloxic acid	812
Sulfazin	860	sulphaproxyline	844
Sulfdurazin	823	Sulphasolucin	783
Sulfhexet	620	Sulphasolutin	783
Sulfisomezole	1205	sulphasomidine	859
6,6'-Sulfinylbis-		Sulphasomisole	850
(2,4-dichloro-phenol)	22	Sulphetrone	507, 868
Sulfisomidine	859	7-(α-sulphophenylacetamido)-	
Sulfisoxazole	860	3-(4'-carbamoyl-pyridinium)-	
Sulfisoxazole Diethanolamine Salt	861	methyl-3-cephem-4-carboxylic	
Sulfisoxazole Diolamine	861	acid sodium salt	330
Sulfium	861	Sulphsymazine	851
Sulfmidil	834	Sulprim	822
4,4'-[(3-Sulfo[1,1'-biphenyl]-		Sulquin 6-50 Concentrate,	
4,4'-diyl)bis(azo)]bis[3-		component of	848
amino-2,7-naphthalene-		Sulsoxin	860
disulfonic acid]		Sul-Spantab	807
pentasodium salt	1282	Sultamicillin	477, 979
sulfocillin	474	Sultamicillin Tosylate	478, 980
Sulfolex	797	Sulten-10	791

Name and Synonym Index

Sultirene	823	Synthepen	445
Sultrin, component of	790, 852	Synthomycetin	210, 1286
Sulxin	1441	Syraprim	150
Sulzol	852		
Sumamed	517		
Sumapen VK	443	T-1220	448
Sumbio	1441	T-1258	762
Sumetrolim	822	T-1551	303
Summetrin	63	T-2525	333
Sumox	227	T-3761	749
Sumycin	136, 908	T-3762	750
Sunbrella	1285	TA-058	234
Suncefal	319	Tabilin	432
Suncillin	479	Tacef	292
Suncillin Sodium	480	Tackle	1116
Supracombin	822	Taicelexin	355
Supracyclin	887	Takacillin	396
Supral	1097	Takesulin	330
Supramycin	136, 908	Talampicillin	481
Suprax	289	Talampicillin Hydrochloride	482
Suprim	822	Talat	482
Supristol	835	Talecid	784
Sural	930	Taleudron	785
Suramin Sodium	83, 1279	Talidine	785
Surfen	1301	Talpen	482
Surgi-Cen	1365	Talsigel	784
Surlid	549	Talsutin	135, 907, 1292
Surmax	589	Tameticillin	483
Surofene	1365	TAO	554
Suspen	443	tar camphor	52
Sustamycin	136, 908	Tardamide	834
Suvipen	404	Tardocillin	426, 428
Symasul	851	Targocid	692
Symclosene	1442	Tarivid	746
Symetine	132	Tarquinor	1364
Symetine Hydrochloride	133	tartar emetic	8
Symmadine	1494	tartaric acid-bismuth complex potassium salt	1468
Symmetrel	1494		
Symmetrel®	1584	tartaric acid-bismuth complex, sodium salt	1469
Syncillin	445		
Syncl	355	tartarized antimony	8
Synclotin	359, 361	tartrated antimony	8
Syneptine	534	Tartrol	1469
Syngacillin	376	Taurolidine	638
Synnematin B	435	Ta-Verm	68
Synogil	1074	Tazicef	332
Synpenin	230	Tazidime	332
Syntarpen	378, 379	Tazobactam	484, 981
Syntetrex	905	Tazobactam Sodium	485, 982
Syntetrin	903	Tb I-698	958
Syntexan	1543	TBS	1450
Syntharsol	1207, 1462	TBZ	85
Synthecilline	445	TC-109	1122, 1280

Name and Synonym Index

TCl	1168	Terralon-LA	899
Télémid	820	Terramycin	899
TE-031	521	Terramycin Hydrochloride	900, 1291
Tebamin	945	Terratrex	889
Tebanyl	945	Tersan	1125
Tebethion	958	Tertamyl	890
Tebraxin	760	1,3,5,7-Tetraazatricyclo-	
Tebuquine	1199	[3.3.1.1^{3,7}]decane	616
Tecaf	904	Tetrabakat	136, 908
teclosan	134	Tetrabid	136, 908
teclosine	134	tetrabiguanide	888
Teclozan	134	Tetrablet	136, 908
teclozine	134	Tetrabon	136
Tecto	85	tetrabon	908
Tefilin	136, 908	Tetracap	84
Teflox	762	Tetrachel	136, 908
Tegopen	375	Tetrachloroethene	84
Teicoplanin	692	Tetrachloroethylene	84
Teicoplanin A$_{2-1}$	693	Tetrachloromethane	24
Teicoplanin A$_{2-2}$	694	Tetracompren	136, 908
Teicoplanin A$_{2-3}$	695	Tetracycline	135, 907, 1292
Teicoplanin A$_{2-4}$	696	Tetracycline	
Teicoplanin A$_{2-5}$	697	Hydrochloride	136, 908
Teicoplanin A$_{3-1}$	698	Tetracycline Phosphate	
Teleprim	822	Complex	909
Telinavir	1585	Tetracyn	136, 908
Telmin	51	Tetradecin	135, 907, 909, 1292
Telopar	62	Tetradox	886
Telotrex	909	Tetrafenicol	904
Temac	762	3,3a,5,11b-Tetrahydro-7-	
Temafloxacin	762	hydroxy-5-methyl-2H-	
Temafloxacin Hydrochloride	763	furo[3,2-b]naphtho[2,3-d]-	
Temasept IV	1450	pyran-2,6,11-trione	105
Temocillin	486	5R-(5α,5aβ,8aα,9α)]-5,8,8a,9-Tetra-	
tenacid, component of	394	hydro-9-hydroxy-5-(3,4,5-trimeth-	
tennecetin	1074	oxyphenyl)-furo-[3',4':6,7]naph-	
Tenonitrozole	1122, 1280	tho[2,3-d]-1,3-dioxol-6(5aH)-one	1567
Tepogen	375	O-(1,2,3,4-Tetrahydro-1,4-	
Terazol	1124	methanonaphthalen-6-yl) -	
Terazol Cream and Suppositories	1124	m,N-dimethylthiocarbanilate	1128
Terbinafine	1123	1,2,3,4-Tetrahydro-2-[[(1-methyl-	
Terconazole	1124	ethyl)amino]methyl]-7-nitro-	
Tercospor	1124	6-quinoline-methanol	60
Terdecamycin	487	1,2,5,6-Tetrahydro-1-methyl-	
Terit	1015	3-pyridinecarboxylic acid	
terividalin	957	methyl ester	12
Terizidone	957	1,2,5,6-Tetrahydro-1-methyl-3-	
terpene hydrochloride	1316	pyridinecarboxylic acid methyl	
α-Terpineol	1443	ester compound with stibono-	
Terra-Cortril, component of	900, 1291	benzoic acid	14
Terrastatin, component of	1081	1,2,5,6-Tetrahydro-1-methyl-3-	
Terrafungine	900, 1291	pyridinecarboxylic acid	
Terraject	900, 1291	methyl ester hydrobromide	13

Name and Synonym Index

(E)-m-[2-(1,4,5,6-Tetrahydro-1-methyl-2-pyrimidinyl)vinyl]-phenol	61	Tetrim	905
		Tetriv	905
		Tetronasin 5930	639
(E)-m-[2-(1,4,5,6-Tetrahydro-1-methyl-2-pyrimidinyl)vinyl]-phenol 4,4'-methylenebis [3-hydroxy-2-naphthoate] (1:1) (salt)	62	Tetropil	84
		Tetrosol	136, 908
		Tetroxoprim	148
		Tetroxoprim, Mixture with Sulfadiazine	149
(E)-1,4,5,6-Tetrahydro-1-methyl-2-[2-(2-thienyl)-vinyl]pyrimidine	70	Tevcocin	210, 1286
		TH-1321	946
		Thalamyd	784
		Thalazole	785
(E)-1,4,5,6-Tetrahydro-1-methyl-2-[2-(2-thienyl)-vinyl]pyrimidine, compound with 4,4'-methylenebis [3-hydroxy-2-naphthoate]-	71	Thelmesan	36
		thenitrazole	1122
		Therapas	915
		Thiaben	85
(E)-1,4,5,6-Tetrahydro-1-methyl-2-[2-(2-thienyl)-vinyl]pyrimidine tartrate (1:1)	72	Thiabendazole	85
		Thiabendazole Hypophosphite	86
		thiabenzazonium iodide	1447
(-)-2,3,5,6-Tetrahydro-6-phenylimidazol[2,1-b]thiazole	48	Thiacetazone	958
		Thiactin	699
(-)-2,3,5,6-Tetrahydro-6-phenylimidazol[2,1-b]thiazole hydrochloride	49	Thiamphenicol	216
		DL-Thiamphenicol	217
		Thiazamide	852
[3S-(3a,3aα,5aβ,9bβ)]-3a,5,5a,9b-Tetrahydro-3,5a,9-trimethylnaphtho[1,2-b]-furan-2,8(3H,4H)dione	78	Thiazole decapeptide	652
		Thiazolesulfone	877
		Thiazolsulfone	877
		Thiazosulfone	877
Tetrakap	136, 908	2-(4-Thiazolyl)-1H-benzimidazole	85
Tetralisal	890	2-(4-Thiazolyl)-1H-benzimidazole hydrochloride	86
Tetralution	136, 908		
Tetralysal	890	4'-(2-Thiazolylsulfamoyl) phthalanilic acid	785
Tetramavan	136, 908		
Tetramel	900, 1291	4'-(2-Thiazolylsulfamoyl) succinanilic acid	787
6',7',10,11-Tetramethoxy-emetan	112		
		N¹-2-Thiazolylsulfanilamide	852
6',7',10,11-Tetramethoxy-emetan dihydrochloride	113	N¹-2-Thiazolylsulfanilamide sodium salt	853
N,N,N',N'-Tetramethyl-N,N'-bis[1-methyl-3-(2,2,6-trimethylcyclohexyl)-propyl]-1,6-hexane-diaminium dichloride	1452	Thibenzole	85
		thibone	958
		Thidicur	819
		1-[(7'-β-[2-(2-thienyl)-acetamido]-8'-oxo-1'-aza-5'-thiabicyclo[4.2.0]oct-2'-en-3'-yl)methyl]pyridinium-2'-carboxylate	358
Tetramycin	136, 908		
Tetran	900, 1291		
tetrasodium-4,4-diphenyl-sulfone-α,γ,α',γ–tetrasulfonate	507	7-(2-Thienylacetamido)-cephalosporanic acid	360
TetraSURE	136, 908		
Tetra-Tabilinen	1291	N-[7-[(2-thienyl)acetamido]-ceph-3-em-3-ylmethyl]pyridinium-4-carboxylate	358
Tetra-Tablinene	900		
Tetraverin	903		
Tetrex	909	Thimerfonate Sodium	1444
Tetrex BidCaps	909	Thimerosol	1445

Name and Synonym Index

Name	Page
Thioantimonic acid tris(2-amino-2-oxoethyl) ester	11
2,2'-thiobis(4,6-dichlorophenol)	1312
2,2'-thiobis(4,6-dichlorophenol) sodium salt	1313
2,2'-thiobis(4,6-dichlorophenol) sulfoxide	1314
2,2'-Thiobis[4-chlorophenol]	1357
thiocarbamisin	137
Thiocarbamizine	137
Thiocarbarsone	138
Thiocarbazil	958
thiocarlide	959
Thiocuran	822
Thiocymetin	216, 217
thiomersalate	1445
Thioparamizone	958
7-(thiophene-2-acetamido)-cephalosporanic acid	360
Thiosalan	1446
Thiosarmine	1480
Thiostrepton	699
Thiosulfil	819
Thiosulfil-A-Forte, component of	819
Thiosulfil Forte	819
Thiphencillin	488
Thiphencillin Potassium	489
Thiram	1125
Thiurad	1125
Thoulet's solution	1426
THR-221	299
Thylate	1125
thyme camphor	87
Thymol	87
m-thymol	87
Thymol N-Isoamylcarbamate	88
thymol sulfone	503, 866
Thyro-Block	1101
Thyrojod	1101
Tibatin	1019
Tiberal	1411
Tibezonium Iodide	1447
Tibione	958
Tibirox	149
TIBO-R-86183	1588
Tibrofan	1448
Tibutol	930
Ticarcillin	490
Ticarcillin Cresyl	491
Ticarcillin Cresyl Sodium	492
Ticarcillin Disodium	493
Ticarcillin Monosodium	494
Ticarpen	493
Ticillin	493
Ticlatone	640, 1126
Tiempe	150
Tienam, component of	394
Tifencillin	488
Tifomycine	1286
Tigemen	496
Tigemonam	495
Tigemonam Dicholine	496
Tikofuran	1360
Tilbroquinol	641
Tiliquinol	642
Tilmapor	330
Tilorone	1586
Tilorone Hydrochloride	1587
Timecef	299
Timentin	369, 974
Timoped	1130
Tinactin	1130
Tinavet, component of	1130
Tindurin	1188
Tinduring	1267
Tinidazole	139, 1281
Tiobicina	958
Tiocarlide	959
Tioconazole	1127
Tiodonium Chloride	643
Tirian	1158
Tivirapine	1588
Tixantone	50
TJN-318	1057
TMS-19Q	547
TMTD	1125
Tniaderm	1130
Tobra	208
Tobracin	207
Tobradistin	207
Tobralex	207
Tobramaxin	207
Tobramycin	207
Tobramycin Sulfate	208
Tobrex	207
Tochlorine	774
ToDay	364
Togiren	525
Tokiocillin	229
Tokiolexin	355
Tokocin	167
Tolamine	774
Tolciclate	1128
Tolindate	1129
Tolmicen	1128
Tolnaftate	1130

Name and Synonym Index

Tolycar	307
m-tolyl acetate	1343
p-Tolyl-(R)-N-[2S,5R,6R)-2-carboxy-3,3-dimethyl-7-oxo-4-thia-1-azabicyclo-[3.2.0]hept-6-yl)]-3-thiophenemalonamic acid	491
p-Tolyl-(R)-N-[2S,5R,6R)-2-carboxy-3,3-dimethyl-7-oxo-4-thia-1-azabicyclo-[3.2.0]hept-6-yl)]-3-thiophenemalonamate sodium salt	492
Tomabef	303
Tonoftal	1130
Top Form Wormer	85
Topazone	1360
Topicycline	136, 908
Toricelocin	359, 361
Torlamicina	523
Tosufloxacin	764
dl-Tosufloxacin	765
Tosufloxacin Hydrochloride	766
Totacef	271
Totacillin	231
Totalciclina	231
Totalon	48
Totapen	231
Totomycin	136, 908
tovafloxacin mesylate	769
Toxinal	900, 1291
Tosuxacin [as toluene sulfonate monohydrate]	764
Toyolysom-DS	1554
Tracix, component of	394
Tractur	754
Tramisol	49
Transcycline	903
Trantoin	584
Traserit	879
Traumasept	1427
Traumatociclina	892
Travogen	1053
Travogyn	1053
Trédémine	55
Trecator-SC	931
Trecillin	462
Trecovirsen Sodium	1589
Tresochin	100, 1161
Triacetin	1131
Triacetyloleandomycin	554
Triaconazole	1124
Triafungin	1132
Triapten	1537
Triasporin	1054
2,4,6-Tribromo-m-cresol	1449
3,4,5'-Tribromo-2-mercaptobenzanilide	1446
2,4,6-Tribromo-3-methylphenol	1449
tribromophenobismuth	1311
4,4'-Tribromo-2-thiophenecarboxyanilide	1448
Tribromsalan	1450
3,4',5-Tribromosalicylanilide	1450
Triburon	1452
Tricandil	1062, 1240
Tricangine	1062, 1240
Trichazol	1243
trichloroiminocyanuric acid	1442
trichloroisocyanuric acid	1442
2,4,5-Trichlorophenol, compound with piperazine (2:1)	89
3',4',5'-Trichlorosalicylanilide	1451
1,3,5-Trichloro-s-triazine-2,4,6(1H,3H,5H)-trione	1442
Tricho Cordes	1243
trichochromogenic factor	1285
Trichocide	1243
Tricho-Gynaedron	1243
Trichomycin	1048, 1227
Trichonat	1048, 1227
Trichorad	1209
Trichoral	1209
Triclobisonium Chloride	1452
Triclofenol Piperazine	89
Triclosan	1453
Triclose	1214
Triclox	374
Tricocet	1243
Tricofuron, component of	1360, 1405
Tricolam	139
tricresol	1342
Tricyclo[3.3.1.1³,⁷]decan-1-amine	1493
Tricyclo[3.3.1.1³,⁷]decan-1-amine hydrochloride	1494
	1555, 1584
2,3,5-Trideoxy-N-(2,3-dihydro-2-hydroxy-1H-inden-1-yl)-5-[2-[[(1,1-dimethylethyl)amino]carbonyl]-4-(3-pyridinyl-methyl)-1-piperazinyl]-2-(phenylmethyl)-D-erythro-pentonamide monohydrate	1547
2,3,5-Trideoxy-N-(2,3-dihydro-2-hydroxy-1H-inden-1-yl)-5-[2-[[(1,1-dimethylethyl)amino]carbonyl]-4-(3-pyridinylmethyl)-1-piperazinyl]-2-(phenylmethyl)-D-erythropentonamide monohydrate sulfate (1:1) salt	1548

Name and Synonym Index

1,4,5-Trideoxy-1,4-imino-5-(4-methoxyphenyl)-D-xylo-pentitol 3-acetate	1212
Triflucan	1042
(±)-(R*,R*)-α-[2-(trifluoromethyl)-6-(α,α,α-trifluoro-p-tolyl)-4-pyridyl]-2-piperidinemethanol phosphate (1:1) (salt)	1170
Trigonyl	822
3α,11α,16β-Trihydroxy-29-nor-8α,9β,13α,14β-dammara-17(20),24-dien-21-oic acid 16-acetate	609
1-(2,3,4-Trihydroxyphenyl)-ethanone	1362
Triiodomethane	1379
Trimanyl	150
trimelarsan	1238
Trimesulf	822
Trimethoprim	150
7',10,11-Trimethoxyemetan-6'-ol	96
5-[(3,4,5-Trimethoxyphenyl)-methyl]-2,4-pyrimidinediamine	150
1,7,7-Trimethylbicyclo[2.2.1]heptan-2-one	1322
α,α,4-Trimethyl-3-Cyclohexene-1-methanol	1443
4,4'-(Trimethylenedioxy)bis(3-bromobenzamidine)	108, 1347
4,4'-(Trimethylenedioxy)bis(3-bromobenzamidine) - di(2-hydroxyethanesulfonate) (ester)	109
4,4'-(Trimethylenedioxy)-dibenzamidine	126, 1428
4,4'-(Trimethylenedioxy) dibenzamidine ethane-sulfonic acid	1429
4,4'-(Trimethylenedioxy) dibenzamidine isethionate	127
Trimogal	150
Trimonase	139
Trimopan	150
Trimox	227, 228
Trimpex	150
Trimysten	1019
2,4,6-Trinitrophenol silver salt	1273
Triocetin	554
Triostam	79, 1274
Triphacy	908
Triphacyclin	136
Tripiperazine dicitrate	68
trisodium phosphonoformate	1537
Tritheon	1209
Tritin	1130
Trivalbon	802
Trivalbon, component of	1441
Trivalent antimony complex with sodium gluconate	79
Trivazol	1243
Troclosene Potassium	1454
Troleandomycin	554
Tromantadine	1590
Tromasin	63
Tropitracin	652
Trospectomycin	644
Trospectomycin Sulfate Pentahydrate	645
Trosyd	1127
Trosyl	1127
Trovafloxacin	767
Trovafloxacin Hydrochloride	768
Trovafloxacin Methanesulfonate	769
Trovirdine	1591
Troximin	149
Trozocina	517
Tru	73
Trypan Red	1282
Tryparsamide	1283
Tryparsone	1283
Tryponarsyl	1283
Trypothane	1283
Trypoxyl	1477
Trysul, component of	790, 852
tsiklomitsin	907
tsiklomitsin	135, 1292
T-Stat, component of	523
Tuads, Arasan	1125
Tuasol	1450
Tuberactinomycin	700, 960
Tuberactinomycin A	701, 961
Tuberactinomycin B	710, 966
Tuberactinomycin N	928
Tuberactinomycin O	702, 962
Tubercidin	963, 1133
Tuberin	646, 964
turimycin P3	538
Turixin	621
turpentine camphor	1316
Tuttomycin	192
TWSb	80
Tydantil	562, 1077, 1251
Tyfomycine	210
Tyri 10	707
Tyrocidine	703
Tyrocidine A	703, 704
Tyrocidine B	703, 705

Name and Synonym Index

Tyrocidine C	703, 706	Ultrabion	231
Tyroderm	707	Ultracef	257
Tyrothricin	703, 707	Ultracillin	376
Tyvid	935	Ultrafur	556
		Ultrapen	462
		Ultrasulfon	1441
U-2032	1550	Ultratiazol	785
U-5956	1040	Ultrax	816
U-7743	1389	Ultroxim	349
U-10071	963, 1133	Unacid [with ampicillin sodium]	978
U-10149	515	Unacid PD oral	478, 980
U-13933	588	Unacil	886
U-15965	1061	Unacim [with ampicillin sodium]	978
U-19718	1055	Unacim orale	478, 980
U-19920	1511, 1513	Unasyn	478, 980
U-20661	1582	Unasyn, component of	473, 978
U-21251	510	Unasyn® Oral	472, 977
U-24729A	1181	10-Undecenoic acid	1135
U-28,508	514	Undecylenic Acid	1135
U-28009	1026	Undecylenic acid calcium salt	1007
U-29479	1112	Unguentine,	
U-54461	1503	component of	1380, 1381
U-54555	1245	Unicin	136
U-57930E	625	Unifur	556
U-63196	316	Unimycin	899
U-63196E	317	Unipen	413, 414
U-63366F	645	Uniquin	740
U-64279E	338	Unisept	1331
U-67279A	337	Unitop	1024
U-70138	672	Unitrim	142
U-76252	323	Unixime	289
U-87201E	1499	Upcyclin	909
U-90152	1514	UR-4056	1044
U-90152S	1515	Uractyl	839
U-100592	603	Uralgin	743
U-100766	613	Uramid	839
Udicil	1511, 1513	Urbac	566
Udolac	502, 865	Urea, compound with	
U-gencin	176	hydrogen peroxide	1455
Ujothion	1134	Urea Hydrogen Peroxide	1455
UK-2054	1529	Urea Stibamine	90, 1284
UK-2371	1557	p-ureidobenzene-arsonic acid	96
UK-4271	60	Urenil	839
UK-18892	161	Uretrim	150
UK-20349	1127	Urex	618
UK-49858	1042	Urfadyn	581
Ukapen	231	Uriben	743
Ulcetrax	1528	Uriclar	743
Ulfamid	1528	Urinox	748
Ulfar	330	Uritone	616
Ulfinol	1528	Uritrate	748
Uliron C	838	Urizept	584
Ultaseptyl	827	Uro-Alvar	748

Name and Synonym Index

Urocarf	251	Vancomycin	708
Uro-Clamoxyl	228	Vancomycin Hydrochloride	709
Urodin	584	Vancor	709
Urodixin	743	Vanobid	1008
Urolocide	1350	Vanquin	73
Urolong	584	Vansil	60
Urolucosil	819	Vantin	323
Uroman	743	Varacillin	396
Uroneg	743	Variotin	1097
Uronorm	721	Vasocidin Ointment, component of	791
Uropan	743	Vasocidin Solution, component of	791
Uropen	392	Vasosulf, component of	791
Uro-Phosphate, component of	616	Vastcillin	376
Uropimid	754	Vatracin	376
Uropir	756	V-CIL-K	443
Uroplus, Uro-Septra	822	V-Cillin	439
Uropurgol	617	V-Cillin-K	443
Urosten	754	VD-1827	477, 979
Urosulfan	839	Veclam	521
Uro-Tabvlinen	584	Vectacin	196
Urotrate	748	Vectrin	896
Urotropin	616	Veetids	443
Urotropin New	617	vegetable pepsin	63
Uroval	754	Velardon	63
Uroxacin	745	Velmonit	723
Uroxin	748	Velocef	365
Uroxol	748	Velosef	365
Usevir	1579	Veltrim	1019
Utibid	748	Vendarcin	900, 1291
Uticillin	251	Vepen	443
Uticillin VK	443	Veracillin	378, 379
Utimox	227, 228	Verazide	965
Utinor	745	Vermicidin	51
		Vermicompren	67
		vermillion	1391
Vabrocid	585, 1406	Vermirax	51
Vagilen	1243	Vermitibier	73
Vagimid	1243	Vermizym	63
Vagistat	1127	Vermox	51
Vagistat-1	1127	vernamycin A	713
valaciclovir	1592	Versapen	391
valACV	1592	Versapen K	392
Valacyclovir	1592	Versatrex	391
Valacyclovir Hydrochloride	1593	Versotrane	1366
Valconazole	1136	Vesadin	818
Valnemulin	647	Vesulong	858
Valodin	522	Veticillin	244
Valspodar	497	Veticol	210, 1286
Valsyn	556	Vetimast	352
Valtomicina	902	Vetiprim	804
Valtrex	1593	Vetisulid	793
Vancide BN	1313	Vetkelfizina	810
Vancocin	708	Vetquamycin-324	136

Name and Synonym Index

Vetstrep	205	Vistatolon	1580
Vianin	41	Vistide	1508
Viasept	117	vitamin B_x	1285
Vibramycin	885, 887	Vitaseptol	1445
Vibramycin Hyclate	886	Vivox	886
Vibra-Tabs	886	VK-55	807
Vibraveineuse	886	Vodol	1069
Vibravenös	886	Vonamycin Powder V	188
Vibriomycin	168, 925		
Viccillin	230		
Viceton	210, 1286	W-4565	748
Vicin Neolin	426, 428	W-4701	611
Vidarabine	1594	W-7783	986
Vidarabine Anhydrous	1595	wash oil	1340
Vidarabine Phosphate	1596	Waynecomycin	516
Vidarabine Sodium Phosphate	1597	Welfurin	584
Videne	1427	Wellcome 248U	1485
Viderpen	404	Wellcoprim	150
Videx	1519	Wellvone	1153, 1200, 1213
1-Vinyl-2-pyrrolidinone polymer,		Wemid	530
compound with iodine	1427	Widecillin	227
Vidopen	231	Wijs' chloride	1376
Viocid	41	Wilprafen	533
Viocin	712, 968	Win-5047	97
Vioform	106	Win-5063-2	216, 217
Vioform-Hydrocortisone	106	Win-11530	1178
Vioformio	106	Win-13146	134
Viomycin	710, 966	Win-13820	19
Viomycin Pantothenate		Win-18320	743
Sulfate	711, 967	Win-18320-3	744
Viomycin Sulfate	712, 968	Win-21904	587, 1294
Vionactan	711, 967	Win-35213	758
Viothenat	711	Win-38020	1497
Viothenate	967	Win-40014	128
Vipicil	376	Win-41464	1409
Vipral	1485	Win-41464-2	1410
viprynium embonate	73	Win-41464-6 [as disaccharin]	1409
Vira-A	1594, 1595	Win-49375	718
Viramune	1563	Win-49375-3	719
Virazole	1570	Win-51711	1520
Virdofulvin, Dermastatin	1027	Win-AM-13146	134
Virginiamycin M_1	713	Wintodon	117
Virginiamycin S_1	714	Wintomylon	743
Viridin	1137	Winuron	758
Viridofulvin	1138	Wl-287	1356
Virorax	1485	Wometin	776
Viroxime	1602	Wood creosote	1341
Virudox	1516	Worm Away	68
Virusmin	1559	Worm-Agen	42, 54
Viruxan	1549	WP-973	595
Viruzona	1558	WR-142490	1176
Visren	746	WR-171669	1173
Vistamycin	200	WR-180409	1170

Name and Synonym Index

WR-228258	1199	Zanamivir	1600
WX-2412	1046, 1098	ZDV	1601
Wy-20788	422	Zeasorb-AF	1069
Wy-44635	319	Zeclar	521
Wy-4508	376	Zefazone	294
Wy-48314	535	Zephiran Chloride	1304
Wyamycin E	526	Zephirol	1304
Wyamycin S	530	Zerit	1581
Wycillin	433, 434	Zetamicin	196
Wymox	227	Zettyn	1324
Wytrion	554	Zidovudine	1569, 1601
Wyvital	376	Zienam, component of	394
		Zimecterin	44
		Zinacef	349
X-1497	406, 407	Zinat	347
Xahl	355	Zinc 4-aminobenzene-sulfonate	
xanalamine	1598	zinc salt (2:1) tetrahydrate	837, 871
xanthomycin	888	Zinc Bacitracin	715
Xantociclina	889	Zinc Disalicylate	1459
xantomicina	888	Zinc Omadine	1105
Xenazoic Acid	1598	Zinc Oxide and tannins	1460
Xenovis	1598	Zinc Permanganate	1457
xenysalate	995	Zinc Peroxide	1458
Xeroform	1311	Zinc Peroxide	1458
Xibornol	648	Zinc Propionate	1139
XK-62-2	187	Zinc Pyridinethione	1105
XL-7	1312	Zinc Pyrithione	1105
L$_s$-xylo-kainic acid	45	Zinc Salicylate	1459
XZ-450	517	Zinc Superoxide	1458
		Zinc Tannate	1460
		Zinc 10-Undecenoate	1140
Yamacillin	482	Zinc Undecylenate	1140
yellow mercury iodide	1395	Zinnat	347
Yellow Precipitate	1456	Zinoconazole	1141
YL-704B1	538	Zinoconazole Hydrochloride	1142
YM-09330	309	Zinviroxime	1602
YM-11170	1528	Zithromax	517
YN-72	1579	Zitromax	517
Yodoxin	119	ZNP Bar	1105
Yomesan	55	Zoaquin	119
YTR-830	485, 982	Zolicef	271
YTR-830H	484, 981	Zoniden	1127
		Zoroxin	745
		Zosyn	448
Z-1282	606	Zosyn, component of	485, 982
Zadorin	886	Zovirax	1485
Zadstat	1243	Zutracin	652
Zagam	761	ZPO	1458
Zalain	1115	ZVD	1601
Zalcitabine	1599	ZY-15021	1307
Zamocillin	228	Zyclir	1485

PART III

MANUFACTURERS AND SUPPLIERS DIRECTORY

MANUFACTURERS AND SUPPLIERS

3M Company
3M Center
St Paul, MN 55144
USA
Tel: +1 (612) 733-1110

3M Health Care
3M Center
St Paul, MN 55144
USA
Tel: +1 (612) 733-1110

3M Health Care Ltd
1 Morley Street
Loughborough,
Leics LE11 1EP
England
Tel: +44 (01509) 611611

3M Pharmaceuticals
3M Center 2751
St Paul, MN 55144-1000
USA
Tel: +1 (612) 733-0266
Fax: +1 (612) 737-2759

Abbott Laboratories
100 Abbott Park Rd
Abbott Park, IL 60064
USA
Tel: +1 (847) 937-6100
Fax: +1 (847) 937-1511

Abbott Laboratories Ltd
Abbott House
Moorbridge Rd
Maidenhead,
Berks SL6 8JG
England
Tel: +44 (01628) 773355

ABIC
Address Unknown

Adria Labs
Direct Inquiries to
Pharmacia & Upjohn

Advanced Magnetics, Inc
Corporate Headquarters
61 Mooney St
Cambridge, MA 02138
USA
Tel: +1 (617) 497-2070
Fax: +1 (617) 547-2445

Agouron Pharmaceuticals, Inc
10350 North Torrey Pine Rd
La Jolla, CA 92037
USA
Tel: +1 (858) 622-3000

Ajinomoto Co, Inc
1-15-1, Kyobashi
Chuo-ku Tokyo 104
Japan
Tel: +81 (3) 5250-8111

Ajinomoto-Takara Corp
2-17-11, Kyobashi
Chuo-ku Tokyo 104
Japan
Tel: +81 (3) 3563-7589
Fax: +81 (3) 3535-3689

Aktieselskabet Pharmacia
Direct Inquiries to
Pharmacia & Upjohn

Akzo Chemie
Stationsplein 4
PO Box 247
NL-3800 Le Amersfort
The Netherlands

Akzo Nobel
Terhulpsesteenweg 166
Chee de la Hulpe 166
Brussels
Belgium
Tel: +32 (2) 663 5533

Manufacturers and Suppliers Directory

Albemarle Asano Corp
16th Floor
Fukoku Seimei Bldg
2-2, Uchisaiwaicho,
2-Chome
Chiyoda-ku, Tokyo 100
Japan
Tel: +81 (3) 5251-0791
Fax: +81 (3)3500-5623

Albemarle Asia Pacific Corp
111 Somerset Road #13-03
Singapore 238164
Singapore
Tel: +65 732-6286
Fax: +65 737-4155

Albemarle Corp
451 Florida St
Baton Rouge, LA
70801-1785
USA
Tel: +1 (225) 388-7402
Fax: +1 (225) 388-7848

Albemarle SA
Parc Scientifique Einstein
Rue du Bosquet 9
B-1348 Louvain La Neuve Sud
Belgium
Tel: +32 (10) 48-1711
Fax: +32 (10) 48-1717

Albright & Wilson Americas, Inc
4851 Lake Brook Dr
PO Box 4439
Glen Allen, VA 23060
USA
Tel: +1 (804) 968-6300
Fax: +1 (804) 968-6385

Albright & Wilson Ltd
PO Box 3
210-222 Hagley Rd
West Oldbury
W Midlands B68 ONN
England
Tel: +44 (0121) 429 4942
Fax: +44 (0121) 420 5151

Alcon Japan Ltd
Koraku Kokusai Bldg
1-5-3, Koraku, Bunkyo-ku
Tokyo 112
Japan
Tel: +81 (3) 3812-7881
Fax: +81 (3)3812-0188

Alcon Laboratories
PO Box 6600
6201 South Freeway
Fort Worth, TX 76115
USA
Tel: +1 (817) 293 0450

Alfa Wassermann SpA
Viale Sarca 223
20173 Milano
Italy
Tel: +39 (02) 64222-310

Allchem Industries
6010 NW First Place
Gainesville, FL 32607
USA
Tel: +1 (352) 378-9696
Fax: +1 (352) 338-0400

Allen & Hanbury
Direct Inquiries to Glaxo Wellcome

Allergan Herbert
2525 DuPont Dr
Irvine, CA 92713
USA
Tel: +1 (714) 246-4500
Fax: +1 (714) 246-6987

Allergan, Inc
2525 Dupont Dr
PO Box 19534
Irvine, CA 92623-9534
USA
Tel: +1 (714) 246-4500
Fax: +1 (714) 246-6987

Alliance Pharm Corp
3040 Science Pk Dr
San Diego, CA 92121
USA
Tel: +1 (858) 410-5200
Fax: +1 (858) 410-5201

Alpha 1 Biomedicals, Inc
Two Democracy Center
6903 Rockledge Dr
Bethesda, MD 20817-1129
USA
Tel: +1 (301) 564-4400
Fax: +1 (301) 564-4424

Altana, Inc
60 Baylis Rd
Melville, NY 11747
USA
Tel: +1 (516) 454-7677
Fax: +1 (516) 454-0732

American Cyanamid
5 Garret Mountain Plaza
West Patterson, NJ 07470
USA
Tel: +1 (973) 357-3100

American Home Products
Five Giralda Farms
Madison, NJ 07940
USA
Tel: +1 (973) 660-5000
Fax: +1 (973) 660-5771

American Hospital Supply
20 Wiggins Ave
Bedford, MA 01730
USA
Tel: +1 (781) 275-1100

Amersham Corp
2636 South Clearbrook Dr
Arlington Heights, IL 60005
USA
Tel: +1 (847) 593-6300
Fax: +1 (847) 593-8075

Amersham International plc
Amersham Place
Little Chalfont
Amersham
Bucks HP7 9NA
England
Tel: +44 (01494) 544000

Amgen, Inc
Amgen Center
Thousand Oaks, CA 91320-1799
USA
Tel: +1 (805) 447-1000
Fax: +1 (805) 447-1010

Manufacturers and Suppliers Directory

Amylin Pharmaceuticals, Inc
9373 Town Center Dr
San Diego, CA 92121
USA
Tel: +1 (858) 552-2200
Fax: +1 (858) 552-2212

Anaquest
Address Unknown

Angelini Francesco
Address Unknown

Angelini Group, Italy
Viale Amelia 70
00181 Rome
Italy
Tel: +39 (06) 78053-1
Fax: +39 (06) 78053-291

Angelini Pharmaceuticals, Inc
70 Grande Ave
River Edge, NJ 07661
USA
Tel: +1 (201) 489-4100

Anphar
Address Unknown

Anphar-Rolland
BP 203
91007 Evry Cedex
France
Tel: +33 (1) 64 97 20 30
Fax: +33 (1) 64 97 05 84

Antibiotice SA
1 Valea Lupului Street
Lasi 6600
Romania
Tel: +40 (32) 211010
Fax: +40 (32) 211020

Apothecon
Direct Inquiries to
Bristol-Myers Squibb Co

Apothekernes
Direct Inquiries to ASTRA
USA Inc

Arizona
1001 E Business 98
Panama City, FL 32401
USA
Tel: +1 (850) 785-6700
Fax: +1 (850) 785-2203

Armour Pharmaceuticals Co Ltd
St Leonards Road
Eastbourne
East Sussex BN21 3YG
England
Tel: +44 (01323) 410200

Asahi Chem Industry
Lyoner Str 44-48
D-60528 Frankfurt
Germany

Ascher, BF & Co
15501 W 109th St
PO Box 717
Shawnee Mission, KS 66201
USA
Tel: +1 (913) 888-1880

Asta Chemische Fabrik
Direct Inquiries to ASTA
Medica

Asta Medica AB
Kemistvagen 17
SE-18379 Taby
Sweden

Asta Medica AG
Weissmullerstr 45
D-60314 Frankfurt am Main
Germany
Tel: +49 69 400101
Fax: +49 69 40012740

ASTA Medica Inc
Continental Plaza, Tower 1
401 Hackensack Ave
Hackensack, NJ 07601
USA
Tel: +1 (201) 525-2680
Fax: +1 (201) 488-8595

ASTA Medica Ltd
168 Cowley Road
Cambridge CB4 0DL
England
Tel: +44 (01223) 423434
Fax: +44 (01223) 420943

Asta-Werke AG
Direct Inquiries to Asta
Medica

Astra Chemicals Ltd
Direct Inquiries to
AstraZeneca

Astra Draco AB
BO Box 34
Lund SE-221 00
Sweden
Tel: +46 (46) 336000

Astra Hässle AB
Karragatan 5
Molndal SE 431 83
Sweden
Tel: +46 (31) 7761000

Astra Pharmaceuticals Ltd
Home Park Estate
King's Langley,
Herts WD4 8DH
England
Tel: +44 (01923) 266191
Fax: +44 (01923) 260431

Astra USA, Inc
Direct Inquiries to Astra
Zeneca

AstraZeneca
1800 Concord Pike
PO Box 15437
Wilmington, DE 19850
USA
Tel: +1 (302) 886-3000
Fax: +1 (302) 886-2972

Athena Neurosciences, Inc
800 Gateway Blvd
S. San Francisco, CA 94080
USA
Tel: +1 (650) 877-0900
Fax: +1 (650) 877-8370

Atrix Laboratories
2579 Midpoint Dr
Fort Collins, CO
80525-4417
USA
Tel: +1 (970) 482-5868
Fax: +1 (970) 482-9735

Manufacturers and Suppliers Directory

Ayerst
Direct Inquiries to
Wyeth-Ayerst Laboratories

Ayrton Saunders plc
34 Hanover Street
Liverpool
Merseyside
England

Bacillofabrik Dr Bode & Co
Address Unknown

BASF Corp
3000 Continental Dr
Mt Olive, NJ 07828
USA
Tel: +1 (973) 426-2800
Fax: +1 (973) 426-2810

Basic Inc
Address Unknown

Battle Hayward & Bower Ltd
Crofton Drive
Allenby Rd Industrial Estate
Lincoln
Lincs LN3 4NP
England
Tel: +44 (01522) 529206

Bausch & Lomb Pharmaceuticals, Inc
One Bausch & Lomb Place
Rochester, NY 14604
USA
Tel: +1 (716) 338-6000

Bausch & Lomb Vision Care Division
1400 N Goodman St
Tampa, FL 33637
USA
Tel: +1 (813) 975-7700

Baxter Healthcare Corp Hyland Div
One Baxter Parkway
Deerfield, IL 60015
USA
Tel: +1 (847) 948-4731

Baxter Healthcare Systems
One Baxter Parkway
Deerfield, IL 60015
USA
Tel: +1 (847) 948-4731

Bayer AG
Werk Leverkusen
D-51368 Leverkusen
Germany
Tel: +49 214 301
Fax: +49 214 306 6328

Bayer Animal Health
12707 Shawnee Mission Pk
PO Box 390
Shawnee Mission, KS 66201
USA
Tel: +1 (913) 631-4800

Bayer Corp
Pharmaceutical Div
400 Morgan Lane
West Haven, CT 06516
USA
Tel: +1 (203) 937-2000

BDH Laboratory Supplies
Broom Road
Parkstone
Poole
Dorset BH15 1TD
England
Tel: +44 (01202) 660444
Fax: +44 (01202) 666856

Becton Dickinson Microbiology Systems
1 Becton Dr
Franklin Lakes, NJ 07417
USA
Tel: +1 (201) 847-6800

Beecham Group plc
Four New Horizons Court
Harlequin Ave
Brentford
Middx TW8 9EP England
Tel: +44 (020) 8975 2000

Beecham Research Labs,
Direct Inquiries Beecham Group plc

Beiersdorf AG
Aliothstr 40
CH-4142 Münchenstein 2
Switzerland
Tel: +41 (61) 415-6111
Fax: +41 (61) 415-6332

Beiersdorf AG
Unnastr 48
D020245 Hamburg
Germany
Tel: +49 40 49090
Fax: +49 40 49093434

Beiersdorf Inc
Wilton Corporate Center
187 Danbury Rd
Wilton, CT 06897
USA
Tel: +1 (203) 563-5800
Fax: +1 (203) 563-5895

Beiersdorf NV
Boulevard Industriel 30
B-1070 Bruxelles
Belgium
Tel: +32 (2) 526-5211
Fax: +32 (2) 526-5219

Beiersdorf Ltd
Yeomans Drive, Blakelands
Milton Keynes
Bucks MK14 5LS
England
Tel: +44 (01908) 211333
Fax: +44 (01908) 211555

Benz Research and Dev Corp
6447 Parkland Dr
PO Box 1839
Sarasota, FL 34230-1839
USA
Tel: +1 (941) 758-8256

Berk Pharmaceuticals Ltd
Brampton Road
Eastbourne
East Sussex BN22 9AG
England
Tel: +44 (01323) 501111

Berlex Laboratories, Inc
300 Fairfield Rd
Wayne, NJ 07470-7358
USA
Tel: +1 (973) 694-4100

Manufacturers and Suppliers Directory

BioCryst Pharmaceuticals, Inc
2190 Parkway Lake Dr
Birmingham, AL 35244
USA
Tel: +1 (205) 444-4600

BioDevelopment Corp
8180 Greensboro Dr #1000
McLean, VA 22102
USA

Biofarma A/S
Naverland 22
DK-2600 Glostrup
Denmark
Tel: +45 4 327-0313

Biona A/S
DK-2860 Soeborg
Denmark
Tel: +45 3 969-2400
Fax: +45 3 969-2199

Bioproject
30, rue des
Francs-Bourgeois
75003 Paris
France
Tel: +33 (4) 42 71 71 16
Fax: +33 (4) 42 71 39 56

Biorex
PO Box 348
8201 Vesprem-Szabadsapuszta
Hungary
Tel: +36 88-421-629
Fax: +36 88-429-237

Biorex Laboratories Ltd
2 Crossfield Chambers
Gladbeck Way
Enfield, Middx EN2 7HT
England
Tel: +44 (020) 8366 9301

Boehringer Ingelheim Ltd
Ellesfield Avenue
Bracknell
Berks RG12 8YS
England
Tel: +44 (01344) 424600

Boehringer Ingelheim Pharmaceuticals Inc
900 Ridgebury Rd
Ridgefield Park, CT
06877-0103
USA
Tel: +1 (203) 798-9988

Boehringer Ingelheim GmbH
Binger Str 173
D-55216 Ingelheim am Rhein
Germany
Tel: +49 61 3277 5063
Fax: +49 61 3277 4225

Boehringer Mannheim GmbH
Simpson Parkway
Kirton Campus
Livingston
West Lothian EH54 7BH
England
Tel: +44 (01589) 412512

Boots Company, The
1 Thane Road West
Nottingham
Oxon NG2 3AA
England
Tel: +44 (01602) 506111

Bottu
20, avenue Raymond Aron
92165 Antony Cedex
France
Tel: +33 140 91 61 23

Bracco Diagnostics, Inc
107 College Road E
Princeton, NJ 08540
USA

Bristol-Myers Nutritional Group
725 E Main
Zeeland, MI 49464-0136
USA
Tel: +1 (616) 748-7100

Bristol-Myers Squibb Co
PO Box 4000
Princeton, NJ 08540
USA
Tel: +1 (609) 921-4000

Bristol-Myers Squibb Europe
Le Grande Arche Nord
Paris La Défense Cedex
92044 Paris
France
Tel: +33 (1) 4090 6000
Fax: +33 (1) 4090 6100

Bristol-Myers Squibb HIV Products
345 Park Ave
New York, NY 10154-0000
USA
Tel: +1 (212) 546-2856

Bristol-Myers Squibb Pharmaceutical Res and Dev
1 Squibb Drive
New Brunswick, NJ 08901
USA
Tel: +1 (201) 519-2000

Bristol Myers Squibb Pharmaceuticals Ltd
Bristol Myers Squibb House
141-149 Staines Rd
Hounslow
Middx TW3 3JA
England
Tel: +44 (020) 8572 7422

British Biotechnology Ltd
Watlington Rd
Oxford OX4 5LY
England
Tel: +44 (01865) 748747
Fax: +44 (01865) 781047

British Drug Houses
Direct Inquires to Merck

Brocades Ltd
Brocades House,
Pyrford Road
West Byfleet, Weybridge,
Surrey KT14 6RA
England
Tel: +44 (01932) 342291

Brocades-Stheeman & Pharmacia
Direct Inquiries to
Pharmacia & Upjohn

Manufacturers and Suppliers Directory

Broemmel Pharmaceuticals
3M Pharmaceuticals
3M Center, 275-3W01
St Paul, MN 55133-3275
USA

Buckeye Technologies
1001 Tillman St
PO Box 8407
Memphis, TN 38108
USA
Tel: +1 (901) 320-8100

Burroughs Wellcome
Direct Inquiries to
GlaxoWellcome

Byk Gulden Lomberg GmbH
Byk-Gulden-Str 2
Postfach 100310
7750 Konstanz
Germany
Tel: +49 7531 84 0
Fax: +49 7531 84 2474

C H Boehringer Sohn
Direct Inquiries to
Boehringer Ingelheim

CERM
Address Unknown

CM Industries
Erregierre Industria Chimica SpA
Via Francesco Baracca, 57
24060 San Paolo D'Argon (BG)
Italy
Tel: +39 (03) 595022

Cadus Pharmaceutical Corp
777 Old Saw Mill River Rd
Tarrytown, NY 10591-6705
USA
Tel: +1 (914) 345-3344
Fax: +1 (914) 345-3565

Calanda Stiftung
Address Unknown

California Research Co
Address Unknown

Callery Chemical
1420 Mars-Evans City Rd
Evans City, PA 16033
USA
Tel: +1 (412) 967-4141
Fax: +1 (412) 967-4140

Cambridge NeuroScience, Inc
One Kendall Square
Bldg 700
Cambridge, MA 02139
USA
Tel: +1 (617) 225-0600
Fax: +1 (617) 225-2741

Camillo-Corvi
Address Unknown

Carbide & Carbon Chem
Address Unknown

Carlo Erba Reagenti
Strada Rivoltana KM 6/7
20090 Rodano (Mi)
Italy
Tel: +39 (02) 9523 1
Fax: +39 (02) 95235904

Carrington Laboratories, Inc
2001 Walnut Hill Lane
Irving, TX 75038
USA
Tel: +1 (800) 527-5216
Fax: +1 (972) 518-1020

Carter-Wallace
PO Box 1001
Cranbury, NJ 08512
USA
Tel: +1 (609) 655-6000

Cassella AG
Hanauer Landstrasse 526
D-60386 Frankfurt
Germany
Tel: +49 (69) 4109 01
Fax: +49 (69) 4109 2650

CBD Corp
Address Unknown

Cell Therapeutics, Inc
201 Elliott Ave West, Ste 400
Seattle, WA 98119-4230
USA
Tel: +1 (206) 282-7100
Fax: +1 (206) 284-6206

Centeon LLC
1020 First Ave
King of Prussia, PA 19406
USA
Tel: +1 (610) 878-4000
Fax: +1 (610) 878-4009

Centocor, Inc
200 Great Valley Parkway
Malvern, PA 19355
USA
Tel: +1 (610) 651-6000
Fax: +1 (610) 889-4701

Centre d'Études l'Ind Pharm
Address Unknown

Cetus Corp
4560 Horton St
Emeryville, CA 94608-2997
USA
Tel: +1 (510) 653-5948

Chantal Pharmaceutical Corp
12121 Wilshire Blvd 1120
Los Angeles, CA 90025-1123
USA
Tel: +1 (310) 207-1950
Fax: +1 (310) 826-4214

Chantereau
Address Unknown

Chem Werke Albert
Address Unknown

Chem-Pharm Fabrik
Bahnhofstr 33-35 + 40
73033 Goeppingen
Germany
Tel: +49 7161 676-0
Fax: +49 7161 676-298

Manufacturers and Suppliers Directory

Chemex Pharmaceuticals
660 White Plains Rd
Ste 400
Tarrytown, NY 10591
USA
Tel: +1 (914) 332-8633

Chemiewerk Homburg
Address Unknown

Chemo Puro
Address Unknown

Chemoterapico
Address Unknown

Chimie et Atomistique
Address Unknown

Chinoin
1325 Budapest, Pf 110
H-1045 Budapest
Hungary
Tel: +36 (1) 169-0900
Fax: +36 (1) 169-0293

Chiron Corp
4560 Horton St
Emerville, CA 94608-2916
USA
Tel: +1 (510) 655-8730
Fax: +1 (510) 655-9910

Christiaens SA
Address Unknown

Chugai Pharmaceutical Co, Ltd
Mulliner House, Flanders Rd
Turnham Green
London, W4 1NN
England
Tel: +44 (020) 8987-5600

CIBA plc
Direct Inquiries to Novartis

CIBA Vision AG
Grenzstr 10
CH-8180 Buelach
Switzerland
Tel: +41 (084) 880-8488
Fax: +41 (084) 880-8489

CIBA Vision Corp
11460 Johns Creek Parkway
Duluth, GA 30097-1556
USA

CIBA Vision Ltd
Park West
Royal London Park
Flanders Rd, Hedge End
Southampton
Hants SO30 2LG
England
Tel: +44 (01489) 785580
Fax: +44 (01489) 786802

CIBA Vision Optics NL
4 Prinsenkade
NL-4811VB Breda
The Netherlands
Tel: +31 76-5245600
Fax: +31 76-5245620

Ciba-Geigy Corp
Direct Inquiries to Novartis

Cilag-Chemie Ltd
Saunderton
High Wycombe,
Bucks HP14 4HJ
England
Tel: +44 (01494) 563541

CIS-US, Inc
10 DeAngelo Dr
Bedford, MA 01730
USA
Tel: +1 (781) 275-7120
Fax: +1 (781) 275-2634

CK Witco (Europe) SA
7, rue du Pre-Bouvier
CH-1217 Meyrin
Switzerland
Tel: +41 (22) 989-2392

CK Witco Asia Pacific Pte Ltd
12 Science Park Dr
118225 Singapore
Singapore
Tel: +65 770-5146

CK Witco Canada Ltd
565 Coronation Dr
West Hill, ON M1W 2K3
Canada
Tel: +1 (416) 284-6077

CK Witco Chemical Corp
One American Lane
Greenwich, CT
USA
Tel: +1 (203) 552-2747
Fax: +1 (203) 552-2882

CK Witco Chemical Ltd
Direct Inquires to
CK Witco (Europe) SA

Clin-Byk France
593, route de Boissise
77350 Le Mee-Sur-Seine
France
Tel: +33 (1) 64 41 22 22
Fax: +33 (1) 64 41 22 00

Clin-Midy
9, rue du President Allende
94256 Gentilly Cedex
France
Tel: +33 (1) 40 73 40 73
Fax: +33 (1) 40 73 93 00

CNRS
16, rue Pierre et Marie Curie
75005 Paris
France
Tel: +33 (1) 42 34 94 00
Fax: +33 (1) 43 26 87 23

Colgate-Palmolive
One Colgate Way
Canton, MA 02021
USA
Tel: +1 (908) 878-7500

Consiglio Nazionale delle Ricerche
Via Tiburtina, 770
I-00159 Rome
Italy
Tel: +39 (06) 49932538
Fax: +39 (06) 49932440

Continental Pharma Inc
Address Unknown

Cook Imaging Corp
927 S Curry Pike B
Bloomington, IN 47403
USA
Tel: +1 (812) 333-0887
Fax: +1 (812) 332-3079

Manufacturers and Suppliers Directory

Cook-Waite Labs, Inc
Direct Inquires to Eastman Kodak Co

Cooper Companies, Inc, The
10 Faraday
Irvine, CA 92618-1850
USA
Tel: +1 (949) 597-4700
Fax: +1 (949) 597-0662

Cooper Vision, Inc
200 Willow Brook Office Park
Fairport, NY 14450
USA

Corbiere
Address Unknown

Cortech, Inc
376 Main St
PO Box 74
Bedminster, NJ 07921
USA
Tel: +1 (908) 234-1881

Council of Scientific and Industrial Research, New Delhi
Address Unknown

Crinos
Piazza XX Settembre, 2
22079 Villa Guardia (C0)
Italy
Tel: +39 (031) 385111
Fax: +39 (031) 481784
wwcrinos-spacom

Crookes Healthcare Ltd
1 Thane Road West
Nottingham
NG2 3AA
England
Tel: +44 (01602) 506111

Cutter Laboratories
Direct Inquiries to Bayer Corp

Cypros Pharmaceutical Corp
2714 Loker Ave West
Carlsbad, CA 92008
USA
Tel: +1 (760) 929-9500
Fax: +1 (760) 929-8038

Cytogen Corp
600 College Rd
E Princeton, NJ 08540
USA
Tel: +1 (609) 987-8270
Fax: +1 (609) 951-9298

Daiichi Pharmaceutical Co Ltd
3-14-10, Nihonbashi
Chuo-ku, Tokyo 103
Japan
Tel: +81 (3) 3272-0611
Fax: +81 (3) 3272-8427

Daiichi Pharmaceutical Corp
11 Philips Parkway
Montvale, NJ 07645
USA
Tel: +1 (201) 573-7000

Daiichi Seiyaku
3-14-10, Nihonbashi
Chuo-ku, Tokyo 103
Japan
Tel: +81 (3) 3272-0611
Fax: +81 (3) 3272-8427

Dainippon Pharmaceutical
2-6-8, Dosho-machi
Chuo-ku, Osaka 541
Japan
Tel: +81 (6) 6203-5321
Fax: +81 (6) 6203-6581

Dautreville & Lebas
Address Unknown

Davis & Geck Medical Device Div
Direct Inquiries to
Wyeth-Ayerst Laboratories

DDSA Pharmaceuticals Ltd
Address Unknown

DeAngeli
Address Unknown

Degussa Ltd
Direct Inquires to
Degussa-Huls AG

Degussa-Huls AG
65 Challenger Rd
Ridgefield Park, NJ 07660
USA
Tel: +1 (201) 641-6100
Fax: +1 (201) 807-3183

Degussa-Huls AG
Headquarters
Weissfrauenstrasse 9
D-60311 Frankfurt am Main
Germany
Tel: +49 (69) 218-3618
Fax: +49 (69) 218-3849

Delagrange
1, avenue Pierre Brossolette
91380 Chilly Mazarin
France
Tel: +33 (1) 69 79 77 77
Fax: +33 (1) 69 79 75 75

Delandale Labs, Ltd
16, rue Henri Regnault
La Defense 6
92400 Courbevoie
France
Tel: +33 (1) 45 37 55 55
Fax: +33 (1) 49 00 02 93

Dermik Labs, Inc
Direct Inquires to
Rhône-Poulenc Rorer

Deutsche Hydrierwerke
Address Unknown

Dey Laboratories
2751 Napa Valley Corp Dr
Napa, CA 92558
USA
Tel: +1 (707) 224-3200
Fax: +1 (707) 224-3235

Manufacturers and Suppliers Directory

Dickinson, E E, Co
2 Enterprise Dr
Shelton, CT 06484-4666
USA
Tel: +1 (860) 388 3952

Diosynth BV
Vlijtseweg 130
PO Box 407
NL-7300 AK Apeldoorn
The Netherlands
Tel: +31 (55) 5286144
Fax: +31 (55) 5218808

Diosynth France SA
92821 Puteaux Cedex
France
Tel: +33 (1) 55 23 51 75

Dista Products Ltd
PO Box 25768
Alexandria, VA 22313
USA
Tel: +1 (800) 545-5979

Doak Pharmacal Co, Inc
67 Sylvester St
Westbury, NY 11590-4910
USA
Tel: +1 (516) 333-7222

Dome/Hollister-Stier
Direct Inquiries to Bayer plc

Donau Pharm
Address Unknown

Dott Inverni & Della Beffa
Address Unknown

Dow Chemical USA
1803 Bldg
Midland, MI 48674
USA
Tel: +1 (517) 832-1000

Dumex Canada
104 Shorting Road
Toronto, ON M1S 3S4
Canada
Tel: +1 (416) 299-4003
Fax: +1 (416) 299-4912

Dumex USA
2250 Military Rd
Tonawanda, NY 14150
USA
Tel: +1 (800) 463-0106
Fax: +1 (716) 842-0707

DuPont Pharmaceutical Co
Experimental Sta 400/2413
PO Box 80400
Wilmington, DE 19880-0400
USA
Tel: +1 (302) 992-5000

DuPont Pharmaceuticals Ltd
Wedgwood Way
Stevenage
Herts SG1 4QN
England
Tel: +44 (01438) 842500

DuPont-Merck Pharmaceuticals
Direct Inquiries to DuPont Pharmaceuticals

DuPont-Merck, Radiopharmaceutical Div
Direct Inquiries to DuPont Pharmaceuticals

Dura Pharmaceuticals, Inc
7475 Lusk Blvd
San Diego, CA 92121
USA
Tel: +1 (619) 457-2553

Dynamit Nobel AG
Kaiserstr 1
Postfach 12 61
53839 Troisdorf
Germany
Tel: +49 (22) 41 89-0
Fax: +49 (22) 41 89-15 40

E Fougera & Co
60 Baylis Road
Melville, NY 11747
USA
Tel: +1 (516) 454-6996
Fax: +1 (516) 756-7017

E Geistlich Sohne
CH-6110 Wolhusen
Switzerland
Tel: + 41 710333

E I Du Pont de Nemours Inc
1007 Market Street
Wilmington, DE 19898
USA
Tel: +1 (302) 774-7573

E Merck
Frankfurter Str 250
D-64293 Darmstadt
Germany
Tel: +49 61 51 72 0
Fax: +49 61 51 72 2000

ERASME
Address Unknown

Eastman Chemical Co
Fine Chemicals
PO Box 431
Kingsport, TN 37662
USA
Tel: +1 (423) 229-8124
Fax: +1 (423) 229-8133

Eastman Kodak
2/15/KO- Mailstop: 00539
343 State St
Rochester, NY 14650
USA
Tel: +1 (716) 724-4513
Fax: +1 (716) 724-0964

Eaton Labs
Address Unknown

ECR Pharmaceuticals
3981 Deep Rock Rd
PO Box 71600
Richmond, VA 23233-0141
USA
Tel: +1 (804) 527-1950

EGYT
Address Unknown

Eisai Co Ltd
4-6-10, Koishikawa
Bunkyo-ku, Tokyo 112-88
Japan
Tel: +81 (3) 3817-3700
Fax: +81 (3) 3811-3305

Manufacturers and Suppliers Directory

Eisai Corp of North Am
300 Frank W Burr Blvd
Teaneck, NJ 07666
USA
Tel: +1 (201) 692-9160

Eisai Merrimack Valley Laboratories, Inc
100 Federal Street
Andover, MA 01810-0103
USA
Tel: +1 (978) 989-9911

Elan Pharmaceutical Research Corp
Lincoln House
Lincoln Place
Dublin 2
Ireland
Tel: +353 1 709-4000
Fax: +353 1 671-0920

Eli Lilly & Co
Lilly Corporate Center
Indianapolis, IN 46285
USA
Tel: +1 (317) 276-2000

Eli Lilly (Suisse) SA
PP Box 580
CH -1214 Venier/Geneva
Switzerland
Tel: +41 22-30-60-401

Eli Lilly Asia Pacific Pte Ltd
583 Orchard Road
#12-01/04
Forum
Singapore 238884
Tel: +65 732-2066

Eli Lilly Asia, Inc
Room 408, Man Po
International Center
660 Xin Hua Rd
Shanghai 200052
PR China
Tel: +86 21-6282-6008

Eli Lilly GmbH
Barichgasse 40-42
A-1030 Vienna
Austria
Tel: +43 (1) 711-780

Eli Lilly Group Ltd
Kingsclere Road
Basingstoke
Hants RG1 2XA
England
Tel: +44 (01256) 473241

Eli Lilly International Corporation
Lilly House
13 Hanover Square
London W1R OPA
England
Tel: +44 (020) 7409 4839

Eli Lilly Japan KK
Sannomiya Plaza Bldg
7-1-5, Isogami-dori
Chuo-ku, Kobe 651
Japan
Tel: +81 (8178) 242-9000

Elizabeth Arden
Direct Inquires to Eli Lilly

Elkins-Sinn
2 Esterbrook Lane
Cherry Hill, NJ
08002-4009
USA
Tel: +1 (610) 688-4400

EM Industries, Inc
Direct Inquiries to Merck
Hawthorne, NY 10532
USA
Tel: +1 (914) 592-4660
Fax: +1 (914) 592-9469

Endo Pharmaceuticals Inc
220 Lake Dr
Newark, DE 19702
USA
Tel: +1 (800) 462-3636
Fax: +1 (877) 329-3636

Enzon, Inc
40 Kingsbridge Rd
Piscataway, NJ 08854
USA
Tel: +1 (732) 980-4500
Fax: +1 (732) 980-5911

Enzypharm BV
Industrieweg 17
NL-3762 EG Soest
The Netherlands
Tel: +31 (35) 6030051
Fax: +31 (35) 6029962

Epoch Pharmaceuticals, Inc
1725 220th St SE, Ste 104
Bothell, WA 98021
USA
Tel: +1 (425) 485-8566

Eprova AG
Im Laternenacker 5
CH -8200 Schaffhausen
Switzerland
Tel: +41 (52) 630 7272
Fax: +41 (52) 630-7255

Esta Med Labs
Address Unknown

Esteve Group
Av Mare de Deu de
Montserrat, 221
8041 Barcelona
Spain
Tel: +34 93 446-6053
Fax: +34 93 433-0072

Esteve Group
Av Mare de Deu de
Montserrat, 12
8024 Barecelona
Spain
Tel: +34 93 284-6000
Fax: +34 93 284-6850

Ethicon, Inc
Route 22
Somerville, NJ 08876
USA
Tel: +1 (908) 218-0707

Ethyl Corp
330 South Fourth St
PO Box 2189
Richmond, VA 23218
USA
Tel: +1 (804) 788-5000
Fax: +1 (804) 788-5688

Manufacturers and Suppliers Directory

Evans Medical Ltd
Evans House
Regent Park, Kingston Rd
Leatherhead
Surrey KT22 7PQ
England
Tel: +44 (01372) 364000

F Hoffmann-LaRoche Ltd
CH-4070 Basel
Switzerland
Tel: +41 (61) 688 88 88
Fax: +41 (61) 688 27 75

Farbenfabriken Bayer AG
Address Unknown

Farmitalia Carlo Erba Ltd
Italia House
23 Grosvenor Rd
St Albans
Herts AL1 3AW
England
Tel: +44 (01727) 40041

Farmitalia, Societa Farmaceutici
Address Unknown

Farmos Group Ltd
PO Box 425
FIN-20101 Turku
Finland
Tel: +358 21 66 22 11

Ferlux-Chemie
24, Avenue d'Aubiere
63804 Cournon d'Auvergne
France
Tel: +33 (4) 73 84 21 84
Fax: +33 (4) 73 84 21 80

Fermenta Animal Health Co
15th & Oak Street
PO Box 338
Elwood, KS 66024
USA

Ferrer
Address Unknown

Ferring Pharmaceuticals Inc
120 White Plains Rd
Tarrytown, NY 10591
USA
Tel: +1 (888) 337-7464

Ferrosan A/S
Corporate Headquarters
Sydmarken 5
DK-2860 Soeborg
Denmark
Tel: +45 3 969-2111
Fax: +45 3 969-6518

Ferrosan AB
Grynbodgatan 14
SE-21 33 Malmo
Sweden
Tel: +46 (40) 6607070
Fax: +46 (40) 6607089

Ferrosan AB
Kutojantie 11
(Vanvarsvagen)
FIN-02630 Espoo
Finland
Tel: +358 9 525 9050
Fax: +358 9 520 236

Ferrosan Ltd
69 Monmouth Street
London WC2H 9DG
England
Tel: +44 (020) 7240-2122
Fax: +44 (020) 7240-2188

Ferrosan Norge AS
Grini Naeringspark 1
1361 Osteras
Norway
Tel: +47 (6) 714-9505
Fax: +47 (6) 714-9530

Fidia Pharmaceuticals
Address Unknown

Fisons Pharmaceuticals Div
Rhône Poulenc Rorer
Mailstop 4C29, Box 5094
Collegeville, PA 19426-0998
USA
Tel: +1 (610) 454-8110

Fisons plc
Fison House
Princes St
Ipswich
Suffolk IP1 1QH
England
Tel: +44 (01473) 232525

Flint-Eaton
Address Unknown

FMC Corp, Pharm Div
1735 Market St
Philadelphia, PA 19103
USA
Tel: +1 (215) 299-6534
Fax: +1 (215) 299-6821

Forest Pharmaceuticals, Inc
13600 Shoreline Dr
St Louis, MO 63045
USA
Tel: +1 (800) 678-1605
Fax: +1 (314) 493-7450

Fujirebio Inc
2-7-1, Nishi-shinjuku
Shinjuku-ku
Tokyo 163-07
Japan
Tel: +81 (3) 3348-0691
Fax: +81 (3) 3342-6220

Fujisawa Pharmaceuticals Co, Ltd
3-4-7, Doso-machi
Chuo-ku, Osaka 541
Japan
Tel: +81 (6) 6202-1141
Fax: +81 (6) 6222-4988

Fujisawa Pharmaceuticals USA, Inc
3 Parkway North Center
Deerfield, IL 60015
USA
Tel: +1 (708) 317-0600

GAF
Direct Inquiries to Intl Specialty Products, Inc

Manufacturers and Suppliers Directory

Galderma Canada, Inc
7300 Warden Ave, Ste 210
Markham, ON L3R 9Z6
Canada
Tel: +1 (905) 944-0717
Fax: +1 (905) 944-0790

Galderma Laboratories, Inc
3000 Alta Mesa Blvd
Ste 300
Fort Worth, TX 76133
USA
Tel: +1 (817) 263-2600
Fax: +1 (817) 263-2609

Gea A/S
Holger Danskes Vej 89
DK-2860 Frederiksberg
Denmark
Tel: +45 38 34 42 42
Fax: +45 38 34 11 23

Gedeon Richter Chem Works
Gyomroi ût 19-21
H-1103 Budapest
Hungary
Tel: +36 (1) 261 2199

Gelatin Products
Address Unknown

GenDerm
Medicis Pharmaceutical Corp
4343 E Camelback Rd
Phoenix, AZ 85018
USA
Tel: +1 (602) 808-8800
Fax: +1 (602) 808-0822

Genentech, Inc
1 DNA Way
So San Francisco, CA 94080
USA
Tel: +1 (650) 225-1000
Fax: +1 (650) 225-6000

General Aniline
Address Unknown

Genetics Institute, Inc
35 Cambridge Park Dr
Cambridge, MA 02140-2325
USA
Tel: +1 (617) 876-1170

Genta Inc
99 Hayden Ave, Ste 200
Lexington, MA
USA
Tel: +1 (781) 860-5150

Genzyme Corp
One Kendal Square
Cambridge, MA 02139
USA
Tel: +1 (617) 252-7500
Fax: +1 (617) 252-7600

Genzyme Ltd
37 Hollands Road
Haverhill
Suffolk CB9 8PU
England
Tel: +44 (01440) 703522

Gerda
6, rue Childebert
69002 Lyon
France
Tel: +33 (4) 72 77 69 19
Fax: +33 (4) 72 77 69 13

Gerot Pharmazeutika
Arnethgasse 3
A-1160 Vienna
Austria
Tel: +43 (1) 485 3505
Fax: +43 (1) 485 8932

Gilead Sciences, Inc
333 Lakeside Dr
Foster City, CA 94404
USA
Tel: +1 (650) 574-3000
Fax: +1 (650) 578-9264

Gist-Brocades International
PO Box 241068
8270 Red Oak Blvd, Ste 401
Charlotte, NC 28217
USA
Tel: +1 (704) 527-9000
Fax: +1 (704) 527-8844

Giuliani SpA
Via Palagi
2-20129 Milano
Italy
Tel: +39 (02) 20541
Fax: +39 (02) 29401341

Givaudan-Roure SA
55, rue de la Voie des Bancs
95100 Argenteuil
France
Tel: +33 (139) 98 15 15
Fax: +33 (139) 82 00 15

Glaxo Labs
Direct Inquiries to Glaxo Wellcome

Glaxo Wellcome Inc
Five Moore Dr
PO Box 13398
Res Triangle Pk, NC 27709
USA
Tel: +1 (919) 248-2100
Fax: +1 (919) 248-7699

Glaxo Wellcome plc
Glaxo Wellcome House
Berkley Ave
Greenford
Middx UB6 0NN
England
Tel: +44 (0171) 4934060

Glenwood Inc
83 N Summit St
Tenafly, NJ 07670-0051
USA
Tel: +1 (201) 569-0050

Glidden Co
1900 Josey Lane
Carrolton, TX 75007
USA
Tel: +1 (214) 417-7400

Goodrich, BF, Co
Specialty Chemicals
9911 Brecksville Rd
Cleveland, OH 44141
USA
Tel: +1 (216) 447-6220
Fax: +1 (216) 447-6760

Manufacturers and Suppliers Directory

Goodrich, BF, Co, Europe
Specialty Chemicals
Rue de Verdun/straat 742
B-1130 Brussels
Belgium
Tel: +32 (2) 247-1911
Fax: +32 (2) 247-1990

Grace, WR & Co
Dewey & Almy Chemical Div
5225 Phillip Lee Dr
Altanta, GA 30336
USA
Tel: +1 (404) 691-8646

Greeff, RW & Co, LLC
777 West Putnam Ave
Greenwich, CT 06830
USA
Tel: +1 (203) 532-2900
Fax: +1 (203) 532-2980

Greenwich Pharmaceuticals, Inc
501 Office Center Drive
Ft Washington, PA 19034
USA

Grünenthal
Postfach 50 04 414
D-52088 Aachen
Germany
Fax: +49 0241 569-0

Grupo Farmaceutico Almirall SA
Maximo Aguirre 14
480940 Leioa
Spain
Tel: +34 94 4639000
Fax: +34 94 4646110

Gruppo Lepetit SpA
Via Murat 23
I-20159 Milano
Italy
Tel: +39 (2) 27 77 1

Guardian Laboratories
230 Marcus Blvd
PO Box 18050
Hauppauge, NY 11788
USA

Guilford Pharmaceuticals Inc
6611 Tributary St
Baltimore, MD 21224
USA
Tel: +1 (410) 631-6302
Fax: +1 (410) 631-6338

Hamari Chemicals Ltd
1-4-29, Shibajima
Higashiyodogawa-ku
Osaka 533
Japan
Tel: +81 (6) 6322-0191

Helopharm
Address Unknown

Herbert
Direct Inquiries to DuPont Pharmaceuticals

Hercules Inc
1313 North Market St
Wilmington, DE 19894
USA
Tel: +1 (302) 594-5000
Fax: +1 (302) 594-5400

Hermes (GB) Ltd
7-9 Colville Road
London W3 8BL
England
Tel: +44 (020) 7259 5191

Heumann Pharma GmbH
Heideloffstr 18-28
90478 Neurnberg
Germany
Tel: +49 911 430 20
Fax: +49 911 430 24 15

Hexachemie
Address Unknown

Hexcel
Two Stamford Plaza
281 Tresser Blvd
Stamford, CT 06901
USA
Tel: +1 (203) 969-0666
Fax: +1 (203) 358-3977

Heyden Chemical
Address Unknown

Hindustan Antibiotics Ltd
Pune, Maharashtra
India

Hisamitsu Pharmaceutical Co Ltd
408 Tashirio Daikan-machi
Tosu-shi, Saga 841
Japan
Tel: +81 (942) 83 2101
Fax: +81 (942) 83 6119

Hoechst AG
D-65926 Frankfurt am Main
Germany
Tel: +49 69 305-2318
Fax: +49 69 305-83376

Hoechst AG (USA)
3 Park Ave
New York, NY 10016
USA
Tel: +1 (212) 251-8088
Fax: +1 (212) 251-8011

Hoechst Marion Roussel Inc
10236 Marion Park Dr
Kansas City, MO 64137-1405
USA
Tel: +1 (816) 966-4000
Fax: +1 (816) 966-3270

Hoechst Roussel Pharmaceuticals Inc
2110 East Galbraith
Cincinnati, OH 45215
USA
Tel: +1 (513) 948-9111

Hoechst Ltd
Hoechst House
Salisbury Rd
Hounslow
Middx TW4 6JH
England
Tel: +44 (020) 8570 7712

Hoffmann-LaRoche Inc
340 Kingsland St
Nutley, NJ 07110
USA
Tel: +1 (973) 235-5000

Manufacturers and Suppliers Directory

Hoffmann-LaRoche Ltd
CH-4070 Basel
Switzerland
Tel: +41 61 688 1111
Fax: +41 61 691 9391

Hokoriku
Address Unknown

Holding Ceresia
Address Unknown

Hommel GmbH
Postfach 1662
59336 Ludinghausen
Germany
Tel: +49 2591 23050
Fax: +49 02591 4413

Hooker Chemical
Direct Inquires to
Occidental Chemical Corp

Hovione
Sete Casas
2674-506 Loures
Portugal
Tel: +351 21 982 9000
Fax: +351 21 982 9388

Hybridon, Inc
155 Fortune Blvd
Milford, MA 01757
USA
Tel: +1 (508) 482-7500
Fax: +1 (508) 482-7510

Hynson, Westcott & Dunning
Charles and Chase Sts
Baltimore, MD 21201
USA

IG Farben
Address Unknown

ISF
Address Unknown

Ibis Therapeutics
2292 Faraday Ave
Carlsbad, CA 92008
USA
Tel: +1 (760) 603-2700

ICI Americas Inc
Concord Plaza
3411 Silverside Rd
Wilmington, DE 19850
USA
Tel: +1 (302) 887-3000

ICI Chemicals and Polymers Ltd
1900 Josey Lane
Carrolton, TX 75007
USA
Tel: +1 (214) 417-7600

ICN Pharmaceuticals, Inc
ICN Plaza
3300 Hyland Ave
Costa Mesa, CA 92626
USA
Tel: +1 (714) 545-0100
Fax: +1 (714) 556-0131

IDEC Pharmaceuticals Corp
11011 Torreyana Rd
San Diego, CA 92121
USA
Tel: +1 (619) 550-8500
Fax: +1 (618) 550-8750

Illumina
15817 Bernardo Center Dr
Ste 102
San Diego, CA 92127-2322
USA
Tel: +1 (619) 672-0419
Fax: +1 (619) 672-2325

Ilon Labs
Address Unknown

Immunetech Pharmaceuticals
Direct Inquiries to Dura Pharmaceuticals

Immunex Corp
51 University St
Seattle, WA 98101
USA
Tel: +1 (206) 587-0430
Fax: +1 (206) 587-0606

Immunomedics, Inc
300 American Rd
Morris Plains, NJ 07950
USA
Tel: +1 (973) 605-8200
Fax: +1 (973) 605-8282

Imutec Pharma Inc
Direct Inquiries to Lorus Therapeutics Inc

INDOFINE Chemical Co
PO Box 473
Somerville, NJ 08876
USA
Tel: +1 (908) 359-6778
Fax: +1 (908) 359-1179

Inex Pharmaceuticals Corp
1779 West 75th Avenue
V6P 6P2 Vancouver, BC
Canada
Tel: +1 (604) 264-9959

Innothera
7-9, avenue
Francois-Vincent Raspail
BP 12
94111 Arcueil Cedex
France
Tel: +33 (1) 46 15 18 00
Fax: +33 (1) 46 63 43 60

Inst Chemioter
Address Unknown

Inst Gentili SpA
Address Unknown

Inst Invest Desarr
Address Unknown

Inst Phys & Chem Res
Address Unknown

Interco Fribourg
Address Unknown

Interferon Sciences, Inc
783 Jersey Ave
New Brunswick, NJ
08901-3660
USA
Tel: +1 (732) 249-3250
Fax: +1 (732) 249-6895

Manufacturers and Suppliers Directory

International Specialty Products, Inc (ISP)
1361 Alps Rd
Wayne, NJ 07470
USA
Tel: +1 (201) 628-4000
Fax +1 (201) 628-4117

Interneuron Pharmaceuticals, Inc
1 Ledgemont Center
99 Hayden Ave, Ste 340
Lexington, MA 02173
USA
Tel: +1 (617) 861-8444
Fax: +1 (617) 861-3830

Investigacion Tecnica y Aplicada
Address Unknown

Iolab
2, Central Parc-Avenue
Sully Prudhomme
92298 Chatenay Malabry Cedex
France
Tel: +33 (1) 43 50 80 80
Fax: +33 (1) 43 50 96

Irwin, Neissler
Address Unknown

Isis Pharmaceuticals, Inc
2292 Faraday Ave
Carlsbad, CA 92008
USA
Tel: +1 (619) 931-9200
Fax: +1 (619) 931-9639

ISP Van Dyk Inc
Address Unknown

Ist Biochim
Address Unknown

Ist De Angeli
Address Unknown

Italfarmaco SpA
Via dei Lavoratori, 54
20092 Cinisello Balsamo (MI)
Italy
Tel: +39 (02) 64432301
Fax: +39 (02) 64432305

Janssen Pharmaceutical, Inc
1125 Trenton-Harbourton Rd
PO Box 200
Titusville, NJ 08560
USA
Tel: +1 (609) 730-2000

Janssen Pharmaceutical, Ltd
Grove
Wantage
Oxon OX12 0DQ
England
Tel: +44 (01235) 777333

Johnson & Johnson Medical Inc
One Johnson & Johnson Plaza
New Brunswick, NJ 08933
USA
Tel: +1 (732) 524-0400

Johnson & Johnson-Merck Consumer Pharmaceuticals
Camp Hill Rd
Fort Washington, PA 19034
USA

Jouveinal
1, rue des Moissons - BP 100
94265 Fresnes Cedex
France
Tel: +33 (1) 40 96 74 00
Fax: +33 (1) 46 68 16 44

Julian
Address Unknown

Juvantia Pharma Ltd
Tykistokatu 6A
FIN-20520 Turku
Finland
Tel: +358 2 333 7684
Fax: +358 2 333 7680

Kabi Pharmacia Diagnostics
800 Centiennial Ave
Piscataway, NJ 08540
USA

KabiVitrum AB
Direct Inquiries to
Pharmacia & Upjohn

Kaken Pharmaceutical Co, Ltd
1 Hinode
Urayasu-shi, Chiba 279
Japan
Tel: +81 (473) 90-6140
Fax: +81 (473) 90-6161

Kakenyaku Kako
Address Unknown

Kali-Chemie
Hans-Bockler-Allee 20
D-30173 Hannover
Germany
Tel: +49 511 8571
Fax: +49 511 282126

Kalle BV
Wetering 20
NL-6002 SM Weert
The Netherlands
Tel: +31 (495) 45 84 58
Fax: +31 (495) 45 87 44

Kanebo Cosmetics Ltd
Bone Lane
Newbury
Berks RG14 5TD
England
Tel: +44 (01635) 46362

Kanebo Pharmaceuticals Ltd
1-3-12, Motoakasaka
Minato-ku, Tokyo 107
Japan
Tel: +81 (3) 5411-3530
Fax: +81 (3) 5411-3568

Kefalas A/S
Address Unknown

Kendall McGaw Inc
2525 McGaw Ave
Irvine, CA 92614
USA
Tel: +1 (949) 660-2000

Key Pharmaceuticals
Direct Inquiries to
Schering-Plough

Manufacturers and Suppliers Directory

Keystone Chemurgic
Address Unknown

Kissei
Address Unknown

Klinge Pharma GmbH
Berg-am-Laim Str 129
81673 Munich
Germany
Tel: +49 69 4544-01
Fax: +49 69 4544-1329

Knoll Ltd
Fleming House
71 King St
Maidenhead
Berks SL6 1DU
England
Tel: +44 (01628) 776360

Knoll Pharmaceutical Co
3000 Continental Dr, North
Mt Olive, NJ 07828-1234
USA
Tel: +1 (800) 524-2474

Kobayashi Pharmaceutical Co, Ltd
2-7-16, Shoji-higashi
Ikuno-ku, Osaka 544
Japan
Tel: +81 (6) 6754-9522

Kowa Chemical Industries Co, Ltd
6-1-1, Heiwajima
Ohta-ku, Tokyo 143
Japan
Tel: +81 (3) 3767-3561
Fax: +81 (3) 3767-3917

Kreussler, Chemische-Fabrik
Rheingaustr 87-93
D-65203 Wiesbaden
Germany
Tel: +49 611 92710
Fax: +49 611 9271-111

KV Pharmaceutical
2503 S Hanley Rd
Saint Louis, MO
63144-2555
USA
Tel: +1 (314) 645-6600

Kyorin Pharmaceutical Co, Ltd
2-5, Kanda Surugadai
Chiyoda-ku, Tokyo 101
Japan
Tel: +81 (3) 3293-3411
Fax: +81 (3) 3293-6588

Kyowa Hakko Kogyo Co, Ltd
Ohtemachi Bldg
1-6-1 Ohte-machi
Chiyoda-ku, Tokyo 100
Japan
Tel: +81 (3) 3282-0007
Fax: +81 (3) 3284-1968

L Merckle GmbH
Graf-Arco-Str 3
89079 Ulm (Donau)
Germany
Tel: +49 731 402-01
Fax: +49 731 402-7832

Lab Albert Rolland
France Evry - Tour Lorraine
BP 203
91007 Evry Cedex
France
Tel: +33 (1) 64 97 20 30
Fax: +33 (1) 64 97 05 84

Lab Bouchara
66, rue Marjolin
92300 Levallois Perret
France
Tel: +33 (1) 45 19 10 00
Fax: +33 (1) 45 46 82 95

Lab Cassenne Marion
Tour Roussel-Hoechst
1, terrasse Bellini
92910 Paris La Defense
Cedex
France
Tel: +33 (1) 40 81 55 00
Fax: +33 (1) 40 81 40 82

Lab Dausse
Address Unknown

Lab Franc Chimiother
Address Unknown

Lab Houdé
Tour Roussel-Hoechst
1, terrasse Bellini
92910 Paris La Defense
Cedex
France
Tel: +33 (1) 40 81 42 00
Fax: +33 (1) 40 81 51 43

Lab Jacques Logeais
71, avenue du General de Gaulle
92137 Issy Les Moulineaux
Cedex
France
Tel: +33 (1) 46 45 21 99

Lab Laborec
Address Unknown

Lab Lafon, France
20, rue Charles Martigny
BP22
94701 Maisons Alfort
France
Tel: +33 (1) 49 81 81 00
Fax: +33 (1) 48 98 13 72

Lab Mauricio Villela SA
Address Unknown

Lab Meram
Avenue de la Liberation
77020 Melun Cedex
France
Tel: +33 (1) 64 87 20 50
Fax: +33 (1) 64 87 20 78

Lab Prod Biol Braglia
Address Unknown

Lab ProTer
Address Unknown

Labaz (Labs)
1, rue de la Viegre
33003 Bordeaux Cedex
France
Tel: +33 (56) 90 91 93

Labaz SA
9, rue du President Allende
94258 Gentilly Cedex
France
Tel: +33 (1) 40 73 63 00
Fax: +33 (1) 40 73 48 57

Manufacturers and Suppliers Directory

Laboratoire UPSA
128, rue Danton BP 325
92506 Rueil Malmaison Cedex
France
Tel: +33 (1) 47 16 87 72
Fax: +33 (1) 47 16 87 78

Laboratoires Biocodex
19, rue Barbes
92126 Montrouge Cedex
France
Tel: +33 (1) 46 56 67 89
Fax: +33 (1) 40 92 17 61

Laboratorio Bago, SA
Address Unknown

Labs Fher SA
Address Unknown

Labs Franca Inc
Address Unknown

Labs OM
Address Unknown

Labs Sapos
Address Unknown

Lakeside BioTechnology
Address Unknown

Langley Smith Ltd
Address Unknown

Lark, SpA
Address Unknown

Laroche-Navarron
Address Unknown

Lederle Labs
Direct Inquiries to Wyeth-Ayerst

Lee Laboratories
1475 Athens Highway
Grayson, GA 30221
USA
Tel: +1 (770) 972-4450
Fax: +1 (770) 979-9570

Lemmon Co
Direct Inquiries to Teva Pharmaceuticals

Lentia
Address Unknown

Leo AB
55 Industriparken
Ballerup
DK-2750 Copenhagen
Denmark
Tel: +45 44 923 800
Fax: +45 44 943 040

Lever Brothers
Direct Inquiries to Unilever

Licencia Budapest
Address Unknown

Lion Dentrifice
Address Unknown

Lipha Pharmaceuticals, Inc
1114 Ave of the Americas
41st Floor
New York, NY 10036
USA
Tel: +1 (212) 398-4602
Fax: +1 (212) 398-5021

Lipha Pharmaceuticals Ltd
Harrier House
High St, Yiewsley
West Drayton
Middx UB7 7QG
England
Tel: +44 (01895) 452200
Fax: +44 (01895) 420605

Lloyd, Hamol Ltd
Direct Inquiries to Reckitt & Colman

Lombart Lenses Ltd, Inc
1215 Boissevain Ave
PO Box 1693
Norfolk, VA 23501
USA
Tel: +1 (757) 625-7866

Lorus Therapeutics, Inc
7100 Woodbine Ave
Ste 215
Markham ON L3R 5J2
Canada
Tel: +1 (905) 305-1100
Fax: +1 (905) 305-1584

Lovens Komiske Fabrik AS
Ramstadsletta 15
1322 Hovik
Norway
Tel: +47 (67) 12 30 03
Fax: +47 (67) 12 30 33

Lundbeck
37, ave Pierre 1er de Serbie
75008 Paris
France
Tel: +33 (1) 53 67 42 00

Lundbeck GmbH & Co
Amsinckstrβe 59
20097 Hamnburg
Germany
Tel: +49 40 236 49 0
Fax: +49 40 236 49 255

Lusofarmico
Address Unknown

Madan
Address Unknown

Maggioni Farmaceutici SpA
Address Unknown

Mallinckrodt, Inc
7733 Forsyth Blvd
St Louis, MO 63105-1820
USA
Tel: +1 (314) 654-2000
Fax: +1 (314) 654-6510

Maltbie Chem
Address Unknown

Marion Merrell Dow Inc
Direct Inquires to Hoechst Marion Roussel Inc

Mar-Pha Soc Etud Exploit Marques
Address Unknown

Manufacturers and Suppliers Directory

Martin Dennis
Address Unknown

Maro Seiyaku
Address Unknown

Matieres Colorantes
255, rue de Paris
93100 Montreuil
France
Tel: +33 (1) 42 87 29 45
Fax: +33 (1) 42 87 10 39

Mauvernay
Address Unknown

May & Baker Ltd
Address Unknown

McNeil Consumer Products Co
7050 Camp Hill Rd
Fort Washington, PA 19034
USA
Tel: +1 (215) 233 7000

McNeil Pharmaceutical
McKean and Welsh Rds
PO Box 13886
Spring House, PA 19477
USA

Mead Johnson Labs
Direct Inquiries to Bristol-Myers Squibb Co

Mead Johnson Nutritionals
Direct Inquiries to Bristol-Myers Squibb Co

Medco Research Inc
85 T Alexander Dr
PO Box 13886
Res Triangle Pk, NC 27709
USA
Tel: +1 (919) 549-8117
Fax: +1 (919) 549-7515

Medical Market Specialties, Inc
Address Unknown

Medicis Pharmaceutical Corp
4343 E Camelback Rd
Phoenix, AZ 85018
USA
Tel: +1 (602) 808-8800
Fax: +1 (602) 808-0822

Mediolanum Farmaceutici SpA
Via SG Cottolengo, 15
20143 Milan
Italy
Tel: +39 (02) 8912-2232
Fax: +39 (02) 8913-2375

Medi-Physics, Inc
2320 W Peoria Ave
Ste B-140-A
Phoenix, AZ 85029
USA
Tel: +1 (602) 371-8021

Medi-Physics, Inc
1341 Gene Autry Way
Anaheim, CA 92805
USA
Tel: +1 (714) 634-9633

Meiji Milk Products Co, Ltd
2-3-6, Kyobashi
Chuo-ku, Tokyo 104
Japan
Tel: +81 (3) 3281-6118
Fax: +81 (3) 3281-4717

Meiji Seika Kaisha, Ltd
2-4-16, Kyobashi
Chuo-ku, Tokyo 104
Japan
Tel: +81 (3) 3272-6511
Fax: +81 (3) 3271-5792

Menley & James Laboratories, Inc
100 Tournament Dr
Horsham, PA 19044
USA
Tel: +1 (215) 441-6500
Fax: +1 (215) 441-6576

Merck & Co Inc
One Merck Dr
PO Box 100
Whitehouse Sta, NJ 08889
USA
Tel: +1 (908) 423-1000
Fax: +1 (908) 594-4662

Merck KGaA
Frankfurter Str 250
D-64293 Darmstadt
Germany
Tel: +49 61 51-72-0
Fax: +49 61 51-72-2000

Merck Ltd
Merck House
Poole
Dorset BH15 1TD
England
Tel: +44 (01202) 669700

Merck Pharmaceuticals Ltd
Harrier House
High St
West Drayton
Middx UB7 7QG
England
Tel: +44 (01895) 452200
Fax: +44 (01895) 420605

Merck Sharpe & Dohme Research Labs
Hillsborough Rd
Three Bridges, NJ 08887
USA
Tel: +1 (908) 369-4900

Merrell Dow Pharmaceuticals Inc
PO Box 9627
Kansas City, MO 64134
USA

Merrell Pharmaceuticals
Address Unknown

Microbiochem Res Found
Address Unknown

Manufacturers and Suppliers Directory

Miles Inc
One Mellon Center
500 Grant St
Pittsburgh, PA 15219-2502
USA
Tel: +1 (412) 394-5500
Fax: +1 (412) 394-5579

Mission Pharmacal Co
1325 East Durango Blvd
San Antonio, TX
78210-1771
USA
Tel: +1 (210) 553-7118

Mitsubishi Chemical Corp
Mitsubishi Bldg
5-2 Marunouchi 2-chome
Chiyoda-ku, Tokyo 100
Japan
Tel: +81 (3) 3283-6254
Fax: +81 (3) 3283-6287

Mitsubishi Kasei
Address Unknown

Mitsui Pharmaceuticals, Inc
3-12-2, Nihonbashi
Chuo-ku, Tokyo 103
Japan
Tel: +81 (3) 3274-4711
Fax: +81 (3) 3281-4670

Mitsui Toatsu
Address Unknown

Mizzy
Address Unknown

Mobay
Direct Inquiries to
Monsanto

Mondi
Address Unknown

Monsanto Co
800 North Lindbergh Blvd
St Louis, MO 63167
USA
Tel: +1 (314) 694-1000

Mundipharma AG
Mundipharma Str 6
65549 Limburg (Lahn)
Germany

Muro Pharmaceuticals, Inc
890 East St
Tewksbury, MA
01876-1496
USA
Tel: +1 (978) 851-5981
Fax: +1 (978) 851-7346

N Am Philips
Address Unknown

NV Nederlandsche Comb Chem Ind
Address Unknown

NV Amsterdamsche Chininefabriek
Address Unknown

NV Philips
Address Unknown

National Cancer Institute
Building, 31, Room 10A03
31 Center Drive
MSC 2580
Bethesda, MD 20892-2580
USA
Tel: +1 (301) 435-3848

National Drug Co
Address Unknown

National Foundation for Cancer Research
Address Unknown

National Research Dev Corp
Address Unknown

Natterman
Address Unknown

Naugatuck
Address Unknown

Newport
Address Unknown

Nicholas Labs Ltd
Address Unknown

Nihon Nohyaku Co, Ltd
Eitaro Bldg
1-2-5 Nihonbashi
Chuo-ku, Tokyo 103
Japan
Tel: +81 (3) 3278-0461
Fax: +81 (3) 3281-5462

Nippon Chemiphar
2-2-3, Iwamoto-cho
Chiyoda-ku, Tokyo 101
Japan
Tel: +81 (3) 3863-1211
Fax: +81 (3) 3864-5940

Nippon Kayaku Co, Ltd
Tokyo Fujimi Bldg
1-11-2 Fujimi
Chiyoda-ku, Tokyo 102
Japan
Tel: +81 (3) 3237-5111
Fax: +81 (3) 3237-5091

Nippon Shinyaku, Japan
Hachijo Sagaru, Nishiohji
Minami-ku, Kyoto 601
Japan
Tel: +81 (75) 321-9105
Fax: +81 (75) 321-0400

Nissan Kenzai Co, Ltd
C/O Nissan Chemical
Industries, Toyama Factory
635, Sakakura,
Fuchu-machi
Nei-gun, Toyama 939-27
Japan
Tel: +81 (764) 65-6300
Fax: +81 (764) 65-6303

Nisshin Denka KK
2-2-1, Ohama
Sakata-shi, Yamagata 998
Japan
Tel: +81 (0234) 33-2121

Nisshin Kasei Co, Ltd
11-5, Senju Kawara-machi
Adachi-ku, Tokyo 120
Japan
Tel: +81 (3) 3888-1181
Fax: +81 (3) 3870-2121

Nopco
Address Unknown

Manufacturers and Suppliers Directory

Nordmark
Address Unknown

Norton, HN
Gemini House
Flex Meadows
Harlow
Essex CM19 5TJ
England
Tel: +44 (01279) 426666

Norwich
Direct Inquiries to Procter & Gamble

Norwich Eaton
Direct Inquiries to Procter & Gamble

Novartis Pharmaceuticals, Corp
59 Route 10
East Hanover, NJ
07936-1011
USA
Tel: +1 (908) 503-7500

Novo Nordisk Biotech, Inc
1445 Drew Ave
Davis, CA 95616
USA

Novo Nordisk Pharmaceuticals Inc
100 Overlook Center #2
Princeton, NJ 08540-7814
USA
Tel: +1 (609) 987-5800

Novocol Chem
Address Unknown

Novopharm Biotech, Inc
147 Hamelin Street
Winnipeg, MB R3T 3Z1
Canada
Tel: +1 (204) 478-1023
Fax: +1 (204) 452-7721

Occidental Chemical Corp
Occidental Tower
5005 LBJ Freeway
Dallas, TX 75244
USA
Tel: +1 (972) 404 3800

Oclassen Pharmaceuticals Inc
100 Pelican Way
San Rafael, CA 94901
USA
Tel: +1 (415) 258-4500
Fax: +1 (415) 258-4550

Octel Chemicals Ltd
PO Box 17, Oil Sites Road
Ellesmere Port
South Wirral L65 4HF
England
Tel: +44 (0151) 3553611

Oesterreiche Stickstoffwerke
Address Unknown

Ohio State University
Address Unknown

Olin Mathieson
Address Unknown

Olin Research Ctr
350 Knotter Dr
PO Box 586
Cheshire, CT 06410
USA
Tel: +1 (203) 271-4316
Fax: +1 (203) 271-4060

Omnium Chim
Address Unknown

O'Neal, Jones & Feldman Pharmaceuticals
Address Unknown

Ono Pharmaceutical
2-1-5, Dosho-machi
Chuo-ku, Osaka 541
Japan
Tel: +81 (6) 6222-5551
Fax: +81 (6) 6222-5706

Optacryl, Inc
2890 S Tejon St
Englewood, CO
80110-0120
USA
Tel: +1 (303) 789-0933

Optech, Inc
6341 Troy Circle
Englewood, CO
80111-0641
USA
Tel: +1 (303) 708-1390

Orgamol, SA
Address Unknown

Organon Inc
375 Mount Pleasant Ave
West Orange, NJ 07052
USA
Tel: +1 (201) 325-4500

Organon Laboratories Ltd
Science Park
Milton Rd
Cambridge CB4 4FL
England
Tel: +44 (01223) 423445

Orion Pharma
Orionintie 1
PO Box 65
FIN-02101 Espoo
Finland
Tel: +358 9 4291
Fax: +358 9 4293815

Orsymonde
Address Unknown

Ortho Biotech Inc
PO Box 670
700 US Highway 202 South
Raritan, NJ 08869-0670
USA
Tel: +1 (908) 704-5000

Ortho Diagnostic Systems Inc
US Route 202
Raritan, NJ 08869
USA
Tel: +1 (908) 218-8000

Ortho Pharmaceutical Corp
Route 202 South
Raritan, NJ 08869
USA
Tel: +1 (908) 704-1500
Fax: +1 (908) 526-4997

Manufacturers and Suppliers Directory

OSI Pharmaceuticals
106 Charles Lindbergh Blvd
Uniondale, NY
11553-3649
USA
Tel: +1 (516) 222-0023
Fax: +1 (516) 222-0114

OSSW
Address Unknown

Otsuka America Pharmaceutical
2440 Research Blvd Ste 500
Rockville, MD 20850
USA
Tel: +1 (301) 990-0030

Otsuka Pharmaceuticals Co Ltd
2-9, Kanda Tsukasa-cho
Chiyoda-ku
Tokyo 101-8535
Japan
Tel: +81 (3) 3292-0021

OXIS International, Inc
6040 North Cutter Circle
Ste 317
Portland, OR 97217
USA
Tel: +1 (503) 283-3911
Fax: +1 (503) 283-4058

Paines & Byme Ltd
Address Unknown

Paragon Vision Sciences
947 Elm Avenue
Mesa, AZ 85204
USA
Tel: +1 (480) 892 7602

Parke Davis & Co Ltd
Lambert Court
Chestnut Ave
Eastleigh Hamps SO5 3ZQ
England
Tel: +44 (01703) 620500

Parke-Davis
2800 Plymouth Rd
Ann Arbor, MI 48105
USA
Tel: +1 (734) 622-7000
Fax: +1 (734) 622-5229

Patchem, AG
Address Unknown

PCAS
Address Unknown

Penederm Inc
320 Lakeside Dr, Ste A
FosterCity, CA 94404
USA
Tel: +1 (415) 358-0100
Fax: +1 (415) 358-0101

Penick
Address Unknown

Penta Mfg
PO Box 1448
Fairfield, NJ 07007
USA
Tel: +1 (201) 740-2300
Fax: +1 (201) 740-1839

Pentapharm
Engelgasse 109
CH-4002 Basel
Switzerland
Tel: +41 (61) 706-9848
Fax: +41 (61) 319-9619

PerImmune, Inc
1330 Piccard Dr
Rockville, MD 20850-4396
USA
Tel: +1 (301) 258-5200

Permeable Technologies, Inc
712 Ginesi Dr
Morganville, NJ 07751
USA

Person & Covey, Inc
616 Allen Ave
Glendale, CA 91201-0201
USA
Tel: +1 (818) 240-1030

Perstorp AB
SE-28 4 80 Perstorp
Sweden
Tel: +46 (0) 435 3800
Fax: +46 (0) 435 3810

Pfalz & Bauer
172 E Aurora St
Waterbury, CT 06708
USA
Tel: +1 (203) 574-0075
Fax: +1 (203) 574-3181

Pfanstiehl Laboratories Inc
1219 Glen Rock Ave
Waukegan, IL 60085
USA
Tel: +1 (847) 623-0370
Fax: +1 (847) 623-9173

Pfizer Group Ltd
PO Box 2
Ramsgate Rd
Sandwich
Kent CT13 9NJ
England
Tel: +44 (01304) 616161

Pfizer Inc
Central Research
Eastern Point Rd
Groton, CT 06340
USA
Tel: +1 (860) 441-4100

Pfizer International
235 E 42nd St
New York, NY 10017-5755
USA

Pfizer Pharmaceuticals Roerig Div,
235 E 42nd St
New York, NY 10017-2399
USA

Pfleger (Dr R Pfleger)
96045 Bamberg
Germany
Tel: +49 951 60430
Fax: +49 951 604329

Pharm Res Products
Address Unknown

Pharmachemie
Swensweg 5
PO Box 552
2003 RN Haarlem
The Netherlands
Tel: +31 23 524 77 90
Fax: +31 23 514 77 74

Manufacturers and Suppliers Directory

Pharmacia
Direct Inquiries to
Pharmacia & Upjohn

Pharmacia & Upjohn
95 Corporate Dr
Bridgewater, NJ
08807-1265
USA
Tel: +1 (908) 306-4400
Fax: +1 (908) 306-4433

Pharmacia & Upjohn AB
Lindhagensgatan 133
SE-112 87 Stockholm
Sweden
Tel: +46 (08) 695 8000
Fax: +46 (08) 618 8607

Pharmacia & Upjohn, Inc
301 Henrietta St
Kalamazoo, MI 49001
USA
Tel: +1 (616) 323-4000
Fax: +1 (616) 323-4077

Pharmacia Hepar Inc
150 Industrial Dr
Franklin, OH 45005
USA
Tel: +1 (513) 746-3603

Pharmos Corp
Two Innovation Dr
Alachua, FL 32615
USA
Tel: +1 (904) 462-1210
Fax: +1 (904) 762-5401

Philips-Duphar BV
Address Unknown

Phillips
Specialty Chemicals
874 Adams Bldg
Bartlesville, OK 74004
USA
Tel: +1 (918) 661-9092
Fax: +1 (918) 661-8379

Pierre Fabre
5, ave Napoleon III - BP 497
74164 St Julien en Genevois Cedex
France
Tel: +33 (4) 50 35 35 55
Fax: +33 (4) 50 35 35 90

Pierre Fabre
45, place Abel-Gance
92654 Boulogne Cedex
France
Tel: +33 (1) 49 10 80 00
Fax: +33 (5) 61 39 15 98

Pierrel SpA
Address Unknown

Pilkington Barnes Hind
810 Kifer Rd
Sunnyvale, CA 94086
USA
Tel: +1 (858) 614-7600

Pineapple Research Inst
Address Unknown

Pitman Moore Europe Ltd
Breakspear Road South
Harefield
Uxbridge
Middx UB9 6LS
England
Tel: +44 (01895) 626000

Pitman-Moore, Inc
1201 Douglas Ave
Kansas City, KS
66103-0140
USA
Tel: +1 (913) 321-1070

Polaroid
Address Unknown

Polfa
Address Unknown

Polichimica SpA
Address Unknown

Poythress
Address Unknown

Pratt Pharmaceuticals
Pfizer Inc
235 E 42nd St
New York, NY 10017-5755
USA

Procter & Gamble Pharmaceuticals, Inc
11810 East Miami River Rd
Ross, OH 45061
USA
Tel: +1 (513) 983-1100

ProCyte Corp
12040 115th Ave NE
Ste 210
Kirkland, WA 98034-6900
USA
Tel: +1 (206) 820-4548
Fax: +1 (206) 820-4111

Promonta
Direct Inquiries to
Lundbeck GmbH

Provesan SA
Address Unknown

Purdue Pharma LP
100 Connecticut Ave
Norwalk, CT 06856
USA
Tel: +1 (203) 853-0123
Fax: +1 (203) 838-1576

Quimicobiol
Address Unknown

Quinoderm Ltd
Address Unknown

RW Johnson Pharmaceutical Research Institute
Route 202 South
PO Box 300
Raritan, NJ 08869-0602
USA
Tel: +1 (908) 704-4000

Raschig GmbH
Ludwigshafen
Germany

Ravensberg
Address Unknown

Manufacturers and Suppliers Directory

Ravizza
Address Unknown

Recherche et Ind Therap
Address Unknown

Reckitt & Colman Europe
One Burlington Lane
London W4 2RW
England
Tel: +44 (0181) 994-6464
Fax: +44 (0181) 944-8940

Reckitt & Colman Inc
1655 Valley Rd
Wayne, NJ 07470
USA
Tel: +1 (020) 8633 3600
Fax: +1 (020) 8633 3633

Recordati Corp
110 Commerce Dr
Allendale, NJ 07401
USA
Tel: +1 (212) 236-3669
Fax: +1 (212) 236-9404

Recordati Industria Chimica E Pharmaceutica SpA
Via M Civitali, 1
1-20148 Milano
Italy
Tel: +39 (02) 487 87536
Fax: +39 (02) 487 05223

Reed & Carnrick
65 Horse Hill Rd
Cedar Knolls, NJ 07927
USA
Tel: +1 (973) 267-2670

Refarmed
Address Unknown

Res Inst Pharm Chem
Address Unknown

Research Corp
Address Unknown

Resfar SRL
Address Unknown

Rexall Sundown, Inc
6111 Broken Sound Parkway
Boca Raton, FL 33487
USA
Tel: +1 (561) 241-9400
Fax: +1 (561) 995-0197

Rhinepreussen AG
Address Unknown

Rhône-Poulenc
Direct Inquiries to
Rhône-Poulenc Rorer

Rhône-Poulenc Rorer
20, avenue Raymond Aron
92165 Antony Cedex
France
Tel: +33 (1) 55 71 71 71

Rhône-Poulenc Rorer Holdings Ltd
St Leonards House
52 St Leonard Rd
Eastbourne
East Sussex BN21 3YG
England
Tel: +44 (01323) 721422

Rhône-Poulenc Rorer Pharmaceuticals Inc
PO Box 1200
Collegeville, PA
19426-0107
USA

Richardson-Merrell
Direct Inquiries to Hoechst Marion Roussel

Richardson-Vicks Inc
Direct Inquiries to Hoechst Marion Roussel

Riedel de Haen (Chinosolfabrik)
Wunstorfer Str 40
30926 Seeize
Germany
Tel: +49 5137 999258
Fax: +49 5137 999674

Riker Labs
Direct Inquiries to 3M Pharmaceuticals

Robert et Carriere
Address Unknown

Roberts Pharmaceutical Corp
4 Industrial Way West
Eatontown, NJ 07724
USA
Tel: +1 (732) 676-1200
Fax: +1 (732) 676-1300

Roche Laboratories
340 Kingsland St
Nutley, NJ 07110-1199
USA
Tel: +1 (973) 235-5000

Roche Products Ltd
40 Broadwater Road
Welwyn Garden City
Herts AL7 3AY
England
Tel: +44 (01707) 328128

Roche Puerto Rico
Direct Inquires to ICN Pharmaceuticals

Rohm and Haas Co
100 Independence Mall W
Philadelphia, PA
19106-2399
USA
Tel: +1 (215) 785-8000

Rorer
Direct Inquiries to
Rhône-Poulenc Rorer

Ross Products
US Highway 29 North
PO Drawer 479
Altavista, VA 24517
USA
Tel: +1 (804) 369-3100

Roswell Park Memorial Inst
Buffalo, NY 14203
USA
Tel: +1 (716) 845-2300

Rotta Pharm
6, rue Casimir-Delavigne
75006 Paris
France
Tel: +33 (1) 44 07 12 44

Manufacturers and Suppliers Directory

Roussel Laboratories Ltd
Broadwater Park
North Orbital Rd, Denham
Uxbridge
Middx UB9 5HP
England
Tel: +44 (01895) 834343

Roussel-UCLAF
Direct Inquiries to Hoechst
Marion Roussel

Rowa Ltd
Newtown
Bantry, Cork
Ireland
Tel: +353 (027) 50077

Rowa-Wagner
Frankenforster Str 77
51427 Bergisch Gladbach
Germany
Tel: +49 2204 61081
Fax: +49 2204 61084

RW Johnson Pharmaceutical Research Institute, The
920 Route 202
PO Box 300
Raritan, NJ 08869-0602
USA
Tel: +1 (908) 704-4000

Rybar Labs Ltd
Address Unknown

Rystan Co, Inc
PO Box 214
Little Falls, NJ 07420-0214
USA
Tel: +1 (973) 256-3737

SIFA
Address Unknown

Salix Pharmaceuticals, Inc
3600 W Bayshore Rd
Ste 205
Palo Alto, CA 94303
USA
Tel: +1 (650) 856-1550

San NopCo Ltd
1-5-9, Nihonbashi Hon-cho
Chuo-ku, Tokyo 103
Japan
Tel: +81 (3) 3279-3030
Fax: +81 (3) 3246-0550

Sandoz Pharmaceuticals Corp
Direct Inquires to Novartis Pharmaceuticals

Sankyo Co, Ltd
3-5-1, Nihonbashi Hon-cho
Chuo-ku, Tokyo 103
Japan
Tel: +81 (3) 5255-7111
Fax: +81 (3) 5255-7035

Sanofi Winthrop
301 Oxford Valley Rd
Morrisville, PA
19067-7706
USA
Tel: +1 (215) 321-7560

Sanofi Winthrop France
9, rue du President Allende
94258 Gentilly Cedex
France
Tel: +33 (1) 41 24 60 00
Fax: +33 (1) 41 24 63 00

Santen Pharmaceutical Co, Ltd
3-9-19, Shimoshinjo
Higashiyodogawa-ku
Osaka 533
Japan
Tel: +81 (6) 6321-7045
Fax: +81 (6) 6325-8209

Savage Laboratories
60 Baylis Rd
Melville, NY 11747
USA
Tel: +1 (516) 454-7677
Fax: +1 (516) 454-0732

Schein Pharmaceutical, Inc
620 N 51st Ave
Phoenix, AZ 85043-4705
USA
Tel: +1 (602) 278-1400
Fax: +1 (602) 447-3385

Schenley
Address Unknown

Schering AG
Muellerstr 170-178
D-13342 Berlin
Germany
Tel: +49 30 4681 111
Fax: +49 30 4681 5305

Schering Health Care Ltd
The Brow, Burgess Hill
West Sussex RH15 9BS
England
Tel: +44 (01444) 232323

Schering-Plough HealthCare Products
110 Allen Road
Liberty Corner, NJ 07938
USA
Tel: +1 (908) 604-1640

Schering Plough Ltd
Chiswick Avenue, Field Road Industrial Estate
Mildenhall
Bury St Edmunds
Suffolk IP28 7AX
England
Tel: +44 (01638) 716321

Schering-Plough Pharmaceuticals
2015 Galloping Hill Rd
Kenilworth, NJ
07033-0530 USA
Tel: +1 (908) 298-4000

Schevico
Address Unknown

Schiapparelli
Direct Inquiries to Alfa Wassermann

Schwartz's Essencefabriken
Address Unknown

Schwarz Arztnelmittelfabrik
Address Unknown

Manufacturers and Suppliers Directory

Schwarz Pharma Kremers Urban Co
6140 Est Executive Dr
Mequon, WI 53092
USA

Schwarz Pharma Ltd
Schwarz House
East St
Chesham
Bucks HP5 1DG England
Tel: +44 (01494) 772071

Sci Union et Cie, France
Address Unknown

SciClone Pharmaceuticals, Inc
901 Mariners Island Blvd
San Mateo, CA 94404-1593
USA
Tel: +1 (415) 358-3456
Fax: +1 (415) 358-3469

Scios Nova Inc
820 W Maude Ave
Sunnyvale, CA 94086
USA
Tel: +1 (408) 481-9177
Fax: +1 (408) 481-9188

Scotia Pharmaceuticals, Ltd
Address Unknown

SCS Pharmaceuticals
Address Unknown

Searle Ltd
PO Box 53
Lane End Rd
High Wycombe
Bucks HP12 4HL
England
Tel: +44 (01494) 521124
Fax: +44 (01494) 447872

Searle, GD & Co
5200 Old Orchard Rd
Skokie, IL 60077
USA
Tel: +1 (847) 982-7000
Fax: +1 (847) 470-1480

Seceph
Address Unknown

Selvi
Address Unknown

Serono Laboratories, Inc
100 Longwater Circle
Norwell, MA 02061-0163
USA
Tel: +1 (781) 982-9000

Serono Laboratories Ltd
99 Bridge Road East
Welwyn Garden City
Herts AL7 1BG
England
Tel: +44 (01707) 331972

Shell
One Shell Plaza
Houston, TX 77252-2463
USA
Tel: +1 (713) 241-6161
Fax: +1 (713) 241-4043

Shionogi & Co, Ltd
3-1-8, Dosho-machi
Chuo-ku, Osaka 541
Japan
Tel: +81 (6) 6202-2161
Fax: +81 (6) 6229-9596

Siegfried AG
Address Unknown

Sigma-Tau Pharmaceuticals, Inc
800 South Frederick Ave
Ste 300
Gaithersburg, MD 20877
USA
Tel: +1 (301) 948-1041
Fax: +1 (301) 948-3194

Sigma-Tau SpA
Industrie famaceutiche riunite
Viale Shakespeare, 47
00144 Rome
Italy
Tel: +39 (6) 592-6443

Simes SpA
Address Unknown

Smith, T&H
Address Unknown

SmithKline Beecham Animal Health
Direct Inquiries to Pfizer, Inc

SmithKline Beecham Pharmaceuticals
One Franklin Place
Philadelphia, PA 19102
USA
Tel: +1 (215) 751-3415
Fax: +1 (215) 751-7655

Snow Brand Milk Products Co, Ltd
44 Montgomery St
San Francisco, CA 94104
USA
Tel: +1 (415) 677-0914

Soc Belge Azote Prod Chim Marly
Address Unknown

Soc Belge des Labs Labaz
Address Unknown

Soc Chim des Usines du Rhône
Address Unknown

Soc Chim Org Biol
Address Unknown

Soc Etudes Sci Ind L'Île de France
Address Unknown

Soc Farmaceutici Italia
Address Unknown

Soc Franc Recherches Biochim
Address Unknown

Soc Ind Fabric Antiboit
Address Unknown

Soc Italo-Brit L Manetti
Address Unknown

Manufacturers and Suppliers Directory

Soc Italo-Brit L Manetti-H Roberts
Address Unknown

Societa Prodiotti Antibiotici, Italy
Address Unknown

Societe Belge de l'azote
Address Unknown

Societe Berri-Balzac
Address Unknown

Sogeras
Address Unknown

Sola/Barnes-Hind
Direct Inquiries to Allergan Inc

Solvay America, Inc
3333 Richmond Ave
Houston, TX 77098-3009
USA
Tel: +1 (713) 525-6000
Fax: +1 (713) 525-7887

Solvay Animal Health, Inc
1201 Northland Dr
Mendota Heights, MN 55120
USA
Tel: +1 (651) 681-3880
Fax: +1 (651) 681-9425

Solvay Deutschland GmbH
Hans-Bockler-Allee 20
D-30173 Hannover
Germany
Tel: +49 511-85-70
Fax: +49 511-28-21-26

Solvay Duphar Laboratories Ltd
Duphar House, Gaters Hill
West End, Southampton,
Hamps SO3 3JD
England

Solvay Pharmaceuticals SA
33, rue du Prince Albert
B-1050 Brussels
Belgium
Tel: +32 (2) 509 6111
Fax: +32 (2) 509 6304

Solvay Pharmaceuticals, Inc
901 Sawyer Rd
Marietta, GA 30062
USA
Tel: +1 (770) 578-9000

Solvay Holding Co Ltd
Grovelands Business Centre
Boundary Way
GB Hemel Hempstead
Herts HP2 7TE
England
Tel: +44 (01442) 236555
Fax: +44 (01442) 238770

Somerset Pharmaceuticals Inc
5215 W Laurel St
Tampa, FL 33607-0172
USA
Tel: +1 (813) 288-0040

Sonus Pharmaceuticals, Inc
22026 20th Ave SE
Bothell, WA 98021-4405
USA
Tel: +1 (206) 487-9500

SPA
Address Unknown

Sphinx Pharmaceutical Corp
20 T W Alexander Dr
Res Triangle PK, NC 27709
USA
Tel: +1 (919) 314-4000
Fax: +1 (919) 314-4350

SPOFA
Husinecka IIa
130 00 Praha 3
Czech Republic
Tel: +42 (2) 6278502
Fax: +42 (2) 6278320

Spojene
Direct Inquires to SPOFA

Squibb, ER & Sons
Direct Inquiries to
Bristol-Myers Squibb Co

Standard Oil Co, Indiana
Division of AMOCO Oil
Hc 331 Box S
Bremen, IN 46506
USA
Tel: +1 (219) 546-4342

Stauffer Chemical Co
Address Unknown

Stem Corporation
Woodrolfe Road
Tollesbury
Essex CM9 8SJ
England
Tel: +44 (01621) 868685
Fax: +44 (01621) 868445

Sterling Health USA
Direct Inquiries to Sanofi Winthrop

Sterling Research Labs
Direct Inquiries to Sanofi Winthrop

Sterling Winthrop, Inc
Direct Inquiries to Sanofi Winthrop

Stiefel France
ZI du Petit Nantere
15, rue des Grands Pres
92007 Nanterre Cedex
France
Tel: +33 (1) 46 49 80 50
Fax: +33 (1) 47 82 99 72

Stiefel Laboratories, Inc
255 Alhambra Circle
Coral Gables, FL 33134
USA
Tel: +1 (305) 443-3800
Fax: +1 (305) 443-3467

Stokely-Van Camp
Oakland, CA 94601
USA
Tel: +1 (510) 261-3672

Stuart
Direct Inquiries to AstraZeneca

Manufacturers and Suppliers Directory

Sumitomo Pharmaceuticals Co, Ltd
2-2-8, Dosho-machi
Chuo-ku, Osaka 541
Japan
Tel: +81 (6) 6229-5775
Fax: +81 (6) 6233-2399

Sun Pharmaceuticals Corp
1345 Pine Ave
Orlando, FL 32824-7942
USA
Tel: +1 (407) 859-3162

SunPharm Corp
4651 Salisbury Rd Ste 205
Jacksonville, FL 32256
USA
Tel: +1 (904) 296-3320

Suntory Ltd
2-1-40, Dojimahama
Kita-ku, Osaka 530
Japan
Tel: +81 (6) 6346-1131
Fax: +81 (6) 6345-1169

Synaptic Pharmaceutical Corp
215 College Rd
Paramus, NJ 07652
USA
Tel: +1 (201) 261-1331
Fax: +1 (201) 261-0623

Synergen, Inc
1885 33rd St
Boulder, CO 80301-2505
USA
Tel: +1 (303) 938-6200
Fax: +1 (303) 441-5535

Syntex International, Ltd
Direct Inquiries to Hoffman LaRoche

Syntex Labs Inc
Boulder, CO
USA

Syntex Pharmaceuticalsl, Ltd
Syntex House
St Ives Rd
Maidenhead
Berks SL6 1RD
England
Tel: +44 (01628) 33191

Synthelabo Pharmacie
Lindberghstr 1
82178 Puchheim
Germany
Tel: +49 89 89017-0
Fax: +49 89 89017-299

Taiho
1-27, Kanda Nishiki-cho
Chiyoda-ku, Tokyo 101
Japan
Tel: +81 (3) 3294-4527
Fax: +81 (3) 3233-4318

Taisho
3-24-1, Takata
Toshima-ku, Tokyo 171
Japan
Tel: +81 (3) 3985-1111
Fax: +81 (3) 3982-9701

Takeda Chemical Industries, Ltd
4-1-1, Dosho-machi
Chuo-ku, Osaka 541
Japan
Tel: +81 (6) 6204-2111
Fax: +81 (6) 6204-2880

Tanabe Research Laboratories, USA, Inc
4540 Towne Centre Ct
San Diego, CA 92121
USA
Tel: +1 (619) 558-9211

Tanabe Seiyaku
Address Unknown

TAP Pharmaceuticals, Inc
Bannockburn Lake Office Plaza
2355 Waukegan Rd
Deerfield, IL 60015
USA
Tel: +1 (847) 236-2270

TCI America
9211 North Harborgate St
Portland, OR 97203
USA
Tel: +1 (800) 423-8616
Fax: +1 (503) 283-1987

TechAmerica
Address Unknown

Teijin Ltd
Teijin Bldg
1-6-7, Minami-honmachi
Chuo-ku, Osaka 541
Japan
Tel: +81 (6) 6268-2132
Fax: +81 (6) 6266-1481

Teikoku Hormone Mfg Co, Ltd
2-5-1, Akasaka
Minato-ku, Tokyo 107
Japan
Tel: +81 (3) 3583-8361
Fax: +81 (3) 3583-3328

Telios Pharmaceuticals, Inc
4757 Nexus Centre Dr
San Diego, CA 92121
USA
Tel: +1 (619) 622-2600

Teva Pharmaceuticals (USA)
650 Cathill Rd
PO Box 904
Sellersville, PA 18960
USA
Tel: +1 (215) 256-8400
Fax: +1 (215) 721-9669

Theraplix
Rhône-Poulenc Rorer
46-52, rue Albert
75640 Paris Cedex 13
France
Tel: +33 (1) 40 77 30 00
Fax: +33 (1) 40 77 322 20

Thomae GmbH, Dr Karl
Birkendorfer Str 65
88937 Biberach
Germany
Tel: +49 07351/54-0
Fax: +49 07351/54-4600

Manufacturers and Suppliers Directory

Tillots Pharma
Hauptstr 27
CH-4417 Ziefen
Switzerland

Torii Pharmaceutical Co, Ltd
3-4-1, Nihonbashi Hon-cho
Chuo-ku, Tokyo 103
Japan
Tel: +81 (3) 3231-6811
Fax: +81 (3) 5203-7333

Toyama Chemical Co, Ltd
3-2-5, Nishi-shinj u
Shinj u-ku, Tokyo 160
Japan
Tel: +81 (3) 5381-3889
Fax: +81 (3) 3348-6460

Toyo Jozo
Direct Inquiries to Asahi Chemical

Toyo Koatsu Co, Ltd
Hiroshima
Japan

Toyo Pharmachemicals Co, Ltd
Tokyo Bldg
2-7-3, Marunouchi
Chiyoda-ku, Tokyo 100
Japan
Tel: +81 (3) 3211-8621
Fax: +81 (3) 3211-8625

Trega Biosciences, Inc
3550 General Atomics Ct
San Diego, CA 92121
USA
Tel: +1 (619) 455-3814
Fax: +1 (619) 455-2544

Triple Crown America, Inc
13 N 7th St
Perkasie, PA 18944
USA
Tel: +1 (215) 453-2500
Fax: +1 (215) 453-2508

Troponwerke Dinklage
Address Unknown

US Bioscience Corp
One Tower Bridge
100 Front St
W Conshohocken, PA 19428
USA
Tel: +1 (610) 832-0570
Fax: +1 (610) 832-4500

US Ethicals, Inc
Address Unknown

US Vitamin
Address Unknown

UCB Pharma
Allee de la Recherche 60
Brussels
Belgium
Tel: +32 (2) 559 9999
Fax: +32 (2) 559 9900

UCB Pharma
21, rue de Neuilly
92003 Nanterre Cedex
France
Tel: +33 (1) 47 29 44 35
Fax: +33 (1) 47 25 47 20

UCB Pharma oy Finland
Maistraatinporti 2
FIN-0020 Helsinka
Finland

UCB Research, Inc
840 Memorial Dr
Cambridge, MA 02139
USA
Tel: + 1 (617) 547-8481

Ucyclyd Pharma, Inc
Direct Inquiries to Medicis Pharmaceutical Corp

Ueno Fine Chemicals Industry, Ltd
2-4-8, Koraibashi
Chuo-ku, Osaka 541
Japan
Tel: +81 (6) 6203-0761
Fax: +81 (6) 6222-2413

Ueno Kagaku Kogyo KK
3-3-2, Shodai Tajika
Hirakata-shi, Osaka 573
Japan
Tel: +81 (7) 20 56-2281

Ugine Kuhlmann
Direct Inquires to Rhône Poulenc

Unicler
Address Unknown

Unilab Corp
401 Hackensack Ave
Hackensack, NJ
07601-6411
USA
Tel: +1 (201) 525-1000

Unilever International
Greyfriars
Lewins Mead
Bristol Avon BS1 2JJ
England
Tel: +44 (01272) 276276

Unimed Pharmaceuticals, Inc
2150 East Lake Cook Rd
Ste 210
Buffalo Grove, IL
60089-1862
USA
Tel: +1 (847) 541-2525
Fax: +1 (847) 541-2569

Union Carbide Corp
Address Unknown
Danbury, CT
USA
Tel: +1 (203) 794-7024

United Catalysts Inc
PO Box 32370
Louisville, KY 40232
USA
Tel: +1 (502) 634-7200
Fax: +1 (502) 637-3132

Upjohn Ltd
Direct Inquiries to
Pharmacia & Upjohn

Uriach
Address Unknown

Usines de Melle
Direct Inquiries to Rhône Poulenc

Manufacturers and Suppliers Directory

Valeas
via Vallisneri, 10
20133 Milano
Italy

Vanderbilt, RT Co Inc
30 Winfield
Enfield, CT 06082
USA
Tel: +1 (203) 853-1400

VEB Arzneimittelwerk
Address Unknown

VEB Farbenfabrik Wolfen
Address Unknown

Vismara
Address Unknown

Vistakon, Inc
4500 Salisbury Rd
Ste 300
Jackson, FL 32216
USA
Tel: +1 (904) 443-1000

Wakamoto Pharmaceutical Co, Ltd
1-5-3, Nihonbahi
Muro-machi
Chuo-ku, Tokyo 103
Japan
Tel: +81 (3) 3279-0371
Fax: +81 (3) 3279-0393

Walker Labs
Address Unknown

Wallace & Tiernan, Inc
P O Box 178
Newark, NJ 07101-9976
USA
Tel: +1 (973) 759-8000
Fax: +1 (973) 751-6589

Wallace & Tiernan Ltd
Priory Works
Tonbridge
Kent TN11 0QL
England
Tel: +44 (01732) 771777
Fax: +44 (01732) 77190

Wallace Laboratories
10200 E Girard Ave
Denver, CO 80231-0550
USA
Tel: +1 (303) 745-4676

Walter Reed Army Institute of Research
16th Street NW
Washington, DC 20307
USA

Walton Pharmaceuticals
PO Box 76
East Horsley
Surrey KT24 5YW
England
Tel: +44 (01483) 280001

Wander Pharma
Deutschherrnstr 15
90429 Nuernberg
Germany
Tel: +49 911 2730
Fax: +49 911 273653

Ward Blenkinsop
Address Unknown

Warner Lambert
201 Tabor Rd
Morris Plains, NJ 07950
USA
Tel: +1 (973) 385-2000

Wellcome Foundation Ltd, The
PO Box 129
Unicorn House
160 Euston Rd
London, NW1 2BP
England
Tel: +44 (020) 7387 4477

Wellcome plc
Unicorn House
160 Euston Rd
London, NW1 2BP
England
Tel: +44 (020) 7387 4477

Wesley-Jessen
333 East Howard Ave
Des Plaines, IL 60018
USA
Tel: +1 (847) 294-3000
Fax: +1 (847) 294-3434

Westwood-Squibb Pharmaceuticals, Inc
100 Forest Ave
Buffalo, NY 14213
USA
Tel: +1 (716) 887-3400

Whitefin Holding
Address Unknown

Whitehall
111, rue des Chateau des Rentiers
75013 Paris
France
Tel: +33 (1) 44 06 43 21
Fax: +33 (1) 44 06 43 69

Whitehall Laboratories Ltd
Huntercombe Lane South
Taplow
Maidenhead,
Berks SL6 0PH
England
Tel: +44 (01628) 669011

Whitehall-Robins
PO Box 8299
Philadelphia, PA 19101
USA
Tel: +1 (973) 660-6805

Wiernik AG
Address Unknown

Windsor Healthcare Ltd
Ellesfield Avenue
Bracknell
Berks RG12 8YS
England
Tel: +44 (01344) 484448

Winthrop
Direct Inquiries to Sanofi Winthrop

Winthrop-Stearns
Direct Inquiries to Sanofi Winthrop

Wisconsin Alumni Research Foundation
Address Unknown

Worthington Biochemical
Address Unknown

Manufacturers and Suppliers Directory

Wyeth Laboratories
Direct Inquires to
Wyeth-Ayerst Laboratories

Wyeth-Ayerst Laboratories
PO Box 8299
Philadelphia, PA 19101
USA
Tel: +1 (610) 971-4980

Xenon Vision
Address Unknown

Xoma Corp
2910 Seventh St
Berkeley, CA 94710
USA
Tel: +1 (310) 829-7681

Xttrium Labs, Inc
415 West Pershing Rd
Chicago, IL 60609
USA
Tel: +1 (773) 268-5800
Fax: +1 (773) 924-6002

Yamanouchi Europe BV
PO Box 108
NL-2350 A C Leiderdrop
The Netherlands
Tel: +31 7154 55745
Fax: +31 7154 800

Yamanouchi Pharma
10, pl de la Coupole - BP 105
94223 Charenton Le Pont Cedex
France
Tel: +33 (1) 46 76 64 00
Fax: +33 (1) 46 76 64 99

Yamanouchi USA Inc
4747 Willow Rd
Pleasanton, CA 94588
USA
Tel: +1 (925) 924-2000

Yoshitomi
2-6-9, Hirano-machi
Chuo-ku, Osaka 541
Japan
Tel: +81 (6) 6201-2646
Fax: +81 (6) 6232-0910

Zambeletti
Address Unknown

Zambon France
46/48, avenue du General Leclerc
92100 Boulogne-Billancourt
France
Tel:+33 (1) 46 99 15 60

Zambon Group
Via Lillo del Duca, 10
Bresso
20091 Milano
Italy
Tel: +39 (02) 665241
Fax: +39 (02) 66501492

Zeeland Chemicals
215 N Centennial St
Zeeland, MI 49464
USA
Tel: +1 (616) 772-2193
Fax: +1 (616) 772-6554

Zeneca Pharmaceuticals
Alderley Park
Macclesfield
Cheshire SK10 4TF
England
Tel: +44 (01625) 582828

Zeneca Pharmaceuticals
Kings Court
Water Lane
Wilmslow
Cheshire SK9 5AZ
England
Tel: +44 (01625) 712712